TRAITÉ

EXPÉRIMENTAL ET CLINIQUE

DE LA

RÉGÉNÉRATION DES OS

ET DE LA

PRODUCTION ARTIFICIELLE DU TISSU OSSEUX

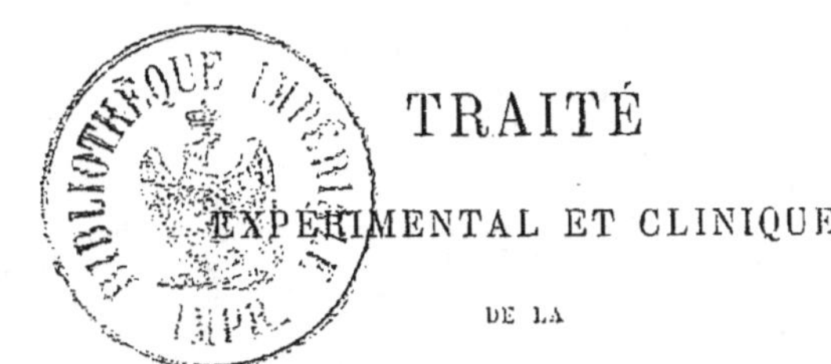

MÉMOIRES DE L'AUTEUR.

1. Recherches anatomo-pathologiques sur la structure intime des tumeurs cancéreuses aux diverses périodes de leur développement. (*Thèse inaugurale*, Montpellier, 1856.)

2. Des plaies des veines. (*Thèse de concours pour l'agrégation*, section de chirurgie, Paris, 1857.)

3. Des moyens chirurgicaux de favoriser la reproduction des os après les résections. (Extrait de la *Gazette hebdomadaire de médecine et de chirurgie*, 1858.)

4. Recherches expérimentales sur la production artificielle des os au moyen de la transplantation du périoste et sur la régénération des os après les résections et les ablations complètes. (Extrait du *Journal de la physiologie de l'homme et des animaux*, 1859.)

5. De la production artificielle des os au moyen de la transplantation du périoste et des greffes osseuses. (Extrait de la *Gazette médicale de Paris*, 1859.)

6. Recherches expérimentales sur les greffes osseuses. (Extrait du *Journal de la physiologie de l'homme et des animaux*, 1860.)

7. De la part proportionnelle qui revient à chaque extrémité des os des membres dans leur accroissement en longueur. (Extrait du *Journal de la physiologie de l'homme et des animaux*, 1861.)

8. De l'inégalité congénitale de deux moitiés latérales du corps chez l'homme, 1861. (Extrait du *Journal de la physiologie*.)

9. Des transplantations périostiques et osseuses sur l'homme. (Extrait du *Journal de physiologie de l'homme et des animaux*, 1862.)

10. De l'ovariotomie, 1862. (Extrait de la *Gazette médicale de Lyon*.)

11. Des sutures métalliques, de leur utilité et de leur supériorité sur les sutures ordinaires. Expériences et observations sur ce sujet, 1862. (Extrait de la *Gazette hebdomadaire*.)

12. De la moelle des os et de son rôle dans l'ossification normale et pathologique, 1863. (Extrait du *Journal de la physiologie*.)

13. Ostéoplastie appliquée à la restauration du nez, 1863. (Extrait de la *Gazette médicale de Lyon*.)

14. Du traitement des anévrysmes artériels par la compression digitale, 1863. (Extrait de la *Gazette médicale de Lyon*.)

15. Des tendances actuelles de la chirurgie. Lyon, 1863.

16. De l'inégalité d'accroissement des deux extrémités des os longs chez l'homme, et de l'interprétation de quelques faits pathologiques et chirurgicaux, 1863. (Extrait des *Mémoires de la Société des sciences médicales de Lyon*.)

17. Nouvelles expériences sur la régénération des os. — Régénération des os courts, 1863. (Extrait du *Journal de la physiologie*.)

18. De l'accroissement en longueur des os des membres et de la part proportionnelle qu'y prennent leurs deux extrémités, 1863. (Extrait des *Mémoires de la Société des sciences médicales de Lyon*.)

19. De la transplantation du périoste chez l'homme et de sa valeur en chirurgie, 1865. (Extrait du *Journal de la physiologie*, octobre 1863.)

20. Du périoste au point de vue physiologique et chirurgical. (*Congrès médical de Lyon*, 1864.)

21. Ablation sous-périostée du maxillaire supérieur comme opération préliminaire pour la destruction d'un polype naso-pharyngien, 1864. (Extrait de la *Gazette médicale de Lyon*.)

22. De la résection de la moitié supérieure de l'humérus et de la reproduction de la partie enlevée. — Considérations sur les moyens chirurgicaux de favoriser la reproduction osseuse et le rétablissement des mouvements dans les diverses résections articulaires. Lyon, 1865.

23. Nerf radial comprimé dans un canal osseux accidentel, à la suite d'une fracture de l'humérus ; dégagement du nerf par une opération chirurgicale, 1865. (Extrait de la *Gazette hebdomadaire*.)

Indépendamment de ces Mémoires tirés à part, de nombreuses communications se trouvent insérées dans les *Comptes rendus de l'Académie des sciences* et dans les *Bulletins des Sociétés de chirurgie, de biologie de Paris, de médecine de Lyon*, et *des sciences médicales de la même ville*.

Paris. — Imprimerie de E. MARTINET, rue Mignon, 2.

TRAITÉ

EXPÉRIMENTAL ET CLINIQUE

DE LA

RÉGÉNÉRATION DES OS

ET DE LA

ARTIFICIELLE DU TISSU OSSEUX

PAR

L. OLLIER

Chirurgien en chef de l'Hôtel-Dieu de Lyon.

Avec 9 planches gravées sur cuivre

ET 45 FIGURES INTERCALÉES DANS LE TEXTE.

TOME PREMIER

PARTIE EXPÉRIMENTALE

PARIS

VICTOR MASSON ET FILS

PLACE DE L'ÉCOLE-DE-MÉDECINE

M DCCC LXVII

1866

A MESSIEURS

CL. BERNARD ET A. VELPEAU

Professeur de médecine au Collége de France
et de physiologie générale à la Faculté des sciences
de Paris, Membre de l'Institut.

Professeur de clinique chirurgicale
à la Faculté de médecine de Paris,
Membre de l'Institut.

Quand je suis parti de la physiologie expérimentale pour arriver à la pratique de la chirurgie, j'ai voulu m'engager dans la voie que vous avez tracée : l'un, en déterminant les méthodes de la médecine scientifique ; l'autre, en montrant depuis quarante ans la fécondité de ses applications.

En m'autorisant aujourd'hui à inscrire votre nom en tête de cet ouvrage, vous me donnez une nouvelle preuve de cette bienveillance sympathique par laquelle vous avez encouragé mes premiers essais. Permettez-moi de vous en exprimer toute ma reconnaissance.

OLLIER.

INDEX DES FIGURES

INTERCALÉES DANS LE TEXTE.

(Pour l'explication des planches, voyez tome 1, page 437.)

TOME I.

PRÉFACE

« La médecine scientifique ne peut se
constituer que par voie expérimentale. »

(Cl. BERNARD, *Introd. à l'étude de la
médecine expérim.*, p. 7.)

Mes premières recherches sur le périoste et la
régénération des os, publiées en 1858, portaient
sur trois points principaux :

La régénération des os par le périoste ;

La reconstitution des articulations ;

L'ostéoplastie périostique et les greffes osseuses.

La régénération des os par le périoste, sur
laquelle les expériences de M. Flourens venaient
de jeter un nouvel éclat, avait déjà donné lieu à de
remarquables travaux. En reprenant la question,
je groupai les observations antérieures pour m'en
servir comme d'un premier argument en faveur
des résections sous-périostées. Mais je m'aperçus
bientôt qu'il fallait établir mes arguments sur de
nouvelles bases, si je voulais dissiper les doutes et
vaincre les hésitations des chirurgiens. Je m'occu-
pai alors de rechercher les conditions qui per-

mettraient d'obtenir chez l'homme des résultats aussi démonstratifs que chez les animaux. Je m'attachai ensuite à déterminer les méthodes opératoires, ou, en d'autres termes, les moyens pratiques de tirer parti des notions acquises par l'expérimentation.

Quant aux résections des articulations, je les envisageai à un point de vue tout spécial, différent de celui qui avait préoccupé les autres expérimentateurs. Je montrai l'importance de la continuité du canal ou de la gaîne périostéo-capsulaire pour faire reconstituer de véritables articulations, c'est-à-dire des articulations de même type que les articulations enlevées.

Ce fut là aussi la partie de mes recherches la plus importante au point de vue de la chirurgie conservatrice. Des expériences comparatives me firent voir en quoi les anciennes méthodes opératoires étaient insuffisantes pour faire reconstituer de véritables articulations. On obtenait des os mobiles, il est vrai, mais non régulièrement articulés. Je pensai qu'on devait viser plus loin, et mes expériences me donnèrent à la fois, et le principe physiologique, et le manuel opératoire d'un nouveau système de résections.

Le troisième point, c'est-à-dire l'ostéoplastie périostique, avait son principe physiologique dans mes expériences sur la transplantation du périoste.

J'avais démontré, en effet, les deux faits fondamentaux qui autorisent les chirurgiens à tenter cette opération : l'ossification du périoste détaché de l'os et placé en dehors de ses connexions naturelles; l'absence de nécrose sur les os dénudés. Ce fut alors que je proposai de réparer les pertes de substance du squelette de la face en comprenant le périoste dans les lambeaux autoplastiques.

Je ne pus pas immédiatement transporter dans la chirurgie humaine ces diverses méthodes opératoires; je n'avais pas encore de service d'hôpital; et le seul fait nouveau que je pus invoquer en 1859, fut la résection sous-périostée du coude pratiquée par M. Verneuil à l'hôpital Beaujon. Mais, une fois entré en fonction comme chirurgien de l'Hôtel-Dieu de Lyon, je fus à même de vérifier sur l'homme les faits que j'avais étudiés chez les animaux. Je mis cependant la plus grande réserve dans l'application des résultats physiologiques que j'avais obtenus.

Il me semblait que si je devais pêcher par quelque excès, c'était par celui de la prudence; aussi, avant d'entreprendre des opérations nouvelles sur l'homme, ai-je voulu voir par moi-même les résultats que l'on pouvait obtenir par les pratiques ordinaires. Me guidant d'après les idées classiques sur les cas d'amputation, et, d'autre part, pénétré des ressources de la thérapeutique non sanglante des maladies articulaires, dont Bonnet venait de démontrer toute l'efficacité dans le milieu même où j'étais appelé à pratiquer, je n'ai résolûment abordé les résections des extrémités osseuses que du moment où j'ai pu me convaincre de l'insuffisance des autres moyens pour arrêter certaines de leurs altérations.

Une autre raison qui me fit apporter quelque lenteur dans l'application de mes résultats expérimentaux, fut la nécessité de compléter mes recherches à certains points de vue, et en particulier au point de vue de l'accroissement ultérieur des membres, question qui n'avait pas encore été abordée. C'est alors que j'entrepris diverses séries d'expériences, dont plusieurs sont encore complétement inédites, pour déterminer non pas seulement les résultats immédiats des résections, mais encore leurs résultats éloignés et définitifs.

Grâce à la richesse en maladies osseuses du service chirurgical dont je suis chargé, j'ai pu, depuis 1860, et surtout dans ces quatre dernières années, recueillir un ensemble de faits cliniques aussi concluants que les faits expérimentaux, en faveur de la régénération des os. Comme je le répète plusieurs fois dans le courant de cet ouvrage, plus j'ai observé, plus j'ai pu reconnaître la concordance parfaite entre ces deux ordres de faits; aussi n'ai-je cessé de recourir à l'expérimentation, qui avait été mon point de départ.

Les faits cliniques que j'ai observés (1) forment aujourd'hui un ensemble assez complet, un faisceau assez lié, pour démontrer l'utilité des méthodes que je préconise. Je n'en ai publié encore que la plus petite partie, parce que, pour établir une théorie générale, pour apprécier les conditions de la régénération, pour déterminer les causes qui s'opposent à sa réalisation, pour donner par cela même des indications positives, il me fallait réunir de nombreux termes de comparaison.

Depuis 1858, cependant, j'ai continué sans relâche, soit par des communications aux sociétés savantes de Paris et de Lyon, soit par des articles publiés dans différents journaux, d'appeler l'attentiondes chirurgiens sur les modifications qui me semblaient devoir être introduites dans la pratique des résections en général. Quand j'ai commencé à publier mes propres observations, j'ai choisi celles qui me paraissaient clairement démonstratives au point de vue de la régénération par les gaînes périostiques. C'était là le fait le plus controversé et, par cela même, le plus important à démontrer. Ce fait fondamental, mis au jour par les observations que j'avais publiées moi-même, ressortait mieux encore de l'ensemble des observations que fit con-

(1) Les observations ont été recueillies par mes internes et mes élèves; MM. Bonnesœur, Tripier, Masson, Grabinski, Muron, Fochier, Mollière; Pochoy et Coutagne.

naître, il y aura bientôt un an, un de mes anciens internes, M. Bonnesœur (d'Épinal). Dans une remarquable thèse inaugurale, soutenue devant la Faculté de médecine de Paris, il publia la relation de tous les faits dont il avait été témoin pendant qu'il était attaché à mon service.

Autour des faits qui m'appartiennent, j'en ai groupé un certain nombre d'autres empruntés à divers chirurgiens; j'ai même fouillé dans les observations anciennes pour trouver de plus nombreux arguments. Et à propos de ces faits anciens, bien qu'ils aient été observés à une époque où il ne pouvait être question de résections sous-périostées, je n'ai pas eu de peine à les faire concorder avec les faits nouveaux que l'analyse expérimentale m'a permis d'interpréter. Il m'a été facile de démontrer que, dans les cas où il y avait eu régénération, on avait conservé le périoste sans le savoir et sans le vouloir. Ceci paraît un paradoxe au premier abord, et ce n'est cependant qu'un raisonnement appuyé sur un fait anatomique réel et sur un fait physiologique non moins incontestable. Les anciens qui ont constaté des régénérations ont été simples spectateurs des faits que nous pouvons reproduire. Nous avons sur eux l'avantage de connaître les conditions du phénomène, et, par conséquent, nous pouvons nous en rendre maîtres dans des cas déterminés.

L'introduction d'un nouveau principe physiologique dans la pratique des résections articulaires m'a conduit à exécuter et à décrire un manuel spécial pour ces diverses opérations. Les procédés anciens, inventés pour la plupart avant la découverte de l'anesthésie, et combinés surtout en vue de faciliter l'opération et d'en abréger la durée, ne répondaient pas au but que je me proposais.

Indépendamment de l'incision extérieure, qui est différemment combinée que dans les procédés ordinaires, le temps principal et caractéristique de mes procédés opératoires, c'est le détachement du périoste, des tendons et des ligaments avec la rugine, et la substitution de ce dernier instrument au bistouri, qui doit être complétement abandonné dès qu'on est arrivé sur l'os.

On m'a adressé à priori beaucoup d'objections sur la difficulté de ces opérations; mais je ne doute pas que, si l'on veut bien les essayer telles que je les décris, en se pénétrant des principes généraux de la méthode, on ne reconnaisse qu'elles constituent, en réalité, une simplification opératoire. Elles offrent, dans tous les cas, une sécurité et une innocuité que n'ont pas les résections ordinaires.

Les résultats cliniques que j'ai observés se trouvent confirmés par ceux que viennent de faire connaître plusieurs chirurgiens allemands, et ne particulier MM. Langenbeck et Neudörfer. Je m'empresse d'autant plus de signaler ces faits, qu'ils comblent une lacune de mon sujet, puisqu'ils s'appliquent aux blessures par armes de guerre, sur lesquelles je ne pouvais exposer que des vues théoriques. J'avais été conduit à penser que les résections sous-périostées rendraient les plus grands services dans la chirurgie d'armée. J'avais même vu là un terrain très-favorable pour le succès de ces opérations, parce que la santé primitive, la vigueur et l'âge des blessés mettraient le périoste et les os dans les meilleures conditions pour l'accomplissement du processus réparateur. Les faits observés en Allemagne sont venus pleinement confirmer ces prévisions.

C'est pendant et après la dernière guerre du Schleswig qu'on a pu voir combien les résections sous-périostées étaient applicables aux blessures par armes de guerre. On trouvera dans les *Archives de chirurgie clinique* (1) de M. Langenbeck les diverses phases du mouvement qui s'est produit en Allemagne à cette occasion, et qui me paraît avoir eu pour résultat de changer complétement, à l'égard de certaines résections, les idées et la pratique des chirurgiens d'armée (2).

Après la première guerre du Schleswig, en

---

(1) *Archiv für klinische Chirurgie,* herausgegeben von Dr B. von LANGENBECK, redigirt von Dr BILLROTH und Dr GURLT, 1860 à 1866.

(2) On ne connaît pas encore les résultats obtenus dans la dernière guerre.

1848, M. Esmarch (de Kiel) s'était hardiment déclaré partisan des résections, même pour les membres inférieurs. Sous ce rapport, il avait été plus loin que les chirurgiens militaires français, qui, à part les résections de l'épaule et du coude introduites dans la pratique des ambulances par Percy et Larrey, considéraient les fractures des autres articulations comme nécessitant l'amputation des membres. M. Langenbeck était déjà partisan des résections qui, dans d'autres pays, en Angleterre surtout, prenaient une part de plus en plus large dans les préoccupations des chirurgiens. Mais, à cette époque, il n'était pas encore question de résections sous-périostées. C'est seulement en 1862, dans le mémoire publié par M. Lücke, un de ses élèves, que M. Langenbeck commence à parler des résections sous-périostées articulaires ; mais l'idée, acceptée en principe, ne se dégageait pas encore nettement. Elle n'avait fait apporter aucune modification essentielle aux procédés habituels de M. Langenbeck; et malgré la vulgarisation, dans un grand nombre de publications allemandes, de mes expériences sur la reproduction des articulations, on ne trouve rien de nettement démonstratif avant 1865, c'est-à-dire avant l'époque où furent publiés les résultats des opérations faites durant la deuxième guerre du Schleswig.

Les observations de résection tibio-tarsienne

que j'ai empruntées à une communication faite par M. Langenbeck à la Société de médecine de Berlin, montrent avec quel succès ce chirurgien éminent a appliqué aux blessures par armes de guerre les nouveaux principes de chirurgie conservatrice.

Quelque temps après, M. Neudörfer publiait des observations aussi concluantes en faveur de la méthode sous-périostée pour les résections du coude et de l'épaule. Indépendamment de ces faits, MM. Lücke, C. Heine, etc., en ont signalé un certain nombre d'autres qui indiquent combien a été général le changement opéré en Allemagne dans la pratique des chirurgiens d'armée.

Je n'ajouterai qu'un mot sur la distribution de ce travail. — Pour la partie physiologique, il m'a paru impossible d'abord, et inutile ensuite, de relater toutes mes expériences ; j'ai préféré n'en rapporter qu'un certain nombre, en choisissant celles dont les détails pourraient intéresser. Bien que mes anciennes expériences eussent toujours à mes yeux la même valeur, j'ai cru utile de les répéter au moment où je commençais cet ouvrage ; et ce sont les observations de cette dernière série que je rapporte spécialement. Elles me paraissent offrir encore plus de garanties contre les causes d'erreur, par cela même qu'elles ont été faites en dernier lieu.

Quant aux faits cliniques, j'en ai rapporté *in extenso* un nombre à peu près égal à mes observations expérimentales, en signalant, en outre, le nombre total de mes opérations, afin que le lecteur puisse se former une idée exacte de ma pratique, et voir dans quelle proportion se trouvent les succès et les insuccès.

Je me suis attaché à présenter des faits complets toutes les fois que cela m'a été possible. Il n'y a rien qui encombre une question, et qui en retarde la solution, comme des observations incomplètes. Pour beaucoup de résections, par exemple, on ignore encore quel en est le résultat réel, bien qu'on ait publié un grand nombre d'observations. Les malades se rétablissent du choc de l'opération, ils quittent l'hôpital; on les déclare guéris, et on ne les revoit plus. J'ai fait suivre mes opérés, et je publie, à la fin du second volume, une note additionnelle indiquant l'état actuel de plusieurs d'entre eux, sur lesquels je ne pouvais fournir de données positives ou concluantes au moment où s'imprimaient les observations. On y trouvera des détails importants sur le résultat définitif de plusieurs opérations.

Comme les descriptions de pièces peuvent être, dans un pareil sujet, difficiles à comprendre, j'ai ajouté à ces descriptions de nombreuses figures sur bois et sur cuivre. La plupart de ces dessins sont dus à l'un de mes anciens internes, M. Léon Tripier. En le remerciant, je me dispenserai de louer son talent, qui n'est que l'ornement des qualités scientifiques les plus distinguées.

Je remercie aussi MM. Chauveau et Viennois pour le concours qu'ils ont bien voulu me prêter: M. Chauveau, en mettant à ma disposition les ressources de son laboratoire; M. Viennois, en dirigeant le traitement consécutif de mes opérés après leur sortie de l'Hôtel-Dieu.

Je me fais en outre un plaisir et un devoir d'exprimer tous mes remercîments à mes éditeurs MM. Victor Masson et fils pour les soins tout particuliers qu'ils ont apportés à la publication de cet ouvrage.

Lyon, 20 décembre 1866.

TRAITÉ

EXPÉRIMENTAL ET CLINIQUE

DE LA

RÉGÉNÉRATION DES OS

ET DE LA

PRODUCTION ARTIFICIELLE DU TISSU OSSEUX

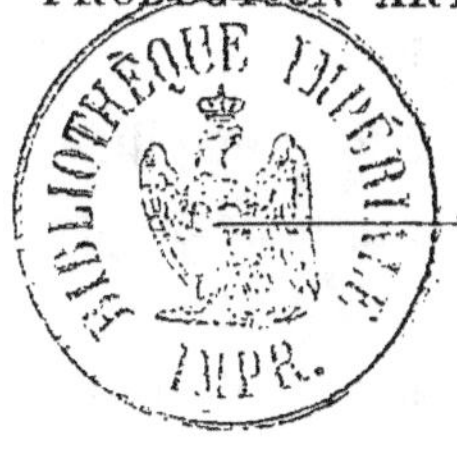

INTRODUCTION

Avant d'entrer en matière et d'exposer nos propres recherches, nous devons dire dans quel esprit ce livre a été conçu, et jeter un coup d'œil historique sur les travaux des expérimentateurs qui nous ont précédé. En nous plaçant à un point de vue à la fois physiologique et clinique, nous indiquons par cela même nos tendances générales ; mais il nous paraît utile de les préciser davantage, et de faire connaître dans quel sens et de quelle manière nous avons expérimenté sur un sujet qui a depuis longtemps suscité de très-nombreux travaux.

I

DE L'EXPÉRIMENTATION SUR LE SYSTÈME OSSEUX AU POINT DE VUE DE LA CHIRURGIE HUMAINE.

SOMMAIRE. — Importance de l'expérimentation sur les animaux pour l'étude chirurgicale du système osseux. — Points sur lesquels il est le plus nécessaire d'expérimenter aujourd'hui. — Perturbations apportées dans les phénomènes de nutrition par les expériences directes sur le système osseux; action de présence ou de voisinage exercée par divers tissus. — Conditions générales de l'expérimentation; limites de son application à la chirurgie; concordance des faits cliniques et des faits expérimentaux. — Méthode analytique pour déterminer les propriétés des divers éléments du tissu osseux; isolement et transplantation des tissus.

L'expérimentation sur les animaux vivants est de la plus grande utilité pour la chirurgie; et si cette proposition avait encore besoin d'être démontrée, l'étude du système osseux nous fournirait des arguments décisifs et convaincants. Il n'est pas en effet de question chirurgicale dans laquelle l'expérimentation ait apporté plus de lumières. Les notions exactes que nous possédons sur la nutrition normale des os et sur la genèse de leurs altérations morbides ne remontent pas au delà d'un siècle, et ce sont les célèbres expériences de Duhamel qui en ont été le point de départ. Les théories sur la formation du cal et sur la réparation des os à la suite des nécroses n'ont acquis une valeur scientifique réelle que depuis cette époque; et si sur certains points elles sont encore pleines d'incertitude, c'est que les procédés d'expérimentation n'ont pas été assez parfaits pour mettre à l'abri de toute discussion les faits fondamentaux. Aujourd'hui encore, et plus que jamais, ce nous semble, c'est par ce moyen que nous devons compléter et faire fructifier les données de l'observation clinique. Une foule de questions restent indécises, et de nombreuses applications entrevues ou soupçonnées n'attendent, pour devenir rationnelles, que la solution par l'expérimentation de quelques difficultés théoriques. Les matériaux fournis par l'observation clinique surabondent, mais la plupart sont et resteront stériles tant que l'expérimentation ne sera pas venue les féconder. Il y a encore beaucoup de lésions à déterminer et de maladies à interpréter à l'aide des notions nouvelles apportées par l'histologie. Il y a tout autant de méthodes et procédés chirurgicaux, empiriques ou peu rationnels, dont l'expérimentation sur les animaux pourra, à défaut de l'observation clinique, nous permettre de discuter et d'apprécier la valeur. Et d'autre part, comme le système osseux et ses annexes tiennent une large place en chirurgie par leurs maladies ou les opérations dans lesquelles ils sont intéressés, on conçoit l'importance du moyen le plus propre à perfectionner leur étude.

Malgaigne est un des chirurgiens de notre époque qui ont le plus insisté sur l'utilité de l'expérimentation chirurgicale, et son *Traité des fractures et des luxations*, aussi bien que son *Traité d'anatomie chirurgicale et de chirurgie expérimentale*, montrent à chaque instant l'importance de ce qui a été fait dans ce sens. Depuis un siècle, du reste, il s'est trouvé constamment des chirurgiens qui ont compris et fait comprendre la nécessité de l'expérimentation sur les animaux vivants. Les noms se présentent en foule à l'esprit, et sans remonter au delà de Hunter et de Bichat, nous trouvons ceux de Chaussier, Béclard, Dupuytren, Breschet, A. Cooper, Travers, B. Heine, Amussat, Jobert (de Lamballe), et d'un grand nombre d'autres de nos contemporains, auxquels nous devrions joindre ceux de la plupart des physiologistes actuels qui, en faisant progresser la science théorique, ont exercé une influence des plus heureuses sur certaines parties de l'art chirurgical.

Le nombre et la valeur des travaux entrepris depuis un siècle pour l'étude du périoste et de la régénération des os pourraient faire croire, au premier abord, que le sujet est près d'être épuisé; mais quand on réfléchit un peu sur la variabilité des théories et l'incertitude des applications, on se trouve bientôt dominé par un sentiment contraire, et, en présence des inconnues qu'on n'a pas encore tenté de dégager, on s'aperçoit que ce qui a été fait donne à peine une idée de ce qui reste encore à faire. Il y a et il y aura toujours de grandes lacunes à combler. Un sujet qui semble épuisé aujourd'hui apparaîtra demain avec des horizons nouveaux. A mesure qu'on avance dans sa connaissance intime, on voit ses limites se reculer de plus en plus. Il y a d'ailleurs à revoir, à classer, à vérifier les matériaux anciens. La révision périodique des faits antérieurs est une des nécessités les plus réelles d'une science qui se constitue, car le même fait n'est pas absolument interprété de la même manière, à quelques années de distance. Les faits acquis récemment peuvent jeter sur les faits anciens une lueur nouvelle, et changer notablement leur signification. C'est dire que l'expérimentation ne doit pas marcher sans la critique. Celle-ci doit guider celle-là, elle assure sa marche en déblayant sa voie ; en lui montrant ce que les documents déjà recueillis ont d'incomplet ou d'incertain, elle provoque de nouvelles recherches et les rend immédiatement utiles et applicables.

Nous ne voudrions pas cependant exagérer l'importance des études historiques. Il s'agit ici d'une science expérimentale, et la possibilité de reproduire les faits et de les soumettre chaque jour à une nouvelle interprétation nous permet de n'accepter que sous bénéfice d'inventaire les observations antérieures ; mais indépendamment de l'intérêt philosophique qu'offrent l'évolution de toute science et l'origine de toute théorie, rien n'est plus propre à nous épargner des écarts que la recherche des causes qui ont induit en erreur nos devanciers.

L'étude de la régénération des os nous montrera combien est vraie cette nécessité de réviser les faits anciens et de les éclairer par l'expérimentation physiologique. A la fin du xviiie siècle et au commencement du nôtre, au moment où les résections osseuses commençaient à être acceptées, quelques chirurgiens, White, Vigarous, David, Weidmann, Percy, etc., admettaient la régénération des os; d'autres, Scarpa, Léveillé, Larrey, Richerand, Moreau lui-même, n'y croyaient pas (1). On affirmait d'un côté, on niait de l'autre, et la question restait indécise, parce qu'on se contentait de mettre les faits contradictoires en présence, sans chercher la cause de leurs différences. Les partisans de la régénération invoquaient le plus souvent des faits de nécrose, et lorsqu'il s'agissait de véritables résections, ils n'indiquaient pas les moyens chirurgicaux par lesquels on pouvait obtenir la reproduction des os enlevés. Leurs adversaires constataient (ce qui devait être la règle) l'absence de régénération après les opérations dans lesquelles on reséquait, par la méthode alors usitée, des portions d'os vivantes, et ne recherchaient pas davantage pourquoi les os ne se reproduisaient pas. L'expérimentation physiologique ne les avait pas éclairés sur les conditions et le mécanisme de cette reproduction. Aussi les faits publiés à cette époque sont-ils pour la plupart discutables, et l'on comprend jusqu'à un certain point l'oubli dans lequel les ont laissés les adversaires actuels de la régénération des os. Il en est cependant de très-remarquables, et s'ils ne satisfont pas complétement aux exigences de la critique moderne, ils viennent corroborer les méthodes inspirées par l'expérimentation physiologique ; ils en sont comme une confirmation anticipée.

Quelque grands que soient les résultats acquis par Duhamel

---

(1) Ces divers auteurs n'étaient pas au même degré, du reste, partisans ou adversaires de la régénération des os. Ceux qui refusaient au périoste la propriété de s'ossifier, admettaient qu'une sorte de régénération pouvait s'opérer par des bourgeons charnus.

Moreau fils avait admis à une certaine époque la régénération des os, mais il n'y croyait plus, selon toute apparence, au moment où il a publié son *Essai sur les résections* en 1816.

et ses successeurs, ils ne peuvent nous suffire aujourd'hui ; la question s'est élargie, et nous avons à résoudre des difficultés qu'on ne soupçonnait pas au siècle dernier. Il ne s'agit plus seulement du cal et de la régénération des os après les nécroses : la chirurgie demande à l'expérimentation la solution de plus nombreux problèmes, tant sont variées et multipliées les opérations et les lésions dans lesquelles le squelette est intéressé. La question de la régénération des os a été reprise de nos jours sur de nouvelles données. Les expériences de Heine, et les travaux célèbres de Flourens, marquent une époque importante dans l'histoire de la physiologie expérimentale du système osseux. Poursuivies pendant plusieurs années et réunies en 1847 dans un livre intitulé *Théorie expérimentale de la formation des os*, les recherches de l'éminent secrétaire perpétuel de l'Institut forment l'ensemble le plus complet que la science ait encore possédé. Elles devaient tout naturellement servir de point de départ à ceux qui voudraient suivre la même voie, et demander à l'expérimentation physiologique de nouveaux enseignements.

Les études des histologistes modernes ont grandement contribué à nous éclairer sur le mécanisme de la formation des os, et bien que les phénomènes cellulaires de l'ossification soient encore enveloppés d'obscurité, les découvertes dues au microscope ont résolu des questions qu'on avait longtemps débattues sans pouvoir s'entendre. En suivant les modifications des cellules propres du périoste, on a vu que la transformation de cette membrane en os était une réalité. Aussi, sur ce point, n'y a-t-il entre Virchow et Duhamel que de simples différences de langage explicables par la différence des temps.

Que reste-t-il à faire aujourd'hui après tous ces travaux ? Il y a d'abord à les poursuivre d'une manière générale, en s'aidant des nouveaux moyens d'observation qui se perfectionnent de plus en plus, grâce au progrès des sciences physiques et chimiques. Puis au point de vue spécial où nous nous sommes placé, c'est-à-dire au point de vue des applications à la chirurgie, il nous semble qu'il y a un champ immense à explorer. Mais pour s'engager avec profit dans cette voie et ne pas être arrêté dès le principe par des objections faites au nom de certaines théories physiologiques, il est indispensable de reviser les propositions fondamentales, et de leur apporter des preuves aussi complètes et aussi rigoureuses que les esprits les plus difficiles pourront l'exiger. Ces preuves obtenues, il faudra partir de là pour explorer des points nouveaux ou incomplétement étudiés jusqu'ici : tel est du moins le programme que nous nous proposons de suivre en portant de préférence nos recherches sur les questions qui nous ont paru les plus intéressantes au point de vue de l'état actuel de la chirurgie.

Parmi ces questions, celle de la régénération des os après les résections ou les ablations totales, et celle de l'ostéoplastie périostique et osseuse, viendront au premier rang. Mais à côté de celles-ci, il en est d'autres sur lesquelles nous devrons porter toute notre attention. La théorie générale de l'accroissement des os sains et malades, des os réséqués et des os reproduits; la cicatrisation de ces organes après les fractures ou les lésions portant sur les divers éléments de leur tissu, nécessiteront des développements spéciaux. L'étude de ces questions exige de nouvelles recherches sur le mode de nutrition des os à l'état normal et à l'état morbide, et soulève quelques problèmes de physiologie pathologique du plus haut intérêt. La nature des diverses lésions ne peut être déterminée que par l'étude du mode de développement des os, l'ostéogénie normale nous donnant la clef de la production de la plupart des altérations dont le tissu osseux peut être affecté. Nous avons essayé de faire expérimentalement plusieurs de ces lésions, afin de les étudier à loisir et

d'observer leur mode de formation et de guérison. Cette pathologie expérimentale n'est en réalité qu'une partie de la physiologie.
Tout se lie, tout se tient dans l'étude des lois biologiques ; ce qui
est normal contribue à expliquer ce qui est pathologique, et réciproquement. Il est cependant essentiel de distinguer ces deux
ordres de faits, et c'est pour n'avoir pas établi cette distinction
qu'on a souvent émis, à propos du périoste et des os, des théories
pleines de confusion.

Envisagée sous ces aspects multiples, c'est-à-dire au point de
vue de l'histologie, de la physiologie et de la pathologie expérimentales, l'étude du système osseux devient tellement vaste, qu'il
faudrait, pour la présenter dans son ensemble, un cadre beaucoup plus étendu que celui que nous nous sommes tracé. Telle
n'est pas d'ailleurs notre prétention. Nous avons choisi dans
cette vaste question le côté des applications chirurgicales, et
nous ne ferons même qu'effleurer certains points sur lesquels nos
recherches personnelles ne nous permettraient pas de dire autre
chose que ce qui est généralement admis. L'histologie, encore
obscure sur beaucoup de points, quoiqu'elle ait été et soit constamment l'objet de très-nombreux travaux, apportera sans doute un
jour la solution de beaucoup de questions en litige. Mais, malgré
ses incertitudes, elle est déjà tout à fait indispensable pour l'éclair-
cissement de certains points fondamentaux. Bientôt peut-être
pourra-t-elle nous éclairer plus complétement, et simplifier la
démonstration des théories qu'il faut laborieusement établir aujourd'hui. En attendant, l'expérimentation sur les animaux vivants
nous paraît être la voie la plus sûre pour résoudre les difficultés
les plus pressantes. Les résultats qu'elle fournit sont jusqu'ici les
plus directement applicables à la science médicale ; il faut seulement les rendre assez concluants par eux-mêmes pour qu'ils
conservent une valeur propre au milieu des fluctuations de
l'histologie et des théories pathogéniques. Nous devons donc

nous attacher à rendre l'observation rigoureuse, et pour cela, nous mettre à l'abri des causes d'erreur qui peuvent en fausser ou en obscurcir les résultats. Rien n'est si difficile que de bien expérimenter dans les sciences biologiques, et si une seule bonne expérience peut être le point de départ de déductions fécondes, des expériences incomplètes et mal conduites peuvent avoir les plus dangereuses conséquences. L'histoire de la physiologie expérimentale est encombrée de non-valeurs, et rien n'a tant retardé, à certaines époques, les progrès de cette science, que des expérimentations vicieuses, annoncées avec éclat et soutenues par un grand nom.

Dans la plupart des expériences, il s'introduit un élément nouveau qui trouble les phénomènes normaux de nutrition : c'est l'irritation des tissus par le fait du traumatisme. Il faut donc faire la part de cette irritation, l'étudier en elle-même, indépendamment de toute autre lésion, afin de pouvoir l'isoler dans les phénomènes complexes qui résultent d'une expérience. L'irritation modifie les propriétés d'un tissu. Pour les tissus conjonctifs, elle produit des effets divers : tantôt elle amène une hyperplasie simple des éléments, tantôt elle fait développer des éléments nouveaux. Il se forme ainsi, soit du tissu fibreux accidentel, soit du tissu osseux dans des organes qui, normalement, ne s'ossifient jamais.

Il est donc essentiel de bien se rendre compte des effets de l'irritation sur les tissus constituants de l'os, et des perturbations qu'elle produit dans leur activité et dans leur développement. L'irritation d'un tissu peut retentir sur les tissus voisins, et exercer sur ces derniers une influence spéciale qui modifie leur activité. Il y a, par exemple, une sorte d'action de présence démontrable pour le tissu osseux, et pour le périoste en particulier, qui fait naître dans tous les tissus conjonctifs environnants une disposition spéciale à l'ossification. Nous verrons que certains tissus fibreux ou lamineux s'encroûtent de sels calcaires au voisinage du périoste irrité, et ne s'ossifient jamais quand l'os normal et son périoste ont été enlevés.

Une distinction importante à faire encore, bien qu'elle soit implicitement contenue dans ce que nous avons dit plus haut, c'est la distinction des faits réguliers, constants, et des faits accidentels, éventuels. Il faut connaître les exceptions sans doute, mais avant tout chercher les règles. De ce que des tendons ont été trouvés ossifiés dans certaines fractures, il ne s'ensuit pas que ces organes servent à la régénération des os. La non-participation des tendons à la régénération osseuse est le fait normal, habituel; l'ossification de ces organes est un fait éventuel qu'on ne rencontre que dans certaines conditions, et sur lequel on ne doit pas compter; ce n'est qu'un accident. Il faudra donc toujours, et principalement dans les applications pratiques, bien faire cette distinction entre ces deux ordres de faits. On ne peut compter que sur les uns, et il n'est pas en notre pouvoir de reproduire les autres.

Ces quelques réflexions font déjà pressentir quelques-unes des conditions indispensables pour rendre l'expérimentation rigoureuse, et se mettre à l'abri des causes d'erreur qui pourraient en fausser les résultats. Il faut donc minutieusement observer les règles que la philosophie regarde comme nécessaires à toute induction légitime, et, puisque dans le cas présent nous avons à conclure des animaux à l'homme, il faut choisir des animaux qui aient par leur organisation la plus grande ressemblance possible avec ce dernier. Nous avons opéré sur le chien, le chat, le lapin, le mouton, le poulet, le pigeon, etc., etc. C'est sur le lapin que nous avons fait nos premières expériences, mais, dans ces dernières années, nous les avons multipliées sur le chien et le chat, et pour les points importants, nous avons pu constater la concordance la plus parfaite entre les résultats fournis par ces différents animaux. C'est surtout en nous occupant du rôle du périoste dans la régénération des os que nous avons cru devoir choisir les animaux les plus rapprochés de l'espèce humaine. Il ne faut pas croire cependant que le périoste produise d'autant plus facilement du tissu osseux qu'il est pris sur un animal plus éloigné de l'homme (1). Il est d'ailleurs difficile de préciser la distance relative qui sépare l'homme des mammifères qu'on met en parallèle avec lui. Tel animal s'en rapproche par un côté, tel autre par un côté différent. Il ne faut donc pas se fonder sur le rang qu'occupe un animal dans une classification zoologique pour déterminer à priori l'analogie qu'il peut avoir avec l'homme pour tel ou tel phénomène physiologique. Nous croyons inutile d'insister sur ce point, et nous ne citerons qu'un fait relatif à notre sujet. Les transplantations du périoste réussissent bien mieux sur le chat et le chien que sur le mouton et le veau, et cependant ces deux derniers animaux sont réputés plus éloignés de l'homme. Ce n'est donc que par l'expérimentation ou l'observation que nous pouvons déterminer le degré de l'analogie; quelque naturelle que soit une classification zoologique, elle ne peut nous permettre de la déterminer d'avance.

Parmi les mammifères sur lesquels nous avons expérimenté, le chien et le chat nous ont paru les plus avantageux, à cause de leur résistance aux lésions traumatiques. On obtient très-fréquemment sur eux la réunion par première intention après les résections et même les ablations complètes d'os volumineux.

Lorsque nous avons voulu étudier un fait complexe dans ses divers éléments, nous avons expérimenté sur des animaux

---

(1) Il est incontestable que la régénération des tissus et des organes composés s'observe surtout sur des animaux inférieurs, comme l'ont démontré les expériences de Réaumur, Trembley, Spallanzani, etc., mais ici encore la propriété de régénération ne peut pas être considérée comme rigoureusement proportionnelle à la distance qui sépare ces animaux de l'homme.

appartenant à des groupes différents. Pour ce qui est de la
nutrition du tissu osseux et du développement de ses éléments
anatomiques, par exemple, l'étude des organismes inférieurs
peut nous fournir les plus utiles renseignements. Cette étude est
même, d'une manière générale, indispensable pour la recherche
des lois histogéniques; mais lorsqu'il s'agit de faits plus directement liés à la pratique ou à la théorie chirurgicale, c'est à des
animaux supérieurs qu'il faut les emprunter. On coupe la patte
d'une salamandre, et elle repousse : ce fait pourra nous servir
pour étudier le mode de reproduction des éléments anatomiques,
mais il n'est d'aucune utilité pour la reproduction chirurgicale
des os ou des parties retranchées. C'est donc, nous le répétons,
aux mammifères, et surtout aux mammifères les plus rapprochés
de l'homme, que nous emprunterons nos éléments d'induction ;
et ici il y aurait encore à faire de nombreuses réserves relativement aux applications à la médecine opératoire. Par la suite on
verra, à propos de chaque cas en particulier, comment nous
comprenons ces applications; et si nous devons être amené
à proposer de nouvelles opérations au nom de l'expérimentation, nous en repousserons un certain nombre d'autres qui
ont eu pour origine des expériences incomplètes, et qui sont
reproduites sans critique dans la plupart des traités de chirurgie. Au début de nos recherches, lorsque nous avons fait
connaître nos premières expériences, nous nous sommes attaché
à en maintenir dans des limites rationnelles les applications
à la chirurgie humaine, et en établissant les bases physiologiques des diverses méthodes d'ostéoplastie, nous avons insisté
sur la prudence qui devait diriger certaines tentatives (1).

Si les phénomènes relatifs à la vie des tissus sont à peu près
les mêmes chez l'homme que chez les animaux, les conditions

____

(1) *Des moyens chirurgicaux de favoriser la reproduction des os après les
résections*, in-8, page 72, et *Gazette hebdomadaire*, 1858 et 1860.

topographiques et la puissance de réaction varient notablement. Il n'est pas besoin de dire que les lésions ou les diverses mutilations que nous avons pratiquées dans nos expériences ne seraient pas supportées par l'homme. On n'enlèverait pas impunément la totalité du périoste autour d'une diaphyse, on ne broierait pas la moelle du fémur ou de l'humérus sans s'exposer à de formidables accidents; on ne produirait pas de l'os aussi facilement que chez les lapins ou les chats, en transplantant le périoste sous la peau des diverses régions. Une opération ne doit pas être considérée comme devant réussir sur l'homme par cela seul qu'elle est parfaitement tolérée par certains animaux. La physiologie expérimentale fournit au chirurgien des motifs d'action très-légitimes sans doute, mais l'observation clinique seule juge en dernier ressort. C'est surtout à un autre point de vue que doit être comprise l'utilité des expérimentations : leur principal avantage, c'est de séparer, de décomposer des faits complexes qu'on ne peut débrouiller qu'en isolant leurs éléments. On cherche des faits simples et l'on s'ingénie à les reproduire. On décompose ensuite des faits complexes pour arriver à leur interprétation. En procédant ainsi, on trouve des lois applicables à tous les animaux qui ont une même conformation, et à l'homme par conséquent.

Cette marche est la seule philosophique, la seule rigoureuse, et pour qu'il en fût autrement, il faudrait que les tissus des animaux sur lesquels on expérimente eussent une structure et des propriétés différentes de ceux de l'homme; or, toutes les fois que nous pouvons les comparer rigoureusement, nous trouvons plus qu'une vague analogie, nous trouvons presque une identité.

Les réactions de l'organisme ne sont pas les mêmes certainement, et c'est en cela que la pathologie expérimentale demandera beaucoup plus de réserve que l'anatomie pathologique comparée.

Plus on expérimente cependant, plus on se convainc de la concordance entre les faits cliniques et les faits expérimentaux. En tenant compte des conditions physiologiques des animaux sur lesquels on opère et en les rapprochant des faits que l'observation clinique nous permet de constater, on trouvera des analogies qu'on n'avait pas soupçonnées tout d'abord.

Mais avant de chercher dans les expériences des résultats applicables à l'homme, il faut rendre ces expériences comparables entre elles, et pour cela les multiplier et les faire dans des conditions aussi analogues que possible. Malgré l'analogie qu'on peut admettre à priori, en se fondant sur les notions de physiologie générale déjà acquises à la science, il est indispensable de se rendre compte des différences que l'espèce, l'âge et les autres conditions de l'individu peuvent apporter dans une expérience.

Nous avons déjà parlé de l'espèce, et nous y reviendrons quand nous nous occuperons des cas particuliers. L'âge du sujet est une des conditions qui doivent le plus modifier les résultats, l'os se trouvant dans des conditions toutes différentes pendant qu'il s'accroît, ou lorsqu'il a fini de s'accroître. C'est pour n'avoir pas tenu assez de compte de cette condition, que divers expérimentateurs ont obtenu après les mêmes expériences des résultats tout opposés.

Dans l'étude de la régénération des os et de la cicatrisation de leur tissu, nous ferons ressortir l'importance des conditions hygiéniques dans lesquelles se trouvent placés les sujets opérés. Si vous laissez l'animal dans un milieu malsain et humide, si sa nutrition languit, si son alimentation est insuffisante, s'il est souffrant en un mot, l'expérience aura le plus souvent de tout autres résultats que si l'animal est bien portant et bien nourri. Nous avons pu constater cette différence à propos des résections sous-périostées et des transplantations de périoste que nous pratiquions à une époque, tantôt à la campagne et tantôt à Paris, à l'école pratique, ou dans des lieux aussi insalubres. Dans le premier cas, nous avions des ossifications rapides et abondantes; dans le second, nos animaux mouraient le plus souvent avec des ossifications incomplètes ou à peine commencées. Nous avons pu même expérimentalement constater l'influence de certaines affections sur la reproduction osseuse, à un moment où une épizootie d'œdème érysipélateux envahit le lieu où nous tenions nos animaux; les opérés mouraient au bout de sept à huit jours, et le travail d'ossification était tout à fait nul. Nous verrons plus tard l'importance de ces faits pour expliquer l'absence de régénération après certaines résections pratiquées dans les hôpitaux et sur des opérés primitivement affaiblis par la maladie.

Nous avons jugé nécessaire de faire un grand nombre d'expériences et de modifier de plusieurs manières les procédés d'expérimentation. C'est dire qu'il nous a fallu un temps trèslong pour obtenir les résultats que nous allons exposer. La plupart de nos expériences n'ont pu donner de résultats qu'après plusieurs semaines ou plusieurs mois. Quelques-unes ont même exigé un an, deux ans et plus. Quelques expériences bien faites peuvent sans doute suffire à établir un point de doctrine; mais, pour s'assurer qu'une expérience a été bien faite, il n'y a pas de meilleur moyen que de la répéter, et surtout de la répéter dans des conditions différentes.

Duhamel était arrivé à de magnifiques résultats par un trèspetit nombre d'expériences. Il avait envisagé la physiologie du système osseux avec beaucoup de justesse et de profondeur, tout en commettant quelques erreurs inévitables à son époque. Il avait édifié sa principale théorie, celle de la formation de l'os par le périoste, sur l'observation de quelques fractures artificiellement produites. Troja vint la confirmer indirectement, en faisant reproduire la diaphyse des os longs après l'avoir nécrosée par la destruction de la moelle. Heine et Flourens lui apportèrent un nouvel appui en obtenant la reproduction des os ou des portions d'os au moyen du périoste conservé. La coloration des os par la garance avait même paru fournir des arguments en sa faveur. Mais, comme nous le verrons bientôt avec plus de détails, malgré cet ensemble de preuves, la théorie de Duhamel était loin de régner dans l'enseignement classique. Ce n'était pas seulement l'expression de cette théorie qu'on attaquait, c'était le fond même qu'on refusait d'accepter. Repoussée ici comme incompatible avec les notions histologiques modernes (Ch. Robin), là comme antiphysiologique (J. Müller), elle paraissait suspecte à beaucoup de chirurgiens trop imbus des idées de Bichat.

C'est alors que nous recherchâmes un moyen d'expérimentation qui pût à lui seul résoudre d'une manière claire et irréfutable cette question si controversée de l'ossification propre du périoste. Avant nous on n'avait pas transplanté ni intentionnellement déplacé le périoste ou les autres éléments de l'os. Nous eûmes l'idée de les isoler, soit sur place, soit dans des régions éloignées pour les étudier dans leur autonomie, en dehors de l'influence des parties voisines. Cette méthode d'expérimentation, rationnelle en ce qu'elle était analytique et qu'elle répondait par là aux objections adressées aux méthodes déjà en usage, nous a fourni des résultats que nous croyons très-probants. Indépendamment du secours qu'elle apportait à la doctrine de la formation de l'os par le périoste, elle nous mettait à même d'étudier les conditions de succès de la greffe animale, et de rappeler par là l'attention sur cette importante question de physiologie générale, où la chirurgie pourra peut-être un jour puiser les plus utiles inspirations (1).

(1) Depuis la publication de notre premier mémoire sur la transplantation du périoste, plusieurs physiologistes ont appliqué la transplantation à l'étude d'autres tissus. Philipeaux et Vulpian ont signalé pour le tissu nerveux des

Si la transplantation du périoste eût échoué, l'insuccès de notre tentative ne détruisait en rien les résultats déjà acquis. Il n'était pas admissible, à priori, que la transplantation ajoutât à l'activité d'un tissu; elle devait au contraire la diminuer et pouvait même la détruire comme cela arrive pour la plupart des tissus composés. Un fait négatif eût été alors simplement nul et comme non avenu; mais un fait positif prenait une valeur décisive à notre point de vue, c'est-à-dire au point de vue des propriétés du périoste. Nous nous étendrons bientôt sur les conséquences à tirer de ce fait et sur les limites de son application. Mais auparavant jetons un coup d'œil historique sur les travaux accumulés depuis cent ans, pour éclaircir le sujet que nous allons traiter, et dans une appréciation aussi impartiale que possible, rendons à nos devanciers la part qui leur est due.

II

HISTORIQUE DES THÉORIES SUR LA RÉGÉNÉRATION DES OS ET DES EXPÉRIMENTATIONS SUR LE SYSTÈME OSSEUX.

Sommaire. — *Première période ou période de l'observation pure.* — Hippocrate, Celse, Galien. — Scultet, Delamotte, Havers. — Influence de Descartes sur les travaux de ce dernier auteur.

Deuxième période ou période expérimentale. — Duhamel. — Ses discussions avec Haller et Bordenave. — Expériences de Troja. — Opérations de David et Vigarous. — Bichat, Scarpa, Léveillé. — Réaction contre les idées de Duhamel et de Troja.— Charmeil. — Heine. — Flourens. — Perfectionnement graduel des procédés d'expérimentation. — Opérations de Larghi.

A. — Première période ou période de l'observation pure.

Avant Duhamel la science est pauvre de documents; on n'avait pas expérimenté. L'observation anatomique seule, sou-

faits du plus haut intérêt (1859 et 1860, *Société de biologie*). Bert, dans sa thèse inaugurale, a fait connaître des expériences nouvelles très-importantes sur la greffe animale. (*Thèses de la Faculté de médecine de Paris*, 1864.)

vent égarée par les systèmes philosophiques dominants, avait été le point de départ des hypothèses et des théories. Et cependant la plupart des auteurs qui avaient à s'occuper des os, soit au point de vue anatomique, soit au point de vue chirurgical, émettaient quelque opinion plus ou moins précise sur la nature et les fonctions du périoste. Malgré l'obscurité qui enveloppe certains textes, aucune de ces opinions ne nous paraît pouvoir être mise en parallèle avec la théorie de Duhamel. S'il y a quelques expressions qui s'en rapprochent, l'esprit général s'en éloigne, et non-seulement personne n'avait apporté de preuves expérimentales en faveur de la production de l'os par le périoste, mais la plupart des anatomistes faisaient jouer à cette membrane un rôle secondaire dans la formation et la réparation des os.

Les anciens avaient été très-peu explicites à cet égard. Hippocrate avait passé le périoste sous silence, il croyait du reste que les os ne se régénéraient pas. *Os quum persectum fuerit aut cartilago aut nervus, aut genæ particula tenuis, aut præputium, neque augetur neque coalescit* (1). Cette sentence parut acceptée par la chirurgie antique, et cependant les opérations qu'on pratiquait sur les os montraient chaque jour que les pertes de substance de ces organes étaient susceptibles de se réparer. La consolidation des os à la suite des fractures montrait aussi que les os se réunissaient comme les parties molles, mais dans cette réparation on faisait jouer le rôle principal à la moelle. *Medulla ossis alimentum, ideo callo firmatur* (2). C'est à Galien que remonte la théorie du suc osseux comme agent de réparation des os; d'après cette théorie, les deux bouts de l'os ne se réunissaient pas directement, ils étaient soudés par un suc épanché qui n'était autre chose que le suc nourricier propre des

(1) Hippocrate, livre VI, *Aph.* 19, p. 396, édit. de l'*Encyclopédie.*
(2) Même édition, p. 108, t. II. *De alimento.*

os, et apporté à ces organes par le sang lui-même (1). Ces deux opinions, souvent mêlées et confondues, se retrouvent dans les écrits de la plupart des chirurgiens anciens qui se sont occupés du cal.

Celse décrit avec beaucoup de détails les opérations pratiquées sur les os dans le but d'enlever ou de détruire les parties nécrosées ou cariées; il s'occupe de l'excavation des os par le trépan, la rugine, le fer rouge, et bien que dans certains cas des masses considérables fussent enlevées, il ne parle pas explicitement de leur régénération; il dit que les trous faits aux os se comblent par le développement de bourgeons charnus ou caroncules (2). Quant aux chirurgiens qui sont venus après Galien ils n'ont pas été plus explicites que Celse sur la régénération des os.

La chirurgie du moyen âge n'est guère plus avancée sur ce point. On trouve cependant dans Albucasis une observation intéressante de cicatrisation et de reproduction du fémur après l'ablation en plusieurs temps de fragments volumineux de cet os carié ou plutôt nécrosé. Guy de Chauliac, Ambroise Paré, n'ajoutent rien aux préceptes des anciens. Tous les auteurs du xve, du xvie et du xviie siècle acceptent sur ce point les traditions antiques, et nous ne trouvons rien de particulier à signaler au point de vue doctrinal. La chirurgie était cependant aussi hardie que du temps de Celse, et nous trouvons même des préceptes plus nets et plus explicites sur le degré de l'intervention opératoire dans Angelus Bologninus (3). Cet auteur recommande de creuser les os, de pénétrer jusque dans le canal médullaire et d'enlever la moelle dans les cas d'altération profonde; mais

____

(1) Galenus, *Liber de fracturis*, comment. 1, et *Liber de articulis*, comm. 1.

(2) *Ant. Corn. Celsi de Medecina*, lib. VIII.

(3) Angelus Bologninus, *De cura ulcerum*. Lugduni, 1736, in *Morbi gallici curandi ratio*, p. 252.

ici encore nous ne trouvons rien de précis sur le dogme de la régénération des os ni sur le rôle du périoste dans la réparation des plaies osseuses.

Les anatomistes de cette époque ne furent pas plus explicites que les chirurgiens sur le rôle des divers éléments de l'os. Ils adoptèrent l'idée hippocratique; pour eux la moelle était l'aliment de l'os; le rôle du périoste était d'envoyer à l'os les vaisseaux et les nerfs. Les os n'avaient pas encore été l'objet de recherches spéciales, et avant Clopton Havers on n'avait pas émis de théorie générale sur les propriétés et la structure du système osseux. Cet anatomiste est le premier qui ait envisagé la question à un point de vue synthétique. Dans un traité célèbre (1), après avoir étudié séparément chacune des parties constituantes des os pour en déterminer les usages, il donne une théorie de la formation, de l'accroissement et des altérations morbides du système osseux. Il était, malheureusement pour ses théories physiologiques, partisan trop enthousiaste de la doctrine de Descartes, et détourné par cela même de l'expérimentation. Dès qu'une chose lui paraît claire et possible, il la considère comme vraie. Cette doctrine le domine tellement que l'idée de rechercher par l'expérimentation la confirmation de ses théories ne lui vient pas un seul instant à l'esprit; il se plaît à développer les arguments mécaniques de Descartes; il trouve dans l'hypothèse des esprits animaux de quoi résoudre la plupart des difficultés. Plus heureux dans ses recherches anatomiques, il découvre les canaux vasculaires de la substance osseuse auxquels la postérité a attaché son nom. Il décrit en outre, mieux qu'on ne l'avait fait avant lui, la texture des différents os (2).

---

(1) *Osteologia nova*, 1692. Francofurti et Lipsiæ, in-18. Cet ouvrage avait été publié en anglais à Londres l'année précédente. — L'*Armamentarium* de Scultet fut publié d'abord à Ulm en 1653.

(2) Les seules expériences que nous paraît avoir faites Havers ont eu pour

Il recherche successivement les usages des différentes parties constituantes de l'os, et, à propos du périoste, il développe six propositions qui peuvent se résumer ainsi :

1..Le périoste sert d'enveloppe aux os, détermine leur forme et leur donne une certaine élégance. — 2. Il fait pénétrer les esprits vitaux dans les os, leur fournit la sensibilité et favorise ainsi la nutrition et l'accroissement. — 3. Il limite l'accroissement et l'extension des os. — 4. Il unit les épiphyses aux diaphyses. — 5. Il unit solidement les tendons et les muscles avec les os. — 6. C'est à lui que les os doivent leur sensibilité et tous les précieux avantages qui en sont la conséquence.

De ces six propositions, celle sur laquelle il s'étend le plus, c'est la troisième. Le périoste avait ainsi pour usage de borner l'accroissement de l'os, au lieu d'être l'organe spécial de sa formation et de sa régénération. Cette opinion peut être vraie par un certain côté, mais combien n'est-elle pas erronée si l'on veut dire par là que le périoste est un obstacle à l'expansion du suc osseux. Ce n'était pas cette idée qui pouvait conduire à la conception des propriétés ostéogéniques du périoste. D'après Havers, le périoste limite donc la formation de l'os et joue le rôle d'obstacle au lieu de remplir celui de principal agent. Quand on lit les auteurs de la première moitié du XVIIIᵉ siècle, on est surpris de la fortune de cette idée, et on l'est bien plus encore quand on la retrouve, modifiée, il est vrai, mais encore persistante dans une foule de livres écrits après Duhamel. Bichat lui-même l'avait adoptée en partie, puisqu'il dit : « Le périoste est une espèce de limite qui circonscrit dans ses bornes naturelles les progrès de l'ossification et l'empêche de se livrer à d'irrégulières aberrations (1). » Havers s'occupe

but d'étudier l'action des diverses substances sur la synovie extraite des articulations du bœuf ou du cheval. (Page 255.)

(1) Bichat, *Anat. gén.*, édit. de l'*Encyclopédie*, p. 312.

peu de la régénération des os. Il ne cite dans son livre (1) qu'un
cas de régénération partielle du tibia. C'est le fait de Diemer-
broek dans lequel ce chirurgien avait reséqué une portion de
l'os pour une fracture compliquée. Mais sur ce point il n'y a pas
de considération générale et le rôle du périoste est passé sous
silence. Le cal, d'après Havers, est formé par le suc osseux provenant des vaisseaux de l'os.

Dès 1653 cependant, près de quarante ans avant la publication
du livre de Havers, un chirurgien allemand, Scultet, avait fait
connaître plusieurs observations qui prouvaient d'une manière
incontestable que les os étaient susceptibles de se régénérer (2).
Dans une de ces observations, qui marque une date importante dans l'histoire de l'art, il s'agit de l'ablation de la
presque totalité du tibia (3). L'os ancien que Scultet a appelé
carié, mais qui était en réalité nécrosé, se trouvait entouré par
un fourreau de consistance cartilagineuse. Le malade marcha
au quatre-vingt-quatorzième jour. Au deux centième jour le
tibia régénéré se fractura, mais il ne tarda pas à se consolider
et la guérison fut définitive. Ce fait se passait en 1634. Depuis
lors des faits semblables ont été observés en grand nombre; ils
sont même devenus si fréquents qu'on ne les publie plus, mais
à cette époque une pareille observation avait une grande importance; c'est, croyons-nous, le premier exemple publié par les
auteurs qui mette hors de doute la régénération de l'os chez
l'homme.

Scultet ne s'inquiéta pas de rechercher les sources de la
régénération osseuse : il ne dit rien du périoste. Dans les fractures, du reste, il faisait provenir le cal d'un suc versé par les

____

(1) Page 150.

(2) Scultet, *Armamentarium chirurgicum*. Ulmæ, 1653. Traduit en français
en 1672 et 1712.

(3) « Je séparai le tibia presque depuis la rotule jusqu'à sa tête inférieure. »

deux bouts de l'os. Dans une de ses observations cependant il semble être sur le point de deviner l'importance de cette membrane. Il dit qu'il sépare le périoste avec les ongles; mais il ne s'agissait encore que d'une opération préliminaire pour l'extraction du tibia nécrosé. Le périoste n'était pas conservé en tant qu'organe formateur et reproducteur de l'os, l'auteur ne le dit pas du moins, mais ce temps de l'opération nous a paru tout aussi intéressant à signaler (1).

Si les observations de Scultet mettaient hors de doute la régénération à la suite des nécroses, elles ne prouvaient pas qu'un os vivant enlevé par l'art pût se reproduire. Une observation de Delamotte, chirurgien de Normandie (1694), apporta cette démonstration. A la suite d'une fracture compliquée du tibia, ce chirurgien enleva six pouces de la diaphyse de cet os. Il détacha, par la dissection avec le bistouri, les *portions membraneuses qui étaient unies à l'os.* La reproduction fut complète au bout de huit mois. Ce fait est plus remarquable encore que les précédents; car Scultet n'avait fait qu'enlever un séquestre, et Delamotte avait, ce nous semble, pratiqué une véritable ablation sous-périostée. On ne peut guère interpréter autrement son opération; ces portions membraneuses qui tenaient à l'os, ne pouvaient être que le périoste (2). Delamotte ne nous le dit pas, et il ne soupçonnait pas lui-même que le périoste jouât un rôle aussi important; Duhamel ne l'avait pas encore démontré.

(1) « Je fis une incision avec le scalpel depuis la tête du tibia jusqu'à la » malléole interne sans offenser les veines, les artères, les nerfs ni les tendons. » Je *séparai le périoste du tibia avec les ongles* et je pansai la plaie avec des » étoupes couvertes d'un médicament astringent. Le surlendemain je raclai » l'os avec les rugines. » Les jours suivants, nouvelles ruginations, extractions de petits séquestres. Quatorze jours après la nature sépara entièrement l'os carié, dit l'auteur. (Page 343, édit. de 1712.)

(2) Delamotte, *Traité complet de chirurgie*, 3e édit., 1771, publiée par Sabatier. Nous reviendrons plus tard sur cette interprétation à propos des

Par ces observations, la question de la possibilité de la régénération osseuse chez l'homme était résolue ; mais le mécanisme de cette régénération restait aussi obscur que par le passé, voilà pourquoi les faits de Scultet et de Delamotte furent à peu près stériles. Dans les cas analogues, le chirurgien restait spectateur passif de la reproduction quand elle avait lieu, et il ne la recherchait pas dans beaucoup de circonstances où il aurait pu l'obtenir.

B. — Seconde période ou période expérimentale.

Nous arrivons enfin à Duhamel (1). A partir de ce moment la question change de face. Au lieu d'hypothèses et de conceptions à priori, ce sont des théories appuyées sur l'expérimentation, ayant par cela même une base solide et sur laquelle du moins on peut utilement discuter. Ce n'est pas que l'expérimentation n'ait servi à soutenir les opinions les plus contradictoires ; tous les auteurs qui ont eu recours à ce moyen n'ont pas été également heureux ou également habiles dans l'art de s'en servir ; la difficulté du sujet fait comprendre, du reste, pourquoi à certaines époques, avec des instruments d'observation imparfaits, ou des sujets d'expériences dissemblables, on a pu arriver à des conclusions tout opposées. Nous tâcherons d'expliquer

faits dans lesquels on a conservé du périoste sans le savoir et sans le vouloir. On trouve du reste, au xviie et au xviiie siècle, plusieurs faits qu'on pourrait joindre à celui de Delamotte, mais nous avons choisi celui de ce dernier auteur, parce qu'il nous paraît le plus clair et le plus explicite. Consultez à ce sujet le *Traité de médecine opératoire* de Velpeau.

(1) Nous devons signaler, comme antérieur à Duhamel, Antoine de Heyde (*Anatomia Mytuli, Subjecta centuria observationum, etc.*, 1684) qui expérimenta sur les grenouilles pour étudier la formation du cal. Il conclut à l'organisation du sang épanché et concrété entre les fragments, et ne parle pas du tout du périoste.

ces contradictions à propos de chaque question en particulier, et nous aurons d'autant moins de peine à comprendre les divergences de nos prédécesseurs que, de nos jours encore, sur les problèmes les plus simples, les solutions les plus diverses ont été et sont encore proposées. Mais essayons d'abord d'apprécier dans ses parties les plus essentielles la doctrine de Duhamel, et de montrer l'influence que ce physiologiste a exercée sur ceux qui sont venus après lui.

Ce fut surtout par l'étude des os fracturés que Duhamel (1) arriva à se convaincre que le périoste servait à la formation des os en se tuméfiant d'abord et en se transformant en cartilage et ensuite en os. Il vit que cette membrane se gonflait au niveau des fragments et s'interposait entre eux pour les souder l'un à l'autre. Pour voir plus distinctement encore la transformation du périoste, il eut l'idée de pratiquer un trou dans la substance d'un os et admit que le périoste tuméfié s'enfonçait dans ce trou, s'y transformait en cartilage et ensuite en os (2). Il regarda alors le périoste comme l'agent de cicatrisation des plaies osseuses, et conclut de ses diverses expériences que l'ossification n'était autre chose que l'encroûtement de la substance propre du périoste par la matière calcaire.

Il est très-absolu sur ce point, et Fougeroux (3), son neveu et son commentateur, revient à plusieurs reprises sur la proposition qu'il considère comme fondamentale, c'est-à-dire la transformation du périoste en os. Dans son dernier travail sur la matière (4), Duhamel modifia un peu son opinion : il admit que ce n'était pas à proprement parler le périoste lui-même, mais

---

(1) *Histoire de l'Académie des sciences*, 1739, 1741, 1742, 1743. Le volume de 1739 ne contient qu'un mémoire sur la coloration des os par la garance.

(2) Année 1741, p. 67.

(3) *Mémoires sur les os.* Paris, 1760.

(4) Lettre à Bonnet, dans *Journal de médecine* de Vandermonde, 1757.

une matière interposée entre le périoste et l'os qui fournissait les éléments de l'ossification. Il fut conduit à cette idée par l'analogie qu'il avait cru reconnaître entre l'écorce des arbres et le périoste. Les couches de l'os se formeraient alors par l'organisation de cette couche intermédiaire, comme les couches du bois par l'organisation du *cambium*, ou des couches qui se forment entre l'écorce et l'aubier. Dans le cours de ses mémoires, Duhamel fait souvent intervenir cette analogie entre les os et les arbres. Elle ne lui a pas été funeste, en ce sens qu'elle lui a inspiré l'idée de quelques bonnes expériences; mais ce n'en est pas moins une analogie dangereuse. Si on la poussait trop loin, on s'exposerait aux plus grandes erreurs.

Tout en admettant le changement du périoste en os, Duhamel n'a jamais accordé cette propriété à toutes les parties du périoste, et, avant de se rattacher à cette couche intermédiaire qu'il crut apercevoir en dernier lieu, il disait que c'étaient seulement les couches profondes du périoste qui subissaient la transformation osseuse. Malgré ces variations secondaires dans l'expression de la théorie, le fond de l'opinion de Duhamel est la transformation en os de la substance propre du périoste ou d'une substance existant à l'état normal sous le périoste lui-même. Il n'y a pas de suc épanché. Le suc osseux n'est pas admissible, c'est une pure création de l'imagination. C'est contre cette théorie que s'élevaient fortement Haller, Dethlef, son élève, Bordenave et plusieurs autres anatomistes de l'époque. Pour Haller (1) les frac-

______

(1) *Mémoires sur les os*, par M. de Haller, dans Fougeroux, p. 174. « Il me » paraît hors de doute que le cal de l'os est formé par un suc gélatineux qui » suinte des extrémités fracturées de l'os et surtout de la moelle, et qui » s'épanche tout autour, etc. Que le périoste n'a aucune part à la réunion des » os, et qu'il ne fait pas partie du cal qui s'est répandu sur la surface exté- » rieure dans quelques expériences et qu'il n'est pas attaché au cal. Qu'il ne » précède pas la formation, mais qu'il la suit et qu'il ne renaît que lorsque » le cal est bien avancé. »

tures se réunissent par un suc osseux s'écoulant des bouts de l'os ou de la moelle; le périoste n'est pas actif par lui-même; ce n'est pas lui qui produit les os. Il n'a aucune part à la formation du cal. Il ne peut former les os durant la période embryonnaire puisque les os naissent avant lui.

Telles sont les conclusions de Haller; elles sont, on le voit, formellement opposées à la doctrine de Duhamel. Bordenave soutenait une opinion qui n'était guère plus favorable au périoste. D'après lui, le périoste n'est pas une membrane qui ait une action particulière sur les os; elle soutient et accompagne les vaisseaux destinés aux os, et se continue avec le tissu vésiculaire dont les os sont formés. C'est de cette continuité et des vaisseaux qui le traversent que le périoste tire ses propriétés... L'ossification et la réunion des os sont indépendantes du périoste. L'épaississement du périoste dans les fractures et son enfoncement dans les trous pratiqués dans les os ne prouvent nullement sa participation à l'ossification (1).

Nous n'allongerons pas trop ces citations et surtout nous ne rapporterons pas les arguments par lesquels Haller et Bordenave attaquaient la doctrine de Duhamel. Plusieurs nous paraissent aujourd'hui d'une faiblesse radicale, et l'on s'étonne qu'ils aient pu être soutenus par un homme de la valeur de Haller (2). Nous

---

(1) Bordenave, *Mémoires sur les os*, in Fougeroux, *loco citato*.

(2) En voici un entre autres. « Je ne comprenais pas que la dure-mère eût » pu former un os aussi composé que l'est l'os pierreux, ni que la membrane » tendre et délicate de la coquille ou des canaux demi-circulaires eût pu » servir de moule à l'os pierreux en lui comprimant ses spirales et ses con- » tours. » (*Mémoires sur la formation des os*, par M. le baron de Haller, *Introduction*.)

Flourens fait à ce sujet une réflexion fort juste : « Duhamel, dit-il, » aurait pu lui demander, s'il comprenait mieux, lui Haller, comment ces » canaux, ces contours, ces spirales, avaient pu se former par l'endurcisse- » ment d'une glu ou par la coagulation d'un suc. » (*Théorie expérimentale*, p. 107.)

renvoyons à Fougeroux qui les a victorieusement réfutés, pour la plupart du moins. Ces discussions, d'ailleurs, ont perdu pour nous tout leur intérêt. On se lançait alors dans des raisonnements sans fin pour prouver des propositions sur lesquelles il n'y a pas à hésiter aujourd'hui; telles étaient, par exemple, la nature organique ou inorganique du cal; la nature cartilagineuse ou fibreuse du cartilage de conjugaison, etc.

Au fond de toutes ces discussions nous voyons deux opinions en présence. Duhamel soutient que le périoste est un tissu destiné à se convertir en os : Haller et Bordenave lui refusent absolument cette propriété. Duhamel voit à la suite des fractures le périoste se gonfler, se durcir et se changer en os; ses deux adversaires prétendent que l'os nouveau est le résultat de l'organisation d'un suc épanché.

Ce dernier point de vue nous montre combien les idées de Duhamel se trouvent en harmonie avec les doctrines modernes sur l'évolution des tissus. Les travaux des premiers micrographes avaient confirmé la doctrine ancienne de la réunion et de la cicatrisation des tissus par un liquide exsudé. Ils avaient admis la sécrétion d'une substance plastique où se formeraient de toutes pièces des éléments anatomiques. C'était là l'exsudat, le cytoblastème dans lequel, par une sorte de génération spontanée, se développeraient les cellules ou les noyaux destinés à former le tissu cicatriciel. Ce n'était, sous un nom différent, que la doctrine de Galien qui a compté des partisans à toutes les époques; la lymphe plastique, la lymphe coagulable, le suc nourricier, le suc osseux, la gelée de Troja, l'exsudat des micrographes, sont au fond l'expression de la même idée théorique.

Dans ces derniers temps Virchow s'est élevé fortement contre elle, et a rallié à son opinion la plupart des histologistes. Il n'y a pas, dit-il, de génération spontanée d'éléments; les cellules d'une cicatrice proviennent des cellules du tissu conjonctif préexistant. Il n'y a donc pas de lymphe plastique épanchée, et pour le cal il ne peut y avoir d'exsudat entre le périoste et l'os; ce qu'on a pris pour tel n'est que le périoste tuméfié et dont les éléments cellulaires sont en voie de prolifération. Aussi, comme nous l'avons déjà fait remarquer, n'y a-t-il sur ce point entre, Virchow et Duhamel, que des différences de langage explicables par la différence des temps (1).

Fougeroux s'éleva fortement contre l'opinion ancienne (2). Comme Duhamel, il dit que le cal vient du périoste, n'est que le périoste tuméfié, épaissi; qu'il est organisé dès le début; Haller au contraire faisait jouer le plus grand rôle aux vaisseaux; le cal était un produit épanché venant des vaisseaux de l'os; l'ossification était subordonnée à la présence des vaisseaux; les cartilages ne se transformaient en os que sous l'influence des battements artériels; le périoste ne pouvait agir que par les vaisseaux qui le traversent.

Ces deux opinions se sont trouvées en présence jusqu'à nos jours. On les reconnaît au fond de toutes les théories sur la formation des os. Pour les uns, c'est le périoste qui fait l'os par lui-même; pour les autres, il ne peut agir que par les vaisseaux qu'il contient.

Duhamel était dans le vrai, mais il ne pouvait pas convaincre ses contradicteurs, parce que ses expériences étaient

---

(1) Faisons remarquer du reste dès à présent que les deux théories, celle de l'exsudat et celle de la prolifération des éléments plasmatiques préexistants, sont parfaitement compatibles avec les résultats grossiers de l'expérimentation, c'est-à-dire avec les résultats perceptibles à l'œil nu.

(2) *Loc. cit.*, p. 118-19. « M. Dethleef prend la défense d'un ancien senti» ment qui admet que la première origine du cal provient d'une liqueur » épanchée, qui s'épaissit, qui prend par degrés la consistance d'une gelée, » puis d'une colle, qui ensuite s'organise, forme un cartilage et enfin s'en» durcit comme les os. C'est cette métamorphose que M. Duhamel ne peut » admettre ni pour la formation du cal, ni pour celle des os. »

insuffisantes. Dans une fracture, toutes les sources possibles d'ossification se trouvent confondues, et l'on ne peut pas clairement les démêler.

Les recherches de Duhamel ne portèrent pas seulement sur le cal. Il expérimenta avec la garance pour découvrir les lois de l'accroissement des os. Voulant apprécier l'accroissement des os en longueur, il implanta dans le tissu osseux des épingles de distance en distance pour mesurer leur écartement consécutif. Il arriva à des propositions générales, vraies, incontestables, malgré l'imperfection des connaissances anatomiques de son temps. Tant que les os ne sont pas arrivés disait-il, à un état d'ossification parfaite, ils s'étendent; dès que l'endurcissement est complet, ils ne s'étendent plus (1). Il rejetait par là l'accroissement interstitiel de la substance osseuse que Havers avait théoriquement admis, mais il ne pouvait pousser assez loin l'analyse du phénomène pour arriver à des propositions rigoureuses. Il fut même entraîné dans l'erreur par l'interprétation d'une expérience destinée à démontrer l'accroissement des os en épaisseur et le mode d'élargissement du canal médullaire. Ayant embrassé l'os d'un jeune animal avec un fil d'argent serré tout autour, il trouva quelques semaines après ce fil d'argent dans le canal médullaire. Il en conclut que l'os s'était dilaté, avait fait effort contre le fil constricteur dans ce mouvement d'extension, et s'était coupé à ce niveau pour se réunir ensuite en dehors du fil. L'expérience est exacte, mais l'interprétation est fautive; il manquait à Duhamel l'idée de l'absorption que Hunter devait plus tard mettre en lumière, et que Flourens a, de nos jours, expérimentalement démontrée par la substitution d'une lamelle au fil de Duhamel.

Cet exposé rapide des principales recherches de Duhamel

____

(1) *Mémoires de l'Académie des sciences*, 1742 et 1743.

suffit à faire voir qu'il avait édifié une doctrine complète sur le mode de nutrition et d'accroissement des os. C'était la première tentative de ce genre fondée sur l'expérimentation, nous devons donc la considérer comme le point de départ des progrès accomplis depuis lors.

Des différents points de cette doctrine, le premier, c'est-à-dire celui qui traitait de la formation des os par le périoste, fut le plus discuté. On le considérait avec raison comme le plus important par sa valeur théorique et ses conséquences pratiques, bien qu'on ne soupçonnât pas encore les avantages qui en résulteraient plus tard pour les opérations chirurgicales (1).

Dix-huit ans après le dernier travail de Duhamel, un médecin napolitain qui habitait Paris, Troja, publia des expériences (2) sur la régénération des os, qui devaient le conduire à la célébrité. Il n'avait pas expérimenté dans le but de soutenir les idées de Duhamel; il les combattit quelquefois au contraire, et n'envisagea pas comme lui le rôle du périoste. Il n'attribua pas à cette membrane la reproduction des os, mais à une matière gélatineuse épanchée entre le périoste et l'os. C'est donc un peu contre ses intentions qu'il a été regardé comme un partisan de la doctrine de Duhamel, mais il n'en est pas moins vrai qu'il a démontré d'une manière plus claire qu'on ne l'avait fait avant lui, que le périoste pouvait reproduire les os. En détruisant la moelle et en faisant nécroser l'os déjà formé, il voyait qu'un os nouveau, développé sous le périoste, était reproduit tout autour de l'os mort. C'était un progrès au point de vue expérimental; le périoste était ici en quelque sorte isolé; il n'y avait pas du

____

(1) Les opinions de Duhamel furent d'abord acceptées par Hunauld, *Thèse soutenue aux écoles de médecine* en 1742; — Schwenke, *Journal de Harlem;* — Monro, *Ostéologie;* — Bertin, *id.*, etc. — Haller cite, à l'appui des siennes, les expériences de Taconi (*De nonnullis cranii fracturis*) et de Bœmer de Leipzig, 1752.

(2) *De novorum ossium regeneratione.* Paris, 1775, in-18.

moins la confusion que nous avons signalée dans les fractures. Il restait cependant une cause d'erreur sur laquelle Léveillé, Scarpa, ont fortement insisté : c'était la destruction incomplète de l'os ancien ; on pouvait alors attribuer à la portion restante le rôle principal dans la régénération.

L'expérience de Troja avait un autre intérêt, elle permettait de donner une théorie de la nécrose. Cette dernière affection venait d'être définitivement séparée de la carie par les travaux de Louis ; les chirurgiens s'empressèrent d'en tirer parti pour expliquer le mécanisme de ces affections. Après cette première expérience fondamentale, Troja en fit un certain nombre d'autres. La plus importante est celle par laquelle il montre qu'après avoir détruit le périoste et fait nécroser l'os ancien, un os intérieur peut se produire dans le canal médullaire. Cette expérience parut ainsi la confirmation d'une opinion émise par Duhamel sur l'analogie du périoste et de la moelle. Duhamel avait appelé la moelle un périoste interne ; l'expérience de Troja semblait venir le démontrer. Nous aurons à nous occuper plus tard de la valeur relative de ces diverses expériences ; pour le moment constatons le but que se proposait Troja et les déductions qu'on tirait de sa doctrine.

Ces dernières expériences avaient des conséquences plus directes pour la chirurgie que celles de Duhamel. Duhamel n'était pas chirurgien, il n'avait probablement qu'une connaissance très-vague de cet art. Il n'avait donc pas dirigé ses recherches dans ce sens. Troja, qui professa plus tard la chirurgie à Naples, était déjà plus familier avec les préoccupations chirurgicales de son époque, aussi proposa-t-il lui-même de détruire la moelle des os malades pour les faire reproduire, et comme cette proposition est très-claire et très-précise dans son but, nous allons la reproduire ici (1).

(1) *Loc. cit.*, p. 87.

« Je puis donc conclure, et ma conclusion sera très-légitime (1), que rien n'est plus utile pour faire régénérer un nouvel os que la destruction de la moelle. De cette observation seule découleront, je l'espère, cent applications utiles pour la classe nombreuse des maladies des os et en particulier pour le spinaventosa et la carie (2). »

« Ne pourrait-on pas, par exemple, après l'amputation de la cuisse au-dessus du genou, dans les cas de carie profonde et incurable s'étendant jusqu'à l'extrémité supérieure de l'os, détruire la moelle par le procédé que j'ai employé sur les pigeons? Il n'y a d'autre espoir de salut, puisqu'on ne peut encore amputer le fémur dans l'articulation coxo-fémorale, que dans la régénération d'un nouvel os autour de l'ancien, et dans l'extraction de celui-ci. »

« C'est là une chose ardue mais non impossible. Et ne pourrait-on pas, par des moyens plus commodes, détruire la moelle dans l'humérus, le cubitus et le tibia, en conservant le membre et en pénétrant dans l'os au moyen de perforations par lesquelles on introduirait des instruments courbes et flexibles? Par ce moyen, l'os étant régénéré, il ne serait pas très-difficile d'extraire l'ancien os du nouveau, comme du reste Scultet l'a déjà fait. »

Troja, nous l'avons déjà dit, ne considérait pas le périoste comme l'agent de la reproduction dans des cas semblables; c'est à une matière gélatineuse produite entre le périoste et l'os

(1) Édition latine de 1775, p. 87.

(2) Nous ne savons si Troja a donné suite à cette idée et exécuté sur l'homme quelque opération semblable; mais nous en doutons fort, car dans une deuxième édition de son ouvrage, publiée en italien, et dont nous devons l'obligeante communication à M. Palasciano, de Naples, il n'est plus question de ces propositions. Troja avait été probablement effrayé de la gravité de cette opération sur les animaux. Il avait vu mourir tous les chiens auxquels il la pratiquait. *Sperienze intorno alla rigenerazione delle ossa.* Napoli, 1779. Une troisième édition, que nous n'avons pu consulter, a été publiée en 1814.

qu'était due cette réparation. A propos du cal, il n'est pas, par ses explications, plus favorable à l'opinion de Duhamel; il admet que la réparation s'effectue par des granulations et la substance gélatineuse, à la formation de laquelle le périoste ne participe pas spécialement. Mais quelles que soient les conclusions que Troja ait voulu tirer de ses expériences, la plupart des auteurs qui sont venus après lui y ont vu une démonstration nouvelle de la théorie de Duhamel, c'est-à-dire, de la production de l'os par le périoste.

La question de la régénération des os ne fut pas explicitement traitée devant l'Académie de chirurgie. Dans leurs mémoires contre la théorie de la régénération des chairs, Fabre et Louis ne disent rien de la reproduction des os ou bien se contentent de la mentionner en la regardant comme en dehors de la question qui les occupe. Nous trouvons cependant dans les *Mémoires de l'Académie* une observation de Coutavoz dans laquelle il est question de la régénération d'une portion du tibia à la suite d'une fracture compliquée. L'auteur a noté dans cette observation que la reproduction avait été plus parfaite du côté où le périoste n'avait pas été enlevé. Il avait reséqué cinq pouces trois lignes de cet os qui faisait saillie à travers les chairs, et ne tenait plus qu'au ligament interosseux et à une portion du périoste. « Je me mis en devoir, dit Coutavoz, d'enlever cette pièce d'os; *en la détachant j'observai de conserver le périoste autant qu'il me fut possible.* » Ce fait se passait en 1752, dix ans environ après la publication des principaux mémoires de Duhamel. Il n'est accompagné d'aucune explication théorique, mais il est très-net au sujet de la conservation du périoste, et à ce titre, il présente au point de vue historique un véritable intérêt (1).

(1) *Mémoires de l'Académie royale de chirurgie.* Paris, 1838, t. II, p. 46. Les auteurs du xviiie siècle qui ont écrit sur les maladies des os, J. L. Petit,

Vers l'époque où Troja faisait ses expériences sur les animaux, un chirurgien de Rouen, David (1), pratiquait sur l'homme les opérations les plus hardies pour l'extraction des séquestres. Au moyen de résections longitudinales, il allait chercher les parties nécrosées sous une couche épaisse de formation nouvelle. Il creusait ainsi dans le fémur ou le tibia des tranchées aussi longues que la diaphyse de ces os. Ces opérations, classiques aujourd'hui, adoptées par tous les chirurgiens, étaient alors de hardies tentatives. On amputait encore pour des nécroses, et le mérite de David fut de démontrer, contrairement à l'opinion de Brun (de Toulouse), par qui il fut vivement attaqué, que ce n'étaient point là des cas d'amputation. D'après Brun, ce que David appelait l'os nouveau, n'était qu'un os enflammé et hypertrophié, dont quelques parties s'étaient mortifiées, mais qu'il fallait totalement enlever pour guérir le malade. On devait alors rejeter les opérations barbares de David, qui ne pouvaient pas amener une guérison durable; il fallait continuer à suivre les préceptes des anciens, c'est-à-dire amputer les membres (2).

Les expériences faites au xviii⁰ siècle n'avaient pas seulement pour objet l'étude du cal et de la régénération des os, et, avant d'aller plus loin, nous devons citer les travaux de Ténon (3). Cet

Duverney, Van Swieten dans ses *Commentaires* sur Boerhaave, etc., n'émettent rien de précis sur les propriétés du périoste et ne s'occupent pas de la régénération des os.

(1) David fit ses opérations avant que Troja n'eût publié ses expériences. La première édition de Troja est de 1775. Ce fut en 1770 au plus tard que David commença à publier ses observations. (Voyez *Observations sur une maladie d'os connue sous le nom de nécrose*, par David, nouvelle édit., an VII.)

(2) Ce fut à cette époque que les tendances conservatrices commencèrent à se faire jour dans la chirurgie d'armée. Boucher, en France, Bilguer, en Prusse, firent voir qu'on amputait trop souvent à la suite des blessures faites par arme à feu.

(3) *Mémoires sur l'exfoliation des os*, in *Mémoires et observations sur l'anatomie, la pathologie et la chirurgie.* Paris, 1806, in-8.

expérimentateur avait lu, de 1758 à 1760, à l'Académie des
sciences, plusieurs mémoires sur la cicatrisation des plaies
osseuses et sur le mécanisme de l'exfoliation. Faites dans un
excellent esprit scientifique, ces recherches sont un des meilleurs travaux de chirurgie expérimentale que nous ayons à
signaler dans le siècle dernier. Les mémoires de Ténon parurent après ceux de Duhamel et avant ceux de Troja, mais ils
n'ont aucun rapport avec les discussions de cette époque sur les
propriétés du périoste; c'est à un autre point de vue qu'ils
avaient été entrepris.

Ce fut en 1778 que parut un mémoire remarquable sur la
régénération des os par Barthélemy Vigarous, chirurgien de
Montpellier (1). Nous devons nous y arrêter un instant à cause
de son importance au point de vue historique. L'auteur n'avait
pas expérimenté sur les animaux, mais il était parfaitement au
courant de ce qui se faisait ailleurs, et il réunit en faveur de la
régénération des os de nombreuses preuves cliniques.

Ces faits sont très-remarquables; il est malheureusement difficile de bien déterminer s'il s'agit de portions d'os malades encore
vivantes ou déjà nécrosées. Au commencement de son mémoire,
Vigarous fait la distinction entre ces deux genres de lésions
osseuses, mais il nous semble les confondre souvent dans le
cours de ses observations. Plusieurs, données sous le titre de
carie, ne sont probablement que des cas de nécrose. Il en est
cependant dans lesquelles l'auteur a enlevé des os profondément altérés, il est vrai, mais encore vivants. Malgré toute
la réserve qu'on doive apporter dans l'interprétation de faits
observés avec d'autres préoccupations doctrinales que les
nôtres, il nous paraît impossible de voir un cas de nécrose

____

(1) *Considérations générales, pratiques et théoriques sur la régénération partielle et totale des os du corps humain*, dans *OEuvres de chirurgie pratique
civile et militaire* de Barthélemy Vigarous. Montpellier, 1812.

dans la soixante dix-septième observation (1). Il s'agissait d'une maladie du tibia survenue spontanément sur un jeune soldat âgé de vingt et un ans ; seize jours après l'ouverture d'un abcès l'os s'était fracturé au milieu de la partie cariée dans un mouvement du malade ; on sépara le fragment supérieur avec des couronnes de trépan appliquées sur sa partie saine : quant au fragment inférieur il fut scié avec une scie fine et également dans la partie saine. La régénération eut lieu parfaitement. Vigarous put suivre jour par jour les progrès de l'ossification, il remarqua que l'os nouveau se formait dans l'intervalle des fragments de l'os ancien et que ceux-ci ne prenaient aucune part à la régénération. Le malade fut complétement guéri et ne boita pas. Les portions d'os enlevées avaient ensemble six pouces de longueur. L'opération fut pratiquée en 1761.

Nous aurons occasion de revenir, en temps et lieu, sur plusieurs de ces observations ; pour le moment bornons-nous à constater qu'il y a là un incontestable exemple de régénération après l'ablation d'une partie encore vivante puisqu'il a fallu la séparer de l'os sain. On peut se demander si ce n'est pas là une nécrose ; mais les séquestres de la nécrose du tibia ne se cassent pas avec cette facilité, à moins qu'ils ne proviennent d'une partie préalablement raréfiée par l'inflammation, et puis quand on parle de séquestres, il ne peut être question que de portions séparées de l'os ; or ici la partie altérée se continuait avec la partie saine.

Cette observation ne ressemble pas à celle de Scultet dont nous avons déjà parlé. Elle est plus complète que celle de Delamotte au point de vue théorique, puisque l'auteur connaissait les propriétés régénératrices du périoste. Quoique moins nette que celle de Coutavoz sous le rapport du manuel opé-

(1) *Loc. cit.*, p. 398.

ratoire, elle nous paraît plus précieuse par sa portée doctrinale. Elle peut être considérée comme la première résection pratiquée pour lésion chronique avec l'idée de faire reproduire l'os par le périoste, et cependant, chose surprenante, Vigarous ne dit nulle part : disséquez, détachez le périoste autour de l'os. Il n'établit aucune règle formelle pour le manuel opératoire; cela tient peut-être à la confusion qui règne dans son esprit entre la carie et la nécrose. Quand on lit son mémoire, on s'attend, à chaque instant, à voir cette indication nettement formulée; on s'y attend d'autant plus que l'auteur est on ne peut plus catégorique en faveur des propriétés ostéogéniques du périoste, puisqu'il dit très-expressément : « Le périoste est d'une nécessité absolue pour consommer l'œuvre de la reproduction. »

Le mémoire de Vigarous est peu connu, et se trouve à peine signalé par les divers auteurs qui ont écrit sur la régénération des os. C'est un oubli regrettable et qu'il est juste de réparer, car son mémoire nous paraît être ce que la chirurgie du xviii⁰ siècle a produit de plus complet sur cet important sujet (1).

Les expériences de Troja avaient été acceptées avec la plus grande faveur. Köler, Blumenbach, Chopart, Desault, les répétèrent et elles parurent généralement consacrer les propriétés ostéogéniques du périoste. Weidmann (2) s'en inspira dans son traité de la nécrose, soit pour démontrer le mode

---

(1) Vigarous a encore droit à une autre réparation. On attribue généralement la première résection de l'extrémité supérieure de l'humérus à White de Manchester; c'est là une erreur. White opéra en 1768, mais Vigarous avait opéré en 1767, comme l'indique une note de Vigarous fils dans l'édition qu'il a donnée des œuvres de son père. White eut sur Vigarous l'avantage de réussir. Son observation est fort belle et très-remarquable quant à la régénération de l'os; nous y reviendrons plus loin.

(2) Weidmann, *De necrosi ossium*. Francofurti ad Mænum, 1793, in-folio.

de production de cette affection et le mécanisme de la réparation des os nécrosés, soit pour établir des règles de thérapeutique rationnelle. Son ouvrage résume ce qui a été fait jusqu'à la fin du xviiie siècle sur la régénération des os. C'est une étude complète et très-bien faite de la nécrose, où l'on voit combien les observations expérimentales de Troja sont d'accord avec les observations cliniques. Weidmann cite à peu près tout ce qui a été fait jusqu'à lui, mais il ignorait le mémoire de Vigarous (1). Au point de vue doctrinal, il est éclectique, en se rattachant cependant à Duhamel et à Troja; il admet la nécessité du périoste pour la régénération des os.

J. Hunter fit quelques expériences sur les os et en particulier sur leur accroissement. Il invoqua, pour expliquer les changements de forme de ces organes, l'*absorption modelante,* par laquelle la substance osseuse est enlevée en certains points pendant qu'elle se dépose sur d'autres. Il expliqua l'accroissement du canal médullaire par la résorption des couches internes de l'os, contrairement à Duhamel qui croyait à l'extension de la substance osseuse. Dans la formation du cal il faisait jouer un rôle important à l'organisation du sang épanché; c'était là du reste sa théorie pour la genèse d'un grand nombre de productions morbides (2). Peu de temps après les expériences de Hunter parut le mémoire de Macdonald (3) sur la nécrose et le cal. Macdonald répéta et modifia avantageusement les expériences de Troja. S'il fit jouer un grand rôle au périoste, il considéra la gelée produite sous le périoste comme la matière

(1) Vigarous n'y est cité que d'après Chopart (1776) qui avait fait lui-même une thèse sur la régénération des os, mais qui ne pouvait connaître alors le principal mémoire de Vigarous publié pour la première fois en 1788.

(2) Voyez les *OEuvres complètes de Hunter*, trad. Richelot, 4 vol. in-8. 1844.

(3) *De necrosi et callo.* Édimbourg, 1799. Quelque temps avant (1794), avait paru un mémoire de Russel sur la nécrose dans lequel les idées de Duhamel étaient battues en brèche.

du cal. Il étudia la reproduction du périoste sur les os dénudés.

On en était là à la fin du xviiie siècle, quand Bichat vint ébranler la doctrine régnante, par l'autorité de son nom, il est vrai, plutôt que par la valeur de ses expériences; car il raisonna plutôt qu'il n'expérimenta sur ce sujet.

Bichat (1) se rattache plutôt à Haller qu'à Duhamel, en ce sens qu'il fait dépendre la formation du cal de toutes les parties de l'os divisé et qu'il refuse au périoste toute prééminence soit dans la formation, soit dans l'accroissement, soit dans la réparation des os, mais il se sépare de Haller en rejetant la théorie du suc osseux, rien ne démontrant à ses yeux l'existence de ce produit. Il admet que le cal se forme par des bourgeons charnus venant de l'os, et soutient par là une opinion que Scarpa (2) développera bientôt et fera adopter par presque tous ses contemporains.

«Le périoste, dit-il, est étranger à la formation des os, il n'est qu'accessoire à celle du cal; il est une espèce de limite qui circonscrit dans ses bornes naturelles l'ossification, et l'empêche de se livrer à d'irrégulières aberrations. Prépare-t-il le sang qui sert à nourrir l'os? On ne peut résoudre cette question par aucune expérience, mais on peut assurer que les propriétés vitales dont il jouit ne le rendent nullement propre à accélérer la circulation du sang arrivant aux os comme quelques auteurs l'ont cru. Au reste il me semble qu'on a trop

(1) Bichat, *Anatomie générale*, édit. de l'*Encyclopédie*, p. 313.

(2) Scarpa, *Mémoires de physiologie et de chirurgie pratiques*, par Scarpa et par Léveillé. Paris, 1804. D'après Scarpa c'est un bourgeon charnu ou caroncule partant des bouts de l'os qui est l'élément formateur du cal. A cette époque furent publiés cependant quelques faits cliniques favorables à la théorie de la régénération. Nous pourrions citer entre autres ceux de M. A. Petit, de Lyon, et de Cartier, son successeur à l'Hôtel-Dieu. Dans l'observation de ce dernier chirurgien un tibia nécrosé fut extrait pendant que la gaine périostique était encore molle et flexible. La régénération fut complète. (*Précis d'observations de chirurgie faites à l'Hôtel-Dieu de Lyon*, 1802.)

envisagé le périoste par rapport aux os : sans doute il est nécessaire à ces organes; mais peut-être joue-t-il par rapport aux organes fibreux un rôle encore plus important. Si la nature l'a partout placé sur le système osseux, c'est peut-être en grande partie, comme je l'ai dit, parce qu'il trouve sur ce système un appui général solide, résistant, et qui le met à même de ne point céder aux tractions diverses que tout le système fibreux exerce sur lui. C'est là un nouveau point de vue sous lequel il faut envisager le périoste, et qui prêtera bien plus à des considérations générales, que celui sous lequel Duhamel, Fou-geroux, etc., ont considéré cette membrane. »

Sous l'influence de Bichat et de Scarpa les idées de Duhamel perdirent du terrain et même s'éclipsèrent tout à fait. On ne croyait plus aux propriétés ostéogéniques du périoste; Béclard rejeta comme Bichat cette membrane au second plan dans la formation du cal et la régénération des os. Léveillé et Richerand allèrent beaucoup plus loin encore; non-seulement ils dépossé-dèrent le périoste de toute propriété ostéogénique, mais ils nièrent la régénération des os. Léveillé dans son mémoire sur la nécrose (1), fit revivre les arguments de Brun (de Toulouse); il vit dans ce que Weidmann appelait un os nouveau un os malade ou hypertrophié. Dans les nécroses invaginées le périoste n'était pas l'organe formateur du nouvel os; l'ossification nouvelle était due au bourgeonnement ou à l'expansion des parties encore vivantes. Léveillé avait raison sur un point, c'est lors-qu'il soutenait contre Troja que l'os ancien n'était pas détruit dans toute son épaisseur, soit dans les nécroses naturelles, soit dans les nécroses artificielles, mais on pouvait lui objecter des cas dans lesquels la totalité du cylindre était manifestement détruite, et alors il fallait nécessairement invoquer l'action

____

(1) *Considérations générales sur les nécroses*, in *Mémoires de physiologie et de chirurgie pratiques*, par Scarpa et Léveillé, 1804.

propre du périoste. Ces idées étaient tellement répandues que Larrey écrivait, en 1818 (1), que partout, dans les écoles, dans les amphithéâtres, on avait renoncé aux erreurs de Duhamel et de Troja. La réaction avait été si loin qu'on niait absolument la reproduction des os; aussi Charmeil crut-il devoir, en 1821, faire paraître un mémoire pour prouver, contre les opinions du jour, que les os étaient susceptibles de se régénérer. Tout en soutenant la régénération des os, Charmeil n'en était pas moins hostile aux idées de Duhamel, puisqu'il voulait démontrer que le périoste était inutile pour cette régénération.

Quelque temps auparavant (1812) avait paru la théorie de Dupuytren sur le cal; elle se rapprochait plus des idées de Duhamel que toutes les théories qui régnaient alors dans les écoles. Elle accordait une grande importance au périoste qui constituait la virole externe du cal provisoire. Ce fut dans le but de vérifier cette théorie que Cruveilhier entreprit des expériences sur les animaux qu'il consigna dans son *Essai sur l'anatomie pathologique* (1816). A ses expériences sur le cal il en ajouta d'autres sur le décollement du périoste, le broiement de la moelle, etc., dans le but d'étudier la régénération des os. Cet ensemble de recherches est certainement ce qui a paru de plus important sur la matière, dans le premier quart de notre siècle. Cruveilhier arriva à une théorie éclectique et qui semblait concilier les opinions les plus opposées. Il admit que le périoste sert à la formation du cal, mais qu'il n'est pas seul à le former, toutes les parties molles environnantes y prenant une certaine part. La participation active des parties molles, indiquée d'après l'auteur, par la présence de la substance gélatineuse du cal dans les couches musculaires les plus rapprochées de l'os, est le côté particulier de cette théorie. Le cal provisoire de Dupuy-

______

(1) Larrey, *Journal complémentaire du Dictionnaire des sciences médicales*, t. VIII, 1818.

tren n'existe pas, en tant que cal distinct ; il n'y a qu'un seul cal d'abord spongieux et volumineux, puis compacte et réduit de volume. Le suc osseux ne se voit pas à l'état de suc isolable, mais il infiltre le périoste tuméfié, de sorte que Duhamel et Haller ne seraient pas aussi éloignés qu'on le croirait au premier abord. Les bouts de l'os eux-mêmes ne prennent aucune part à la formation du cal. Telles furent les principales propositions que développa Cruveilhier.

Mais, malgré ce retour conciliant vers les idées de Duhamel, les opinions de Bichat, Scarpa et Léveillé étaient partagées par le plus grand nombre, et la confiance dans les propriétés ostéogéniques du périoste était trop peu marquée pour qu'on pût songer à les invoquer dans les opérations de plus en plus nombreuses qu'on pratiquait sur les os. Les résections articulaires s'étaient introduites dans la pratique chirurgicale sous l'influence de Park, des Moreau (1), de Percy, etc., mais on songeait peu à obtenir la reproduction des os enlevés. Moreau le fils, dans son traité publié en 1816, ne s'en occupe pas ; il s'inquiète si peu de ce point de doctrine, qu'il est impossible de savoir quelle est son opinion au sujet du périoste. Dans aucun cas il ne parle de la conservation de cette membrane, et après un grand nombre d'opérations il signale l'absence de régénération.

On constatait généralement que les os ne se reproduisaient pas après les résections, et l'on ne se demandait pas s'il y avait

______

(1) 1782 à 1816. Moreau le père fit sa première résection en 1782. Moreau le fils réunit toutes les observations de son père et les siennes dans un livre publié en 1816 : *Essai sur l'emploi de la résection des os*, in-8. Une circonstance prouve combien il croyait peu à la régénération des os à cette époque. On trouve dans sa thèse, publiée en 1803, une observation de résection tibio-tarsienne dans laquelle la régénération du tibia est très-formellement indiquée ; mais en relatant la même observation en 1816, il supprima tout ce qui a trait à la reproduction de l'os. On dirait qu'il a craint d'avoir été induit en erreur.

des moyens de les faire reproduire. Pourquoi ceux-là même qui avaient admis la théorie de Duhamel n'arrivaient-ils pas à poser en principe la conservation du périoste ? C'est que l'expérimentation ne leur avait pas montré directement qu'une portion osseuse retranchée pouvait être reproduite par le périoste isolé et conservé dans la plaie.

On avait cependant expérimenté depuis longtemps sur les résections articulaires, et il nous faut remonter jusqu'en 1783 pour signaler les résections de la tête du fémur que Vermandois (1) avait pratiquées sur les animaux. Après Vermandois nous trouvons Köler (2) (1786) et surtout Chaussier (1798) qui étudia sur les chiens le mécanisme de la guérison après les diverses résections. Nous devons signaler encore les expériences de Wachter en 1810 (3) qui se rapprochent beaucoup de celles de Chaussier. Mais ces expérimentateurs se préoccupaient surtout alors de rechercher les moyens par lesquels la nature suppléait à l'articulation détruite. Ils voulaient se rendre compte de l'influence que devait avoir telle ou telle résection sur les mouvements et les usages du membre ; ils ne se préoccupaient pas encore de faire régénérer les os enlevés. Chaussier croyait cependant à cette régénération, mais il n'avait pas obtenu de pièces bien démonstratives, puisque ce fut peu de temps après la publication de ses expériences que les adversaires de la régénération des os eurent le plus de partisans. Il avait observé, après la résection de l'extrémité supérieure de l'humérus, une masse osseuse en forme d'apophyse. Mais Léveillé voyait là une production émanant de l'os lui-même, et il mettait au défi ses adversaires de lui montrer un os régénéré après son ablation

(1) *Journal de médecine* de Vandermonde, 1783.

(2) *Experimenta circa regenerationem ossium.* Gœttingæ, 1786.

(3) *Dissert. de articulis extirpandis.* Groningen, 1810. Expériences analysées par Albrecht Wagner.

complète. Il prétendait qu'après cette opération cruelle et presque impossible, l'on ne trouverait pas la moindre parcelle osseuse reproduite (1).

Nous arrivons maintenant à Charmeil (2) qui, en 1821, vint rappeler l'attention des chirurgiens sur la régénération des os. Dans son mémoire, imprimé à la suite d'un volumineux traité des métastases, il indique la plupart des cas de régénération publiés avant lui, et ajoute une observation qu'il avait faite lui-même sur la régénération d'un tibia. Ce qui caractérise Charmeil, c'est que tout en soutenant la régénération osseuse, il s'élève très-fortement contre la doctrine de Duhamel et s'attache à démontrer que la régénération s'opère parfaitement sans le concours du périoste. Il fait, dans ce but, deux séries d'expériences. Dans la première, il détruit le périoste autour d'une portion d'os, et fait nécroser cette portion d'os dénudée en broyant et dilacérant la moelle. Dans la seconde, il retranche la même portion d'os (c'est sur la diaphyse du radius des pigeons qu'il opérait) en enlevant toute l'épaisseur de l'os et le périoste. Il sacrifie les animaux à diverses périodes, et trouve au bout d'un certain temps que l'os enlevé est presque complétement régénéré. Mais quelle est la source de cette régénération? Pour s'en assurer il importe de jeter un coup

(1) « Experientia sequenti ab illustrissimo Chaussier tentata, nititur » anchora sacra Cl. Richerand quo veri periostei usus, nemine recusante, » elucidentur. In eo sistit ut ab omni cohæsione sit utrobique libera hæc » membrana et ex illa os totum extrahatur, quod difficillimum est, ne dicam » impossibile. Attamen hanc crudelem operationem ritè peractam admitto; » tunc non tantum totius ossis, sed etiam portiumculæ regenerationem ne » gabo. » (Léveillé, *Introduction aux mémoires de physiologie et de chirurgie* de Scarpa. Paris, 1804.) Nous ne savons pas au juste à quelle expérience de Chaussier fait allusion Léveillé; nous n'avons trouvé nulle part la relation du fait.

(2) Charmeil, *Recherches sur les métastases, suivies de nouvelles expériences sur la régénération des os.* Metz, 1821, in-8.

d'œil sur les planches de Charmeil, et l'on verra que l'ossification nouvelle provient évidemment des deux extrémités restantes, dans le cas de résection, et probablement des deux parties saines extrêmes, dans le cas de nécrose de la partie moyenne. Ce sont alors des bourgeonnements, des végétations partant de portions osseuses encore revêtues de leur périoste ; la diaphyse nécrosée leur a servi de moule dans un cas, et, dans l'autre, elles se sont avancées à la rencontre l'une de l'autre dans le fond de la plaie. Certainement les parties molles périphériques ont pu s'ossifier au voisinage du périoste et de l'os, et c'est là un élément dont il faut tenir compte ; mais rien dans ces expériences ne nous permet d'analyser rigoureusement les sources de l'ossification. Chez les pigeons, après une fracture dans laquelle le périoste a été largement décollé, on voit des ossifications exubérantes se prolonger dans les parties molles périphériques ; la même chose a dû se passer dans les expériences de Charmeil après la nécrose ou l'ablation d'une portion du radius longue de 20 millimètres.

Quoi qu'il en soit de nos réserves et de notre interprétation, Charmeil eut le mérite d'introduire dans les expériences sur la régénération des os un nouveau procédé de démonstration consistant dans l'ablation directe et immédiate des parties osseuses pour en étudier le mode de reproduction. Mais il ne sut pas tirer de son idée tout le parti possible ; il ne fit pas les contre-épreuves nécessaires pour se rendre compte de l'importance relative des diverses sources d'ossification, et il s'arrêta à des conclusions erronées. Avant lui, plusieurs expérimentateurs, Chaussier entre autres, avaient reséqué des portions d'os plus volumineuses, mais, comme nous. l'avons fait remarquer, c'était pour étudier le rétablissement des articulations ; la séparation méthodique du périoste paraît avoir peu préoccupé l'opérateur. Nous n'avons pas du reste trouvé la description détaillée de ces

expériences (1). La seule résection sous-périostée dont nous
ayons trouvé la relation avant les expériences de Charmeil
appartient à Larrey (2). Ce chirurgien avait enlevé sur un
chien une portion du cylindre de l'humérus, en ayant soin de
conserver le périoste, et il n'avait pas obtenu la moindre régénération osseuse. Il est très-possible que des résections de ce
genre aient été faites à cette époque et avec les mêmes résultats
négatifs, par d'autres expérimentateurs; mais nous ne pouvons
rien affirmer à ce sujet. Dans tous les cas, après le mémoire de
Charmeil, deux opinions se trouvaient en présence : les uns
prétendaient que la régénération des os avait lieu même sans
le secours du périoste; les autres ne voulaient pas admettre cette
régénération, bien que le périoste eût été conservé. Pour les
premiers, le périoste n'était pas nécessaire; pour les seconds,
il était insuffisant.

Ce fut peu de temps après les expériences de Charmeil que
parut la dissertation de Méding (3) qui concluait aussi en faveur
de la régénération, mais sans mettre en lumière l'utilité du

(1) La plupart des citations que les auteurs ont faites des publications de
Chaussier nous paraissent inexactes. Nous n'avons trouvé qu'un résumé de
ses expériences dans le bulletin de la Société philomatique, an VIII, n° 37, et
les mémoires de la Société d'émulation, an VIII; mais il n'y est pas question
de résections sous-périostées comme nous les entendons aujourd'hui.

(2) *Journal complémentaire du Dictionnaire des sciences médicales*, t. VIII.

(3) *Dissertatio de regeneratione ossium per experimenta illustrata.* Lipsiæ,
1823, in-4, d'après Burdach, *Traité de physiologie*, et Leopold Richter, *Die
Necrose pathologisch und therapeutisch gewürdigt.* Berlin, 1836. Les expériences
de Méding sont des variantes de celles de Troja, Macdonald, Cruveilhier et
Charmeil : il n'est pas encore question de la reproduction des os par les
gaînes périostiques isolées et conservées dans la plaie. Kortum, qui publia
un an après, en 1824, une dissertation sur le même sujet, fit des expériences
semblables à celles de Méding et arriva à des résultats analogues. Il admit
qu'après la destruction totale d'une diaphyse la régénération pouvait s'opérer
par le périoste et, à son défaut, par les parties molles extérieures. *Diss.
inaugur. physiolog. proponens experimenta circa regenerationem ossium.* 1824,
Berolini.

périoste. Après avoir excisé un morceau de six lignes au radius et au cubitus d'un chien, cet expérimentateur vit la réunion s'opérer par une matière gélatiniforme qui, au bout de quarante jours, s'était transformée en substance osseuse. Une expérience de cet auteur semblerait démontrer que le périoste est inutile ou du moins peut être remplacé par les parties molles extérieures. Ayant entouré d'un morceau de linge un os dont il avait raclé le périoste, il trouva, au bout de quinze jours, ce linge recouvert d'un cartilage mou.

Nous nous contentons de signaler ici ces expériences, plus tard nous pourrons les comparer à d'autres faites dans les mêmes conditions et nous ferons voir comment elles doivent être interprétées; pour le moment, remarquons seulement que les expérimentateurs de cette époque, tout en démontrant la régénération des os, éloignent de plus en plus les esprits de la théorie de Duhamel. Ils paraissaient devoir concilier les diverses théories, mais en réalité ils augmentaient la confusion et rendaient de plus en plus nécessaire la révision analytique des faits fondamentaux.

A la même époque Rayer (1) envisageait à un point de vue particulier la régénération des os. Pour lui, il n'existe pas de régénération à proprement parler, car le tissu osseux de nouvelle formation n'offre pas la même structure que l'os primitif; les ossifications accidentelles sont une des terminaisons de l'inflammation; le système fibreux est celui qui la présente le plus souvent, et dans le système fibreux aucun tissu n'est, sous ce rapport, comparable au périoste. Mais tout en repoussant le mot de régénération des os, Rayer accepte la chose, et non-seulement il croit à l'ossification du périoste, mais il la démontre par une foule d'exemples. Il fait voir l'influence de l'irritation sur le degré de la production osseuse, et explique de cette

____

(1) *Archives générales de médecine*, t. I. — *Mémoire sur l'ossification morbide considérée comme terminaison des phlegmasies*, par Rayer, 1823.

manière l'exubérance du cal dans les cas où le périoste a été dilacéré, décollé, et, par cela même, violemment irrité. Après avoir suivi les ossifications accidentelles dans les divers tissus et démontré l'influence de l'inflammation sur leur production, il essaya de les reproduire expérimentalement en laissant séjourner des corps étrangers dans les condyles du tibia et l'articulation tibio-tarsienne. Il fit, de cette manière, ossifier les fibro-cartilages et put étudier les modifications qui se produisent dans les divers tissus cellulo–fibreux par le fait de l'irritation.

Après un intervalle de dix ans environ, durant lesquels nous n'aurions à signaler rien de bien important, nous arrivons à Bernhard Heine de Wurzbourg, dont les expériences célèbres en Allemagne, furent bientôt connues dans notre pays. Heine, voulant étudier la régénération des os, eut l'idée, qui nous paraît bien simple aujourd'hui, d'enlever les os tantôt en conservant le périoste, tantôt en enlevant cette membrane, et de suivre ainsi pas à pas la régénération des parties enlevées. Il opéra sur des chiens et des veaux. Ces expériences, commencées en 1830, furent bientôt connues en France ; en 1834, l'auteur en adressa la relation à l'Institut.

Il arriva à une opinion mixte tout en laissant cependant au périoste la plus grande part dans la régénération. Il conclut que les parties qui concourent le plus à la reproduction du tissu osseux sont par ordre d'importance (1) :

« 1° Le périoste et ses appendices membraneux;

» 2° Les os eux-mêmes avec la membrane médullaire garnie de ses appendices;

» 3° Les parties molles environnantes quand on a enlevé l'os

(1) *Gaz. médicale de Paris*, 1837, p. 388. — *Journal de Graefe et Walther*, 1834 à 1840. — Les pièces préparées par Heine forment une très-belle collection conservée dans le musée d'anatomie de Würzbourg. Les plus importantes ont été dessinées dans l'atlas de Feigel. *Chirurgische Bilder zur Instrumenten-und Operationslehre.* Würzburg, 1851.

entier avec le périoste, et qu'il ne reste plus que quelques vestiges
de cette membrane avec les muscles et les tendons environnants
ou les gaînes de ces tendons. »

L'énoncé de ces propositions montre que Heine avait cherché
à se rendre compte des divers éléments de la reproduction de
l'os, en les analysant mieux qu'on ne l'avait fait avant lui.
Ce qui en ressortait clairement, c'était l'importance du périoste
au point de vue de la régénération des parties osseuses enlevées, et cette notion acquise par l'expérimentation directe,
c'est-à-dire par les résections sous-périostées pratiquées chez
les animaux, devait conduire à des applications chirurgicales.
Ce n'était pas un corollaire plus ou moins éloigné des
expériences de Duhamel et de Troja, c'était une démonstration
précise du fait. On ne s'empressa pas cependant en France
d'en tirer parti pour la pratique chirurgicale. Il est vrai que
les résections, après avoir eu un instant de vogue, semblaient
tombées dans l'oubli. De plus, sous l'influence des théories
mixtes un peu trop conciliatrices sur le cal (Breschet et Villermé) on ne faisait pas assez ressortir l'importance du périoste.
Les exemples d'os nécrosés enlevés pendant que la gaîne périostique était encore souple et à peine cartilagineuse , auraient
cependant dû faire réfléchir les opérateurs sur le parti qu'on
pouvait tirer de la conservation de cette membrane; mais l'esprit
des chercheurs était alors dirigé d'un autre côté. Dans la
Grande-Bretagne, Stanley, de Londres, Syme, d'Édimbourg
(1842) (1), montraient que les résections pratiquées sur les
chiens étaient suivies de régénération quand on conservait le
périoste. Klencke (2) faisait, en Allemagne, de nouvelles expé-

---

(1) *On the Power of the Periosteum to form New Bone* in *Contributions to the
Pathology and Practice of Surgery.* Édimbourg, 1842.

(2) *Physiologie der Entzündung und Regeneration in organischen Geweben.*
Leipzig, 1842.

rimentations, mais il y avait encore eu peu de tentatives sur l'homme.

Nous trouvons cependant à citer quelques chirurgiens, dès 1839, qui mettent ces expériences à profit. Rklitsky, chirurgien en chef de l'hôpital Morskoï à Saint-Pétersbourg, enleva un radius carié en conservant le périoste, et le radius se régénéra, sauf dans les points où le périoste avait été détruit par la maladie. Vers la même époque, un autre chirurgien russe, Karavajew, de Cronstadt, réséqua une côte en ménageant le périoste sur un matelot de vingt-trois ans. Le malade mourut neuf mois après, et l'on trouva à la place de la côte enlevée une lame d'os de 2 millimètres d'épaisseur (1).

Trois ans plus tard, un collègue de Bernhard Heine, Textor, professeur de chirurgie à l'Université de Würzbourg, obtenait aussi des régénérations osseuses sur l'homme par la conservation du périoste. Ce furent les recherches et les expériences de Heine qui l'engagèrent à ménager cette membrane dans ses résections; il le reconnaît lui-même et se félicite d'avoir modifié dans ce sens sa manière d'opérer. On conserve dans le musée de Würzbourg le thorax d'un homme sur lequel il avait réséqué un fragment de côte. Le malade mourut quatre mois après de phthisie, et l'on trouva à la place du morceau enlevé une substance osseuse de nouvelle formation rétablissant la continuité de la côte. La masse de la partie reproduite représente à peu près le tiers de la portion enlevée (2).

A cette époque, nous trouvons en France quelques documents importants : c'est d'abord un mémoire sur la nécrose et la trépanation des os par Jobert (de Lamballe). Dans ce travail, l'auteur s'attache à établir un antagonisme entre le périoste et

(1) *Gazette médicale de Paris*, 1841, p. 189.

(2) *Gazette médicale de Paris*, 1843, et *Ueber die Wiedererzeugung der Knochen nach Resectionen beim Menschen*. Würzburg, 1842. Un fait semblable fut publié dans le journal de Fricke et Oppenheim, vol. XVI, cah. II.

la membrane médullaire. La moelle résorbe l'os, le périoste le forme et le répare. Aussi, après la nécrose, ce dernier s'ossifie-t-il pour former l'os nouveau, tandis que la moelle reste toujours molle et celluleuse (1).

Mais on ne s'inquiétait guère encore de conserver le périoste dans les résections proprement dites. Malgaigne (2) avait cependant dit formellement que chez les enfants il pourrait servir à la formation d'un os nouveau, et que chez les adultes il donnerait lieu à un tissu fibreux qui remplacerait jusqu'à un certain point l'os ancien. En 1839, dans ses leçons sur les résections, Velpeau (3) reconnaît l'importance du périoste dans les régénérations osseuses, et signale des cas où l'os ne s'est pas reproduit parce que le périoste avait été enlevé. Malgré ces sages conseils, les chirurgiens ne se préoccupaient pas de faire régénérer l'os, lorsqu'ils étaient conduits à pratiquer une résection; les théories éclectiques qui dominaient alors voilaient aux yeux de la plupart l'importance réelle du périoste.

Ce fut peu de temps après, de 1840 à 1841 (4), que commencèrent à paraître en France des recherches expérimentales qui étaient destinées à avoir le plus grand retentissement. Flourens reprenait les expériences faites avant lui sur le périoste et les

(1) *Recherches sur la nécrose et la trépanation des os*, dans *Journal hebdomadaire des progrès des sciences médicales*, 1836.

(2) *Manuel de médecine opératoire*, 1834, p. 130. Voici les expressions de Malgaigne, qu'il est important de rappeler à cause de la date du livre.

« Si la résection s'opère dans la continuité d'un os long, ou même si l'on extrait l'os tout entier, il faut, autant que la maladie le permet, conserver le périoste. Chez les enfants il peut fournir la matière d'un os nouveau, et chez les adultes il sert encore de base à un tissu fibreux qui remplace jusqu'à un certain point l'os ancien. »

(3) *Gazette des hôpitaux*, 1839.

(4) Flourens, *Théorie expérimentale de la formation des os*, 1847. Un travail d'ensemble qui peut être considéré comme la première édition de cet ouvrage, avait déjà paru dans les *Annales du Muséum d'histoire naturelle*, en 1842.

os, et en ajoutait de nouvelles. Il commença par se servir de la garance pour étudier la disposition des couches osseuses dans l'accroissement des os; puis, pour prouver plus directement que le périoste était l'agent de l'ossification, il enleva des portions osseuses en conservant leur périoste. Il vit, comme Heine, ce périoste reproduire les parties enlevées et il formula à l'égard de cette membrane des conclusions plus absolues que l'expérimentateur de Würzbourg.

En 1842, une discussion importante eut lieu devant l'Académie des sciences (1) au sujet de la coloration des os par la garance. Il s'agissait de déterminer la valeur de ce procédé d'expérimentation pour apprécier l'accroissement des os. Les idées de Flourens furent combattues par Serres, son collègue à l'Institut, et Doyère. Plusieurs mémoires contradictoires furent successivement présentés à l'Académie sur cette question. Serres et Doyère voyaient uniquement dans la coloration des os par la garance un phénomène de teinture, déterminé par la plus ou moins grande vascularité de l'os. Ce n'était pas seulement la matière osseuse formée pendant le régime garancé qui se colorait, et la décoloration de l'os n'indiquait pas la disparition de cette matière osseuse. La substance osseuse colorée pouvait perdre sa coloration sans disparaître elle-même. La coloration n'était pas bornée seulement aux os; le tissu cellulaire, les aponévroses, divers liquides de l'économie se coloraient plus ou moins.

Trois ans plus tard, Brullé et Hugueny, de Dijon, publièrent dans les *Annales des sciences naturelles* un travail expérimental sur le même sujet (2). D'après ces auteurs, il y a deux modes d'ac-

(1) Voyez *Comptes rendus de l'Académie des sciences*, 1842.
(2) *Annales des sciences naturelles*, partie zoologique, 1845, p. 283. *Expériences sur le développement des os dans les mammifères et les oiseaux faites au moyen de l'alimentation par la garance.*

croissement de l'os, l'un par l'intérieur, l'autre par l'extérieur. Il se dépose des couches nouvelles sous le périoste et en dedans du canal médullaire. Mais il se fait en même temps des résorptions sur d'autres points, soit à l'intérieur, soit à l'extérieur. On observe une alternance entre les régions colorées des deux surfaces. Il y aurait là une démonstration expérimentale de l'absorption modelante de Hunter. D'après Brullé et Hugueny, les parties colorées sont celles qui s'accroissent, les parties non colorées au contraire sont celles qui se résorbent.

Malgré les diverses objections qui lui furent faites, Flourens resta fidèle à la théorie de Duhamel qui considérait les parties colorées comme de formation nouvelle et les parties non colorées comme produites avant ou après le régime garancé. Résumant ses expériences dans un livre publié en 1847 sous le titre de *Théorie expérimentale de la formation des os*, il formula ainsi ses conclusions :

« Ma théorie sur la formation des os, dit-il, repose sur les six propositions suivantes :

» La première, que l'os se forme dans le périoste ;

» La deuxième, qu'il croît en grosseur par couches superposées ;

» La troisième, qu'il croît en longueur par couches juxtaposées ;

» La quatrième, que le canal médullaire s'agrandit par la résorption des couches internes de l'os ;

» La cinquième, que les têtes sont successivement formées et résorbées pour être reformées encore tant que l'os croît ;

» Et la sixième, que la mutation continuelle de la matière est le grand et merveilleux ressort du développement des os » (1).

De ces six propositions, les deux premières s'accordent tout

____

(1) *Loc. cit.*, p. 1 et 2.

à fait avec la théorie de Duhamel. Quant aux autres, elles en diffèrent toutes plus ou moins ; nous aurons à nous en occuper lorsque nous traiterons des sujets auxquels elles se rapportent. Signalons seulement dès à présent quelques expériences propres à Flourens.

Duhamel, ayant perforé un os, avait vu le périoste s'enfoncer dans le trou pour le combler, et là se transformer en cartilage, puis en os. Flourens a perfectionné cette expérience en enfonçant dans le trou un petit tube d'argent haut de 3 millimètres environ ; il a vu, comme Duhamel, le périoste s'enfoncer dans ce trou garni d'un tube, s'y épaissir et s'y ossifier enfin. Cette expérience ainsi modifiée nous paraît encore passible des objections que Haller et Bordenave lui adressaient il y a cent ans. Tous les tissus avoisinant l'ouverture du trou ou du tube peuvent y envoyer des végétations, et il n'est pas possible de démêler rigoureusement ce qui appartient à chacun d'eux. Si au lieu de laisser le périoste s'introduire de lui-même dans le tube, Flourens l'avait détaché de l'os et introduit ensuite dans son nouveau milieu, l'expérience eût été beaucoup plus concluante. Telle qu'elle est cependant, elle a, au point de vue historique, une véritable importance, puisque, dans la pensée de l'auteur, le périoste y est mieux isolé que dans toutes les tentatives antérieures ; elle est même d'autant plus remarquable, que Flourens y avait été conduit par l'idée d'obtenir de l'os partout où il pourrait introduire le périoste (1).

(1) Voici du reste les propres expressions de Flourens à ce sujet :

« Puisque, me suis-je dit, c'est le périoste qui produit l'os, je pourrai donc avoir de l'os partout où j'aurai du périoste, c'est-à-dire partout où je pourrai conduire, introduire le périoste. Je pourrai multiplier les os d'un animal, si je veux, je pourrai lui donner les os que naturellement il n'aurait pas.

» D'après cette idée, j'ai imaginé de percer un os et d'introduire une canule d'argent dans cet os percé.

» Bientôt le périoste s'est introduit dans cette *canule* ; puis il s'est épaissi,

Flourens a rectifié d'une manière très-heureuse l'opinion de Duhamel relativement à l'agrandissement du canal médullaire; il a combattu l'extension excentrique des fibres osseuses, et prouve par une expérience ingénieuse que le canal médullaire s'agrandit par la résorption du tissu osseux. Pour démontrer cela, il lui a suffi de remplacer l'anneau de Duhamel par une mince lame d'argent placée sous le périoste. Si l'os pouvait se couper sur le fil, il ne pouvait pas se couper sur la plaque. Il aurait pu, il est vrai, la repousser en dehors; mais l'examen de l'os prouve que la plaque n'a pas changé de place. Extérieurement elle est revêtue d'une couche osseuse et l'os qu'elle entourait a disparu. Cette disparition ne peut être que l'effet de

gonflé; puis il y est devenu cartilage, et puis il y est devenu un os. L'animal a eu à sa jambe (car j'opérais sur le *tibia*), un petit os nouveau, un petit os de plus, un os que naturellement il n'aurait pas eu; et comme la *canule* avait été placée en travers, le nouvel os, l'os surnuméraire, l'os *de plus* a été aussi transversal.

» Les pièces 5, 6, 7, 8, 9, 10, 11 et 12 de la planche II sont des *tibias* de différents chiens.

» Sur chacun de ces *tibias* on a fait d'abord un trou, et l'on a introduit dans ce trou une *canule* d'argent.

» Le premier de ces *tibias*, le tibia 5, est le seul qui n'ait pas reçu de canule.

» On voit, sur ce *tibia*, le périoste qui s'est introduit dans le trou de l'os, qui le remplit, qui pénètre par ce trou jusque dans le canal médullaire de l'os, et qui, arrivé là, s'unit à la membrane médullaire.

» Tous les autres *tibias* ont une *canule;* et l'on voit, sur tous : le trou de l'os, la *canule*, l'introduction du périoste dans la *canule*, et l'union du périoste avec la membrane médullaire.

» Sur le tibia 9, la membrane médullaire a, si je puis ainsi dire, gagné de vitesse le périoste, et c'est elle qui, s'étant introduite la première dans la *canule* est venue joindre le périoste et s'unir à lui, etc.

» Voilà donc une série d'expériences où l'on voit le périoste s'introduire dans un *tuyau*, dans une *canule*, dans un *lieu* qui n'est pas le sien, dans un *corps* étranger au corps de l'animal, et on le voit là complétement isolé, complétement seul, donner de l'os, devenir os. »

(FLOURENS, *Théorie expérimentale de la formation des os*, p. 9, 10 et 11.)

l'absorption ; donc c'est par l'absorption intérieure que le canal médullaire s'agrandit.

Convaincu que ses expériences seraient un jour utiles à la chirurgie, l'éminent physiologiste engagea les chirurgiens à méditer sur les propriétés qu'ont les os de se reproduire. Il avait été on ne peut plus catégorique en faveur du périoste. « C'est dans le périoste seul que l'os se forme, avait-il dit, et non dans une substance, dans un épanchement quelconque étrangers au périoste. » La conclusion qui découlait naturellement de cette proposition, si claire et si nettement exprimée, était qu'il fallait conserver le périoste pour faire reproduire les os. Pourquoi cette conclusion resta-t-elle lettre morte aux yeux de la plupart des chirurgiens? Pourquoi la pratique des résections n'en fut-elle pas modifiée? On a de la peine à l'expliquer. Serait-ce parce que, dans une série d'expériences (1), Flourens s'était attaché à démontrer que l'os enlevé avec son périoste pouvait encore se reproduire. Il nous dit en effet que dans ces expériences le périoste se reproduisait d'abord, et qu'une fois reproduit, il reproduisait l'os. La régénération de l'os s'opérait donc encore après l'ablation simultanée de l'os et du périoste, mais était seulement plus tardive. Ne pouvait-on pas se dire alors : A quoi bon prendre tant de peine pour conserver le périoste qui doit se reproduire, et qui, une fois reproduit, reformera un os. Nous ne savons si c'est bien là la véritable cause du peu de soin que prirent les chirurgiens de perfectionner le manuel opératoire des résections, mais la pratique générale n'en fut guère modifiée.

Ce fut à cette époque cependant que Blandin pratiqua sur un élève en pharmacie, malade à l'Hôtel-Dieu de Paris, la résection de la plus grande partie de la clavicule en conservant le

____

(1) *Loc. cit.*, p. 69 et 70.

périoste. La reproduction ne fut pas complète, mais elle fut cependant suffisante pour montrer les avantages de la conservation du périoste. Quelques années plus tard, Baudens ajoutait à la résection de la tête de l'humérus un temps nouveau, la dissection du périoste qu'il rabattait comme une coiffe sur l'os reséqué.

Mais pendant qu'en France on hésitait à se lancer dans la voie que la physiologie expérimentale venait d'ouvrir, un chirurgien italien, Larghi, de Verceil (1), obtenait sur l'homme des reproductions aussi belles et aussi complètes que celles que les expérimentateurs avaient obtenues sur les animaux. Il enlevait, sur un jeune homme de vingt ans, la diaphyse de l'humérus, et, soixante-deux jours après, l'os paraissait régénéré ; le malade pouvait porter la main à la bouche et s'habiller seul. Sur un autre malade âgé de quinze ans, il enlevait 87 millimètres du même os, et l'os était reproduit au bout de cinquante-quatre jours. Il obtenait également la reproduction d'un tibia sur un enfant de douze ans ; la portion d'os enlevée avait 22 centimètres de longueur.

Nous examinerons en détail ces opérations, et nous aurons à nous demander alors si c'est pour des cas semblables que les résections sous-périostées doivent être réservées dans l'avenir ; mais quelque jugement qu'on doive porter sur la manière dont l'indication a été remplie, on ne peut se refuser à y voir le fait capital de la reproduction de l'os. C'est ce fait qu'il fallait, tout d'abord, mettre en relief pour répondre à ceux qui ne voulaient pas conclure des animaux à l'homme et qui niaient la réalité des régénérations osseuses chez ce dernier. Dans les faits de Larghi, il ne s'agissait pas d'os nécrosés déjà séparés des parties vivantes ; ce n'étaient pas là des ablations de séquestres ; c'étaient bien des ablations d'os vivants, et, au dire même de Larghi, des

____

(1) *Operazioni sottoperiostée e sottocassulari.* Torino, 1855, in-8.

ablations d'os nouveaux. Ces opérations étaient pratiquées de 1845 à 1855.

A cette époque paraissait en Allemagne le *Traité des résections* de Ried (1), dans lequel le périoste est indiqué comme agent de la régénération osseuse, mais sans fournir matière à des développements étendus. Deux ans plus tard, en 1849, Steinlin (2) fit paraître une excellente thèse sur les résections articulaires, dans laquelle sont étudiés les processus réparateurs à la suite de l'excision des extrémités osseuses. Le périoste y est très-nettement indiqué comme fournissant seul de véritables régénérations. Quatre ans après, un travail plus complet, à la fois critique et original, fut publié par Albrecht Wagner (3) Réunissant tous les faits connus dans la science, cliniques et expérimentaux, relatifs à la réparation et à la régénération des os après les résections, il montra aussi l'importance du périoste. Les propres expériences de l'auteur ne sont guère favorables cependant à la reproduction des parties enlevées; il n'a pas obtenu de véritables régénérations de la tête de l'humérus, et, pour la diaphyse du radius, il ne signale que des régénérations incomplètes.

Nous ne nous étendrons pas plus longtemps sur ces recherches historiques; quelque abrégées qu'elles soient, elles risqueraient de nous entraîner trop loin. Les derniers travaux que nous venons de signaler, ainsi que ceux que nous aurions à signaler encore, appartiennent du reste à l'époque actuelle, et doivent nous servir directement pour l'étude des questions que nous

---

(1) Ried, *Die Resectionen der Knochen*. Nurenberg, 1847.

(2) *Ueber den Heilungsprozess nach Resection der Knochen*. Zurich, 1849.

(3) Ce travail remarquable à plus d'un titre fut traduit librement dans notre langue par Broca (*Archives générales de médecine*, 1853, 1854 et 1855), et littéralement en anglais par Holmes, dans la collection de *The New Sydenham Society*, 1859. *On the Process of Repair after Resection and Extirpation of Bones*.

aurons à traiter. Nous devons donc leur réserver une appréciation plus complète que celle que nous pourrions leur consacrer ici.

Comme conclusion de l'étude que nous venons de faire sur les travaux des divers expérimentateurs, et comme entrée en matière pour l'exposé de nos propres recherches, nous ferons remarquer que l'instabilité des théories a tenu surtout à l'imperfection des procédés d'expérimentation. Duhamel avait certainement raison en disant que le périoste s'ossifiait et était apte à régénérer les os; mais son procédé d'expérimentation, qui consistait à fracturer un os, était insuffisant pour le prouver. Aujourd'hui nous ne soutiendrons pas autre chose, mais nous sommes obligé de le démontrer par des preuves plus convaincantes. Le point de vue où nous nous sommes placé n'est pas du reste celui de Duhamel, et, si nous n'avions que ses arguments à notre disposition, nous n'apporterions pas la conviction dans l'esprit de ceux qui doutent encore. A l'époque où vivait cet habile expérimentateur, personne ne songeait aux résections sous-périostées; c'est à l'étude du cal ou de la nécrose qu'on pouvait seulement appliquer ses recherches. La question aujourd'hui en litige est différente ou du moins différemment posée, et pour une question nouvelle il faut des arguments nouveaux.

C'est ce qu'ont compris du reste les expérimentateurs qui, à diverses époques, ont soutenu la réalité de la régénération des os; ils ont successivement perfectionné leurs procédés d'expérimentation. Troja, Heine, Flourens ont imaginé des expériences de plus en plus concluantes, et nous sommes tenu de les imiter pour combattre les doutes qui persistent encore dans quelques esprits et répondre aux objections nouvelles qui se sont produites récemment. Comme au commencement de ce siècle nous aurons encore deux genres d'adversaires à combattre : ceux qui croient que le périoste est inutile et que la régénération peut se faire sans lui; ceux qui nient que la régénération des os puisse s'effectuer même avec le secours du périoste.

Dans l'étude que nous allons entreprendre sur le périoste et le système osseux, nous invoquerons les expérimentations sur les animaux et les faits cliniques, afin de traiter la question à un point de vue à la fois physiologique et chirurgical. Nous diviserons, par cela même, notre travail en deux parties, malgré l'inconvénient qu'il peut y avoir à séparer des choses qui sont entre elles aussi bien liées qu'un principe et son application; mais pour l'ordre des matières et la facilité de la démonstration nous croyons devoir prendre ce parti. Quant aux faits cliniques nous ne manquerons pas de faire intervenir les observations antérieures, bien qu'elles ne paraissent nullement probantes aux adversaires actuels de la régénération osseuse, mais nous n'insisterons pas sur ce genre de preuves, parce qu'il nous sera possible de présenter un ensemble de faits nouveaux suffisant pour démontrer ce que nous nous proposons de faire admettre. Les faits nouveaux sont d'autant plus nécessaires ici que la question n'est plus posée dans les mêmes termes qu'autrefois. La plupart des opinions anciennes que nous venons de passer en revue n'ont d'ailleurs qu'un intérêt historique; il ne s'agit pas de les raviver et de les défendre; elles ne peuvent nous apporter la solution exacte des problèmes que nous avons à résoudre; l'état de la science exige d'autres matériaux.

I

PARTIE EXPÉRIMENTALE

Tout os est formé de trois parties constituantes essentielles : le périoste, la moelle et la substance osseuse proprement dite. A ces trois parties, nous devons en ajouter une quatrième, le cartilage, bien que ce tissu n'existe dans un grand nombre d'os qu'à titre temporaire. Ces parties sont en proportion variable, selon l'espèce d'os et la période de son développement. Physiologiquement et pathologiquement, elles sont intimement unies ; mais elles jouent cependant un rôle distinct, soit dans le développement normal, soit dans les processus morbides. Pour se rendre compte de leur importance relative dans les phénomènes complexes de l'ossification normale et accidentelle, il faut les étudier séparément dans leur activité propre. Nous pourrons alors apprécier plus sûrement leur influence réciproque et en faire avec plus de profit l'étude synthétique.

CHAPITRE PREMIER

DU PÉRIOSTE ET DE SON ROLE DANS L'OSSIFICATION.

SOMMAIRE. — Du périoste étudié dans son activité propre. — Déplacement et transplantation du périoste. — Trois séries d'expériences dans lesquelles le périoste est de plus en plus isolé de l'os. — Production artificielle des os. — Transplantation du périoste chez les divers animaux. — Les propriétés ostéogéniques du périoste transplanté varient selon les divers os et les différentes parties d'un même os. — Transplantation de la dure-mère. — La totalité de la substance du périoste prend-elle part à l'ossification ? — Structure du périoste. — Transplantation de la *couche ostéogène*.— Transplantation des divers tissus fibreux analogues au périoste par leur structure. — Mode du développement et structure des os obtenus par la transplantation du périoste.

A quoi sert le périoste ? produit-il l'os par lui-même, ou bien ne sert-il à la formation et à la nutrition de l'os que par les vaisseaux qu'il contient? se transforme-t-il directement en tissu osseux, ou bien donne-t-il naissance à un produit susceptible de se convertir en os? a-t-il une action spéciale dans l'ossification, ou bien partage-t-il seulement avec les autres tissus de la substance conjonctive la propriété de s'ossifier sous certaines influences? Toutes ces questions se touchent et se confondent dans une certaine mesure; mais il importe de les résoudre successivement avec la plus grande netteté possible pour dissiper toute confusion dans l'esprit du lecteur.

Personne ne peut douter et ne doute que le périoste ne soit d'une grande importance pour la nutrition et la réparation des os. Toutes les expériences, même celles qu'on a dirigées contre les idées de Duhamel, lui accordent au moins un rôle d'organe nourricier et protecteur; mais ce n'est là qu'un rôle d'utilité commune, et si le périoste n'en avait pas d'autre à remplir, il ne différerait pas des autres membranes fibreuses qui enveloppent et délimitent certains viscères. Les expériences des physiologistes qui ont étudié la régénération des os enlevés ont déjà montré cependant que le périoste servait plus que tous les autres tissus à cette reproduction; mais le périoste était laissé dans sa situation naturelle en rapport avec les restes de l'os et les tissus mous qui l'entourent, et l'on pouvait objecter encore qu'il n'agissait que comme membrane vasculaire ou même, d'après certaines théories, comme organe régulateur des exsudations provenant des bouts de l'os lui-même. Nous avons déjà dit que Duhamel et Flourens avaient voulu se mettre à l'abri de cette interprétation en creusant des trous ou en enfonçant de petites canules dans la substance de l'os, pour y recevoir les bourgeonnements périostiques. Mais ici encore on leur objectait qu'il était difficile de démêler l'origine réelle du tissu qui s'enfonçait dans la canule; le périoste n'était pas isolé par l'expérimentateur; on le laissait s'introduire lui-même dans la perforation, et tous les

tissus périphériques, pouvaient y avoir accès. C'est pour nous
mettre à l'abri de cette objection que nous avons cru devoir
isoler complétement le périoste (1).

§ I. — Production artificielle du tissu osseux par le déplacement et la transplantation du périoste.

1° Expériences fondamentales.

Nous avons d'abord disséqué un lambeau de périoste pour
l'enrouler autour des muscles de la région en le laissant se continuer avec l'os par une de ses extrémités. Nous avons ensuite
interrompu cette continuité au bout de quelques jours pour
isoler complétement le périoste de l'os; puis enfin nous avons
transplanté d'emblée cette membrane dans des régions éloignées.
Ces expériences successives, isolant de plus en plus le périoste,
peuvent ainsi être divisées en trois séries.

PREMIÈRE SÉRIE. — Dissection d'un lambeau de périoste laissé adhérent à l'os par une
de ses extrémités; enroulement de ce lambeau autour des muscles de la région.

Nos premières expériences furent faites sur des lapins; mais,
depuis, nous les avons répétées sur d'autres animaux. Nous
avons pris le lambeau de périoste sur le tibia parce que cet os
est superficiel et qu'on peut sans trop de difficultés dénuder ses
faces antéro-externe et antéro-interne. La longueur de cet os

(1) Nos premières recherches sur ce sujet ont été publiées en 1858. Nous
les exposâmes d'abord à la Société de biologie, et M. Velpeau nous fit l'hon-
neur de les présenter à l'Institut, dans la séance du 6 décembre. Nous
publiâmes alors dans le *Journal de la physiologie* de Brown-Séquard, numéro
du 1ᵉʳ janvier 1859, le détail et les résultats de nos expériences : *De la
production artificielle des os au moyen de la transplantation du périoste*. A ce
mémoire sont jointes deux planches représentant les ossifications hétérotopiques que nous avions alors obtenues. Nous en reproduisons plusieurs
ici, mais nous ajoutons des figures sur cuivre pour représenter quelques os
nouveaux bien plus volumineux que nous avons obtenus depuis lors.

permet, en outre, de disséquer des lambeaux de 5, 6 et 8 centimètres, selon la taille de l'animal.

Voici comment nous avons procédé : une incision étant faite le long de la crête de l'os, on écarte avec soin les muscles qui recouvrent les faces qu'on veut dénuder. Le périoste est ainsi préalablement isolé de toutes les parties molles qui l'environnent. On circonscrit ensuite, avec la pointe d'un scalpel, le lambeau qu'on se propose de détacher. Le périoste est très-peu adhérent à l'os au niveau des faces antéro-interne et antéro-externe; c'est seulement le long de la crête qu'on éprouve quelques difficultés; mais on les surmonte parfaitement, et en agissant avec précaution, au moyen d'une sonde rugine, d'une spatule un peu tranchante, d'un scalpel émoussé ou de tout autre instrument de ce genre, on détache le lambeau sans lui faire la moindre déchirure. Ce lambeau est disséqué de haut en bas ou de bas en haut, selon le point où l'on veut qu'il demeure adhérent au reste du périoste. On creuse ensuite une loge, soit sous la peau, soit entre les muscles, et l'on y enfonce la partie flottante du lambeau. On peut le tailler de manière qu'il forme un cercle complet ou presque complet. Il faut avoir soin d'en fixer l'extrémité par un point de suture qui le maintiendra solidement dans sa nouvelle situation. Sans cela il se ramasserait sur lui-même et, au lieu d'une spirale ou d'un cercle osseux, on n'aurait qu'une tubérosité en forme d'exostose. La plaie étant bien nettoyée, on en pratique la réunion au moyen de quelques points de suture assez rapprochés pour que l'occlusion soit complète.

Quand l'animal est vigoureux, il s'aperçoit à peine de cette opération. La réunion immédiate s'obtient le plus souvent chez les jeunes sujets. En suivant les modifications qu'éprouve successivement la région opérée, on sent le lambeau périostique se gonfler peu à peu; on le distingue assez bien au milieu des tissus environnants, à moins qu'il ne survienne une inflammation trop considérable. Au bout de trois ou quatre jours, il commence à prendre de la consistance, et bientôt il est aussi résistant que du tissu cartilagineux. Il acquiert quelquefois une épaisseur considérable et devient aussi volumineux que le tibia lui-même. Soit que cette augmentation de volume doive être rapportée à l'infiltration plastique des tissus environnants, soit qu'elle représente les dimensions réelles du produit périostique destiné à se convertir en os, le cercle de nouvelle formation semble bientôt diminuer d'épaisseur. On le sent devenir de plus en plus distinct et acquérir graduellement une consistance osseuse.

EXPÉRIENCE I. — *Enroulement du périoste tibial autour des muscles de la jambe. Belle ossification circulaire.* — Lapin âgé de trois mois et demi environ, petite espèce, vigoureux, opéré le 27 septembre 1858. — Incision le long de la crête du tibia gauche ; les muscles sont écartés avec des érignes et le périoste du tibia mis à découvert. On circonscrit avec la pointe d'un scalpel un lambeau de périoste sur les deux faces antéro-interne et antéro-externe du tibia, de manière que le milieu du lambeau réponde à la crête de l'os. Le lambeau ainsi délimité, long de 5 centimètres sur 8 à 10 millimètres de large, est détaché de haut en bas ; on l'enroule autour des muscles, au niveau du tiers

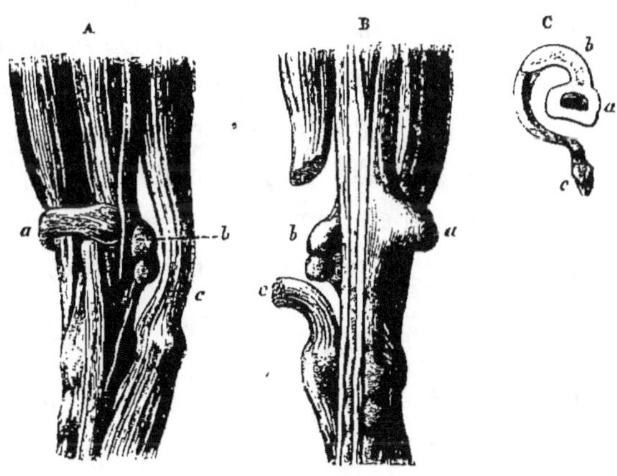

FIG. 1.

FIG. A et B. — *a,b.* Os nouveau obtenu par l'enroulement d'un lambeau de périoste du tibia. — *b.* Extrémité terminale du lambeau. — *c.* Tendon d'Achille. — A. Région postérieure de la jambe. — B. Région antérieure.

FIG. C. — *a.* Coupe perpendiculaire du tibia. — *b.* Os nouveau dont le centre commence à se raréfier. — *c.* Petit noyau osseux développé au delà du point de suture. — Dans cette figure l'os a été dessiné après avoir été dépouillé de son périoste.

inférieur de la jambe; on ramène son extrémité libre au niveau de son extrémité adhérente, et on la fixe à la peau par un point de suture. — Réunion
de la plaie par première intention. — Tuméfaction modérée du membre.—
Au quatrième jour, on sent le lambeau augmenté de volume et déjà consistant.—Au dixième jour il semble, à travers la peau, partiellement ossifié.—
L'animal est sacrifié le 13 novembre. — On voit alors que le lambeau du
périoste a produit un arc osseux uni au tibia par une extrémité et libre par
l'autre. — Cet os a l'aspect du tissu osseux normal; il est entouré d'un périoste
et présente une surface extérieure lisse et compacte. Une coupe transversale
et perpendiculaire au tibia montre que le tissu de cet os commence à se
raréfier à son centre. On distingue le tissu de l'os ancien à sa blancheur et
à sa compacité plus grandes. Au microscope, le tissu nouveau présente la
structure fondamentale du tissu osseux : ostéoplastes, cellules médullaires et
canaux de Havers disposés de la manière que nous indiquerons plus loin.

Les figures 1, A, B, C, représentent sous toutes ses faces cet
os circulaire développé autour des muscles de la jambe. Les
figures A et B le représentent vu par devant et par derrière,
et la figure C nous en donne une coupe horizontale. Ce cercle
osseux se continue avec le tibia par une base large et solide. Il se
termine en une pointe recourbée, à laquelle est appendu un
petit noyau osseux indépendant. Ce noyau osseux existe assez
souvent. Il se développe dans la petite portion de lambeau qui
est au delà du point de suture. Sa non-continuité avec le reste
du nouvel os s'explique par l'étranglement qu'occasionne le fil.
Le point de suture destiné à fixer le lambeau est quelquefois
insuffisant à le maintenir en place ; c'est lorsqu'il coupe la partie
qu'il étrangle avant que le périoste ait contracté des adhérences
avec les tissus voisins. Le lambeau se retire alors vers sa partie
adhérente, et l'os nouveau, au lieu de la forme qu'on a voulu lui
donner, prend celle d'un ergot et fait une saillie plus ou moins
considérable sous la peau.

ExPÉRIENCE II. — *Enroulement du périoste du tibia autour des muscles de
la jambe. Ossification sous forme d'ergot.* — Lapin de quatre mois opéré le
1er octobre 1858. Dissection du lambeau, comme dans la précédente expérience. Longueur du lambeau, 35 millimètres ; largeur, 7 ou 8 millimètres.
Enroulement autour des muscles de la jambe. Fixation par un point de suture.

Le point de suture tenait le lambeau très-tendu, aussi ne put-il pas le maintenir longtemps ; au quatrième jour il paraissait avoir complétement cédé ; légère suppuration de la partie supérieure de la plaie. Au douzième jour on sent le lambeau s'ossifier en forme d'une apophyse saillante. — L'animal est sacrifié le 13 novembre. — On trouve un os en forme d'ergot, à base large de près d'un centimètre, à pointe recourbée. — En sectionnant cette portion osseuse nouvelle par un trait de scie, on voit qu'elle est constituée par une couche compacte, mince extérieurement, et qu'elle contient à son centre du tissu médullaire ; c'est un vrai canal médullaire qui s'est formé dans son intérieur.

La figure 2 représente le résultat de cette expérience. On y remarque aussi le petit noyau osseux indépendant que nous avons déjà signalé. La chute du point de suture n'a pas interrompu sa continuité avec le reste de l'os nouveau, parce que le fil ayant été passé à travers le lambeau n'étranglait qu'une partie de sa largeur.

Toutes les expériences analogues pratiquées sur des lapins de deux à treize mois nous ont donné les mêmes résultats. Il nous importait de savoir si l'âge ne modifiait pas les propriétés du périoste, et nous avons pratiqué deux enroulements sur une lapine âgée de cinq ans au moins, ayant tous les signes

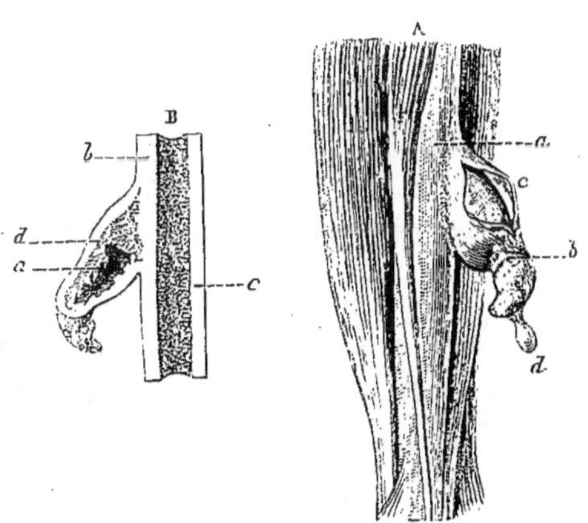

Fig. 2.

Fig. A. — a. Tibia. — b. Production osseuse en forme d'ergot due à l'ossification du lambeau périostique. — c. Périoste de l'os nouveau formant une gaîne complète. — d. Petit noyau osseux indépendant.

Fig. B. — a. Cavité médullaire de l'os nouveau. — d. Substance osseuse déjà raréfiée. — b. et c. Substance compacte de la diaphyse du tibia.

extérieurs de la vieillesse. Malgré toute la régularité de l'opération et les soins consécutifs que nous ayons pu prendre, les plaies ont suppuré ; elles fournissaient un pus séreux. La plaie du côté gauche n'a fourni du pus que pendant quelques jours, mais celle du côté droit a mis plus d'un mois à se cicatriser.

De ces deux enroulements, pratiqués à dix jours de distance, l'un ne nous a pas donné de produit osseux. Quarante-sept jours après la première opération, nous avons retrouvé, à droite, le lambeau périostique sans trace d'ossification, perdu au milieu du tissu cellulaire ; à gauche, les productions osseuses n'ont pas manqué complétement. On voit un petit tubercule osseux, de 5 ou 6 millimètres, à la base du lambeau périostique. La partie flottante du lambeau est complétement fibreuse.

Ces expériences sont une première preuve des modifications que subit le périoste, au point de vue physiologique, dans les diverses époques de la vie. Elles nous démontrent que sa propriété ostéogénique est considérablement diminuée dans un âge avancé, mais sans être toutefois complétement abolie.

Les faits que nous venons de rapporter prouvent déjà qu'on peut faire de l'os avec du périoste, et qu'en donnant au lambeau de périoste telle ou telle forme, telle ou telle direction, on peut diriger l'ossification à son gré. Mais en se basant sur la forme des productions osseuses que nous avons décrites, sur leur épaisseur au point où elles se continuent avec le tibia, et sur leur terminaison en pointe, on pourrait nous objecter que le périoste a été inactif par lui-même, qu'il a seulement servi de moule, de conducteur à une matière ossifiable sécrétée par l'os. La présence du petit noyau osseux que nous avons signalé au delà du point de suture prouverait à elle seule le peu de fondement de l'objection. Les expériences de la deuxième et de la troisième série le prouveront mieux encore dans un instant. Contentons-nous de rapporter ici un fait qui, à ce point de vue, n'est pas sans intérêt.

EXPÉRIENCE III. — *Enroulement d'un lambeau de périoste préalablement tordu plusieurs fois sur lui-même. — Formation de noyaux osseux, multiples, indépendants.* — Sur le lapin auquel nous avions pratiqué l'expérience Iʳᵉ, nous avons fait du côté opposé un enroulement du périoste après avoir tordu le lambeau sur lui-même une dizaine de fois au moins. — Malgré cette torsion, la réunion immédiate de la plaie s'opéra ; il y eut un gonflement assez considérable, mais pas de suppuration.

A l'autopsie, quarante-six jours après, nous trouvâmes à la place du lambeau périostique une ossification en forme de chapelet, formée de plusieurs noyaux indépendants. La production nouvelle avait tous les caractères du véritable tissu osseux : non-seulement la dureté et l'apparence, mais la structure fondamentale.

Nous avons ainsi obtenu un cercle presque complet, mais non continu, formé par une série de noyaux *indépendants* les uns des autres, mobiles et donnant à l'os nouveau l'aspect d'un chapelet. La figure 3 en donne une idée très-exacte. On y distingue plusieurs renflements et étranglements successifs. Ces derniers répondent évidemment aux points où la torsion a le plus spécialement porté. Ce fait prouverait donc encore que la production

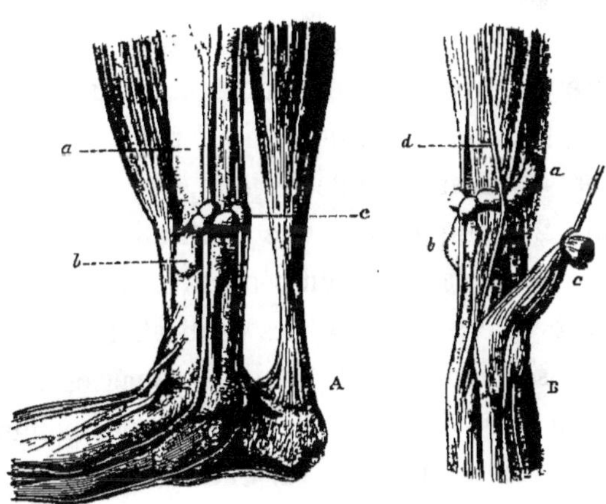

FIG. 3.

FIG. A. — *a.* Tibia. — *b.* Renflement au point où le lambeau se détache de l'os. — *c.* Série de renflements osseux indépendants les uns des autres.

FIG. B. — Même pièce vue par sa face postérieure. — *a.* Noyaux osseux formés dans le lambeau de périoste. — *b.* Renflement osseux adhérant au tibia. — *c.* Tendon d'Achille. — *d.* Nerf saphène.

osseuse ne vient pas de l'os, mais qu'elle se produit sur place dans le périoste lui-même.

Les expériences que nous venons de relater sont celles que nous avions fait connaître dans notre premier mémoire sur la *Production artificielle des os;* elles avaient été uniquement pratiquées sur des lapins. Noùs les avions déjà cependant répétées sur d'autres animaux, et en particulier sur le chien et le pigeon, au moment où se terminait l'impression de ce mémoire. Mais nous sommes aujourd'hui plus à même de fournir des données positives sur les déplacements de lambeaux périostiques pratiqués sur les diverses espèces animales. Le lapin est certainement un des sujets les plus favorables pour cette expérience ; elle réussit toujours si l'on fait l'opération dans les conditions que nous exposerons dans un instant ; mais elle réussit aussi bien chez le chat, et l'on peut obtenir de belles ossifications chez le chien, quoique le succès soit beaucoup moins fréquent par suite de la suppuration de la loge où a été placé le lambeau.

Nous représentons dans la planche I les résultats de deux expériences qui mettront le fait hors de doute.

La figure 1 représente une production osseuse nouvelle développée sous la peau du crâne d'un jeune chat au moyen du déplacement d'un lambeau de périoste.

La figure 2 se rapporte à une ossification du même genre obtenue par le déplacement du périoste du tibia d'un chien.

Sur ces derniers animaux, les ossifications artificielles sont rarement aussi longues que le lambeau de périoste, parce qu'en se léchant ou en se débattant, ils font céder les points de suture qui fixent la pointe du lambeau. Chez le chien, la plaie de la jambe suppure presque toujours et quelquefois abondamment. Ce sont là les deux causes qui exposent à l'insuccès de l'expérience ; mais le défaut d'ossification ne tient pas à une nature différente du périoste.

Fig. 1.

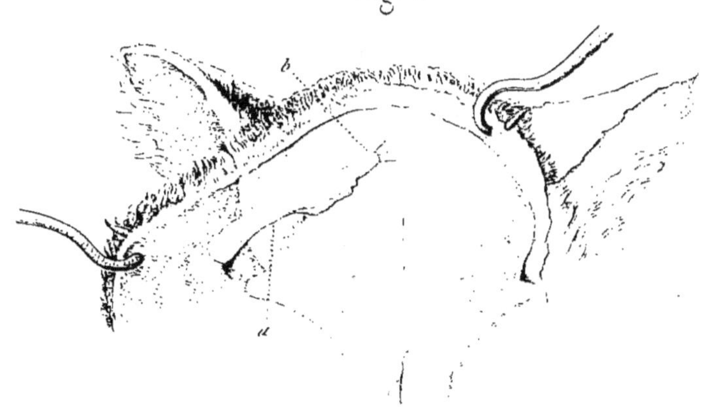

Fig. 2.

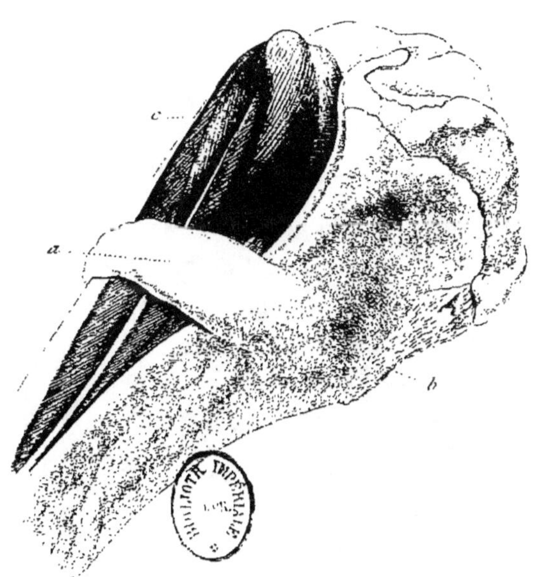

Fig. 1. *Ossification d'un lambeau de périoste cranien (Chat)*

Fig. 2. *Ossification d'un lambeau de périoste tibial (Chien)*

Expérience IV. — *Déplacement et fixation sous la peau d'un lambeau de périoste crânien chez le chat.—Belle ossification en forme d'arc de 25 millimètres de longueur.* — Chat de trois mois environ, opéré le 15 novembre 1863. Incision cutanée sur la ligne médiane au niveau des os nasaux et frontaux. On écarte les bords de l'incision de manière à mettre le péricrâne à nu ; on délimite ensuite avec la pointe d'un scalpel un lambeau de périoste au niveau des os nasaux et frontaux en lui donnant 3 centimètres et demi de longueur sur 15 millimètres de largeur. Ce lambeau étant disséqué de bas en haut, on pratique une loge sous-cutanée d'avant en arrière et se dirigeant vers l'oreille ; on y introduit le lambeau dont on fixe l'extrémité par un point de suture. Réunion par première intention. Trois mois après l'animal est tué, et l'on trouve le lambeau périostique ossifié formant un arc osseux solide, qui paraît au premier abord adhérer aux os du crâne, mais qui est encore un peu mobile à son point d'attache ; de sorte que l'ossification s'est bien faite dans le périoste lui-même ; elle n'est pas une émanation de l'os ancien.

La production osseuse nouvelle a 25 millimètres de long sur 3 ou 4 de large et 1 ou 2 d'épaisseur. La figure 1 de la planche I en fait parfaitement comprendre les proportions.

Cette expérience a été également répétée avec succès sur le tibia du chat. Nous avons eu un anneau osseux large et presque complet par l'enroulement du périoste autour des muscles superficiels de la jambe.

Expérience V. — *Enroulement du périoste du tibia autour des muscles de la jambe chez le chien. — Ossification du lambeau dans une étendue de près de 4 centimètres.* — Chien d'un an environ, braque, bien portant, opéré le 26 décembre 1864. Ayant mis à nu la face superficielle du tibia, nous disséquons de bas en haut un lambeau de périoste sur une étendue de 7 centimètres ; nous le laissons adhérer par son extrémité supérieure au tibia. Creusant alors une loge entre la couche superficielle et la couche profonde des muscles de la région postérieure de la jambe, nous y insinuons le lambeau dont nous fixons l'extrémité libre par un point de suture. La plaie est réunie avec soin. L'animal fut tenu à l'attache pour qu'il ne pût faire de mouvements. La réunion eut lieu partiellement par première intention ; le chien en se léchant fit céder la plupart des points de suture. Il n'y eut pas de suppuration dans les parties profondes le long du trajet du lambeau. Au devant du tibia seulement il y eut un peu de pus, mais l'os fut bientôt recouvert de granulations et il n'y eut pas d'exfoliation sensible. Au bout de quinze jours on sentait très-manifestement un corps dur sur le trajet du lambeau ; au bout d'un mois on constatait ce que la planche représente, c'est-à-dire une ossification de près de 4 centimètres à partir de la base adhérente du lambeau. — Voyez planche I, fig. 2.

Sur le même chien, nous avons fait aussi un déplacement du périoste crânien. La plaie n'a pas suppuré, mais il s'est formé un épanchement sanguin qui ne s'était pas encore résorbé au moment où nous avons sacrifié l'animal. Malgré cela, le péricrâne a produit du tissu osseux, mais moins abondamment que le périoste tibial. Le noyau osseux était mobile sur le crâne ; il était uni à l'os ancien par la base du lambeau périostique qui ne s'était pas ossifiée.

DEUXIÈME SÉRIE. — Dissection et enroulement d'un lambeau de périoste autour des muscles de la jambe : excision du pédicule de communication du lambeau trois ou quatre jours après l'opération ; continuation du développement du tissu osseux dans le lambeau périostique.

Après avoir pratiqué l'opération comme dans la série précédente, c'est-à-dire, après avoir disséqué, enroulé et fixé le lambeau de périoste, nous avons laissé la plaie se réunir et l'adhésion se faire entre le lambeau et les tissus environnants ; puis nous avons ouvert la plaie cutanée et nous avons excisé dans toute son épaisseur, sur une longueur de 4 à 5 millimètres, le lambeau de périoste au niveau de son extrémité qui se continuait avec l'os.

Nous avons ainsi interrompu tout rapport direct entre le lambeau de périoste et l'os dont il avait été détaché. Le périoste ainsi isolé a continué non-seulement de vivre, mais de produire du tissu osseux.

EXPÉRIENCE VI. — *Enroulement d'un lambeau de périoste du tibia.* — *Excision de ce lambeau trois jours après l'opération pour l'isoler de l'os.* — Sur un lapin âgé de huit mois, nous disséquâmes et enroulâmes autour des muscles de la jambe un lambeau de 4 à 5 centimètres de long sur 6 millimètres de large. Au bout de trois jours la réunion avait lieu par première intention ; nous rouvrîmes alors la plaie et nous trouvâmes le lambeau périostique tuméfié, durci, comme cartilagineux en certains points; nous excisâmes ensuite sur une longueur de 4 millimètres la partie de ce lambeau qui était la plus rapprochée du tibia. Trente-deux jours après nous sacrifiâmes l'animal et nous trouvâmes le lambeau parfaitement ossifié. Il était transformé en une production osseuse de 22 millimètres de long sur 3 ou 4 de large disposée obliquement au devant du tibia, et formant un pont sous lequel passait le muscle extenseur propre du gros orteil. Le lambeau en s'ossifiant s'était resoudé à l'os en deux points. Au moment de l'opération son extrémité libre avait été divisée en deux bandelettes, ce qui lui donnait une forme en Y. Une de ces bandelettes est restée fibreuse.

Dans une autre expérience faite de la même manière, nous obtînmes un os indépendant de l'os ancien, conique, à grosse extrémité tournée vers le tibia, et long de 15 millimètres. Ce petit os était mobile sur le tibia et lui était uni par quelques tractus fibreux.

Ces deux faits démontrent que la production osseuse continue et se complète par l'activité propre du périoste, quand le lambeau a déjà contracté des adhérences avec le tissu au milieu duquel il est logé.

Mais cette continuité temporaire n'est pas même nécessaire, comme vont le prouver les expériences suivantes :

TROISIÈME SÉRIE. — Dissection d'un lambeau de périoste et transplantation immédiate dans des régions éloignées.

On pouvait encore trouver insuffisantes les précédentes expériences pour démontrer les propriétés ostéogéniques du périoste et son activité propre dans le processus de l'ossification ; on pouvait nous objecter que dans cette communication temporaire du périoste avec l'os, le lambeau avait eu le temps de recevoir de l'os lui-même les éléments de l'ossification.

Pour répondre à cette objection, il n'y avait qu'une chose à faire, c'était de détacher complétement le périoste de l'os et de le transplanter sous la peau d'une région éloignée en dehors de toute influence susceptible de favoriser l'ossification.

Craignant toujours la mortification de ce lambeau transplanté, nous prîmes la précaution, dans notre première expérience, de le laisser adhérer au reste du corps de l'animal par un petit faisceau de fibres musculaires. Il avait ainsi perdu tout rapport avec l'os, mais sa continuité avec un organe vasculaire lui assurait l'abord d'une certaine quantité de sang. Nous obtînmes ainsi une ossification aussi belle que dans la précédente expérience ; au bout de quatre semaines, nous trouvâmes à la place du périoste un os de 2 centimètres.

Dans nos expériences subséquentes, nous séparâmes complétement le lambeau, non-seulement de l'os et du reste du périoste, mais de tous les tissus du membre, et nous le transplantâmes dans une loge creusée sous la peau du front ou de l'aine. C'était l'expérience décisive qui devait lever tous les doutes et prouver d'une manière aussi rigoureuse que possible l'activité propre, ou, en d'autres termes, l'autonomie du périoste.

Nous vîmes alors que le périoste se greffait dans son nouveau milieu et continuait à produire du tissu osseux. En faisant l'expérience avec soin, et en fixant par deux points de suture les deux extrémités du lambeau transplanté, nous avons obtenu des os de 4 centimètres. Si l'on ne fixe pas le lambeau par ses extrémités, on obtient un os globuleux, irrégulier ; cette forme est due à ce que le périoste s'est ramassé ou a été refoulé sur lui-même.

La figure que nous faisons reproduire dans la planche II montre un os développé sous la peau du crâne d'un lapin au moyen d'un lambeau de périoste tibial.

Cette production osseuse est relativement très-considérable : elle est aussi grosse, en certains points, que l'était, au moment de l'expérience, la diaphyse du cubitus du même animal.

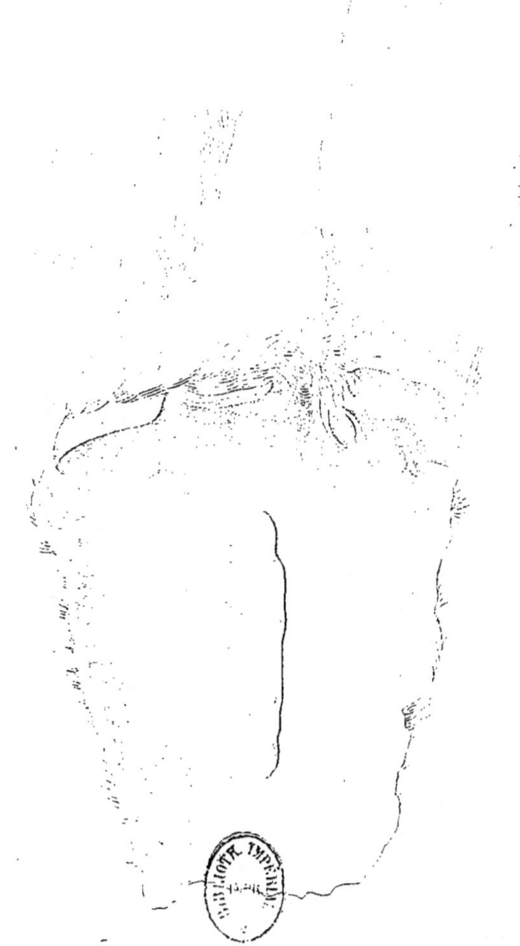

L. Trigner del.

Imp Lemercier et C.ie

Os hétérotopique obtenu sous la peau du front par la transplantation
d'un lambeau de périoste pris sur le tibia. (Lapin)

EXPÉRIENCE VII. — *Transplantation sous la peau du front d'un lambeau de périoste pris sur le tibia ; fixation du lambeau par un point de suture à chaque extrémité. Ossification de près de 4 centimètres de long.* — 5 juin 1859. Sur un lapin de six à sept mois nous disséquâmes un lambeau de périoste tibial de 69 millimètres de long. — Une fois détaché, ce lambeau se retira sur lui-même comme cela arrive toujours en pareil cas, et se réduisit de moitié au moins. Une loge ayant été creusée sous la peau du front dans le sens antéro-postérieur, nous y fîmes pénétrer le lambeau après avoir eu la précaution de passer un fil à chacune de ses extrémités. Ces fils servirent à fixer le lambeau sous la peau et à l'empêcher de se ramasser sur lui-même. On lui redonna ainsi une longueur de près de 5 centimètres. — Il n'y eut pas de suppuration. — Dès le lendemain, le lambeau paraissait déjà tuméfié ; au huitième jour il avait une épaisseur cinq à six fois plus considérable et une consistance cartilagineuse. — Le 29 juin, l'os paraissait complétement formé. — L'animal fut tué trois mois après et nous trouvâmes à la place du lambeau périostique un os de près de 4 centimètres de long, dont les dimensions sont exactement représentées dans la planche 11. Longueur, 37 millimètres ; largeur maximum, 5 millimètres ; épaisseur, 2 millimètres. Dans le centre de l'os existe un canal médullaire parfaitement distinct.

Nous avons opéré ces transplantations sur presque tous les points du corps de l'animal, et partout où nous avons pu greffer du périoste nous avons obtenu du tissu osseux, ou plutôt de véritables os, ayant la structure des os normaux, entourés d'un périoste, et contenant de la moelle dans leur intérieur.

Ces ossifications sont en rapport avec l'étendue du lambeau périostique ; elles sont d'autant plus abondantes que l'expérience a été faite avec plus de soin, que l'animal est placé dans de meilleures conditions hygiéniques et se trouve dans un meilleur état de santé primitif. Pour réussir, il faut choisir des sujets qui soient encore dans la période de croissance ; c'est à ce moment-là que le périoste est réellement actif dans l'ossification normale, et qu'il est susceptible de s'ossifier par la transplantation. La transplantation ne lui fait pas perdre ses propriétés ostéogéniques, mais elle ne les lui rend pas ; elle les diminue même toujours probablement dans une certaine mesure, tout en les surexcitant à un moment donné.

2° De la transplantation du périoste dans les diverses espèces animales.

La transplantation du périoste ne réussit pas avec la même facilité sur toutes les espèces animales, et l'on ne peut pas à priori déterminer la plus ou moins grande aptitude de telle ou telle espèce aux greffes périostiques. Nous nous sommes déjà occupé de ce sujet dans notre introduction, et nous avons fait remarquer que les ruminants, qui sont considérés comme plus éloignés de l'homme que les carnassiers, sont moins favorables que ces derniers pour la greffe périostique. Les plaies qu'on leur fait, même avec beaucoup de précaution, suppurent presque constamment, et avec la plus grande abondance. Chez le chien, et surtout chez le chat, l'ossification du périoste déplacé ou transplanté s'obtient plus fréquemment. Ce n'est, dans tous les cas, que par l'expérimentation directe qu'on peut déterminer la plus grande aptitude d'un animal quelconque à la greffe périostique. Aussi ne savons-nous pas encore si la transplantation à distance du périoste produira du tissu osseux chez l'homme, mais tout porte à le croire, pourvu qu'on obtienne la réunion par première intention et qu'on choisisse un sujet jeune et sain.

Quand on opère sur des animaux âgés, même sur ceux qui sont le plus favorables pour la transplantation, le périoste reste fibreux. Il se greffe cependant, devient vasculaire, mais au bout de quelques semaines ou de plusieurs mois, il finit par disparaître. Nous reviendrons sur ces questions dans le chapitre consacré aux transplantations étudiées au point de vue spécial de la greffe animale; pour le moment, nous n'envisageons que l'ossification des lambeaux périostiques.

Indépendamment de l'âge trop avancé de l'animal, les causes qui empêchent le périoste de s'ossifier sont : une opération

mal faite, un accident survenu dans la plaie après l'opération
et de mauvaises conditions de santé du sujet. La plus grande
attention doit être apportée à l'opération pour bien détacher le
périoste sans le dilacérer, et en particulier pour faire proprement la loge qui doit le recevoir. Il faut que les désordres
ne soient pas trop profonds et surtout qu'on ne laisse pas pénétrer de corps étrangers qui amèneront généralement la suppuration. Chez les lapins cependant, nous avons quelquefois
obtenu des ossifications de lambeaux, malgré la présence de
quelques poils qui avaient été introduits par mégarde. Il faut
se méfier après l'opération des mouvements de l'animal, qui est
porté à se gratter et à lécher sa plaie. C'est pour cela que, chez
le chien, nous choisissons de préférence le front pour lieu
d'élection de la transplantation.

EXPÉRIENCE VIII. — *Transplantation du périoste tibial sous la peau du front
chez le chien.—Ossification.*—Levrette blanche; huit mois environ. Dissection
sur la face sous-cutanée du tibia d'un lambeau de périoste sur une longueur
de 4 centimètres et sur une largeur de 9 à 10 millimètres. — Ce lambeau
est logé sur la peau du front; on ne fixe pas ses extrémités par des points
de suture. — Réunion de la plaie frontale par première intention. Pendant
les premiers jours qui suivirent l'opération le lambeau se tuméfia et prit peu
à peu une consistance cartilagineuse. — La tuméfaction arriva à son degré
maximum vers le douzième jour; sous la peau on eût dit que le lambeau
avait triplé dé dimension. A partir de ce moment il commença à diminuer
de jour en jour. — Vers le vingtième jour il resta stationnaire et l'on dis-
tingua alors une masse osseuse distincte, mobile sous la peau.

L'animal est sacrifié le trente-unième jour après la transplantation. — On
trouve alors une masse osseuse de 9 millimètres de long sur 6 de large dans
son milieu et de 1 millimètre d'épaisseur. — La totalité du lambeau ne s'étant
pas ossifiée, une partie était fibreuse, très-dure en certains points; on aurait
dit du cartilage, mais c'était simplement du tissu fibreux sclérotisé avec
quelques particules calcaires.

Il arrive souvent que le lambeau périostique ne s'ossifie qu'en
partie. Le reste demeure fibreux et prend une consistance cartilagineuse. Sur les très-jeunes chiens (de dix à quinze jours

après la naissance), le lambeau se résorbe généralement; c'est du moins ce que nous avons constaté dans trois expériences que nous avons faites.

Sur le chat, on obtient plus fréquemment que sur le chien des noyaux osseux par la transplantation du périoste.

Sur le poulet, nous avons transplanté du périoste dans la crête. Une incision longitudinale était faite dans la substance vasculaire de cet organe et le lambeau du périoste tibial y était fixé par un ou deux points de suture.

Nous reproduisons par le dessin (pl. III, fig. 1), une ossification ainsi obtenue. Elle est très-épaisse et de forme globuleuse, parce que le lambeau n'avait pas été tendu par deux points de suture placés à ses extrémités. Le périoste du pigeon s'ossifie par la transplantation aussi bien que celui du poulet.

Nous pourrions multiplier encore les relations de nos expériences; mais ce serait inutilement allonger ce chapitre. Nous en avons cité un assez grand nombre pour qu'il ne puisse y avoir de doute sur la propriété qu'a le périoste de produire du tissu osseux, propriété qui lui est inhérente, qui ne vient pas de l'os, et que le périoste entraîne avec lui lorsque, transplanté dans des régions éloignées, il contracte des adhérences et continue à vivre.

3° Les propriétés ostéogéniques du périoste transplanté varient selon les divers os et les différentes parties du même os. — Transplantation de la dure-mère.

Le périoste de tous les os ne s'ossifie pas également par la transplantation. Celui des os plats n'est pas, en général, aussi favorable que celui des os longs; et sur ces derniers le périoste pris au niveau des portions terminales des diaphyses ou portions juxta-épiphysaires, procure des ossifications plus abondantes que celui qui est pris sur le corps de l'os, au niveau surtout des régions où les fibres musculaires prennent insertion sur lui.

Fig. 1.

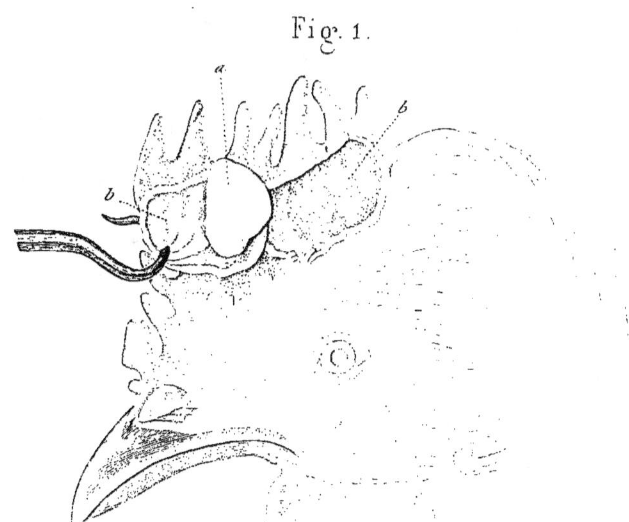

Fig. 2.

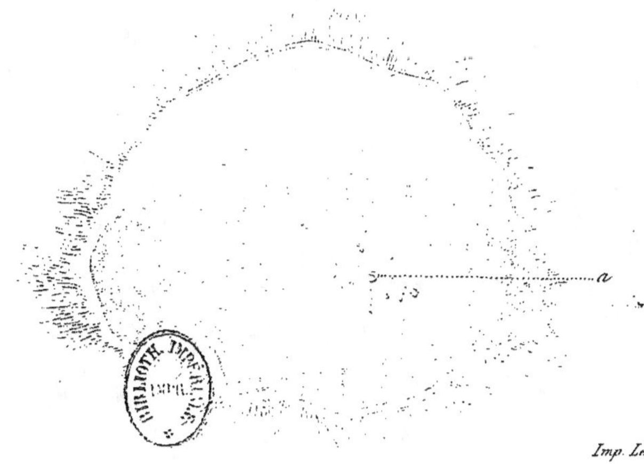

Fig. 1. *Os hétérotopique obtenu par la transplantation d'un lambeau de périoste pris sur le tibia (Poulet)*

Fig. 2. *Grains osseux obtenu par la transplantation des éléments dissociés de la couche ostéogène du périoste (Lapin)*

Sur ce dernier point, le périoste est très-mince, tandis qu'il est beaucoup plus épais au niveau des régions terminales des diaphyses. D'une manière générale, nous pouvons admettre que le périoste s'ossifie d'autant plus facilement qu'il a plus d'épaisseur. La face superficielle du tibia nous paraît le lieu le plus propice pour prendre des lambeaux. Outre la facilité de l'opération on a l'avantage d'avoir un périoste épais et parfaitement isolable.

Pour les os plats, nous avons expérimenté principalement sur le périoste des os du nez ou du front. Et ici nous avons observé un fait qui prouve bien qu'on ne peut pas, à priori, se rendre compte du degré d'aptitude du périoste à la production de l'os par la transplantation.

Sur les lapins, chez lesquels la transplantation du périoste du tibia échoue très-rarement, nous n'avons presque jamais réussi à obtenir du tissu osseux en déplaçant le périoste des os nasaux ou frontaux. Le lambeau restait fibreux et ce n'est que dans des cas très-rares qu'il y avait quelques grains osseux. Nous avons attendu trois mois, six mois et dans un cas près d'un an, sans voir l'ossification s'effectuer. Au contraire, sur les chats et les chiens, sur les premiers surtout, nous avons obtenu des ossifications très-démonstratives. La figure 1 de la planche Ire en est un exemple. Chez le chien, nous avons obtenu deux fois, sur trois expériences, des noyaux osseux de 6 à 8 millimètres de diamètre. Chez le mouton, nous avons échoué deux fois sur deux expériences.

La dure-mère est une membrane sur le rôle de laquelle les auteurs sont en désaccord : les uns, veulent l'assimiler au périoste proprement dit et en font le périoste inférieur des os du crâne ; les autres, la regardent comme n'ayant aucun rôle actif dans l'ossification. L'étude de son développement nous indique cependant qu'elle est liée aux os du crâne d'une manière très-

intime pendant la période embryonnaire; de plus, elle est fréquemment le siége d'ossifications pathologiques. Pour résoudre
la question, nous avons procédé pour cette membrane comme
pour le périoste ; nous l'avons transplantée. Sur de jeunes lapins,
nous avons enlevé la dure-mère de la convexité, immédiatement
après la mort, et nous avons transplanté cette membrane sous
la peau de l'aine. Nous avons alors obtenu du tissu osseux, le
plus souvent en petits grains disséminés, quelquefois en masse
comme un grain de blé (1).

EXPÉRIENCE IX. — *Transplantation de la dure-mère d'un jeune lapin sous la
peau de l'aine d'un autre lapin.* — *Lambeaux pris sur la dure-mère de la convexité et sur la dure-mère de la base du crâne.* — Sur un lapin âgé de deux
mois environ, nous transplantâmes, le 10 mai 1859, la dure-mère d'un autre
lapin âgé de six semaines. Sous l'aine droite nous plaçâmes la dure-mère de
la base, sous l'aine gauche la dure-mère de la convexité. — Le 21 juin, c'est-
à-dire quarante et un jours plus tard, nous retirâmes les lambeaux transplantés, et nous les trouvâmes dans l'état suivant : le lambeau de la dure-mère
de la convexité avait produit une masse osseuse uniforme de la dimension
d'un grain de blé ; l'autre, pris à la base du crâne s'était également ossifié,
mais par petites masses isolées, qui, réunies, égalaient à peine la moitié
de la masse osseuse produite par le premier lambeau.

On doit se demander ici pourquoi la dure-mère de la base, dont la nature
périostique n'a jamais été niée, a donné moins de tissu osseux que la dure-
mère de la convexité. Nous l'attribuons à ce que l'adhérence de la dure-mère
aux os de la base du crâne rend la séparation difficile. On laisse alors adhérer à l'os la couche la plus propre à s'ossifier. Il y a d'ailleurs à la base des
replis nombreux qui ne servent pas normalement à l'ossification.

Sur les lapins adultes, nous n'avons eu que du tissu fibreux.
Mais, dans tous les cas, il y a à faire remarquer que, chez ces
animaux, la dure-mère fournit par la transplantation plus de
tissu osseux que le péricrâne lui-même.

En transplantant dans une même loge les petits replis de la
faux du cerveau et de la tente du cervelet, replis excessivement

____

(1) Communication faite à l'Institut en 1859.

grêles chez les lapins, nous n'avons jamais obtenu de grains osseux. .

Le résultat de ces transplantations nous paraît prouver très-clairement la nature périostique de la dure-mère, que concourt à démontrer, du reste, la part que prend cette membrane à la réparation des os du crâne après la trépanation.

Ce qui a pu faire croire à quelques anatomistes que la dure-mère ne jouait pas le rôle d'un périoste, c'est le peu d'adhérence qu'elle a normalement avec les os du crâne. Il semble, en effet, lorsqu'on pratique une autopsie, que la dure-mère tient à peine au crâne et lui est simplement juxtaposée. Mais si l'on fait cet examen avec précaution, on voit cependant qu'il y a des rapports intimes, non-seulement à la base du crâne, mais à la voûte. Quand on sépare la dure-mère, on rompt une multitude de petits vaisseaux qui vont de cette membrane aux os du crâne et l'on constate que les adhérences, quoique faibles, existent partout. Lorsqu'on racle avec un scalpel la surface externe de la dure-mère chez les jeunes sujets, on retire un grand nombre de cellules tout à fait analogues à celles de la couche ostéogène du périoste proprement dit. Au point de vue organogénique, les os du crâne se forment dans un dédoublement d'une membrane fibreuse dont le feuillet externe est le péricrâne et le feuillet interne la dure-mère. Ces feuillets sont réunis et confondus chez le fœtus, au niveau des fontanelles, et de ce qu'on appelle improprement le cartilage sutural. La dure-mère a donc, au point de vue anatomique, les caractères d'un périoste, et l'expérimentation physiologique vient mettre le fait hors de doute (1).

(1) Au commencement de nos recherches sur le périoste, alors que la transplantation ne nous avait pas fourni en faveur de ses propriétés ostéogéniques les preuves que nous venons de rapporter, nous avions émis une opinion erronée, en nous appuyant sur un fait de tératologie curieux et qui nous paraît digne d'être rapporté, parce qu'il a un intérêt propre, indépen-

En transplantant de petits lambeaux de périoste pris sur les os courts du tarse, nous n'avons pas obtenu d'ossification, mais nous n'avons pas assez fait d'expériences pour rien affirmer à ce sujet. Le périoste des épiphyses des os longs (cubitus, tibia) s'ossifie parfaitement.

dant de toute théorie. Il s'agissait d'un crâne parfaitement développé sans le concours de la dure-mère, qui en était séparée par le cerveau lui-même hernié à travers une ouverture de son enveloppe fibreuse. Les vaisseaux dits méningés avaient suivi les os du crâne à la face profonde desquels ils formaient des ramifications tout à fait semblables à celles de l'état normal. Il nous avait alors semblé que ce fait était favorable à l'opinion de ceux qui faisaient jouer le rôle le plus important aux vaisseaux ; mais toutes les expériences relatées dans ce chapitre montrent la faiblesse de cette théorie. Le vaisseau, en effet, n'est qu'un élément secondaire ; ce sont les cellules propres du périoste ou de la dure-mère qui sont l'élément le plus indispensable de l'ossification. Voici le fait, que nous avions publié dans notre mémoire intitulé : *Des moyens chirurgicaux de favoriser la reproduction des os.* Paris, 1858, p. 23.

« Le 25 février 1855, en ouvrant une tête de fœtus à terme, que nous avions choisie entre plusieurs autres pour sa parfaite conformation extérieure, nous fûmes tout étonné d'apercevoir immédiatement la substance cérébrale après avoir incisé la boîte crânienne. Le cerveau était à nu sous les os du crâne ou du moins en était à peine séparé par un mince feuillet séreux. Ayant prolongé notre incision du front à l'occiput, nous trouvâmes partout une substance cérébrale sans dure-mère, et, ce qui n'était pas moins exceptionnel, sans scissure médiane. Pas de trace de la division normale en deux hémisphères. Les circonvolutions étaient en outre très-peu marquées et irrégulièrement distribuées. Cherchant à soulever cette masse cérébrale, nous reconnûmes qu'elle formait une couche de 1 à 3 centimètres d'épaisseur, entourant de toutes parts, excepté à sa base, une tumeur rougeâtre qui ressemblait à une seconde tête incluse dans la première et qui n'était autre que la dure-mère, sur laquelle existaient des traînées d'apparence cartilagineuse tout à fait calquées sur les sutures crâniennes. Cette dure-mère présentait à sa partie moyenne, supérieure et latérale gauche, une perforation circulaire, de 1 centimètre de diamètre, par laquelle s'était échappée une partie de la masse cérébrale, pour s'étaler entre cette membrane fibreuse et la face inférieure de la voûte du crâne. La masse cérébrale était aussi considérable que dans un fœtus bien conformé, mais elle était tout différemment distribuée. »

§ II. — Du rôle des divers éléments du périoste dans l'ossification.

1° La totalité de la substance du périoste prend-elle part à l'ossification?
Structure du périoste.

Nous avons rappelé plus haut que Duhamel, dans sa lettre à Bonnet, c'est-à-dire, dans ce qu'il écrivit en dernier lieu sur les os, avait modifié son opinion touchant le rôle du périoste. Ce n'étaient pas les couches propres du périoste qui se transformaient successivement en os ; c'était une substance intermédiaire produite entre le périoste et l'os qui subissait cette transformation. Il y a du vrai dans cette opinion de l'illustre expérimentateur ; il faut seulement en modifier l'expression et ne pas voir là une analogie trop étroite entre le processus de l'ossification et celui de la croissance des arbres. Il n'y a entre ces deux phénomènes physiologiques qu'une analogie éloignée. Cette modification de l'opinion de Duhamel fut peut-être une sorte de concession à Haller et à ses partisans, qui ne comprenaient pas la formation de l'os autrement que par la préexistence d'un suc osseux ; mais quoi qu'il en soit, il nous a paru d'autant plus intéressant de la rappeler, que nos expériences vont nous amener à une conclusion analogue.

Étudions d'abord la structure du périoste, et voyons si l'anatomie démontre dans l'épaisseur du périoste, ou entre le périoste et l'os, des parties différentes.

Le périoste est une membrane fibreuse qui recouvre l'os dans toute son étendue, excepté au niveau de ses extrémités articulaires qui sont revêtues de cartilage. Épais et facilement séparable chez les jeunes sujets, il devient plus mince et plus adhérent avec l'âge, à mesure que son activité physiologique diminue. Il est surtout très-épais au niveau des portions terminales des diaphyses là où se fait l'accroissement de l'os. Le périoste se confond avec les tendons et les ligaments au niveau de leur insertion ; il forme avec ces organes un tout continu qui enveloppe l'os. Chez les très-jeunes sujets, les tendons sont relativement peu adhérents à l'os, et l'on peut les détacher avec le périoste, de manière à avoir une gaîne continue.

On s'est souvent demandé si le périoste était composé de plusieurs couches distinctes. Le scalpel peut en faire plusieurs, sans doute, mais cette séparation est toute artificielle. La structure du périoste n'est pas la même cependant en allant de l'extérieur à l'intérieur ; extérieurement, quand il a été dépouillé des lamelles cellulo-adipeuses qui le recouvrent en certains points, dans l'intervalle des muscles surtout, il est dense, nacré, et a tout à fait l'aspect d'une membrane fibreuse. Vu par sa face profonde, il est comme tomenteux, et présente une foule de petites inégalités dues à la déchirure des vaisseaux et à sa configuration propre, qui reproduit, mais en sens inverse, celle de l'os dont la surface n'est pas parfaitement unie. Si l'on racle légèrement et à plusieurs reprises, avec un scalpel à tranchant émoussé la face profonde du périoste, on enlève la couche qui lui donne cet aspect, et l'on retire, sur la lame de l'instrument, une substance désagrégée, demi-molle, d'autant plus abondante qu'il s'agit d'un sujet plus jeune et qu'on a choisi un os plus volumineux et à périoste plus épais. C'est par ce procédé, très-peu rigoureux en lui-même, sans doute, qu'on peut démontrer dans le périoste deux couches, que le microscope différencie du reste parfaitement. Le scalpel ne peut pas disséquer deux couches continues ; ce n'est que là où le périoste proprement dit est doublé d'une expansion tendineuse ou ligamenteuse, au niveau des têtes articulaires, qu'on pourrait séparer régulièrement deux couches par la dissection. Le procédé du raclage n'indique donc pas qu'il y ait deux couches parfaitement distinctes, il montre seulement qu'à la face profonde du périoste il y a un tissu différent de celui qui est à la face superficielle ; et ce sera pour la commodité de la description que nous parlerons de couche superficielle ou profonde, mais ces couches se continuent insensiblement entre elles.

En examinant le périoste au microscope, voici ce qu'on constate en allant de l'extérieur à l'intérieur :

Il y a d'abord une couche mince de tissu conjonctif lâche, où se trouvent quelques cellules graisseuses ; mais cette couche n'appartient pas à proprement parler au périoste, elle est le résultat de la séparation imparfaite du tissu cellulaire environnant. Cette couche enlevée, on trouve un tissu d'aspect fibreux, serré, formé par des corpuscules de tissu conjonctif très-petits, réunis par une substance intercellulaire en forme de fibres fines et onduleuses. On la divise avec les aiguilles en faisceaux très-serrés comme le tissu fibreux dense ; on y trouve de nombreuses fibres élastiques. A mesure qu'on approche de la face interne du périoste, les cellules deviennent plus larges, la substance intercellulaire a cependant toujours l'aspect fibreux, et les fibres élastiques paraissent de plus en plus abondantes.

Si alors on reprend la préparation par la face interne ou profonde, on trouve des éléments d'aspect tout différent ; ce sont des cellules ovales ou fusiformes, au milieu d'une substance intercellulaire plus ou moins apparente, granuleuse ou fibroïde.

La plupart de ces cellules n'ont qu'un noyau, mais on en trouve un certain nombre en voie de prolifération. Quelques-unes mêmes, les plus rapprochées de l'os (on les voit surtout chez les très-jeunes sujets) ont tout à fait l'aspect des cellules à noyaux multiples de la moelle. Si l'on poursuit le raclage du périoste de dedans en dehors, on voit que les cellules deviennent plus petites, la substance intercellulaire plus serrée, et on trouve peu à peu la structure que nous avons rencontrée en allant de dehors en dedans. On peut alors admettre que les éléments de la partie profonde, quoique de même nature, sont à une période d'évolution toute différente de ceux de la partie superficielle.

En examinant au microscope, à un faible grossissement, une coupe intéressant à la fois l'os et le périoste, on peut constater directement l'existence de cette couche profonde. Le périoste apparaît comme une membrane fibreuse à tissu serré, puis on distingue un espace rempli par des éléments cellulaires, compris entre le périoste en dehors et le tissu osseux en dedans.

Cette couche a, du reste, été décrite par plusieurs histologistes ; c'est le blastème d'ossification de Kölliker ; la couche de prolifération du périoste de Virchow. D'après Ranvier (1), cette couche serait spécialement formée par des éléments médullaires, de vraies cellules de la moelle, qui serviraient immédiatement à l'accroissement de l'os en épaisseur.

Voyons maintenant ce que l'analyse physiologique nous apprendra sur les propriétés de ces deux couches du périoste. Elle va nous montrer qu'elles sont inégalement propres à l'ossification. Pour arriver à cette démonstration, nous n'avons qu'à suivre la méthode expérimentale à laquelle nous avons eu recours jusqu'ici ; nous allons séparer ces deux couches et les étudier isolément.

2° Ablation par le raclage de la couche profonde ou ostéogène du périoste.

Si, après avoir détaché un lambeau de périoste, on racle avec un scalpel la face interne d'une partie de ce lambeau, on détruira sur toute l'étendue qui sera ainsi raclée les germes de l'os futur. Le tissu osseux se produira seulement sous l'autre partie du lambeau.

(1) *Thèse inaugurale.* Paris, 1865.

Pour démontrer ce fait, nous disséquons un lambeau de périoste tibial long de 5 centimètres que nous laissons adhérer à l'os par une base large de 10 millimètres. Nous raclons avec un scalpel, sur sa face profonde, la moitié interne de ce lambeau, celle qui communique immédiatement avec l'os, celle qui est le moins exposée à manquer de vaisseaux, celle enfin qui, dans nos expériences précédentes, donnait lieu aux ossifications les plus abondantes. L'animal est sacrifié au bout de dix à quinze jours, et nous trouvons un noyau dur, de consistance cartilagineuse, en partie ossifié, sous la moitié externe du lambeau. La moitié interne, celle qui a été raclée, est tout simplement fibreuse ; elle ressemble à un ligament destiné à unir l'os nouveau à l'os ancien ; *elle est traversée cependant par des vaisseaux nombreux qui se rendent à l'extrémité du lambeau.*

EXPÉRIENCE X. — *Dissection d'un lambeau de périoste tibial ; raclage de la couche profonde sur une partie du lambeau. — Absence d'ossification au niveau de la partie raclée.* — Lapin de cinq mois, opéré le 1er décembre 1858. — Dissection d'un lambeau du périoste tibial, long de 5 centimètres sur 10 millimètres de large. — Le lambeau étant saisi par son extrémité libre avec des pinces à mors plats pour en déployer sa surface profonde, on racle la moitié de cette surface avec un scalpel promené à plusieurs reprises de manière à enlever la couche de cellules qui la tapisse. On retire par ce raclage une petite masse blanchâtre semi-liquide, dans laquelle le microscope fait reconnaître des cellules jeunes en grande abondance. Le périoste étant ainsi réduit, à ce niveau, à sa partie fibreuse, nous enroulons ce lambeau autour des muscles de la jambe, comme dans les premières expériences. — Réunion par première intention. — Au bout de quatorze jours, nous trouvons le lambeau de périoste dans l'état suivant : la moitié la plus éloignée de l'os, celle qui n'a pas été raclée, est ossifiée ; il y a du moins plusieurs noyaux osseux au milieu d'une substance chondroïde, formant ensemble une masse d'un centimètre de longueur. — Le reste du périoste n'est pas ossifié, il est resté fibreux, mais a continué de vivre cependant ; des vaisseaux le traversent pour se rendre de l'os ancien à l'os hétérotopique.

Cette expérience prouve que ni les vaisseaux ni la couche externe fibreuse du périoste ne suffisent pour produire de l'os.

Il faut, pour que cette ossification ait lieu, la présence de la couche de cellules embryonnaires qui se trouve à la face profonde du périoste; cette couche, nous l'appelons *couche ostéogène*.

On peut détruire cette couche ostéogène par d'autres moyens que le raclage. La cautérisation de la face profonde du périoste, lorsqu'elle n'est pas trop intense, produira le même résultat. Si, par exemple, après avoir détaché un lambeau de périoste, on touche légèrement sa face interne avec un caustique quelconque, du nitrate d'argent ou un fer rouge, on détruit la couche ostéogène et l'ossification ne s'effectue pas. Et cependant, dans nos expériences, le périoste n'avait pas été détruit dans toute son épaisseur malgré sa ténuité ; *il avait continué de vivre comme membrane fibreuse, mais il avait perdu le pouvoir de faire de l'os.*

Sur un lapin de huit mois, nous avons enlevé deux métatarsiens, un de chaque côté, en conservant le périoste ; nous avons ensuite modifié, sur une certaine étendue, la face interne de cette membrane, par le cautère actuel d'un côté, et le nitrate d'argent de l'autre. Au bout de quarante jours, l'ossification n'avait pas commencé sur les points dont la couche ostéogène avait été détruite. La minceur du périoste rend cette expérience très-délicate, car il est difficile de limiter l'action du caustique, et surtout de la répartir également. De plus, la suppuration qui suit la cautérisation ajoute à la difficulté de l'appréciation des résultats obtenus. Mais, en éliminant les cas dans lesquels les désordres ont été trop profonds, on voit que l'ablation de la couche ostéogène par le raclage, ou sa destruction par le caustique, produisent le même résultat ; ce qu'il y a d'important à constater, c'est l'absence d'ossification là où cette couche ostéogène a été détruite.

Dans nos premières expériences, nous avions attendu un temps trop court pour en apprécier les résultats définitifs ; l'activité propre du périoste pouvait n'être que retardée ; mais nous en avons fait d'autres dans lesquelles nous avons attendu plusieurs mois, et nous avons vu alors que cette couche ostéogène pouvait se reproduire, quoique très-imparfaitement, et qu'en définitive, il se reformait un peu de tissu osseux sous la partie raclée. Sur une pièce que nous avons examinée six mois après le raclage, nous avons trouvé, au niveau de la partie non raclée, un noyau osseux large comme un grain d'orge, qui était uni au reste de l'os par un prolongement osseux très-étroit.

Cette ossification par la couche superficielle ne détruit nullement les conclusions que nous avons tirées des précédentes expériences. Elle prouve seulement que le périoste peut reprendre à la longue une partie de son activité première, mais que cette activité reste toujours notablement diminuée.

On comprend d'autant mieux le retour partiel des propriétés ostéogéniques du périoste ainsi raclé, qu'il n'y a pas de séparation nette entre ses deux couches constituantes, qui se continuent insensiblement entre elles, et sont au fond formées l'une et l'autre d'éléments anatomiques susceptibles de se transformer en os.

Le rôle de cette couche profonde et l'importance qu'elle a dans l'ossification nous serviront à établir plus tard des considérations pratiques sur la régénération des os après les résections. Nous voyons déjà se confirmer ce que nous disions plus haut sur la nécessité de décoller régulièrement et méthodiquement le périoste, si l'on veut voir s'ossifier les lambeaux détachés. Nous aurons, du reste, plus d'une fois l'occasion de revenir sur ce fait.

Mais la preuve expérimentale que nous venons de donner du rôle de cette couche n'est qu'une preuve indirecte. On pourrait nous objecter que si le périoste ne produit pas de l'os au niveau de la partie raclée, c'est que nous l'avons désorganisé, broyé, trituré, et que le traumatisme seul est la cause de cette absence d'ossification. Certainement cette cause est réelle ; aussi faut-il exécuter cette opération avec toute la délicatesse possible ; mais voici une nouvelle expérience qui prouvera directement l'activité de cette couche ostéogène, et qui répondra ainsi à la précédente objection.

3º Transplantation de la couche ostéogène.

De même que nous avons transplanté du périoste, quand nous avons voulu voir s'il produisait de l'os par lui-même, de même nous avons transplanté la couche ostéogène pour en rechercher les propriétés.

Après l'avoir enlevée par le raclage, comme dans la précédente expérience, nous l'avons introduite dans une loge préparée sous la peau de la cuisse. Là nous avons, pour ainsi dire, semé cette raclure de périoste, ces éléments anatomiques de la couche périostique profonde. C'est à peine si nous retirions par le raclage une goutte d'une matière blanchâtre semi-liquide, triturée, désagrégée, dans tous les cas privée de ses vaisseaux, et sans organisation apparente. Eh bien, dans ces cas-là encore, nous avons obtenu de l'os.

Nous avons pratiqué pour la première fois cette expérience en décembre 1858 et nous en avons alors annoncé les résultats avec réserve. Ils étaient contestables à nos yeux, en effet : nous n'avions trouvé, dans notre première expérience, que quelques grains calcaires, dus peut-être à des parcelles osseuses restées adhérentes au périoste. Ce qui nous faisait craindre une erreur, c'était leur coloration jaunâtre qui n'était pas celle d'un os sain. Nous avons depuis lors refait l'expérience dans de meilleures conditions, avec plus de soin et sur des animaux plus jeunes, et nous avons obtenu des résultats aussi démonstratifs, quoique beaucoup moins constants, que pour la transplantation du périoste ; souvent, en effet, ces éléments désagrégés disparaissent par résorption.

Quand l'expérience réussit, on trouve dans la région où ont été semés les éléments de la couche ostéogène, de petits grains blancs, de consistance très-dure, entourés de tissu cellulaire, de la dimension de la moitié de la tête d'une épingle, souvent plus petits, quelquefois plus gros, ayant tous les caractères extérieurs du tissu osseux. A l'examen microscopique on constate l'élément caractéristique du tissu osseux, l'ostéoplaste ; mais on ne le voit bien que sur des points limités, la plupart de ces grains n'étant généralement que calcifiés.

EXPÉRIENCE XI. — *Transplantation de la couche ostéogène enlevée par le raclage du périoste. — Production de petits grains osseux.* — Lapin de quatre mois et demi. — Dissection d'un large lambeau de périoste du tibia de 4 à 5 centimètres, pris sur la moitié supérieure de l'os, au niveau de la portion terminale ou juxta-épiphysaire de la diaphyse. — Préparation d'une loge sous-cutanée dans la région interne de la cuisse pour transplanter le produit du raclage du périoste.

Le lambeau étant tendu par son extrémité libre, on racle avec un scalpel sa face profonde, de manière à recueillir la couche ostéogène, qui se présente sous la forme d'une matière blanchâtre semi-liquide, contenant quelques petits fragments de membrane d'un demi-millimètre à peine. — On porte cette matière ainsi désorganisée sous la peau de l'aîne. — Trois semaines après, on trouve dans cette région, là où a été semée la raclure de périoste, de petits grains solides, dont un seul, le plus gros, a le volume d'une tête d'épingle ; les autres sont plus petits. Au microscope nous avons vu que plusieurs de ces grains étaient seulement calcifiés ; mais en quelques points nous avons trouvé des ostéoplastes avec leurs ramifications caractéristiques.

Nous reproduisons dans la planche III un dessin qui indique les proportions des grains osseux obtenus dans l'expérience XI.

Cette expérience nous paraît démontrer de la manière la plus nette l'existence et le rôle de la couche ostéogène. Non-seulement le périoste qui en est dépouillé perd le pouvoir de s'ossifier, mais cette couche elle-même, séparée, isolée du périoste, conserve encore sa propriété caractéristique, c'est-à-dire la propriété de se transformer en tissu osseux.

En étudiant cette couche au microscope, on reconnaît, avons-nous dit, qu'elle est composée d'éléments anatomiques jeunes, en voie de prolifération, analogues aux cellules embryonnaires ; mais nous ne saurions trop le répéter, pour se rendre compte de sa structure, il faut examiner des os pris sur des animaux jeunes, ou bien encore des os ayant subi une irritation traumatique ; l'irritation a pour effet d'épaissir le périoste et de rendre plus distincte sa couche de prolifération. Quand on détache le périoste d'un os, cette couche d'éléments jeunes n'est pas complétement enlevée avec le périoste ; une portion reste adhérente à l'os, et y joue un rôle des plus importants pour la réparation de la plaie osseuse et la reconstitution d'un nouveau périoste. Mais nous ferons cette étude dans notre troisième chapitre qui sera consacré à la détermination des propriétés de la substance osseuse proprement dite.

Pour le moment, constatons seulement que si le périoste possède en lui-même la propriété de s'ossifier, il doit cette propriété à sa couche profonde. Cette couche profonde est l'agent immédiat de l'ossification ; si l'on en dépouille le périoste, il perd la propriété de s'ossifier ; il peut cependant recouvrer à la longue une partie de son activité, mais sans revenir jamais à son état primitif.

4° De la transplantation des divers tissus fibreux analogues au périoste par leur constitution anatomique. — Absence d'ossification.

La transplantation vient de nous prouver, d'une manière surabondante, que le périoste produit du tissu osseux en vertu de son activité propre ; mais pour que cette démonstration conserve toute sa valeur pour la détermination du rôle du périoste dans l'ossification, il faut que les autres tissus fibreux analogues au périoste par leur structure ne soient pas susceptibles de s'ossifier par la transplantation. Cette contre-épreuve était donc nécessaire, car, bien qu'il fût admissible, à priori, que la transplantation n'ajoutât pas de propriétés nouvelles à un tissu, il fallait s'en assurer directement.

La fréquence des ossifications accidentelles dans les divers tissus d'origine conjonctive, tendons, membranes fibreuses, pouvait faire soupçonner qu'une fois la greffe opérée le processus de l'ossification serait susceptible de s'effectuer dans le tissu transplanté.

Nous avons alors fait comparativement des transplantations de tendons, d'aponévroses, de capsules fibreuses, et, dans aucun cas, la dure-mère exceptée, nous n'avons obtenu de l'os. La membrane fibreuse adhérait le plus souvent au tissu conjonctif voisin, elle s'y greffait, vivait à l'état de tissu fibreux, mais ne s'ossifiait pas ; elle était, du reste, résorbée, et quelquefois; au bout de six semaines ou deux mois, nous n'en trouvions plus trace. Dans quelques cas même, il n'y avait qu'une greffe apparente et la résorption du tissu semblait commencer peu de jours après la transplantation.

Nous avons fait, entre autres expériences, trois transplantations du tendon d'Achille sur les lapins. Nous avons attendu trois mois dans un cas, cinq mois dans un autre, et sept mois pour le dernier. Dans aucune de ces expériences le tendon ne s'est ossifié, bien que nous ayons trouvé des grains de consistance calcaire entre ses divers faisceaux. Dans un cas, la greffe avait été incomplète, une partie du tendon seule adhérait au tissu cellulaire ambiant, le reste baignait dans un foyer purulent parfaitement enkysté d'ailleurs. Dans les deux autres, la greffe avait été complète, ou du moins égale dans toute l'étendue du lambeau. Le tissu du tendon avait augmenté de volume, il était devenu d'un blanc mat, mais était encore vivant, puisqu'il était parcouru extérieurement et intérieurement par des vaisseaux. Au premier abord, ce tissu paraissait uniquement fibreux et souple dans toute son étendue, mais en l'incisant en divers sens nous trouvâmes plusieurs noyaux de consistance calcaire et d'apparence osseuse ; au microscope, nous vîmes qu'ils n'étaient que calcifiés.

EXPÉRIENCE XII. — *Transplantation sous la peau du front d'un lapin d'un lambeau de tendon d'Achille pris sur un autre lapin du même âge.* — *Absence d'ossification véritable ; calcification seulement.* — Lapin de trois mois. — Transplantation sous la peau du front d'un fragment de tendon d'Achille de 14 millimètres de long pris sur un lapin du même âge. — Réunion par première intention. — Légère tuméfaction autour du tendon transplanté. — Deux mois après, le tendon paraît un peu plus gros, mais moins long qu'au moment de la transplantation ; il semble souple et glisse sous la peau.

Au bout de sept mois on tue l'animal et l'on constate que le lambeau de tendon s'est greffé ; il est couvert d'un réseau vasculaire qui envoie quelques prolongements dans sa substance propre. — Il a changé de couleur, il est moins nacré qu'à l'état normal, un peu grisâtre, plus mou ; son volume est légèrement augmenté ; il s'est ramassé sur lui-même. En le fendant dans son plus grand diamètre, on trouve des grains d'apparence osseuse dans son intérieur ; mais quand on en examine des coupes au microscope, on ne trouve pas d'ostéoplastes ; on voit une substance intercellulaire infiltrée de granulations calcaires opaques, dans laquelle, après l'addition d'acide acétique, on retrouve quelques cellules ramifiées comme dans les tendons normaux.

La transplantation des tendons, de ceux mêmes qui paraissent avoir le plus de tendance à s'ossifier, ne produit donc pas une ossification véritable ; les grains de consistance calcaire qu'on y rencontre, lorsque l'expérience a duré plusieurs mois, ne sont que des parties calcifiées. C'est la matière intercellulaire du tendon qui a été envahie par le dépôt calcaire, mais il n'y a pas d'ostéoplastes. La transplantation a produit ici ce que l'irritation traumatique fait naître le plus souvent dans le tissu tendineux, un simple dépôt de matière calcaire ; car c'est là un fait que nous aurons plus d'une fois l'occasion de signaler, les véritables ossifications sont relativement rares dans les tendons; le processus reste imparfait, et il n'y a le plus souvent que de la calcification.

En résumé, nous dirons que de tous les tissus fibreux, le périoste est le seul qui produise du véritable tissu osseux par la transplantation. L'ossification est la règle pour le périoste transplanté, tandis que pour les autres tissus, elle ne pourra être qu'une exception.

Cette propriété ne peut être démontrée que par l'analyse physiologique; au point de vue anatomique, les éléments du périoste n'ont rien de spécial, ou du moins de caractéristique. Ils ressemblent à ceux de beaucoup d'autres tissus de la substance conjonctive. Il est impossible, jusqu'ici du moins, de les différencier sous le microscope. Les caractères extérieurs que nos yeux peuvent percevoir ne nous donnent pas le moyen de reconnaître leur activité spéciale. Peut-être un jour pourra-t-on trouver dans ces éléments des détails de structure en rapport avec leur destination physiologique; pour le moment, l'expérimentation seule peut nous éclairer.

§ III. — Mode de développement et structure des os hétérotopiques obtenus par la transplantation du périoste.

Pour comprendre le mode de développement des os hétérotopiques obtenus par la transplantation du périoste, et apprécier à leur juste valeur les différentes phases de ce processus, il faut d'abord nous demander comment se fait normalement le développement du tissu osseux sous le périoste, et par quelle série de modifications les éléments de la couche ostéogène arrivent à se convertir en os. C'est encore un des points d'histologie les plus controversés, et, malgré les travaux nombreux qui ont été

13

entrepris sur la matière, il règne beaucoup d'obscurité sur les phénomènes intimes de la transformation du périoste en os. Tel point qui paraissait élucidé hier, est remis en doute aujourd'hui, et rien ne fait prévoir une entente prochaine entre les histologistes les plus autorisés. Au milieu de toutes ces divergences, il y a cependant des points sur lesquels le doute ne peut plus guère exister.

Ainsi, il nous paraît certain que l'ostéoplaste, ou cavité osseuse, se forme autour d'un élément préexistant. Le noyau qu'on observe dans son intérieur en fournit la preuve. Mais comment s'opère ce développement? Y a-t-il transformation directe du corpuscule de tissu conjonctif, avec envahissement simultané de la substance intercellulaire, comme le veut Virchow? Cette transformation peut se faire sans doute. Virchow a démontré toute l'analogie qu'il y a entre l'ostéoplaste et la cellule plasmatique ramifiée; la démonstration du corpuscule du tissu conjonctif dans l'intérieur de l'ostéoplaste est un des faits les plus importants que l'histologie doit à cet éminent observateur. La plupart des micrographes ont adopté cette interprétation : Kölliker, Sharpey, Donders, Rouget, Morel, entre autres, ont confirmé les observations de Virchow. Mais le simple envahissement de la substance intercellulaire par la matière calcaire ne rend pas compte de l'ossification, et en particulier de la disposition des ostéoplastes en couches concentriques. On ne retrouve pas cette disposition dans les tissus conjonctifs, qu'ils aient la texture lamineuse ou fibreuse. Ce n'est que dans un tissu mou, à substance intercellulaire peu consistante, que ce processus peut s'établir. Il est vrai que la nature de la couche ostéogène sous-périostale est favorable à cette formation. Par la prolifération de ses cellules et le peu de consistance de la substance intercellulaire pendant que l'os s'accroît, elle se rapproche du tissu médullaire. Ce rapprochement a même frappé tellement Ranvier, qu'il considère la couche ostéogène comme une couche de moelle, dans laquelle l'os serait baigné pendant la période de son accroissement.

Bien que la cellule plasmatique ou cartilagineuse soit l'origine de l'ostéoplaste, on peut dire que le tissu osseux est un tissu nouveau et spécial par sa structure. Ce n'est pas une simple infiltration calcaire de la substance intercellulaire du tissu primitif. Cette substance intercellulaire disparaît et est remplacée par une substance nouvelle. C'est là le point fondamental de la théorie que Henry Müller (1) a proposée pour l'ossification du tissu cartilagineux et que Virchow nous paraît avoir adoptée en partie.

Ranvier est arrivé à une théorie analogue qu'il a appliquée à toutes les formations osseuses, quelle que soit la nature du tissu dans lequel elles s'opèrent. L'ossification consiste alors, d'après cette théorie, en deux faits successifs : 1.º la dissolution et la disparition de la substance intercellulaire primitive, dont le résultat est la mise en liberté des cellules; 2° la disposition de ces cellules en couches concentriques, et la production d'une nouvelle matière intercellulaire qui devient la véritable substance osseuse. Nous reviendrons sur cette théorie à propos de l'ossification par le cartilage, car c'est là qu'elle peut expliquer mieux que toutes les autres les faits d'observation.

Ch. Robin rejette la formation des ostéoplastes par l'intermédiaire des corps fibro-plastiques ou cellules plasmatiques. Il admet qu'ils sont formés par la cavité cartilagineuse qui se rétrécit peu à peu, ou bien encore qu'ils se développent de toutes pièces, sans cartilage ni blastème. Sous le périoste, il les fait provenir d'une couche de cartilage, qui jouerait, il est vrai, un rôle tout à fait transitoire, en s'ossifiant au fur et à mesure

(1) Congrès de Bonn, *Gaz. hebd.*, 1857, et *Zeitschrift für wissenschaftliche Zoologie*, von Siebold und Kölliker, mémoire analysé dans le *Journal* de Brown-Séquard, 1858.

de sa formation. Il décrit ce mode d'ossification sous le nom d'*ossification par envahissement*, le cartilage étant envahi par le dépôt calcaire au moment où il se forme (1). Nous ne pouvons admettre l'existence de cette couche de cartilage à l'état normal. Ce n'est que dans les cas pathologiques, dans la formation du cal, à la suite des décollements du périoste, que nous avons pu la constater, mais elle est alors de formation accidentelle.

Quoi qu'il en soit de l'origine immédiate des ostéoplastes, l'ossification commence par des jetées de substance osseuse qui circonscrivent des espaces remplis de cellules non ossifiées. Ces espaces se rétrécissent peu à peu et se convertissent en canaux de Havers.

Dans le développement des os obtenus par la transplantation du périoste, le processus est souvent tel que nous venons de le constater à l'état normal. Il y a seulement une suractivité momentanée dans la multiplication des éléments ossifiables; du cartilage se forme en masse plus moins considérable, comme dans le périoste irrité. Dans certains cas cependant on ne peut pas démontrer de période cartilagineuse. Nous avions déjà signalé dans notre premier travail la contingence du cartilage, et nous nous demandions alors, sans pouvoir y répondre d'une manière satisfaisante, pourquoi ce tissu existait dans un cas et faisait défaut dans d'autres. Voici ce que nous avons observé depuis lors. C'est chez les jeunes sujets que nous avons constaté

(1) Cet habile observateur est, de tous les histologistes, celui qui s'est le plus souvent élevé contre la théorie de Virchow, c'est-à-dire contre la transformation directe de la cellule embryoplastique ou plasmatique en ostéoplaste. Dernièrement encore (*Journal de l'anatomie et de la physiologie*, septembre 1864), il combattait cette doctrine, et faisait observer que nulle part on ne trouvait les corps fibro-plastiques disposés concentriquement autour des capillaires comme les ostéoplastes. C'était là, en effet, une très-sérieuse objection contre la transformation directe; mais, avec la théorie de Ranvier, toute difficulté disparaît.

le plus souvent la formation du vrai cartilage, et sur ce point nous accordons à l'âge plus d'importance que nous ne le faisions il y a sept ans. Mais, cette circonstance mise à part, nous croyons que la présence du cartilage est en rapport avec une suractivité du lambeau transplanté. C'est chez les animaux sur lesquels la greffe périostique réussit le mieux que ce tissu s'observe le plus particulièrement (lapins). Nous n'en avons jamais rencontré chez le chien; il est vrai que nos expériences ont été beaucoup moins nombreuses sur ce dernier animal. Quand le lambeau est petit et comme atrophié, qu'il semble avoir souffert de la transplantation dans son nouveau milieu, le cartilage ne se produit pas; quand, au contraire, la greffe a parfaitement réussi et que le tissu semble avoir retrouvé une nouvelle activité, on voit sa masse augmenter d'une manière sensible, et c'est alors que nous avons pu observer du cartilage en masses distinctes et plus ou moins volumineuses.

Du reste, cette question n'a plus la même importance depuis que Virchow a montré les liens de parenté qu'il y a entre le tissu conjonctif et le tissu cartilagineux. Ces deux tissus sont des équivalents qui peuvent se remplacer l'un l'autre et qui procèdent souvent de la même source.

Une fois l'ossification commencée et la masse cartilagineuse primitive ossifiée, l'os continue à s'accroître sans l'intermédiaire de nouvelles cellules cartilagineuses. L'accroissement en épaisseur se fait tout à fait comme à l'état normal, mais il ne dure pas longtemps; les propriétés du périoste, après avoir été un instant surexcitées, s'arrêtent définitivement, à moins qu'une nouvelle irritation ne vienne les réveiller. Aussi ne faut-il pas compter sur un accroissement des os hétérotopiques comparable à celui des os normaux. Ils ne peuvent plus croître en longueur comme les os longs des membres, car ils ne possèdent pas de cartilage de conjugaison. A priori, on pourrait supposer que l'accroissement en épaisseur durera tout autant que celui des os normaux, puisque le périoste, organe de cet accroissement en épaisseur, subsiste dans les deux cas. Mais il n'en est pas ainsi : nous n'avons jamais vu un os hétérotopique grossir d'une manière indéfinie ; une fois tous ses éléments ossifiables transformés en tissu osseux, il reste stationnaire. Si l'ossification ne s'est pas effectuée immédiatement dans le lambeau transplanté, si elle a débuté par des points isolés et distincts, on peut voir plus tard ces points se réunir et former une masse continue : c'est qu'alors les éléments ossifiables, primitivement contenus dans le périoste, n'ont subi que lentement et peu à peu le processus de l'ossification. Nous rapporterons, au chapitre des greffes, quelques expériences dans lesquelles l'ossification des lambeaux périostiques a pu être augmentée par des irritations diverses ; c'est là aussi que nous étudierons les conditions de stabilité et les modifications consécutives des os hétérotopiques.

C'est ici cependant que nous devons examiner la structure de ces os hétérotopiques, car il faut démontrer que les productions osseuses obtenues par la transplantation du périoste sont de vrais os et suivent la loi générale du développement du tissu osseux.

Une fois formés, les os hétérotopiques ont tout à fait l'aspect extérieur du tissu osseux normal. Ils sont entourés d'un périoste qui les isole au milieu du tissu cellulaire environnant ; leur tissu propre a l'apparence de la substance compacte. Si on les scie de manière à voir leur conformation intérieure, on reconnaît qu'il y a au centre des vacuoles remplies de moelle, rudiment d'un véritable canal médullaire, qui parcourra plus tard toute la longueur de l'os, comme nous l'avons rencontré quelquefois.

La figure 2 (page 69) en est un bel exemple. Nous devons signaler cependant quelques exceptions. Lorsque les os hétérotopiques sont petits, minces, la formation des cavités médullaires ou, en d'autres termes, la médullisation de leur tissu, est très-incomplète et manque même tout à fait. C'est ce qu'on observe, du reste, à l'état normal pour certains os plats et pour tous les os minces et grêles, dans l'intérieur desquels il ne se forme pas de vraie cavité médullaire. Dans quelques cas, au contraire, sous l'influence de conditions qu'il ne nous a pas été possible de bien apprécier, la médullisation est très-rapide et comme exagérée; l'os nouveau est rempli de moelle à l'intérieur, et il n'a qu'une mince couche de substance compacte à l'extérieur. C'est sur les os globuleux, formés par un lambeau de périoste ramassé sur lui-même, que nous avons observé cette particularité, plus rare que la forme opposée, c'est-à-dire la condensation du tissu osseux. L'abondance de la moelle nous paraît ici en rapport avec la quantité de cartilage qui s'est formée pendant la première période de développement de l'os hétérotopique. Plus il y a eu de cartilage, plus complète est la médullisation; nous n'émettons cependant cette proposition qu'avec quelques réserves.

La surface des os hétérotopiques est souvent parsemée de trous parfaitement visibles à l'œil nu; sur les os volumineux on en rencontre un ou deux même de plus fort calibre, ayant jusqu'à un millimètre de diamètre. Ce sont les trous nourriciers des os faisant pénétrer les vaisseaux dans le canal médullaire.

La structure du tissu osseux hétérotopique est fondamentalement la même que celle du tissu osseux normal; c'est l'ostéoplaste qui en fait l'élément caractéristique. En l'étudiant de plus près, on voit cependant qu'il ne ressemble pas parfaitement au tissu des os longs arrivés à l'âge adulte, dont on prend généralement la structure pour type. Il ressemble plutôt aux os reproduits sur place, que nous étudierons plus tard; il a les caractères du tissu osseux jeune : des espaces médullaires microscopiques irréguliers, des canaux de Havers plus larges, moins régulièrement distribués et plus nombreux, et puis enfin des ostéoplastes groupés ·

un peu différemment. Bien qu'on reconnaisse les couches concentriques autour des canaux de Havers sur les os âgés de cinq à six semaines, on voit qu'elles ne sont pas aussi régulièrement distribuées ; mais, ce qui frappe le plus l'observateur dans l'examen des os hétérotopiques jeunes, ce sont des amas d'ostéoplastes réunis en masses très-serrées et séparées par une couche très-étroite de substance intermédiaire. Examinés au microscope à un grossissement de 100 diamètres, ces amas tranchent sur la préparation par leur teinte noire. Ce n'est que sur les os récents et dont l'évolution n'est pas encore terminée que cet aspect se présente ; plus l'os vieillit, plus il se rapproche du tissu osseux normal. Les canaux de Havers qu'on observe dans les parties compactes tendent à se diriger dans le sens du plus grand diamètre de l'os, mais ils sont unis par une foule d'anastomoses transversales ou obliques. La figure 1 de la planche IV nous montre la différence qu'il y a entre la substance osseuse nouvelle et la substance de l'os ancien. On voit dans celle-ci des ostéoplastes symétriquement groupés et régulièrement espacés ; dans celle-là, au contraire, ces éléments sont en amas serrés et irréguliers.

Bien que ce soit généralement dans un tissu osseux compacte que les cavités médullaires se forment, l'os hétérotopique n'atteint pas immédiatement son plus haut degré de compacité : il est d'abord poreux, spongieux, friable, formé par une grande quantité de petites aréoles remplies de cellules analogues à celles de la moelle. A mesure que les ostéoplastes se forment à l'intérieur et sur les parois de ces espaces médullaires, le tissu devient plus compacte ; et c'est lorsqu'il est devenu dur et compacte dans toute son étendue, qu'une raréfaction secondaire s'opère, comme dans l'évolution des os normaux.

Relativement au temps nécessaire à la formation des os hétérotopiques, nous avons observé de grandes différences tenant

Fig. 1.

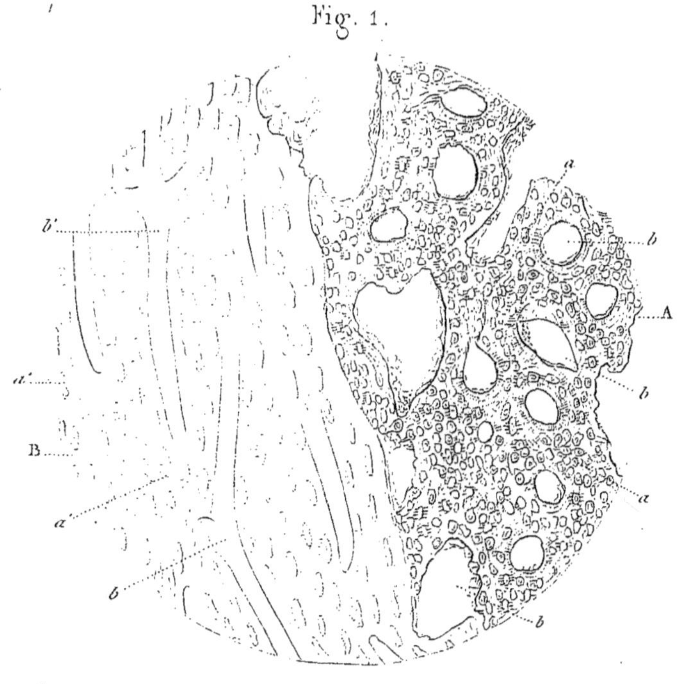

Fig. 2.

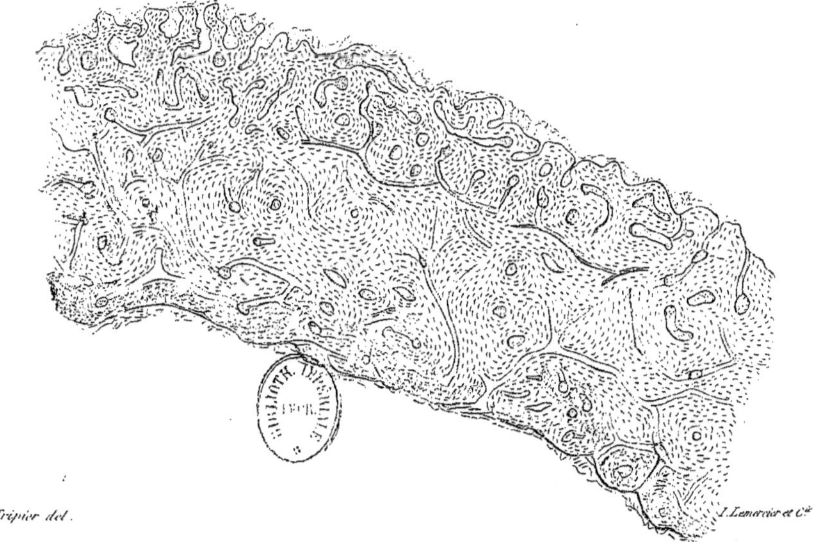

Fig. 1. *Structure du tissu osseux obtenu par le déplacement des lambeaux périostiques.*
A Substance osseuse nouvelle.   B Substance osseuse ancienne.
Fig. 2. *Formation des couches osseuses à l'intérieur du canal médullaire. (Coloration par la garance)*

à la jeunesse du sujet, à l'espèce d'animal en expérience, etc.
C'est sur les os obtenus par l'enroulement du périoste chez
les jeunes lapins que nous avons surtout étudié les diverses
périodes d'évolution. Dès le premier jour, il se produit dans le
membre, au niveau du lambeau, une tuméfaction plus ou moins
considérable. Tous les tissus périphériques et le lambeau lui-
même sont infiltrés de sérosité. Dès le troisième jour, on sent
le lambeau plus volumineux et plus dur; si on le dissèque, on le
trouve turgescent, adhérant aux parties voisines, et de consistance
presque cartilagineuse. Au cinquième jour, nous avons observé
des masses de vrai cartilage et des points durs et calcifiés. Au
huitième jour, on trouve déjà du véritable tissu osseux. L'ossification débute par plusieurs petits points isolés au milieu des
masses de cartilage, quand ce dernier tissu s'est formé, ou bien
au milieu de la substance du périoste restée fibreuse, mais tuméfiée et douée d'une certaine élasticité. Dans les masses cartilagineuses, l'ossification s'effectue rapidement, c'est même peut-être
pour cela qu'on ne trouve pas toujours du cartilage, alors qu'il
en a réellement existé. Dans un même lambeau, nous avons vu
souvent une partie s'ossifier par l'intermédiaire du cartilage, et
le reste par la transformation directe du tissu fibreux en tissu
osseux.

Quand la loge suppure, la greffe du lambeau n'a pas lieu, et
l'ossification ne peut s'effectuer ; mais il faut cependant ici faire
des distinctions : la suppuration partielle de la loge n'est pas un
obstacle insurmontable à l'ossification du lambeau, lorsque celui-
ci est adhérent à l'os par une de ses extrémités. Il continue alors
à vivre, et, si l'inflammation n'est pas trop violente, si la mortification de la totalité du lambeau ne survient pas, l'ossification se
produit sur une partie de son étendue. Nous avons vu même, sur
le lapin, des lambeaux transplantés du tibia sous la peau du crâne
s'ossifier en partie, bien qu'un abcès se fût formé. Les deux pro-

cessus avaient lieu parallèlement. La partie qui se greffait produisait de l'os; la partie mortifiée devenait le centre d'un abcès. Nous verrons plus tard, en traitant de la régénération des os après leur ablation, que la suppuration de la gaîne périostique n'empêche pas toujours la formation de l'os. Si la suppuration est légère et de courte durée, le périoste ne perd pas ses propriétés ostéogéniques.

Après les enroulements de périoste, l'os auquel est adhérent le lambeau ne subit pas d'abord de modifications appréciables; le périoste se répare au niveau de la dénudation, comme nous le verrons plus tard, et la substance compacte de la diaphyse ne présente que quelques phénomènes d'irritation en rapport avec le degré d'inflammation qui a suivi l'opération. La portion osseuse de nouvelle formation adhère généralement à l'ancienne par une base large, et lui est solidement unie ; mais on distingue pendant longtemps les deux substances à leur aspect extérieur et à leur structure intime. La portion correspondante de l'os ancien est plus blanche, plus compacte, et ce n'est qu'à la longue qu'elle commence à se raréfier. Il s'établit alors une série de vacuoles pleines de moelle, entre le canal médullaire de l'os ancien et le canal médullaire ou le tissu spongieux de l'os nouveau. Nous l'avons constaté sur le tibia d'un chien auquel nous avions pratiqué un enroulement de périoste sept mois et demi auparavant. La médullisation avait commencé sur les deux faces de la portion ancienne, de sorte qu'à la longue la communication eût été complète entre les cellules médullaires de l'os nouveau et le canal médullaire de l'os ancien. Mais la marche de cette médullisation est très-variable, et la plupart de nos pièces recueillies deux ou trois mois après la transplantation ne présentent pas de changement sensible dans l'os ancien.

Les os développés autour des muscles de la jambe, par l'enroulement du périoste tibial, sont, à leur début, adhérents aux organes environnants. Leur périoste n'est pas aussi distinct du tissu cellulaire voisin que le périoste des os normaux. Ils adhèrent aux gaînes musculaires épaissies à leur niveau ; mais peu à peu ils s'en séparent, et il se forme un tissu cellulaire lâche qui n'est peut-être que le premier degré d'une bourse séreuse qui se serait délimitée plus tard.

§ IV. — Conséquences théoriques.

De toutes les expériences que nous venons d'exposer, nous pouvons conclure que le périoste produit de l'os par lui-même, à la faveur du changement qui s'opère dans son propre tissu. Il ne tire pas son activité spéciale des vaisseaux qui le parcourent, puisque, malgré la destruction de ces vaisseaux, il peut encore s'ossifier après avoir contracté de nouvelles adhérences ; il ne l'emprunte pas aux diverses parties qui l'avoisinent et l'entourent, puisqu'il se transforme en tissu osseux dans toutes les régions où il peut être greffé, quels que soient les tissus avec lesquels il se trouve en contact. Il est donc actif par lui-même ; c'est en vertu de son autonomie qu'il se transforme en tissu osseux.

Mais comment s'opère cette transformation ? Est-ce à la faveur d'un suc épanché, d'une matière exsudée, d'une gelée destinée à se convertir en os ? Au point de vue expérimental, constatons d'abord que ce suc, que cette gelée ne peuvent pas être isolés et étudiés comme produits distincts. Comment se fait-il cependant qu'il y ait eu tant de divergence sur ce point qui semble si facile à vérifier ? Pourquoi certains auteurs, Detlheef, Haller, Troja, ont-ils décrit si complaisamment ce suc que Duhamel a toujours repoussé et que Flourens n'a jamais pu constater ? La cause de cette divergence tient à l'infiltration que subissent tous les tissus environnant une fracture. Les muscles, le tissu cellulaire se tuméfient, s'épaississent et sont infiltrés de sérosité ; ils changent de coloration, pâlissent et semblent gorgés d'un liquide qui leur donne une consistance gélatiniforme. Mais cette infiltration de sérosité est un phénomène commun à la plupart des tissus mous, lorsqu'ils sont irrités ou enflammés ; et de là, à une lymphe isolable, concrète, indépendante du tissu lui-même, il y a loin. Si l'on pénètre plus intimement dans la notion du phénomène, on voit que la matière intercellulaire de ces tissus augmente, et que leurs éléments cellulaires fondamentaux s'accroissent et prolifèrent ; mais on ne surprend pas la naissance de ces éléments anatomiques dans une masse gélatineuse primitivement amorphe.

Laissons, du reste, cette question de genèse des éléments anatomiques, sur laquelle on discutera peut-être autant que sur la génération spontanée, et ne nous en tenons qu'aux phénomènes perceptibles à l'œil nu. Admettons que les éléments anatomiques puissent naître de toutes pièces au milieu des éléments préexistants sans être un produit de leur segmentation. Admettons le blastème dans son sens primitif, ou même restons indifférents sur cette question d'histogénie ; il n'en est pas moins vrai que l'observation à l'œil nu ne décèle nulle part une gelée isolable, distincte des tissus primitifs ; c'est l'infiltration de ces tissus par une sérosité plus ou moins épaisse qu'on observe ; il n'y a pas de suc osseux, ni même de suc ossifiable : et sous ce rapport Duhamel avait pressenti ce que notre époque devait appuyer sur l'observation microscopique.

Au début de nos recherches (1858), nous avions admis une opinion contraire à celle que nous adoptons aujourd'hui sur la nature et l'origine de la couche ostéogène, que nous appelions un blastème sous-périostal. Nous étions sous l'influence de la doctrine histogénique dominante. Au point de vue de l'observation à l'œil nu et des conséquences chirurgicales de nos expériences, cette modification dans notre manière de voir n'a pas grande importance ; tous les faits expérimentaux que nous avons décrits étant compatibles avec l'une ou l'autre des théories histogéniques qui divisent encore les micrographes. Mais nous avons reconnu que ce que nous avions pris pour un produit nouveau, pour un blastème exsudé, n'était autre que cette couche ostéogène normale, c'est-à-dire la couche la plus profonde du périoste, dont les éléments plasmatiques primitivement existants s'étaient considérablement multipliés. L'épaisseur que prend cette couche ostéogène, à peine perceptible à l'état normal, pourrait faire croire à un produit nouveau ; mais, en suivant son mode de formation, on voit qu'elle tient toujours au périoste et à l'os, qu'elle a la même structure fondamentale, et qu'elle n'est amorphe à aucune période de sa formation.

Nous ne nous arrêterons pas aux objections adressées jusqu'à ces derniers temps à la théorie de la production de l'os par le périoste ; il nous semble qu'elles n'ont plus de raison d'être après les faits directement démonstratifs que nous venons d'exposer. Il y a eu du reste, dans toutes ces discussions, beaucoup de malentendus et de questions de mots, soit de la part des partisans de la doctrine de Duhamel, soit du côté de ses adversaires. Quand on disait, par exemple, que le périoste est l'organe essentiel de la formation et de la reproduction des os, on émettait une proposition trop générale, inexacte par conséquent et facilement attaquable. Le périoste ne forme pas, en effet, les os dans la période embryonnaire, le point osseux apparaissant dans le cartilage avant que le périoste soit distinct. Cette objection n'atteint pas notre théorie, puisque, dans les chapitres suivants, nous allons démontrer la pluralité des modes de production de la substance osseuse ; et puis enfin cette formation d'un tissu par un autre ne doit pas être comprise aujourd'hui comme autrefois. Le périoste ne forme pas l'os comme le foie sécrète la bile ; on ne doit pas établir de comparaison entre ces deux phénomènes. A l'époque où l'on admettait un suc osseux passant successivement par diverses phases d'organisation, la confusion était possible ; elle ne l'est plus aujourd'hui.

Nos expériences ont été répétées par un certain nombre de physiologistes, et d'après ce que nous avons pu connaître, avec des résultats confirmatifs sur tous les points fondamentaux. Nous citerons entre autres : Bucholz Reinhold, de Kœnigsberg (*Einige Versuche über künstliche Knochenbildung*, dans *Archives de Virchow*, 1863, et *Dissert. inaug.*, Regimonti, 1861) ; Wolf, de Berlin (*De artificiali ossium productione in animalibus*, Berolini, 1860, et *Canstatt's Jahresbericht*, Würzburg, 1861) ; Berruti, de Turin (*Gazette hebdomadaire*, 1859, et *Giornale delle scienze medice della reale Acad. di Torino*), etc. Ces expérimentateurs ont obtenu des ossifications hétérotopiques par le périoste déplacé ou transplanté. Le mémoire de Bucholz Reinhold est remarquable par le soin avec lequel ont été suivies les phases diverses de l'ossification hétérotopique. L'auteur nous adresse, à propos de notre première description du blastème sous-périostal, des critiques que nous reconnaissons comme parfaitement fondées. Il est partisan des idées de Virchow sur l'ossification et la structure des tissus fibreux. Il regarde ces derniers comme composés de cellules, et considère l'aspect fibreux comme dû à la matière intercellulaire elle-même. Il repousse alors l'expression de blastème, et n'admet pas qu'il y ait des noyaux libres dans ce produit organique. Étudiant les modifications par où passe le lambeau de périoste quand le cartilage se forme, il décrit avec détail le mode de développement des éléments cartilagineux dans la substance propre du périoste et par la transformation de ses cellules primitives. Quant aux résultats expérimentaux perceptibles à l'œil nu, ils ne font que confirmer les nôtres. Wolf, qui n'est pas d'accord avec nous pour l'interprétation des greffes osseuses, comme nous le verrons plus loin, a obtenu sur les lapins des résultats semblables aux nôtres pour la transplantation des lambeaux de périoste. Berruti a expérimenté sur les chiens, et constaté, sur ces animaux, l'ossification du périoste, soit simplement déplacé, soit transplanté à distance. Marmy, de Lyon (*Études sur la régénération des os par le périoste*, et *Congrès médical de Lyon*, 1864), est le seul qui ait fait connaître des résultats négatifs. L'insuccès de ses tentatives ne nous paraît explicable que par des conditions d'expérimentation tout autres que celles que nous avons indiquées.

CHAPITRE II

DE LA MOELLE AU POINT DE VUE DE L'OSSIFICATION ET DE LA NUTRITION DES OS.

Sommaire. — De la moelle en général, et de son étude expérimentale dans le canal médullaire des os longs. — Signification différente de la moelle dans les diverses périodes de développement du tissu osseux. — Du rôle de la moelle dans l'accroissement normal des os. — La moelle ne s'ossifie pas par la transplantation. — Elle s'ossifie cependant lorsqu'elle est isolée de l'os et introduite dans un tube métallique. — Fréquence de son ossification lorsqu'elle reste en contact avec le tissu osseux qui l'entoure. — Nécessité d'un certain degré d'irritation pour que la moelle s'ossifie. — Modification que subit le tissu médullaire pour devenir propre à l'ossification. — Développement de la moelle. — Médullisation; aération des os des oiseaux. — Sensibilité de la moelle; absorption des liquides injectés dans la moelle.

Si la détermination des usages du périoste a donné lieu à de nombreuses théories, la moelle a été le sujet des opinions les plus divergentes. Tout semble même s'être réuni pour obscurcir le problème : difficulté du sujet, hypothèses séduisantes, expériences incomplètes ou mal interprétées. Aussi, pour éviter ces écueils, devons-nous d'abord circonscrire notre sujet et bien spécifier le but que nous voulons atteindre.

1° De la moelle en général, de sa structure et de son étude expérimentale.

L'observation anatomique, l'étude micrographique du tissu osseux en voie de formation, nous font voir que la moelle est intimement liée au développement de l'os. Quand on examine un os pris sur un jeune animal, ou mieux encore un tissu dans lequel commencent à se dessiner des ostéoplastes, on constate dans les lacunes de la substance osseuse des cellules analogues aux cellules médullaires. Ces cellules se rencontrent dans toute formation osseuse nouvelle, qu'elle provienne du périoste ou qu'elle tire son origine du cartilage. Elles semblent, dans le premier cas, dues à la modification des éléments propres du périoste, et, dans le second, elles proviennent du contenu des cavités cartilagineuses. Elles paraissent alors se transformer directement en cellules osseuses, en émettant des prolongements radiés, et en s'entourant d'une substance intercellulaire, qui est elle-même envahie par la matière calcaire. D'après ce simple examen anatomique, on peut dire que la moelle sert directement à l'ossification : mais le tissu médullaire n'existe pas alors à l'état de tissu distinct et isolable ; bien plus, cette moelle primitive disparaît peu à peu par les progrès de l'ossification, le tissu osseux devenant de plus en plus compacte. Mais bientôt la substance osseuse se raréfie, la moelle se réunit en masses de plus en plus volumineuses, et forme, dans le canal central des os longs, un tissu homogène facilement séparable de l'os qui l'entoure. Cette moelle, qu'on pourrait appeler secondaire, augmente ainsi de plus en plus par la dissolution du tissu osseux ; elle prend la place de ce dernier tissu, et le rôle qu'elle joue dans l'ossification n'est plus le même qu'à la première période de la formation de l'os. Quelles sont alors ses propriétés ? Continue-t-elle à produire du tissu osseux ? y a-t-il à la fois, dans le canal médullaire, liquéfaction de la substance osseuse ancienne et production de couches osseuses nouvelles ? Quel est le rôle de la moelle dans la nutrition de l'os ? sous quelles influences et dans quelles limites peut-elle s'ossifier ? Telles sont les questions que nous devons étudier pour nous rendre compte du rôle de la moelle dans la régénération des os et la production du tissu osseux après les diverses opérations chirurgicales.

Dans un os nouvellement formé, la moelle forme un tissu rouge, très-vasculaire, composé de petites cellules à un noyau (médullocelles de Robin), et de cellules à noyaux multiples (myéloplaxes du même auteur). Ces cellules sont disposées sans ordre appréciable au milieu d'une substance intercellulaire amorphe très-peu résistante, parcourue par de très-nombreux vaisseaux. A mesure que l'os avance en âge, les cellules se chargent de graisse, la moelle perd alors sa coloration rouge et prend l'aspect d'un tissu adipeux. Elle a été longtemps considérée comme délimitée par une membrane propre, très-délicate, il est vrai, mais démontrable par la dissection, et qu'on avait désignée sous le nom de *membrane médullaire*.

Déjà rejetée par Ruysch et par quelques anatomistes du siècle dernier, cette membrane est niée aujourd'hui par tous les micrographes. Les préparations les plus délicates ne peuvent pas la démontrer. Gosselin et Regnault ont dissous, par tous les moyens possibles, la graisse intérieure, afin de ne laisser que la substance conjonctive et d'en mieux étudier les détails de structure ; ils ont conclu à la non-existence de cette membrane. Sur certains animaux, la moelle extraite des os longs forme des cylindres réguliers dont la surface lisse se couvre de rides quand on la laisse exposée à l'air. On dirait qu'il y a une véritable membrane ; mais, à l'examen microscopique, on ne trouve rien qui justifie ce soupçon. A la périphérie de la moelle, la texture n'est pas cependant absolument la même qu'au centre ; il y a moins de cellules adipeuses, et c'est là qu'on trouve les myéloplaxes avec moins de difficulté (Robin, Luschka) (1). Cette couche périphérique, la dernière formée, a ainsi les caractères d'un tissu plus jeune que le centre de l'organe. Des moyens d'observation plus parfaits que les nôtres vinssent-ils, du reste, démontrer autour de la moelle des os longs une couche membraniforme, ou une membrane isolable, que la signification des faits expérimentaux

____

(1) Robin, *Journal de l'anatomie et de la physiologie*, janvier 1864, et *Gazette médicale de Paris*, 18 février 1865 : *Remarques sur le tissu médullaire des os.* — Luschka, *Canstatt's Jahresbericht*, 1861 : *Die Markzellen in den Diaphysen der Röhrenknochen des Menschen.*

que nous allons exposer n'en serait nullement changée. C'est seulement dans les os aériens des oiseaux qu'on trouve une véritable membrane médullaire, ou du moins une couche de cellules médullaires, plus ou moins épaisse, tapissant la paroi de la cavité. Pour l'observer, il faut choisir des animaux jeunes; chez les adultes, il n'y a pour ainsi dire qu'un réseau vasculaire, et les cellules sont difficiles à démontrer.

2° Du rôle de la moelle dans l'accroissement normal des os.

En négligeant la période de raréfaction primitive que présente le tissu osseux tout à fait au début de sa formation, on peut dire qu'un os est d'abord plein, et qu'il se creuse plus tard à son centre d'un canal médullaire. Ce canal médullaire s'agrandit ensuite pendant toute la période du développement par la liquéfaction et la résorption graduelle de la couche osseuse qui le circonscrit.

Quel rôle joue la moelle dans cet agrandissement du canal médullaire ? Puisque nous venons de dire que cet agrandissement s'opère par la résorption du tissu osseux, nous ne pouvons pas admettre que la moelle soit, à cette période, active dans l'ossification. La moelle prenant la place d'un tissu osseux préexistant, on se demande où serait dans ce cas-là l'os produit par la moelle elle-même. Si le canal médullaire s'agrandissait par la dilatation de l'os, par le refoulement excentrique de la substance osseuse, comme le pensait Duhamel, on ne serait pas arrêté par cette objection. Il pourrait y avoir à la fois refoulement excentrique et addition de substance osseuse nouvelle sur les parois du canal. Mais l'expérimentation prouve qu'il n'en est pas ainsi. Si, en effet, on introduit, comme l'a fait Flourens (1).

____

(1) *Théorie expérimentale*, p. 23.

sous le périoste du tibia d'un jeune animal, pendant la période de sa plus grande croissance, une lamelle métallique très-mince, pour ne pas troubler l'évolution de l'os, on constate les résultats suivants : Cette lamelle est d'abord séparée du canal médullaire par toute l'épaisseur de l'os ; mais, de jour en jour, pendant que des couches nouvelles dues au périoste recouvrent la lamelle, la substance osseuse intermédiaire se résorbe. Elle se résorbe de dedans en dehors, c'est-à-dire de la moelle vers la lamelle. La moelle finit ainsi au bout d'un certain temps par être en contact avec la lamelle. Elle a augmenté de volume, et son canal s'est élargi aux dépens de la substance osseuse résorbée. La lamelle n'a pas changé de place : c'est la moelle qui s'est approchée d'elle par la dissolution graduelle de la couche osseuse intermédiaire. Si la moelle formait de l'os, elle devrait repousser la lamelle au dehors, et la couche de nouvelle formation, s'ajoutant à celle qui existait au moment de l'expérience, devrait augmenter la distance qui sépare la lamelle de la moelle ; mais c'est tout le contraire qu'on observe.

De cette expérience, nous pouvons conclure que la moelle centrale des os se forme au fur et à mesure de la résorption du tissu osseux, qu'elle prend la place de ce tissu, et qu'elle n'a pas pour fonction de former de l'os à l'état normal.

Il peut arriver quelquefois, quand le périoste a été dilacéré et mal disséqué, que les ossifications dues à cette membrane n'aient lieu qu'incomplétement, et que la lamelle ne soit pas alors couverte par une couche uniforme. Il peut même arriver qu'il n'y ait presque pas de tissu osseux extérieur produit, et que, à la suite de l'irritation occasionnée par la présence de la plaque, il se forme du tissu osseux nouveau dans le canal médul-laire. Aussi cette expérience ne réussit-elle pas toujours ; mais, quand elle est faite dans de bonnes conditions, la lamelle métallique est parfaitement tolérée ; elle n'amène pas d'inflammation appréciable et ne gêne en rien le développement de l'os; on distingue à peine, au niveau de la lamelle, une légère voussure, et alors, au bout de deux ou trois mois, sur un lapin, la lamelle se trouve libre dans le canal médullaire, ou bien séparée de ce canal par une couche osseuse très-mince que l'absorption aurait bientôt fait disparaître.

Cette expérience démontre que les couches osseuses profondes de l'os disparaissent par résorption successive ; mais elle ne prouve pas cependant l'impossibilité de la formation de substance osseuse sur certains points limités. Ces deux phénomènes paraissent au premier abord contradictoires, et par cela même s'exclure réciproquement; nous les avions même considérés comme tels dans notre premier mémoire sur la moelle (*Journal de Brown-Séquard*, 1862); mais des expériences faites avec la garance, et l'observation microscopique des coupes perpendiculaires des diaphyses pratiquées à diverses hauteurs, nous font admettre aujourd'hui ce que Flourens, Brullé et Hugueny, et plusieurs histologistes, Kölliker, entre autres, avaient déjà signalé : la formation, en certains points limités, de substance osseuse nouvelle dans l'intérieur du canal médullaire. Bien que nous n'ayons pas pu constater partout cette alternance entre les couches d'origine périostale et celles d'origine médullaire, sur laquelle insistent Brullé et Hugueny, nous pensons que, dans les changements de forme que subit un os durant sa période d'accroissement, il se dépose, à certains moments, des couches de renforcement à sa face profonde. Nous avons représenté, dans la planche IV, la couche d'origine médullaire telle qu'on l'observe sur le dindon, vers le milieu de la diaphyse du tibia. Elle est sur ce point très-épaisse, et d'autant plus remarquable, que l'accroissement sous le périoste, a été nul à ce niveau. Mais, d'une manière générale, cette production nous paraît insignifiante comme quantité, quand on la compare à celle qui a lieu sous le périoste.

L'ensemble des phases du développement de l'os nous donnera donc plutôt l'idée d'un antagonisme que d'une analogie entre le périoste et la moelle. Il se forme constamment des couches osseuses sous le périoste ; il s'en résorbe continuellement dans le canal médullaire. La dénomination de *périoste interne*, qui n'est guère acceptable au point de vue anatomique depuis que l'existence de la membrane médullaire ne peut plus être admise, est donc également vicieuse au point de vue physiologique, en raison de la différence des phénomènes qui se passent normalement sous le périoste et autour de la moelle.

Pour mieux faire ressortir cette différence, nous allons, du reste, procéder pour la moelle comme pour le périoste, c'est-à-dire l'isoler sur place ou par la transplantation ; nous verrons alors que ces tissus diffèrent autant par leur activité physiologique que par leur structure.

3° Transplantation de la moelle. — Absence d'ossification.

La transplantation, qui nous a fourni pour le périoste des arguments si nets et si probants, ne nous a donné pour la moelle que des résultats négatifs. Nous avons pratiqué la transplantation à distance, entre animaux de même espèce, cinquante fois au moins. Nous avons expérimenté sur le lapin, le pigeon, le poulet, le chat, le chien, et jamais dans aucune circonstance, quel que soit le temps que nous ayons attendu, nous n'avons vu la moelle s'ossifier.

La greffe s'opère cependant ; la moelle continue de vivre pendant un certain temps. Le plus souvent elle disparaît par résorption. Chez les lapins, un morceau de moelle du tibia, long de 2 ou 3 centimètres, ne laisse généralement plus de traces au bout de deux mois. Après deux, trois et quatre semaines, elle forme encore un tissu vasculaire de coloration rosée ou rose jaunâtre, dans lequel le microscope fait reconnaître des cellules de la moelle intactes, mêlées à d'autres déjà altérées par la dégénérescence granulo-graisseuse. On y trouve alors quelques cellules complétement remplies par la graisse.

Chez les pigeons, nous l'avons vue se transformer en véritable tissu adipeux. Dans un cas, au bout de trois mois, nous l'avons trouvée changée en une petite masse de tissu graisseux ressemblant tout à fait, sauf une coloration plus foncée, au tissu adipeux sous-cutané. La moelle subit alors les modifications qu'elle éprouve normalement dans l'os, c'est-à-dire qu'après avoir été rouge et vasculaire, elle devient graisseuse. Jamais, dans aucun cas, nous le répétons, nous n'avons pu obtenir du tissu osseux par la moelle transplantée. Quel que soit le temps que nous ayons attendu pour examiner le résultat de la transplantation, nous n'avons jamais vu d'ossification, ni même de calcification quelconque autour des médullocelles.

Nous avons donc là une première différence à noter entre la moelle et le périoste. Mais, comme le défaut d'ossification de la moelle transplantée ne prouve pas qu'elle ne puisse s'ossifier lorsqu'elle reste en place, nous avons dû avoir recours à d'autres expériences.

4° Isolement de la moelle au moyen d'un tube métallique introduit entre sa surface externe et la paroi du canal médullaire.

Les expériences de Troja, dans lesquelles un cylindre osseux se formait dans le canal médullaire après la destruction du périoste et la nécrose de l'os ancien, ne pouvaient nous servir pour résoudre la question que nous nous posons ici, car elles ne prouvent pas par elles-mêmes que la moelle s'ossifie ; elles démontrent la formation de productions osseuses nouvelles dans l'intérieur du canal médullaire, mais elles ne permettent pas d'en préciser la véritable origine. Les observations anatomo-pathologiques (ostéite, fractures) nous font voir des ossifications fréquentes dans le canal médullaire ; mais, comme dans les expériences de Troja, ce tissu osseux peut provenir de plusieurs sources. Pour juger si la moelle s'ossifie, il faut l'isoler, tout en la laissant vivre dans des conditions aussi rapprochées que possible de l'état normal ; il faut pouvoir séparer les ossifications dues à la surface interne de l'os de celles qui seraient le résultat de la transformation de la moelle.

Pour cela, nous avons d'abord enlevé, dans une étendue de 3 centimètres, la moitié antérieure du cylindre diaphysaire du radius, et nous avons passé sous la moelle une mince feuille d'argent que nous avons repliée de manière à en former un tube enveloppant cet organe. L'expérience a été faite sur un lapin de six mois. Au bout de vingt-deux jours, la moelle avait augmenté de consistance, mais il n'y avait pas trace d'ossification (1).

Nous avons ensuite procédé d'une autre manière. Nous avons dépouillé complétement de son périoste, dans une étendue de 3 à 4 centimètres, le radius d'un jeune lapin. Ce premier temps de l'opération est très-minutieux, car rien n'est plus difficile que d'enlever la totalité du périoste d'un os autour duquel s'insèrent des muscles nombreux (2). Le périoste enlevé, nous avons fait éclater l'os, et nous l'avons extrait morceau par morceau, en procédant avec la plus grande précaution. Nous avons eu alors la moelle intacte, ou du moins à peine froissée, dans une étendue de 2 centimètres, se continuant avec les extrémités de

(1) Cette première expérience était insuffisante ; nous aurions dû attendre plus longtemps.

(2) Nos premières expériences, faites dans ce but, nous avaient donné des résultats incertains à cause de la persistance de petites parcelles de périoste. La raclure de périoste transplantée fournit de l'os ; à plus forte raison, de petits lambeaux encore adhérents.

l'os, quoique privée de son enveloppe osseuse au niveau de la diaphyse. Nous avons réuni la plaie, qui a guéri sans suppuration. Vingt-quatre jours après, l'animal est sacrifié, et nous trouvons seulement un mince tractus celluleux se continuant avec la moelle laissée intacte dans les deux bouts de l'os. Au niveau de la section, les extrémités osseuses étaient renflées par suite de l'irritation qu'elles avaient subie, mais à leur centre elles n'étaient pas oblitérées. Il y avait une perforation par où le tissu médullaire renfermé dans l'os ancien se continuait avec le tractus celluleux, reste de la moelle que nous avions complétement isolée. Doit-on admettre que la moelle laissée sans soutien au milieu des muscles se serait rompue, et qu'ensuite ses bouts, retirés vers les extrémités de l'os, se seraient ossifiés ? Mais la persistance de la perforation que nous venons de signaler ne nous permet pas de tirer cette conséquence de cette hypothèse fort plausible d'ailleurs.

Ces expériences ne sont guère, on le voit, favorables à l'idée de la participation active de la moelle à l'ossification, ou, en d'autres termes, de son ossification propre. Mais, comme certains faits pathologiques, tels que l'ossification en îlots de la moelle dans les os fracturés, ne pouvaient pas se concilier avec ces résultats expérimentaux, nous cherchâmes une expérience théoriquement aussi rigoureuse que les précédentes, mais plus facile à exécuter, et par cela même plus sûre dans ses résultats. Nous isolâmes la moelle, tout en la laissant en place, au moyen d'un tube introduit dans le canal médullaire après une amputation. Voici comment nous avons procédé :

Nous prenons une feuille d'argent aussi mince que possible, que nous roulons en tube, en lui donnant le diamètre du canal médullaire, et une longueur de 10 à 20 millimètres. Nous faisons une amputation à la jambe ou à l'avant-bras, au tiers inférieur ; puis, saisissant le tube avec des pinces, nous l'enfonçons avec précaution dans le canal médullaire entre la moelle et l'os. Le tube se trouvant du diamètre de la moelle, celle-ci pénètre dans l'intérieur du tube à mesure qu'il est enfoncé dans l'os. Cet engagement s'opère sans que la moelle soit trop sensiblement détériorée, et le plus souvent même avec assez de facilité. La moelle se trouve alors à sa place, mais séparée du tissu osseux périphérique par un mince tube métallique qui isolera complétement les ossifications dues à la surface interne de l'os de celles qui proviennent du tissu médullaire lui-même.

C'est dans ces expériences que nous avons pu obtenir un cylindre osseux évidemment dû au tissu médullaire. Il était contenu dans le tube métallique, et se continuait avec le reste de la moelle; il ne pouvait pas venir de l'os lui-même. La figure 4 en donnera une très-juste idée.

EXPÉRIENCE XIII. — *Isolement de la moelle dans un tube métallique introduit dans le canal médullaire parallèlement à son axe. — Ossification de la moelle dans l'intérieur du tube.* — Le 28 avril 1863, sur un lapin de trois mois, nous pratiquons une amputation de l'avant-bras, au tiers inférieur; nous introduisons dans le canal médullaire de chacun des os, radius et cubitus, un tube métallique formé par une lamelle d'argent très-mince, roulée sur elle-même. Ce tube était exactement de la dimension du canal médullaire et long d'un centimètre; nous l'enfonçons avec précaution de manière à ne pas dilacérer la moelle, qui, à mesure qu'on enfonçait le tube, pénétrait dans son intérieur. — On réunit la plaie par des points de suture métallique.

Le 9 mai, douze jours après l'opération, on constate l'état suivant : Il y a eu suppuration sous la peau; les tubes sont en place; la moelle les déborde

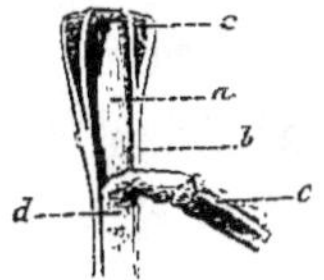

FIG. 4.

a. Canal médullaire occupé par le tube. — *b*. Paroi du canal médullaire. — *c*. Substance osseuse due à l'irritation du périoste. — *d*. Portion de la moelle saine restée molle. — *e*. Cylindre médullaire ossifié.

sous forme de houppe vasculaire. — Pas d'ossification apparente ; le périoste forme un gros renflement autour des bouts de l'os.

Le 27 mai, on ampute le bras pour disséquer la pièce, et l'on constate une belle ossification de la moelle qui a été introduite dans le tube : mais sur le radius seulement ; celle du cubitus a suppuré et se trouve détruite en partie.

L'ossification due à la moelle est très-nette, le tube la sépare de la paroi correspondante de l'os ancien ; elle a 8 millimètres de long sur un et demi de diamètre. L'os nouveau est dur, demi-compacte dans toute son étendue ; au microscope, on constate la structure osseuse ; les ostéoplastes et les systèmes de lamelles sont très-évidents. Tout à fait à la périphérie existait une légère couche de tissu mou ; dans aucune masse osseuse, du reste, soit normale, soit pathologique, la substance osseuse ne se trouve à nu.

Pour obtenir un cylindre osseux bien évident, il faut attendre un mois environ sur les jeunes lapins. Il arrive assez souvent que la suppuration s'empare de la moelle, et alors on n'a qu'un résultat négatif. Dans d'autres circonstances, la moelle se durcit, devient dure et fibreuse, mais ne s'ossifie pas ; d'autres fois, enfin, elle reste molle et devient exubérante au point de sortir comme une masse fongueuse par l'ouverture inférieure du tube.

Quoi qu'il en soit, elle peut s'ossifier, malgré son isolement du tissu osseux périphérique ; elle est donc apte à se transformer directement en os : c'est ce que nous montre avec la plus grande évidence l'expérience que nous venons de citer. Les ossifications ainsi obtenues ne sont pas comparables à celles du périoste par la quantité. Elles sont formées d'un tissu osseux aréolaire bien moins compacte, et d'une texture très-irrégulière. On n'obtient généralement que des noyaux osseux spongieux. Dans le cas que nous avons fait dessiner, cependant, il y avait une masse osseuse dure, assez compacte, surtout à l'extérieur.

Flourens, dans les expériences que nous avons citées à propos du périoste, expériences dans lesquelles il enfonçait un petit tube de 2 ou 3 millimètres dans un trou pratiqué perpendiculairement à un os, avait vu la membrane *médullaire* s'introduire dans le tube et s'y ossifier. Cette expérience ne nous a pas paru assez rigoureuse. Nous avons préféré, au lieu de laisser la membrane médullaire *s'introduire* dans un tube microscopique, l'introduire nous-même dans une certaine étendue, afin d'être bien sûr de ce qui pénétrait dans le tube. De cette manière, nous nous mettons à l'abri de toute cause d'erreur.

Nous conclurons de notre dernière expérience que la moelle du canal central des os longs peut s'ossifier. Mais ici la moelle n'est pas dans ses conditions normales; elle a été irritée et par l'opération et par la présence d'un corps étranger. Sous cette influence, elle a pu se transformer en os, comme nous la verrons se transformer plus tard, dans les fractures ou les expériences faites à la manière de Troja; mais, dans ces dernières conditions, la moelle du canal médullaire n'est pas la seule source de l'ossification, et c'est pour cela, nous le répétons, que nous n'avons pas invoqué ces faits pour résoudre la question que nous traitons.

Il fallait isoler la moelle, et ce n'est que du moment où nous l'avons vue s'ossifier dans ces nouvelles conditions, que nous avons pu admettre la possibilité de son ossification propre; jusque-là les productions osseuses intramédullaires pouvaient être rapportées aussi bien à la paroi du canal osseux périphérique qu'au tissu médullaire lui-même. Mais combien cette ossification de la moelle isolée diffère de celle du périoste! celle-ci est constante, facile à obtenir, dans quelque situation qu'on place le tissu qui doit la fournir; celle-là, au contraire, présente de grandes difficultés, et ne s'obtient jamais par la transplantation. L'ossification du périoste est un fait normal, celle de la moelle est un fait accidentel.

On s'étonnera peut-être que nous ayons fait tant d'expériences pour prouver l'ossification propre de la moelle, quand nous avons admis en commençant que les cellules médullaires se transforment directement en ostéoplastes; mais nous le répétons encore, il s'agit ici de la moelle déjà modifiée dans sa

structure, déjà envahie par la graisse, et sur les propriétés ostéogéniques de laquelle les opinions ont été de tout temps partagées. Nous verrons plus tard, et nous pouvons le prévoir déjà
d'après les précédentes expériences, que la moelle isolée ne peut
pas servir, comme le périoste, à la régénération des os. En
contact avec le tissu osseux, elle s'ossifie au contraire très-fréquemment, à peu près constamment même, lorsque l'os est irrité
à un certain degré. Dans la formation du cal, elle peut fournir
une grande quantité de substance osseuse : pour les fractures
des os spongieux, elle joue le principal rôle dans la réparation.

5° Modification que subit la moelle centrale des os pour devenir propre
à l'ossification. — Développement de la moelle. — Médullisation. — Aération des os des oiseaux.

Pour que la moelle centrale des os s'ossifie, il lui faut un
élément dont le périoste (1) peut se passer, c'est-à-dire un certain degré d'irritation de son tissu. Cette proposition, qui a été
la conclusion de notre dernière série d'expériences, mérite quelques développements.

L'ossification ou la formation des ostéoplastes s'effectue toujours au moyen d'éléments cellulaires jeunes ayant les caractères des éléments embryonnaires. Or, la moelle, telle que nous
l'étudions, a les caractères d'un tissu vieux. Les cellules se sont
remplies de graisse, elles ne prolifèrent plus ; elles sont comme
en réserve pour les besoins de la nutrition. Elles ont perdu
momentanément les attributs de leur activité ; leur noyau, rejeté
contre la paroi et baigné dans la graisse, n'a plus de tendance à
proliférer.

(1) Au moins le périoste des animaux jeunes, pendant la période de croissance ; car plus tard, dans l'âge adulte et la vieillesse, ce n'est qu'à la suite
d'un certain degré d'irritation que le périoste retrouve ses propriétés ostéogéniques.

Sous l'influence d'une irritation traumatique, telle qu'on la produit dans nos expériences, dans une fracture, ou dans toute solution de continuité de l'os, l'activité revient dans ces cellules, elles se débarrassent de leur graisse; leur noyau commence à proliférer, et une substance intercellulaire nouvelle est sécrétée. La moelle change alors d aspect; elle devient d'abord rouge, durcit ensuite en prenant une couleur plus blanche, puis enfin s'ossifie. Si l'irritation est trop forte, c'est un autre processus qu'on peut observer ; la moelle se transforme en globules purulents. Cette terminaison est arrivée très-souvent dans nos expériences, et principalement dans celles que nous avons faites sur des animaux âgés. Il n'y a pas, comme l'a fait remarquer Virchow, de tissu plus disposé à la suppuration que la moelle; les cellules jeunes de la moelle et les cellules du pus sont deux formations élémentaires très-rapprochées. Verneuil a depuis longtemps signalé la multiplication des médullocelles dans la moelle enflammée (1).

Quoi qu'il en soit, dans le processus que nous venons de suivre, les cellules de la moelle se rajeunissent et reviennent à l'état que nous avons constaté dans la première période de l'ossification; elles reprennent ainsi la forme que nous leur avons trouvée lorsqu'elles se transforment naturellement en ostéoplastes. C'est un processus analogue à celui qu'on observe, dans la cicatrisation des tissus adipeux. On peut le constater clairement dans la cicatrisation des plaies du sein chez les femmes grasses opérées de cancer. Ranvier a signalé le même cas pour la suppuration du tissu adipeux sous-cutané des membres pour le phlegmon diffus. Ch. Robin n'interprète pas ces faits de la même manière. D'après lui, ce sont les corps fibro-plastiques qui se transforment en cellules adipeuses dans le développement normal de la moelle; les médullocelles et les myéloplaxes ne subissent pas cette transformation.

(1) *Comptes rendus et mémoires de la Société de biologie*, 1852.

En étudiant le mode de développement des os hétérotopiques, nous avons vu qu'au bout de six à huit semaines, la substance compacte du nouvel os commençait à se raréfier, à se creuser de vacuoles, et qu'après un certain temps, une véritable cavité médullaire était formée. C'est, du reste, ce qu'on peut observer dans le développement fœtal ; cette raréfaction intérieure paraît être une loi générale pour le tissu osseux ; elle représente une phase secondaire de son évolution. Il n'y a que quelques os papyracés (cornets des fosses nasales), ou quelques os à texture éburnée (portion pierreuse du temporal), qui ne soient pas soumis à cette loi. Mais généralement, pour peu qu'un os ait une épaisseur suffisante, on observe qu'il est compacte à sa périphérie et raréfié à son centre. Cette raréfaction s'observe aussi bien dans les os normaux que dans les os reproduits, dans le cal et dans certaines exostoses ; elle procède partout de la même manière. Il y a deux faits connexes et parallèles : dissolution de la substance osseuse déjà formée et prolifération des cellules médullaires. Nous avons donné le nom de *médullisation* (1) au processus par lequel s'accomplit cette formation de la moelle. Nous désignons par ce mot la production du tissu médullaire dans un tissu primitivement compacte. Cette expression ne se rapporte pas au phénomène primitif de la formation osseuse, dans lequel les cellules médullaires se transforment en ostéoplastes.

Comment se fait ce changement du tissu osseux? comment s'opère la médullisation ? Y a-t-il, comme le veut Virchow, prolifération des ostéoplastes débarrassés de leur enveloppe calcaire par la liquéfaction de la substance fondamentale ? Les cellules osseuses momentanément momifiées par leur emprisonnement au milieu d'un tissu inextensible, reprennent-elles

---

(1) *De la moelle, et de son rôle dans l'ossification normale et pathologique* (*Journal* de Brown-Séquard, 1862).

les caractères et les propriétés des éléments jeunes? ou bien la médullisation est-elle produite par la prolifération des cellules restées à l'état de moelle dans les canaux de Havers ou les aréoles osseuses, prolifération qui se produirait parallèlement à la liquéfaction et à l'absorption du tissu osseux préexistant? Nous n'avons pas d'opinion bien arrêtée sur ce point; nous n'avons jamais pu surprendre à l'état normal cette révivification, ou plutôt ce rajeunissement des cellules enfermées dans les ostéoplastes; mais l'analogie et beaucoup de faits d'histogenèse militent en faveur de la théorie de Virchow. Il nous paraît surtout difficile de la repousser pour les ossifications pathologiques et accidentelles dans lesquelles la médullisation s'établit rapidement, avant que l'os ait atteint une compacité aussi prononcée que dans le développement normal.

Chez les mammifères, la période finale de la médullisation est le changement de la moelle en tissu adipeux, la réplétion des cellules par la graisse. De là cet aspect gras de la moelle, qui varie selon l'âge et les états morbides. Dans les maladies de consomption, la graisse disparaît en partie; la moelle est infiltrée de sérosité; les cellules médullaires ne sont qu'à moitié remplies de liquide huileux.

Chez les oiseaux, la médullisation s'opère différemment : ce n'est pas d'une substance adipeuse que le canal médullaire est rempli, il contient seulement de l'air dans les os qui sont en rapport avec la cage thoracique. Les cellules disparaissent ou deviennent très-difficiles à démontrer, et l'on ne trouve le long de la paroi du canal médullaire qu'un réseau vasculaire très-fin, étalé comme une membrane délicate. Dans le jeune âge, ce canal était plein d'une moelle tout à fait semblable à celle des mammifères; elle disparaît peu à peu à mesure que ces animaux se disposent à voler. Cette médullisation paraît avoir pour but de diminuer le poids du corps sans nuire à la solidité du squelette.

Ce tissu médullaire, qui disparaît chez l'oiseau, s'y reproduit avec une facilité excessive. Il suffit d'irriter le canal médullaire des pigeons adultes pour le voir se remplir de moelle. Nous aurons occasion de revenir sur ce fait.

6° Sensibilité de la moelle. — Vaisseaux de la moelle. — Ligature des vaisseaux nourriciers. — Absorption des liquides injectés dans le canal médullaire.

On n'est pas d'accord sur la sensibilité de la moelle : quelques physiologistes regardent cet organe comme insensible ; d'autres lui attribuent une grande sensibilité. Avant l'introduction de l'anesthésie pour les opérations chirurgicales, on avait chaque jour l'occasion de faire des observations sur l'homme ; mais les résultats étaient contradictoires, et l'opinion populaire qui considérait la moelle comme un des organes les plus sensibles du corps humain, recevait souvent des démentis. On comprend d'autant plus les différentes opinions des chirurgiens à ce sujet, qu'il était difficile d'analyser les sensations d'un blessé au milieu d'une opération aussi douloureuse qu'une amputation ; la moelle n'a pas d'ailleurs la même sensibilité à toutes les hauteurs de l'os. D'après Bichat, la moelle est d'autant plus sensible qu'on approche davantage du centre précis de l'os. Cette opinion est fondée sur un fait expérimental, exact d'une manière générale, mais elle doit être autrement formulée, car ce n'est pas le centre précis de l'os qui est le plus sensible. D'après Béclard, ce serait le point correspondant au trou nourricier principal, les nerfs accompagnant les vaisseaux dans la moelle.

Nous avons fait des expériences comparatives pour apprécier la sensibilité du périoste et de la moelle, et nous avons trouvé que ce dernier organe est beaucoup plus sensible que le premier. On peut disséquer, détacher le périoste, sans faire pousser un cri à l'animal ; tandis que le broiement de la moelle, ou même la simple introduction d'un stylet dans le canal médullaire occasionne une douleur atroce. Tous les animaux ne sont pas propres à cette expérience : les pigeons, les poulets, les lapins, doivent être laissés de côté, à cause de la difficulté d'apprécier sur eux le degré de la sensibilité. Nous avons broyé, dilacéré et extrait la totalité de la moelle sur des lapins, sans les entendre pousser des cris. Les chiens, au contraire, paraissent souffrir horriblement.

EXPÉRIENCE XIV. — *Sensibilité comparée du périoste et de la moelle des os longs.* — Chien braque de treize à quatorze mois, vigoureux. Après avoir pratiqué une amputation dans la continuité des métatarsiens, à 1 centimètre de l'extrémité antérieure, nous disséquâmes le périoste de manière à le relever en manchette. L'animal donna à peine quelques signes de sensibilité. On enfonce un stylet dans le canal médullaire, jusqu'à 5 ou 6 millimètres, pas de douleur ; à 15 millimètres, douleurs vives ; à 25 et 30 millimètres, douleurs beaucoup plus vives encore, à en juger par les cris et les mouvements de l'animal.

On pratique avec rapidité sur le même animal l'amputation à la partie inférieure de la jambe, au niveau du tissu spongieux de l'os. Le périoste disséqué et dilacéré n'a fait naître que des signes douteux de sensibilité. On enfonce le stylet dans le tissu spongieux de l'os, qui n'est pas plus sensible que le périoste. On pénètre dans le canal médullaire : la sensibilité devient aussitôt évidente ; elle augmente à mesure qu'on enfonce l'instrument ; elle devient excessive au moment où l'on s'approche du point correspondant au trou nourricier. A ce niveau, l'animal donne les signes les moins équivoques d'une douleur atroce. On le sacrifie à l'instant par la section du bulbe.

Nous avons vérifié ce fait plusieurs fois dans des expériences tentées pour un tout autre but. C'est dans un espace de 2 ou 3 centimètres, dont le trou nourricier serait le centre, que la sensibilité nous a paru le plus prononcée. Cette sensibilité physiologique nous rend compte des douleurs atroces qu'éprouvent certains malades en proie à une inflammation de la moelle, la sensibilité de son tissu étant exagérée par l'état morbide. Le périoste, peu sensible à l'état normal, devient, comme la plupart des tissus, très-sensible lorsqu'il est enflammé.

17

La moelle est un organe très-vasculaire, et l'abondance de ses vaisseaux avait fourni un argument en faveur de son activité propre dans la formation et l'accroissement des os. Pourquoi tant de vaisseaux, disait-on, s'il n'y a pas un rôle actif à remplir; si la moelle n'est pas destinée à former le tissu osseux lui-même? Nous avons déjà dit ce qui nous empêchait d'admettre une formation permanente de l'os par la moelle, et nous ne devons pas nous laisser arrêter par des arguments reposant sur la finalité des phénomènes dont nous connaissons à peine les conditions d'existence. Mais, même à ce point de vue hypothétique, on ne doit pas être surpris de l'abondance des vaisseaux dans la moelle. La médullisation, c'est-à-dire la transformation du tissu osseux en tissu médullaire, ou bien encore la substitution du dernier tissu au premier, sont des actes qui s'effectuent avec rapidité et qui nécessitent une circulation active.

Cette hypothèse nous avait donné l'idée d'une expérience que nous croyons devoir rapporter, bien qu'elle ne nous ait pas donné de résultats suffisamment rigoureux.

Puisque la médullisation est un phénomène actif et représente la dernière phase du développement de l'os, nous nous étions dit que la ligature des vaisseaux nourriciers d'un os long devait ralentir la médullisation, et par conséquent augmenter la quantité de substance osseuse dans l'os. D'après cette idée, nous avons, chez le lapin, lié les vaisseaux nourriciers du fémur sur un membre en laissant l'autre côté intact. Le périoste recevant la même quantité de vaisseaux de part et d'autre, l'accroissement extérieur de l'os devait être le même dans les deux membres; mais la couche osseuse devait être plus épaisse du côté de la ligature, la dissolution de la substance osseuse étant ralentie dans le canal médullaire. Nous avons pratiqué cette expérience une dizaine de fois : le plus souvent, après quinze, vingt et vingt-cinq jours, nous n'avons aperçu aucune différence entre

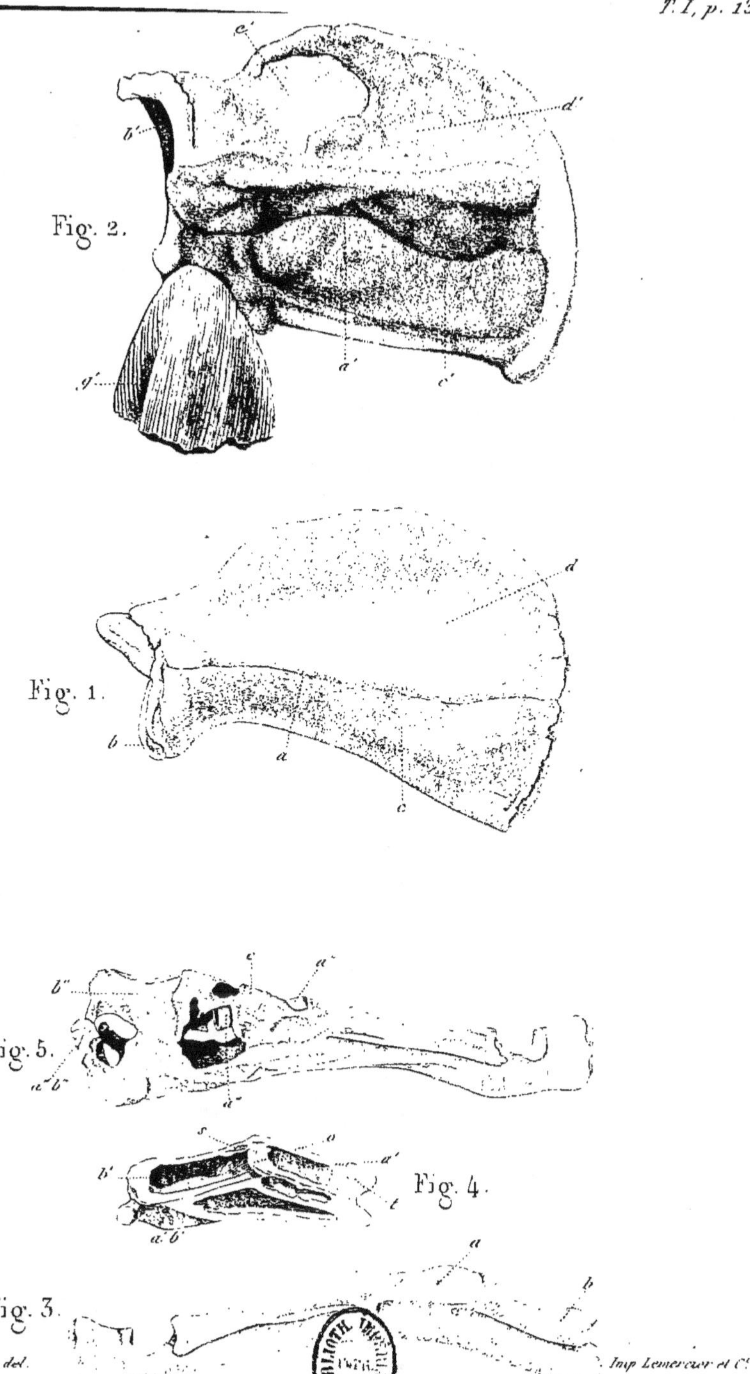

Fig. 1. *Omoplate enlevée.* — Fig. 2. *Omoplate reproduite.*
Fig. 3. 4. 5. *Greffes osseuses. — Transplantation d'un fragment de la diaphyse du radius.* — Fig. 3. *Greffe complète.* — Fig. 4. *Coupe de la partie greffée.* — Fig. 5. *Greffe incomplète, le périoste seul s'est greffé.*

les deux fémurs, la circulation s'étant rétablie au-dessous de la ligature par les voies collatérales. Dans deux cas, cependant, nous avons observé un léger épaississement du côté opéré ; mais ces expériences ne nous semblent pas concluantes, parce que dans l'opération l'os avait été un peu contusionné. Ce qui rend l'expérience difficile, c'est la facilité des anastomoses entre les divers ordres de vaisseaux qui se rendent à l'os.

De cette expérience, quelque incomplète qu'elle soit, il ressort cependant un fait relatif à l'importance des vaisseaux nourriciers : leur destruction ne compromet nullement la vie de l'os et n'amène pas la nécrose. Bichat avait déjà signalé comme exceptionnel un cas d'oblitération de l'artère nourricière du tibia sans que la nécrose de l'os s'ensuivît. Après nos expériences, c'est du contraire, c'est-à-dire de la mortification de l'os, qu'il faudrait s'étonner.

Comme toutes les parties riches en vaisseaux, la moelle est douée d'une absorption très-active. Des liquides injectés pénètrent rapidement dans le torrent circulatoire, et, dans les plaies des os, les matières septiques peuvent suivre cette voie pour pénétrer dans l'économie ; de là les dangers qu'on a toujours attribués à la décomposition et à la putréfaction de la moelle.

Dans ces derniers temps, Dubuisson-Christôt (1), un de nos anciens internes, a expérimentalement étudié l'absorption dans la moelle des os longs. Il a conclu de ses intéressantes recherches que l'absorption des liquides introduits dans le canal médullaire était plus rapide que dans le poumon, le foie et les cavités viscérales. En injectant dans la cavité médullaire du fémur 10 gouttes d'une solution concentrée de cyanure de potassium, il a vu les lapins périr en dix et vingt secondes. Les effets toxiques, après l'injection de la même substance dans la moelle

____

(1) *Thèses de Paris*, 1865 : *Recherches anatomiques et physiologiques sur la moelle des os.*

des divers os, ont été d'autant plus rapides que l'os était plus
rapproché du tronc. La même quantité de liquide injectée dans
le foie, le poumon, la cavité péritonéale, n'occasionnait pas la
mort des animaux.

CHAPITRE III

DE LA SUBSTANCE OSSEUSE PROPREMENT DITE

ÉTUDIÉE DANS SON ACTIVITÉ PROPRE
ET DANS SES RAPPORTS AVEC LE PÉRIOSTE ET LA MOELLE.

SOMMAIRE. — Idée générale de la substance osseuse. — Ossification et calcification ;
concrétions calcaires ; tissu osseux accidentel. — Dénudation de l'os par l'ablation
du périoste ; effets de cette dénudation. — Reproduction du périoste. — Transplantation du périoste reproduit. — Le périoste peut se reproduire indéfiniment en tant
que membrane cicatricielle, mais non pas en tant que membrane ostéogénique. —
Modifications hypertrophiques des os dénudés. — Dénudation de la surface médullaire
des os. — Destruction et évacuation de la moelle. Reproduction de la moelle. —
Ossifications intra-médullaires, leur origine, leurs conditions de développement. —
Composition chimique de la substance osseuse dans les diverses conditions physiologiques.

Nous venons d'étudier les deux parties constituantes de l'os
dont le rôle avait été le plus souvent controversé : le périoste et
la moelle ; nous allons maintenant nous occuper de la substance
osseuse proprement dite, l'examiner dans son activité propre
d'abord, et puis dans ses rapports avec le périoste et la moelle.
Nous insisterons spécialement sur les résultats de la dénudation
des os, et sur la reproduction du périoste et de la moelle, après
la destruction de ces derniers tissus.

§ I. — Idée générale de la substance osseuse.

La substance osseuse ne se prête pas au même mode d'expérimentation que les deux éléments de l'os que nous avons déjà examinés. Privée de son périoste et de sa moelle, elle ne peut pas être transplantée ; elle joue le rôle de corps étranger et ne contracte pas d'adhérences vasculaires. Transplantée avec le périoste qui l'entoure et la moelle qu'elle contient, elle peut parfaitement se greffer ; mais nous renvoyons au chapitre des *Greffes osseuses* nos expériences sur ce sujet, parce qu'elles ne peuvent nous servir pour la question qui nous occupe ici.

Dépouillée à la fois de son périoste et de sa moelle, la substance osseuse n'est pas fatalement condamnée à la nécrose, lorsqu'elle est laissée en place et qu'elle conserve ses rapports avec des tissus qui peuvent lui fournir des vaisseaux, c'est-à-dire avec des portions osseuses non privées de leur périoste et de leur moelle. Chez les jeunes sujets surtout, elle résiste à cette double dénudation.

Elle se présente sous deux aspects principaux : elle est compacte ou spongieuse, selon que son tissu a un aspect uniforme ou bien est parsemé de vacuoles médullaires. Elle a pour élément essentiel et caractéristique l'ostéoplaste ou cavité osseuse, appelée aussi cellule étoilée, à cause des prolongements qu'elle émet dans toutes les directions. Ces prolongements sont regardés, dans la théorie de Virchow, comme des canaux anastomotiques faisant communiquer ensemble les ostéoplastes voisins et établissant de cette manière une circulation séreuse entre ces divers éléments. Cet appareil anastomotique de circulation se retrouve dans les divers tissus formés par la cellule plasmatique. Entre les ostéoplastes existe la substance fondamentale qui représente la matière intercellulaire du tissu conjonctif et qui se trouve combinée dans le tissu osseux avec les sels calcaires. La combinaison des sels calcaires et de la substance organique est très-intime ; il en résulte un tissu transparent lorsqu'il est préparé en tranches assez minces. L'aspect granuleux de l'os est dû à la section des canalicules des ostéoplastes ; les lumières de ces canalicules ressemblent à des granulations.

Les ostéoplastes renferment dans leur intérieur un noyau plus ou moins ratatiné, mais qu'on peut démontrer à l'aide de divers réactifs. Pour le voir avec plus de netteté, il faut le colorer en faisant tremper des tranches minces de substance osseuse dans une solution de carmin.

L'ossification consiste donc dans la formation de ces cellules étoilées dans un tissu de la substance conjonctive qui s'imprègne de sels calcaires. Ce dernier élément, c'est-à-dire l'infiltration de la substance intercellulaire par les sels calcaires, ne suffit pas pour la constituer. Ce n'est pas une ossification qui se produit en pareil cas, c'est une simple calcification. On observe à l'état physiologique cette calcification dans le premier stade de l'ossification des cartilages de conjugaison, ou plutôt dans le stade qui précède l'ossification ; on l'observe aussi sur certains animaux, dans les tendons des membres inférieurs ; chez l'homme, c'est surtout à l'état pathologique qu'on a l'occasion de la démontrer : ce qu'on appelle l'ossification des muscles, des membranes fibreuses, n'est souvent qu'une simple calcification. Les tissus d'apparence osseuse qu'on rencontre dans certaines tumeurs, dans le testicule ou la parotide, ne contiennent que rarement des ostéoplastes, bien qu'ils naissent au milieu d'une substance cartilagineuse. Une véritable ossification peut cependant se produire dans ces différents cas ; dans la dure-mère, dans la plèvre, on rencontre généralement un tissu formé d'ostéoplastes. Souvent l'ossification et la calcification sont mêlées ; c'est même le cas le plus fréquent.

Le microscope peut seul trancher la question entre une ossification réelle et une ossification apparente ; mais il y a en outre
une troisième espèce de production calcaire qu'on peut déterminer à l'œil nu : ce sont ces concrétions de sels de chaux
qu'on rencontre au milieu des tissus pathologiques, et qui n'ont
aucune des propriétés de la substance organisée. Cette dernière
forme ne peut pas être confondue avec les deux autres; ce
n'est pas un tissu, c'est une matière inorganique qui est seulement tolérée.

L'ossification normale ne diffère pas des ossifications pathologiques d'une manière essentielle. L'ostéoplaste est le même dans
l'un et l'autre cas, mais la disposition du tissu est différente
cependant, et l'on ne retrouve guère dans les ossifications accidentelles la régularité et la symétrie qui caractérisent les
éléments des os normaux. Il faut tenir grand compte, du reste,
de l'âge du tissu, comme nous l'avons déjà constaté à propos
des ossifications hétérotopiques.

Que la substance osseuse soit compacte ou spongieuse, c'est
toujours le même tissu au fond ; mais ses éléments sont différemment disposés. La substance spongieuse est plus vasculaire,
des vaisseaux nombreux se distribuant dans les espaces médullaires. La substance compacte est parcourue cependant par un
nombre considérable de canaux vasculaires (canaux de Havers),
généralement dirigés dans le sens de la plus grande longueur de
l'os, mais communiquant fréquemment par des anastomoses
transversales. Les cellules osseuses sont rangées concentriquement autour des canalicules de Havers; elles forment là des
couches régulières qu'on distingue au microscope. Mais, indépendamment de ces couches propres à chaque canalicule, il y a
d'autres couches concentriques à l'axe de l'os: ce sont les
couches communes, qui sont interrompues dans leur continuité
par les systèmes des canaux de Havers.

Ces canalicules donnent passage aux vaisseaux. Les plus volumineux renferment également des cellules médullaires; l'examen des plus petits est trop difficile pour qu'on puisse y voir autre chose qu'un vaisseau; Virchow nie même la présence des éléments médullaires dans l'intérieur de ces canalicules étroits (1). Mais si, à l'état normal, on ne peut pas démontrer la présence de ces cellules, il n'en est pas de même à l'état pathologique, lorsque, sous l'influence de l'inflammation, le canalicule s'est élargi. Chez l'enfant, les canalicules sont plus larges que chez l'adulte. On trouve cependant à tout âge des points compactes où ils sont excessivement étroits : aussi vaut-il mieux émettre une proposition plus générale, et dire que les canaux sont plus larges dans un tissu osseux jeune que dans un tissu depuis longtemps ossifié. Dans l'ostéite, ces canaux augmentent notablement de volume; ceux qui étaient à peine visibles à la loupe avant l'invasion de la maladie deviennent apparents à l'œil nu, et peuvent acquérir la dimension des trous nourriciers normaux.

La surface des os est différente, selon qu'on la considère sous le périoste ou du côté du canal médullaire. Dans le jeune âge, les couches extérieures sont plus tendres, moins compactes que les couches internes qui limitent le canal médullaire. La surface sous-périostique est dans son ensemble plus régulière, plus unie; la surface médullaire est déchiquetée, inégale, parsemée du reste des cloisons incomplétement résorbées, bien que son tissu soit plus lisse et plus dur. La première est une couche qui se forme, la seconde une couche qui se résorbe. Ce n'est qu'en certains espaces limités qu'on trouve, à la face profonde de la diaphyse des os longs, des ostéoplastes disposés en couches concentriques communes, là où se déposent les couches nouvelles d'origine médullaire, pendant l'accroissement de l'os.

____

(1) *Pathologie cellulaire*, trad. Picard. Paris, 1858, page 69.

Ainsi constituée, la substance osseuse ne peut pas être étudiée sans les cellules médullaires qu'elle contient dans ses canaux de Havers. C'est, du reste, à ces éléments qu'elle doit la plus grande partie de son activité, car la portion compacte, qui ne contient presque pas de cellules médullaires intra-canaliculaires, jouit d'une vitalité très-lente et très-obscure. Aussi l'a-t-on regardée souvent comme tout à fait inactive dans la formation du cal et la cicatrisation des os. Elle devient, cependant, évidemment active, mais ce n'est qu'après avoir subi des modifications qui la rapprochent de la substance spongieuse.

Voyons, maintenant, comment se comporte cette substance osseuse quand on l'a dépouillée de son périoste ; nous verrons ensuite les effets de l'ablation et de la destruction de la moelle.

§ II. — Dénudation de l'os par l'ablation du périoste. — Effets de cette dénudation et reproduction du périoste.

Quand on dépouille de son périoste une portion de la surface d'un os, il ne s'ensuit pas pour cela la nécrose de la partie dénudée. Depuis longtemps on a observé sur l'homme des faits qui démontrent cette proposition, et au siècle dernier Tenon l'avait expérimentalement constatée, en étudiant comparativement l'effet des divers pansements sur des plaies avec dénudation du crâne, qu'il pratiquait sur les chiens. Cet expérimentateur croyait cependant qu'il y avait toujours exfoliation en pareil cas. Nous verrons plus loin ce qu'il faut penser de cette explication, qui n'est plus acceptable aujourd'hui.

La simplicité que nous avons signalée dans les suites de nos expériences de transplantation sur les lapins et autres mammifères, montre déjà que sur ces animaux la dénudation d'un os n'amène pas la nécrose. Nous avons fait cependant, dans le but spécial d'étudier le mode de régénération du périoste et les conséquences de son ablation, des dénudations plus étendues sur différents os. Nous avons tantôt dépouillé une face de l'os, tantôt toute la surface de la diaphyse. Ces opérations n'ont ni le danger ni la difficulté que leur attribuait Bichat.

Quelle que soit l'étendue de la dénudation, deux cas peuvent se présenter : ou bien la réunion de la plaie se fait par première intention, ou bien la plaie suppure. Étudions les phénomènes consécutifs dans l'un et l'autre cas.

1º Dénudations des os suivies de réunion par première intention.

Lorsque la réunion a lieu par première intention, il n'y a pas de nécrose évidemment ; la réparation de l'os commence immédiatement. Voici ce qui se passe, tant du côté des parties molles extérieures que du côté de l'os. Les parties molles extérieures se tuméfient, s'infiltrent de sérosité ; les cellules plasmatiques les plus voisines de la surface prolifèrent. Bientôt de toute cette surface s'élève une couche nouvelle due à la prolifération de ses cellules et à la formation de nouveaux vaisseaux. L'os ne subit pas de modifications sensibles pendant les deux ou trois premiers jours, mais, après ce laps de temps, il se vascularise par petits points ; les canaux de Havers, agrandis, laissent échapper de petites houppes de cellules proliférantes, qui se réunissent à la couche correspondante des parties molles.

Le périoste du pourtour de la plaie se tuméfie, et forme un bourrelet saillant qui avance peu à peu vers le centre de la dénudation. Au bout d'une vingtaine de jours, on trouve une membrane continue. Mais cette membrane n'est pas uniquement une expansion du périoste restant ; au centre elle se forme sur place ; elle est un produit de l'os lui-même et du tissu conjonctif environnant. Tout dépend de l'étendue de la plaie.

Lorsqu'il y a de petites plaies seulement, des dénudations linéaires et peu étendues, la membrane nouvelle est une expansion du périoste. A part ce cas, elle se forme sur l'os lui-même ; elle provient de la prolifération de la couche superficielle et de la fusion de cette couche avec les cellules plasmatiques du tissu cellulaire ou muscles qui le recouvrent. Ce n'est qu'à la périphérie que le périoste hâte la réparation, en lui fournissant des expansions cellulo-vasculaires.

Au bout de cinq ou six semaines, cette membrane est continue, résistante, fibreuse, plus épaisse que le périoste normal, extérieurement confondue encore avec le tissu cellulaire ambiant ; mais c'est déjà un véritable périoste.

Le temps que met cette nouvelle membrane à s'organiser est très-variable, du reste : chez les animaux jeunes, elle s'organise beaucoup plus rapidement que chez les animaux âgés. On peut dire que chez les premiers, la réunion s'opère immédiatement. Les parties molles paraissent quelquefois soudées à l'os dès le troisième jour. Chez les animaux adultes, il faut beaucoup plus longtemps ; la couche due aux parties molles extérieures recouvre l'os, mais sans lui adhérer ; il faut qu'il ait été préalablement vascularisé pour se prêter à une soudure complète.

Nous avons vu, dans les chapitres précédents, que le périoste produit de l'os, et nous voyons ici l'os produire le périoste à son tour. Voilà donc deux tissus qui peuvent se reproduire mutuellement : n'y a-t-il pas là une anomalie, une étrangeté au moins, et ne peut-on pas soupçonner la légitimité de notre interprétation ?

Il n'y a pas d'erreur, et il n'y a rien d'étonnant dans ce fait, qui nous semble tout naturellement s'expliquer.

Nous avons attribué les propriétes ossifiantes au périoste à sa couche ostéogène, à la couche de cellules embryonnaires qui se trouve à sa face profonde ; c'est à la même cause que nous attribuons la reproduction du périoste, et d'un vrai périoste, comme nous allons le démontrer, par le tissu osseux.

2° Mode de reproduction du périoste.

Quand on décolle méthodiquement le périoste, on enlève avec cette membrane une partie de la couche ostéogène sous-périostale, mais on ne l'enlève pas complétement; il en reste une portion adhérente à l'os, et comme ce sont là encore des cellules plasmatiques jeunes, disposées à la prolifération, elles ont la propriété de croître, de multiplier et de réparer la couche ainsi endommagée, sous l'influence de l'irritation apportée par l'opération elle-même.

Ces cellules en voie de s'ossifier, mais non encore envahies par le dépôt de sels calcaires, subissent immédiatement des modifications hyperplasiques : leur noyau prolifère se multiplie; il se forme une couche plus ou moins épaisse, dont les éléments profonds suivent la loi de leur développement régulier, tandis que les plus superficiels, s'unissant aux cellules plasmatiques fournies par les tissus ambiants, se transforment en une couche de tissu fibreux par le mécanisme de la formation des cicatrices, et le nouveau périoste est ainsi formé. Dans toute plaie, faite à une gaîne fibreuse ou cellulaire, la réparation procède de la même manière. Il y a prolifération des éléments conjonctifs de l'organe et des tissus voisins, puis organisation de ces cellules en tissu cellulaire lâche, ou en tissu fibreux, selon la nature de la couche à réparer. Quand on enlève une cloison musculaire, un feuillet aponévrotique, la partie enlevée se répare ainsi; elle est remplacée au bout d'un certain temps par une membrane fibreuse analogue, d'abord plus ou moins adhé-rente, mais qui finit par retrouver sa souplesse et sa mobilité.

La couche sous-périostale, formée par des cellules jeunes,

qui nous avait fourni l'explication de la production de l'os par le périoste, peut donc également expliquer la formation du périoste par l'os. La dénudation agit en irritant l'os, et en donnant ainsi un coup de fouet à la prolifération des éléments à demi-ossifiés de sa couche superficielle. La reconstitution du périoste s'opère d'autant plus vite, que ces cellules sont plus abondantes. Voilà pourquoi elle est beaucoup plus rapide chez les animaux jeunes dont le squelette s'accroît encore, que chez les animaux vieux dont l'accroissement est terminé.

Voici, du reste, une expérience qui nous démontre directement le rôle actif de la couche superficielle de l'os. Si l'on racle l'os de manière à enlever cette couche superficielle et à arriver jusque dans la substance compacte ou complétement ossifiée, on reconnaît que la réparation est beaucoup plus lente, plus incomplète; plus on racle profondément, plus on observe de lenteur dans la cicatrisation.

Cette reproduction s'opère cependant, mais il faut, pour cela, que la couche osseuse mise à nu ait eu le temps de se modifier, de se vasculariser, et que ses éléments propres ou contenus dans les canaux de Havers aient pu proliférer et se multiplier en assez grand nombre pour former une nouvelle membrane, où du moins se souder aux tissus voisins.

EXPÉRIENCE XV. — *Dénudation du périoste faite comparativement sur deux lapins de même âge. — Dénudation simple dans un cas, raclage de la couche superficielle de l'os dans l'autre ; retard considérable de la reproduction du périoste dans ce dernier cas.* — Nous enlevâmes sur deux lapins de huit mois un large lambeau du périoste tibial, mais sur l'un d'eux l'os ne fut pas entamé, tandis que sur l'autre sa surface fut ruginée de manière à enlever la moitié de son épaisseur. Opération faite le 18 novembre 1861.

Au bout de dix-huit jours, le périoste était déjà reproduit et partout distinct sur le premier lapin; sur le second, il n'y avait pas de périoste nouveau, l'os était encore blanc et présentait seulement un léger piqueté vasculaire. Sur les bords, le périoste tuméfié envoyait des expansions vasculaires, recouvrant une partie de la dénudation ; mais, au centre, les parties molles périphériques recouvraient seules l'os et lui étaient simplement accolées ou unies par des adhérences faibles très-friables. — La réunion de la peau s'était faite presque partout, excepté en bas, où se trouvait un petit espace encore ouvert, par où s'écoulait une sérosité sanguinolente. — En aucun point il n'y avait eu trace de nécrose, malgré la suppuration partielle de la plaie.

Quand on racle ainsi la surface du tibia sur des lapins tout jeunes, de deux à trois mois, la réparation ne tarde pas aussi longtemps. La couche la plus superficielle de l'os perd rapidement ses sels calcaires, et prend les propriétés des tissus mous. La prolifération commence plus tôt, et au bout de vingt à trente jours on trouve une couche continue et isolable à la place du périoste enlevé.

Nous avons fait du reste cette expérience sur les deux tibias d'un même animal, et sur les deux moitiés d'un même tibia. Toujours nous avons constaté les mêmes résultats, c'est-à-dire un retard de la reproduction du périoste sur la partie dont la couche superficielle avait été enlevée.

Tout concourt donc à démontrer l'explication que nous avons donnée de la reproduction du périoste. Laissez la couche sous-périostale, et la reproduction sera rapide ; enlevez-la par le raclage, la reproduction commencera très-tard. Choisissez des animaux jeunes, dont le tissu osseux revient facilement à l'état mou, vous aurez, au bout de peu de jours, une couche nouvelle ; prenez, au contraire, des animaux âgés, et le périoste se reproduira plus lentement.

Ces expériences ne se rapportent qu'au tissu compacte des diaphyses ; sur le tissu spongieux, l'ouverture des vacuoles pleines de moelle change les conditions de la cicatrisation, en mettant à nu des éléments mous aptes à proliférer immédiatement. Voilà pourquoi, sur les os plats du crâne, Tenon (1)

____

(1) *Mémoires sur l'anatomie et la physiologie : Troisième mémoire sur les os.* Paris, 1806.

a pu observer que les perforations multiples, pénétrant jusque
dans la substance du diploé, hâtaient la réparation de la plaie.
Nous reviendrons sur ce point dans notre seconde partie, en
traitant de la thérapeutique de la nécrose.

L'os étant recouvert par cette nouvelle membrane fibreuse,
nous devons nous demander s'il s'agit bien d'un véritable
périoste, et si ce n'est pas seulement un tissu cicatriciel cellulo-
fibreux analogue aux cicatrices de tous les tissus.

3° De la nature du périoste reproduit. — La reproduction du périoste peut
être indéfinie en tant que membrane cicatricielle, mais elle est très-limitée
en tant que membrane ostéogénique.

Pour résoudre cette question, nous n'avons qu'à procéder,
à l'égard de ce périoste secondaire, comme nous l'avons fait
précédemment à propos du périoste véritable; nous n'avons
qu'à le déplacer ou à le transplanter. Or, en prenant ce périoste
secondaire à six ou sept semaines, c'est-à-dire au moment où
il est assez résistant et assez épais pour être soumis à une dissection régulière, nous avons pu obtenir de la substance osseuse,
soit en le déplaçant, soit en le transplantant à distance.

EXPÉRIENCE XVI. — *Dissection et enroulement autour des muscles d'un
lambeau de périoste reproduit. — Ossification de ce lambeau, mais moindre que
pour le périoste normal.* — Sur un lapin de cinq mois, auquel nous avions
enlevé le périoste des faces antérieures du tibia, sept semaines (quarante-sept
jours) auparavant, nous pratiquâmes la dissection du périoste reproduit et
son enroulement autour des muscles de la jambe. — Le périoste reproduit
était plus épais que le périoste normal et plus adhérent à l'os. — Nous le
disséquâmes sur une longueur de 37 millimètres, en ayant soin de ne
prendre que du périoste reproduit. Opération faite le 10 avril 1860.
Au bout de quatre semaines, nous trouvâmes ce périoste ossifié, mais
l'ossification était moins considérable que nous ne l'obtenions avec un égal
lambeau du périoste normal. En certains points, l'os nouveau n'avait guère
qu'un millimètre de largeur ou d'épaisseur, tandis que du périoste normal
pris sur un lapin du même âge et disséqué sur la même étendue, nous a
donné un os de 3 à 4 millimètres dans le même sens.

En disséquant le périoste secondaire sur une étendue égale au lambeau du périoste primitif, on obtient des ossifications relativement beaucoup plus abondantes qu'en taillant le lambeau sur le centre de la dénudation. Dans le premier cas, ce lambeau comprend l'expansion du périoste ancien ; dans le second, il est surtout formé par le périoste développé sur l'os, aux dépens de l'os lui-même et des parties molles périphériques. Le périoste nouveau a d'autant plus les propriétés d'un vrai périoste, que le périoste ancien entre pour une plus grande part dans sa reconstitution.

En transplantant à distance du périoste ainsi reproduit, nous avons quelquefois réussi à obtenir de petits grains osseux ; mais ces ossifications étaient beaucoup moins abondantes que lorsque nous transplantions du périoste normal. Nous constations ici une diminution d'activité plus grande encore qu'après les enroulements, mais cependant les propriétés ostéogéniques persistaient encore dans une certaine mesure.

Puisque cette membrane nouvelle produit aussi de l'os par la transplantation, nous sommes en droit de la considérer comme un véritable périoste ; la propriété de fournir du tissu osseux par la transplantation étant, d'après tout ce que nous avons déjà exposé, la caractéristique du périoste.

Pour comprendre cette reproduction, nous recourons encore à la même explication. En disséquant ce nouveau périoste, on enlève une portion de la couche ostéogène qui s'est déjà reconstituée à la superficie de l'os. Comme, d'autre part, cette couche n'est pas enlevée en totalité, pas plus que dans les dissections du périoste primitif, on laisse encore à l'os le pouvoir de faire un nouveau périoste.

Mais cette reproduction est-elle indéfinie ?

On peut certainement dénuder un os à plusieurs reprises, enlever le périoste, et l'enlever encore après une troisième reproduction. Il se formera toujours une nouvelle membrane fibreuse; mais cette membrane fibreuse perd de plus en plus les propriétés du périoste. Ses propriétés ossifiantes diminuent graduellement; et, après avoir transplanté du périoste de troisième génération, nous n'avons pas obtenu de tissu osseux. Ce périoste se greffe, vit comme une membrane fibreuse, mais n'a plus le pouvoir de faire de l'os. L'irritation qu'éprouve l'os dans ces différentes opérations a pour effet d'activer la multiplication des cellules ossifiables; mais cette multiplication a une limite, et bien qu'au point de vue anatomique, ces cellules successivement formées aient les mêmes caractères, elles perdent à la fin la propriété de s'ossifier par la transplantation.

Nous avons transplanté à distance du périoste d'os hétérotopique, et nous n'avons obtenu que des ossifications insignifiantes et douteuses; le plus souvent même le périoste est resté tout à fait fibreux.

De cette série d'expériences, nous concluons que la reproduction du périoste, indéfinie en tant que membrane cicatricielle, est au contraire très-limitée en tant que membrane ostéogénique. Quelque réelle que soit l'activité de la couche superficielle de l'os, cette activité diminue, s'épuise ou change de direction, après une première dénudation. Les cellules nouvelles ne sont plus propres à l'ossification, lorsqu'elles sont éloignées de l'os. Sur place, cependant, si l'irritation continue, elles peuvent donner lieu à des productions ostéophytiques dépassant le niveau de la surface dénudée.

Nous devons étudier ici les modifications que subit l'os sur le lieu de la dénudation.

4° Modifications hypertrophiques des os dénudés.

Au niveau de la partie dénudée, l'os se vascularise, ses vaisseaux deviennent plus apparents, ses canalicules plus volumineux. Si on l'examine à l'état sec, il paraît comme rongé, ou finement grenu ; quelquefois de petites saillies ostéophytiques recouvrent sa surface. Il y a, sur toute son étendue, des signes indiquant la propagation de l'irritation, et profondément, des dépôts de matière osseuse se font au niveau de la dénudation dans le canal médullaire. Ces ossifications internes manquent quand l'opération n'a pas amené une irritation sensible, mais elles ont lieu généralement lorsque l'os a été raclé et par cela même plus violemment irrité. L'os s'épaissit ainsi à ce niveau, et sa solidité n'est pas compromise.

Après une seule dénudation, les dimensions de l'os ne sont pas notablement changées ; elles sont même généralement augmentées sur les sujets qui sont encore dans leur période de croissance par suite de l'irritation qui retentit sur l'ensemble de l'organe ; mais s'il y a eu des dénudations successives, il reste à l'endroit de la dénudation une dépression indélébile rendue plus évidente par l'épaississement qui se produit sous le périoste resté sain au pourtour de la plaie. Il se forme à ce niveau un bourrelet osseux, qui persiste plus ou moins longtemps.

Chez les jeunes sujets, on observe un épaississement de la totalité de l'os. L'os dénudé paraît plus gros que celui du côté opposé, mais souvent il n'y a là qu'une tuméfaction des parties molles et du périoste ; l'os, à l'état sec, est en effet plus mince au niveau de la dénudation, s'il a été dépouillé de son périoste dans toute sa circonférence, et plus épais seulement sur les limites de la partie dénudée.

Un fait qui paraîtra tout d'abord surprenant, c'est l'augmentation en hauteur des os qui ont été dénudés de leur périoste. L'irritation se propage à travers l'os jusqu'au niveau des cartilages de conjugaison. L'accroissement est activé, et, s'il s'agit du tibia des lapins, l'os peut acquérir une hauteur de 5 à

8 millimètres de plus que celui du côté opposé. Nous aurons occasion de revenir sur ce fait, mais nous devons le signaler dès maintenant pour indiquer que l'irritation de la substance osseuse est le phénomène capital qui accompagne ces expériences. Augmentation en épaisseur, augmentation en longueur, voilà les phénomènes que présentent les os des jeunes animaux, dont la diaphyse a été presque complétement dépouillée de son périoste; phénomènes inexplicables sans l'interprétation que nous en donnons, c'est-à-dire sans une irritation formative propagée à toute la substance de l'os.

5° Dénudations suivies de nécrose.

Examinons maintenant les cas dans lesquels la dénudation est suivie de la nécrose de la totalité ou d'une partie de la surface dénudée.

Quand l'inflammation envahit la plaie, que les bords et le fond suppurent, il y a une tuméfaction plus considérable des tissus; les lèvres s'écartent et laissent voir dans le fond l'os blanc, sec et non vasculaire. En pareil cas, au bout d'un temps très-variable (quinze jours en moyenne), il se détache une lamelle osseuse plus ou moins épaisse, rarement aussi grande que la dénudation. La cause de cette différence d'étendue se trouve dans la vascularité du périoste, qui assure la vitalité de l'os dénudé dans une zone plus ou moins large.

Il y a, dans certains cas, une exfoliation lamellaire à peine sensible; dans d'autres, un véritable séquestre. Ce séquestre met un temps plus ou moins long à se détacher, selon son épaisseur. Il se détache par le mécanisme qui opère la séparation de toutes les parties mortifiées. Au-dessous du point où s'arrête la nécrose, il se fait un travail d'absorption de la substance osseuse. Cette absorption ne s'opère que dans la partie vivante et qui doit rester vivante ; elle a pour résultat la transformation de la substance osseuse en une couche molle, vasculaire, qui s'agrandit de plus en plus, et forme une ligne sinueuse en rapport avec la distribution des territoires vasculaires de l'os.

Lorsque la séparation entre le mort et le vif est accomplie, le séquestre se détache. Quand il tombe, il laisse à découvert une surface vasculaire bourgeonnante ; l'os situé immédiatement au-dessous est ramolli, ses cellules décalcifiées ; la plaie marche alors vers une cicatrisation régulière.

Un nouveau périoste se forme en même temps, mais ce périoste reste longtemps adhérent à la cicatrice extérieure, et a plutôt les caractères d'une membrane inodulaire que d'un véritable périoste. L'os est déprimé à ce niveau, et cette dépression ne se répare pas ou ne se répare qu'incomplétement.

Ce résultat ressemble à celui obtenu plus haut, après des dénudations successives de l'os. La couche ostéogène a été détruite, ainsi que la couche osseuse sous-jacente, qui aurait pu la remplacer mieux que les couches profondes. Les phénomènes d'irritation générale de l'os : épaississement de la totalité de l'organe, allongement, dépôt de matière osseuse à l'intérieur, se retrouvent également, et toujours en proportion du traumatisme occasionné par l'expérience.

Lors donc qu'il y a nécrose, il se reforme un périoste ; mais contrairement aux cas où la réunion immédiate a eu lieu, ce périoste tient plutôt des membranes cicatricielles que du périoste primitif. Il reste fibreux, adhérent à l'os, et la reconstitution du tissu osseux se fait incomplétement à ce niveau ; la perte de substance n'est jamais comblée parfaitement.

Ici encore c'est dans la couche ostéogène que nous devons rechercher la raison du phénomène. Elle a été détruite par l'exposition à l'air de la surface dénudée, et n'a pu se reproduire que par le retour à l'état mou de la substance déjà ossifiée, phénomène qui a été d'autant plus lent que la substance osseuse était plus compacte.

Pour que la régénération du périoste se produise dans les conditions que nous venons de signaler, il faut que la dénudation s'opère dans la continuité d'un os; il faut en outre que cet os reste en rapport par ses extrémités ou ses bords avec les tissus qui lui sont normalement unis et dont les vaisseaux communiquent avec les siens. Sans cela, l'os dénudé s'atrophie et se résorbe en partie. C'est ce qu'on observe sur les moignons d'amputation ou sur les bouts d'os fracturés faisant saillie en dehors de la gaîne périostique. Dans le chapitre consacré aux fractures nous compléterons ces détails.

Par la manière dont nous venons d'interpréter la reproduction du périoste sur les os dénudés, on voit que nous faisons rentrer ce processus dans les lois générales de la cicatrisation des tissus. Il n'y a rien qui ne soit en rapport avec les faits connus de la prolifération cellulaire; il n'y a donc rien d'étrange ni de merveilleux.

La reproduction du périoste a été déjà étudiée avant nous, mais à un autre point de vue, par Macdonald, Kortum, Flourens. Macdonald l'avait signalée et décrite dans la réparation des os dénudés ou fracturés. Flourens (1) paraît avoir surtout envisagé cette reproduction du périoste au point de vue de la régénération des os, car il ne s'occupe pas explicitement du mode de réparation des os dénudés. Relativement à la régénération des os, il dit qu'après l'ablation d'une portion d'os garnie de

---

(1) *Théorie expérimentale*, page 70. « Le périoste détruit se reproduit donc, et une fois reproduit, il reproduit l'os. »

Quand l'auteur dit cependant : « On peut retrancher une portion de » périoste, elle se reproduit; on peut la retrancher encore, et elle se repro- » duit encore, etc. », il est probable que la proposition se rapporte aux dénu- dations simples des os.

son périoste, on voit se reproduire d'abord le périoste ; l'os serait ensuite reproduit par le périoste ainsi reconstitué. Nous ne pouvons pas partager ici l'opinion de l'éminent secrétaire perpétuel de l'Institut. Admettre que le périoste se reproduit dans ces conditions, c'est presque reconnaître qu'il est inutile de le conserver pour obtenir la régénération des os. Mais nous reviendrons plus loin sur ce fait. La différence essentielle qui existe entre l'opinion de Flourens et la nôtre, c'est que Flourens admet que le périoste détruit peut se reproduire quand l'os a été enlevé, tandis que pour nous, il ne peut se reproduire que tant que l'os qu'il recouvrait est conservé.

§ III. — Destruction et ablation de la moelle. — Réplétion du canal médullaire par une substance osseuse nouvelle.

Nous avons maintenant à étudier les résultats de l'ablation de la moelle, c'est-à-dire de la dénudation de l'os à sa surface interne. Ici nous avons dû faire des expériences nouvelles, car, malgré la similitude des titres, nos prédécesseurs n'avaient pas expérimenté dans le même sens que nous. Troja détruisait la moelle pour obtenir la reproduction des os, mais il arrivait à ce résultat en faisant nécroser le tissu osseux ; c'est à un autre point de vue que nous allons nous occuper de la destruction de la moelle.

Si l'ablation du périoste n'empêche pas par elle-même l'os de vivre, la destruction de la moelle n'amène pas non plus la nécrose. La moelle chez les jeunes animaux se reproduit très-vite et très-facilement après sa destruction. Dès 1816, Cruveilhier (1) avait constaté qu'en broyant la moelle au moyen d'un stylet enfoncé dans le canal médullaire, on ne retrou-

____

(1) *Essai sur l'anatomie pathologique*, 1816, et *Traité d'anatomie pathologique générale*, 1852, t. III.

vait, au bout d'un mois, plus de trace de cette dilacération ; la moelle avait tout à fait repris son aspect normal.

Nous avons fait plus que broyer la moelle ; nous l'avons enlevée, et nous avons constaté que son tissu se reproduisait très-rapidement et même très-complétement.

Voici comment nous procédons dans cette expérience : Sur le tibia d'un lapin, nous pratiquons deux trous à 4 ou 5 centimètres de distance. Par ces trous, nous introduisons un stylet flexible ou un petit pinceau de fil de fer. Quand la moelle a été broyée en tous sens, nous pratiquons avec une seringue à forte pression des injections d'eau, de manière à en chasser au dehors tous les débris. Quand l'eau sort claire, nous recommençons le broiement ; nous répétons les injections d'eau, et ainsi de suite, à plusieurs reprises, jusqu'à ce que la moelle nous paraisse complétement détruite. Nous réunissons alors la plaie. Cette opération a le plus souvent les suites les plus simples sur le lapin, le chien et le poulet. Si l'animal se trouve bien portant au moment de l'expérience, il ne s'aperçoit pas de cette opération ; il continue de marcher et de courir, avec danger cependant de se casser la patte, quand l'inflammation consécutive a altéré la solidité de l'os.

Sur certains animaux, cette opération est au contraire fort grave ; ils succombent généralement à une infection purulente, qui est quelquefois très-rapide. Tous les moutons sur lesquels nous avons pratiqué l'évacuation de la moelle ont succombé en deux ou trois jours ; plusieurs de nos lapins sont crevés dans les vingt-quatre heures (1).

____

(1) On peut lire dans l'édition italienne des œuvres de Troja, que cet expérimentateur avait ainsi détruit la moelle sur les chiens, et qu'il avait vu constamment périr les animaux au bout de quelques jours. Meding et Kortum avaient constaté des accidents semblables. Ces résultats sont en rapport avec ce que l'observation chirurgicale nous apprend chez l'homme. Les plaies

Après ce nettoiement du canal médullaire, divers résultats peuvent être observés sur l'os lui-même. Il peut y avoir nécrose d'une portion plus ou moins étendue du cylindre osseux; mais c'est là un cas qui nous paraît exceptionnel chez les jeunes sujets. Ce qu'on observe habituellement, c'est la reproduction de la moelle ou la réplétion du canal médullaire par une masse osseuse de nouvelle formation. Ce dernier résultat paraîtra surprenant à ceux qui, adoptant les explications de Troja, considèrent la destruction de la moelle comme produisant par elle-même la nécrose; mais nous verrons plus tard que la nécrose ne survient que lorsqu'on laisse séjourner des corps étrangers dans le canal médullaire.

Lorsque la moelle a été enlevée par le procédé indiqué, et que la réunion de la plaie extérieure a lieu par première intention, on constate les faits suivants en sacrifiant les animaux à divers intervalles. Il se fait d'abord un épanchement de sang

pénétrantes des os, avec broiement de la moelle, sont excessivement graves dans les hôpitaux, dans les camps et autres lieux peu salubres. L'histoire chirurgicale de toutes les grandes guerres le démontre, et récemment, lors des guerres de Crimée et d'Italie, les chirurgiens militaires Salleron, Tharsile Valette, Jules Roux, ont fait jouer le plus grand rôle aux inflammations de la moelle dans la production des accidents infectieux auxquels succombent les blessés. Sur les animaux, nous avons constaté que l'évacuation de la moelle est moins grave chez les jeunes que chez les vieux; chez ceux qui ont la moelle encore rouge, que chez ceux dont la moelle est déjà grasse. La décomposition putride de ce tissu, prédisposé d'ailleurs à la phlébite par la structure de ses veines, peut être la cause de ces accidents qui ressemblent à une véritable intoxication. Depuis longtemps on a signalé la gravité des suppurations du canal médullaire et le danger de la putréfaction de la moelle. J. L. Petit, Van Swieten, l'avaient déjà noté au siècle dernier; de nos jours, Chassaignac, Klose, Gosselin, etc., ont appelé l'attention sur ce point à propos des inflammations intra-osseuses spontanées. Chez les animaux, et en particulier chez les grands herbivores, mouton, cheval, les accidents généraux se montrent sans qu'on observe autour du membre de grands désordres : souvent même rien n'apparaît à l'extérieur qu'un peu de tuméfaction.

dans le canal médullaire ; ce sang se coagule, est résorbé peu à peu, et à mesure qu'il se résorbe, il est remplacé par du tissu médullaire de nouvelle formation.

Quelle est l'origine de ce tissu médullaire ? Il provient d'abord des portions de la moelle ancienne qui n'ont pas été détruites par le broiement et le lavage, et qui persistent surtout vers les extrémités du canal par delà les trous. Il est même impossible d'enlever la moelle à ce niveau, à cause des lamelles de tissu spongieux.

Cette reproduction de la moelle est très-rapide : quand on enlève, par exemple, le quart du contenu du canal médullaire du tibia sur un jeune lapin, la moelle restante se met à végéter, et au bout de cinq ou six jours il n'y a plus de vide dans le canal. La moelle est un tissu doué d'une activité végétative très-prononcée ; ses cellules prolifèrent avec une grande rapidité. Chez l'homme, après la trépanation du tibia atteint d'ostéite profonde, nous avons vu, au bout de huit ou dix jours, la moelle faire saillie au-dessus du niveau de l'os et former un champignon exubérant. Dans les cas où l'on a opéré sur les lapins ou les jeunes chiens une ablation de la totalité de la moelle diaphysaire, on trouve au bout de vingt-cinq à trente jours, le canal médullaire rempli, soit par une moelle nouvelle, soit par du tissu osseux. Cette dernière terminaison arrive surtout lorsque l'irritation traumatique a été provoquée par des manœuvres répétées ; le processus ne s'arrête pas à la formation de nouvelles cellules médullaires, il continue jusqu'à leur transformation en cellules osseuses. Cette ossification est quelquefois abondante, au point de remplir tout l'espace compris entre les deux perforations, mais elle n'est pas très-stable. Une fois formée, elle tend généralement à disparaître ; une nouvelle médullisation ne tarde pas à se produire, des vacuoles remplies de moelle se forment çà et là aux deux extrémités, et peu à peu,

par le mécanisme que nous avons déjà indiqué, la continuité
du canal médullaire se rétablit.

EXPÉRIENCE XVII. — *Évacuation de la moelle diaphysaire du tibia.* — *Fracture
accidentelle du tibia dix-neuf jours après l'opération.* — *Réplétion du canal
médullaire par une masse osseuse de nouvelle formation.* — Sur un lapin de
cinq à six mois, nous pratiquâmes deux perforations à 45 millimètres de
distance sur la diaphyse du tibia. — Par ces perforations, broiement de la
moelle et injections répétées. — La plaie se réunit par première intention;
mais au dix-neuvième jour l'animal, dans un mouvement brusque, se cassa
la patte à son tiers supérieur. — On le laissa vivre malgré cet accident
jusqu'au vingt-quatrième jour. — On trouva alors un abcès considérable au
niveau de la fracture, rempli de pus concret. Une coupe longitudinale de
l'os fit constater l'état suivant : L'os est fracturé au niveau de la perforation
supérieure; le canal médullaire, dans sa portion comprise entre les deux
perforations, est complétement rempli de substance osseuse nouvelle, finement spongieuse, qui, au premier abord, paraît compacte à cause de sa

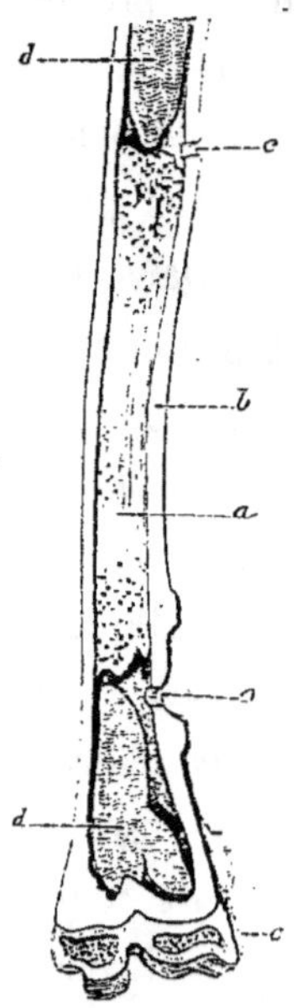

FIG. 5.

a. Masse osseuse de nouvelle formation remplissant le canal médullaire après l'ablation de la moelle
normale. — *b.* Couche compacte de la diaphyse du tibia circonscrivant le canal médullaire. —
c,c. Perforation par où la moelle a été évacuée. — *d,d.* Moelle persistant à l'état de tissu mou par
delà les perforations. Elle a été dessinée après avoir subi un commencement de dessiccation.

blancheur, mais est cependant assez friable. Au delà de la perforation inférieure, la moelle qui n'avait pas été broyée a presque son aspect normal.
Dans la partie supérieure de l'os qui a été séparée par la fracture, le canal
est rempli de pus. — Autour des perforations, la diaphyse est inégale,
épaissie, mais au milieu il y a peu de changements; cette dernière circonstance est due à ce qu'il y avait eu peu d'inflammation après l'opération ;
car lorsqu'il y a inflammation vive, on trouve des couches sous-périostales
de nouvelle formation. Nous reproduisons cette pièce dans la figure 5;
mais, pour rendre le dessin plus simple, nous avons fait supprimer la fracture, et nous avons fait représenter la partie supérieure de l'os comme s'il
ne fût pas arrivé d'accident. Toute la partie qui est au-dessus de la perforation supérieure est donc schématique.

La reproduction de la moelle ou du tissu osseux intra-
médullaire ne provient pas seulement des portions de moelle
laissées dans le canal médullaire, elle provient aussi de l'os
lui-même, ou plutôt des éléments médullaires contenus dans
les canaux de Havers. Ces canaux jouent ici le même rôle que
dans les dénudations superficielles de l'os, où nous les avons
vus fournir des houppes cellulo-vasculaires pour la reconstitution du périoste.

La paroi osseuse du canal médullaire devient donc ici active
sous l'influence de l'irritation, et elle est le point de départ
d'une partie de la masse osseuse qui doit prendre la place de
la moelle enlevée. C'est pour cette raison que lorsqu'il s'est agi,
dans le chapitre précédent, de préciser le rôle de la moelle,
et d'étudier son activité propre, nous avons regardé comme
insuffisantes les expériences de Troja, dans lesquelles la moelle
restait en contact avec la surface interne de l'os. Il était impossible de faire la part de chacune de ces deux sources d'ossification ; et comme il vient d'être prouvé que cette surface
interne produit de l'os sans le secours de la moelle centrale,
et même de l'os en abondance, on était en droit de lui rapporter tout le tissu osseux nouveau qu'on observait dans les
expériences du chirurgien napolitain.

La nécrose peut être le résultat des diverses opérations que nous venons de décrire ; elle est produite alors par l'inflammation qui suit la dénudation de l'os, plutôt que par la dénudation elle-même. Quand elle a lieu, le séquestre se sépare par le mécanisme qui a été déjà étudié pour les nécroses externes, et le canal médullaire se remplit ensuite de bourgeons vasculaires qui se réunissent, s'ossifient et se médullisent secondairement, comme les ossifications internes primitives que nous avons décrites.

Les expériences sur l'ablation du périoste et la destruction de la moelle nous démontrent donc que la substance propre de l'os peut devenir le point de départ de productions osseuses, au moyen des éléments mous (médullaires) contenus dans les canaux de Havers.

Il se peut, en outre, que ses éléments propres, c'est-à-dire les cellules osseuses, aient la propriété de proliférer sous l'influence de l'irritation, et de donner lieu à des ossifications consécutives, non pas directement, mais à la faveur des modifications qui font disparaître la substance calcaire.

Mais de même que la présence de la moelle et l'intégrité de la longueur de l'os sont nécessaires pour la reproduction d'un vrai périoste, de même il est nécessaire que le périoste soit conservé autour de l'os, ou du moins que la continuité de l'os ne soit pas interrompue dans sa longueur, pour que la surface du canal médullaire remplisse le rôle auquel nous venons d'assister. Chez les animaux très-jeunes cependant, la vitalité du tissu osseux est si grande, que l'os peut se réparer après cette double dénudation, et s'hypertrophier dans les parties laissées intactes. Voici une observation qui nous démontre cette possibilité.

EXPÉRIENCE XVIII. — *Dénudation du périoste et évacuation de la moelle pratiquées simultanément sur un jeune chien. — Réplétion du canal médullaire par un tissu spongieux de nouvelle formation ; pas de nécrose; hypertrophie des extré-mités de l'os laissées intactes.* — Jeune chien pointer, de trois mois à peine, opéré le 10 janvier 1862 ; bien portant avant l'expérience, placé ensuite dans de bonnes conditions hygiéniques. — Dénudation du tibia par l'ablation du périoste dans une étendue de 6 à 7 centimètres en longueur et sur la presque totalité de la périphérie. Perforation de la diaphyse en deux points à 5 centimètres de distance ; broiement et évacuation de la moelle par des injections d'eau. Réunion de la plaie par des points de suture. — A peine un peu de suppuration superficielle ; dix jours après tout paraît cicatrisé.

L'animal est sacrifié cinq semaines après, et nous trouvons le tibia opéré recouvert d'un nouveau périoste encore confondu avec les parties molles périphériques ; pas de trace de suppuration en dehors ou en dedans de l'os ; pas de nécrose sur aucun point de l'os. Le tibia est dans son ensemble, et surtout dans sa portion juxta-épiphysaire, plus volumineux que celui du côté opposé ; renflements inégaux sur le pourtour de la dénudation. Le canal médullaire est rempli par du tissu osseux spongieux non-seulement sur toute la longueur qui a été privée de sa moelle, mais un peu au delà, soit au-dessus, soit au-dessous.

Le tissu propre de l'os peut être considéré comme très-riche en vaisseaux ou très-peu vasculaire, selon le point de vue auquel on se place. Il a de très-nombreux capillaires, mais il n'a pas de troncs. La destruction simultanée de la moelle et du périoste, en détruisant leurs affluents, compromet gravement la circulation des capillaires. Il ne faut donc pas s'étonner de voir, en dehors des cas exceptionnels que nous avons cités, cette substance osseuse s'atrophier, ou du moins rester stationnaire (lorsqu'elle ne se nécrose pas), si l'on enlève à la fois et le périoste qui l'entoure et la moelle qu'elle contient.

Dans toutes les expériences que nous venons d'exposer, nous avons établi une différence selon l'âge du sujet et selon l'ancienneté du tissu osseux. Plus un tissu osseux est jeune, plus il a d'analogie avec les parties molles. Chez l'adulte, en effet, il y a des conditions tout autres pour la vie et le développement des cellules. Tous les faits que nous aurons à décrire dans la suite feront ressortir ces différences ; et si nous y revenons si souvent, c'est que là est le seul moyen de concilier les résultats en apparence contradictoires obtenus par divers expérimentateurs. Nous expliquerons aussi plus tard de cette manière la différence de certains résultats opératoires en chirurgie.

§ IV. — Composition chimique des os dans les divers états physiologiques.

Ce n'est pas seulement par sa texture que la substance osseuse nouvelle diffère de l'ancienne, c'est aussi par sa composition chimique. La substance calcaire est intimement combinée avec la matière organique dans le tissu osseux. De cette combinaison résulte un tissu spécial dans lequel on ne reconnaît plus de granulations calcaires distinctes. On ne peut pas dire cependant, dans le sens absolu du mot, que ce soit une combinaison chimique. Le propre de la combinaison chimique est de se faire en proportions toujours fixes, tandis que la substance osseuse paraît présenter quelques variations de composition. Mais si ce n'est pas une combinaison, c'est encore moins un mélange; les variations se font dans de très-étroites limites : or, s'il n'y a pas, à proprement parler, une combinaison en proportions définies, on peut dire qu'il y a une combinaison en proportions limitées.

Ce qui entretient l'incertitude sur ce point, c'est l'impossibilité d'analyser la substance osseuse chimiquement pure. On ne peut pas la séparer du contenu des canaux de Havers, et il est impossible de détruire isolément le contenu des ostéoplastes; voilà pourquoi on n'obtient jamais une analyse rigoureuse de la substance osseuse. Il est certain que les os des enfants et des jeunes sujets contiendront moins de matière calcaire que les os des adultes; mais c'est le tissu osseux, et non la substance osseuse, qu'on aura ainsi analysé. La substance compacte se prête plus facilement à l'analyse ; on peut, sur les os longs des animaux de taille moyenne, prendre des morceaux très-homogènes, et par cela même plus comparables.

C'est en agissant ainsi sur le tibia humain que Nélaton et Sappey sont arrivés à conclure que la substance osseuse est un composé défini. En incinérant des lamelles d'un gramme, prises sur des os à divers âges, ils ont obtenu 68 centigrammes de substance organique pour tous les cas. J. Davy, Bibra, Alph. Milne Edwards (1) sont arrivés à d'autres résultats. Friedleben, Fremy, ont signalé des différences de composition, selon les divers états physiologiques, et même selon les différents os d'un même individu. N'ayant pas fait sur ce point de recherches personnelles, nous ne pouvons mieux faire que d'emprunter au travail d'Alph. Milne Edwards, le plus récent de tous ceux que nous avons cités, les faits qui peuvent nous intéresser pour l'étude des questions dont nous nous occupons.

L'analyse chimique (2), comme l'analyse physiologique, démontre que le tissu osseux diffère, selon qu'il s'agit d'un sujet jeune ou d'un sujet adulte. On a trouvé non-seulement des différences relativement à la proportion de la matière inorganique prise en bloc, mais encore entre les divers éléments de

(1) *Études chimiques et physiologiques sur les os* (*Ann. des sc. nat.*, 1860).

(2) La proportion de la matière organique à la matière inorganique est en moyenne de 33 pour 100. La matière organique, dite cartilagineuse, que l'on obtient en dissolvant par des acides faibles les sels de chaux, est constituée par l'osséine (Robin et Verdeil), que quelques auteurs (Friedleben) ont considérée comme analogue à la chondrine. Alph. Milne Edwards a contesté cette manière de voir. Fremy a démontré que la gélatine obtenue par l'ébullition des os n'est autre que l'osséine modifiée ; elle a la même composition chimique. La matière inorganique des os est formée de phosphate de chaux, de carbonate de chaux et de carbonate de magnésie ; le premier de ces sels entre dans la proportion de 55 à 60 pour 100, le second 8 à 10 pour 100, le troisième de 1 à 2 pour 100. La proportion du carbonate de chaux par rapport au phosphate varie beaucoup, selon les divers états physiologiques et même selon les individus.

cette matière inorganique. Le carbonate de chaux est d'autant moins abondant, relativement au phosphate, que le sujet est plus jeune (Bibra, Milne Edwards); il en est ainsi des ossifications accidentelles artificiellement obtenues (cal, os nouveau formé dans le périoste). D'après Milne Edwards, cette prédominance du phosphate de chaux se rencontrerait toujours dans un os qui se forme, et spécialement au moment où son accroissement s'opère avec le plus d'activité. Le carbonate de chaux ne serait, d'après cet auteur, qu'un produit de la décomposition du phosphate par l'acide carbonique du sang, et se retrouverait en plus grande abondance dans les os soumis à une résorption active, dans le tissu spongieux, par exemple.

Dans le rachitisme (1), il y a diminution des sels terreux et de la graisse. Les célèbres expériences de Chossat avaient fait penser qu'on pouvait rendre rachitiques les animaux soumis à une alimentation insuffisante et'à la privation de sels terreux. Mais les analyses chimiques n'ont pas confirmé cette manière de voir; le rachitisme est une affection spéciale qu'il n'est pas en notre pouvoir de reproduire (Friedleben) (2). On a attribué la diminution de la matière calcaire à l'existence d'un acide en excès dans le sang, mais on n'est pas d'accord sur la nature de l'acide. Quant aux variations qu'on a signalées entre les différents os d'un même individu (Bibra, Fremy, Milne Edwards), elles ne peuvent être encore l'objet d'une vue synthétique; de plus nombreuses expériences sont nécessaires.

(1) *Die Pathologie und Therapie der Rachitis*, par von Rittershain. Berlin, 1862.

(2) Dans des expériences encore inédites, et que nous avons pu suivre de près, Léon Tripier a essayé de rendre rachitiques des animaux (chien, chat, poulet) soumis aux diverses causes qu'on présume pouvoir produire cette affection (alimentation insuffisante, humidité, nourriture exclusivement animale dans les premiers temps de la vie). Mais à l'examen anatomique et à l'analyse chimique, il n'a pas trouvé les lésions du rachitisme.

Alph. Milne Edwards ayant analysé le cal d'une fracture du tibia chez le chien, et un os de nouvelle formation, reproduit au moyen du périoste, provenant des expériences de Flourens, a trouvé les proportions suivantes :

	Tibia du chien.	Cal de ce tibia.	Tibia ordinaire.	Tibia de nouvelle formation.
Matière cartilagineuse. .	33,87	36,02	32,70	38,90
Phosphate de chaux, etc.	59,32	60,58	59,90	56,60
Carbonate de chaux. . .	6,81	3,40	7,40	4,50
	100,00	100,00	100,00	100,00

Des concrétions osseuses de l'arachnoïde lui ont fourni une proportion bien moindre de matière organique : 15 pour 100 seulement.

On trouvera dans quelques travaux récents des documents sur les divers sujets que nous venons de traiter dans ce chapitre. — Reinhold Bucholz, dans le mémoire que nous avons déjà cité, a étudié avec soin le mode de reproduction du périoste sur les os dénudés. Il décrit la structure des expansions du périoste périphérique et signale à leur face profonde de grosses cellules à noyaux multiples, comme on en trouve dans la couche ostéogène normale sous-périostique. — De Cristoforis, de Milan (*Dell' importanza del periostio nella rigenerazione delle ossa, nella pathologia e chirurgia loro, studi experimentali.* Milano, 1862. *Memoria onorata del premio dell' Acqua nel concorso dell' anno 1861*), a fait dans ces dernières années de nombreuses expériences sur les os. Indépendamment des résections dont nous nous occuperons au chapitre de la *Régénération des os*, il a détruit la moelle dans l'intérieur du canal médullaire et étudié la reproduction du périoste sur les os dénudés. Son mémoire a paru dans les *Annali Universali di medicina*, mai et juin 1862. Pour détruire la moelle, il perforait la diaphyse et introduisait par le trou un fil métallique, mais il ne vidait pas le canal médullaire. En enlevant le périoste il a vu tantôt la nécrose se produire, tantôt le périoste se régénérer; il a constaté le recollement du périoste détaché, même dans le cas où la surface de l'os avait été raclée. — Ranvier, dans sa *Thèse inaugurale*, signale la destruction du périoste sur le tibia des rats, comme n'amenant pas de changements dans la hauteur ni dans l'épaisseur de l'os. Ces animaux supportent si bien les traumatismes que l'irritation provoquée par l'opération a dû être insuffisante pour se propager jusqu'au cartilage de conjugaison.

CHAPITRE IV.

DES CARTILAGES ET DE LEUR ROLE DANS L'OSSIFICATION.

SOMMAIRE. — Aperçu sur les diverses variétés de cartilage. — Phénomènes intimes qui se passent dans le tissu cartilagineux au moment de l'ossification. — Rapports du cartilage et des autres éléments de la substance conjonctive. — Du périchondre. Transplantation de cette membrane. — Transplantation des divers cartilages.

Le cartilage est le quatrième tissu dont nous devons étudier le rôle dans l'ossification. Il existe comme élément transitoire dans la constitution de l'os, mais il joue un rôle des plus importants dans la production de la substance osseuse. Cette importance n'ayant jamais été niée, et la période cartilagineuse ayant été même longtemps considérée comme nécessaire à l'évolution de tout tissu osseux, nous croyons inutile d'insister sur ce point. C'est la partie de l'ostéogénie la plus étudiée, la mieux connue et la moins controversée, pour ce qui regarde du moins le nombre et le mode d'apparition des points osseux au milieu des masses cartilagineuses primitives. C'est dans le centre du cartilage que les points osseux apparaissent; et cette circonstance empêchait de méconnaître le rôle actif de ce tissu dans l'ossification. Mais si, au point de vue de l'anatomie descriptive, nos connaissances ont été poussées fort loin, il n'en est pas de même au sujet des modifications intimes qui se passent dans le tissu du cartilage; il y a là encore des questions pleines d'obscurité.

Tous les cartilages ne s'ossifient pas; il en est qui gardent indéfiniment leur structure; quelques-uns ne s'ossifient que dans un âge avancé. A ce point de vue, on les a divisés en cartilages temporaires et cartilages permanents. Les premiers comprennent le cartilage fœtal et le cartilage de conjugaison ; celui-ci n'étant que la dernière période de celui-là. Les cartilages permanents sont tantôt de vrais cartilages (cartilages diarthrodiaux), tantôt des fibro-cartilages (cartilages de l'oreille, ménisques interarticulaires du genou).

Ce qui caractérise essentiellement le tissu cartilagineux, c'est la formation d'une cavité autour d'une cellule dite cellule primordiale. Les cavités sont disposées d'une manière variable au milieu d'une substance fondamentale, dure, résistante, homogène ou fibroïde. Cette substance fondamentale est, d'après Virchow, un produit de sécrétion de la cellule primordiale (1). Le tissu cartilagineux peut provenir, d'après le même auteur, d'une modification du tissu conjonctif, dont les corpuscules s'enveloppent d'une cavité secondaire qui sécrète alors la substance fondamentale intermédiaire. Cette manière d'envisager le cartilage, qui s'appuie sur de nombreux faits d'histologie normale et pathologique, relie d'une manière très-intime le tissu cartilagineux et le tissu conjonctif proprement dit ; elle montre que le premier de ces tissus n'est qu'une des formes multiples de la substance conjonctive ; et en les rapprochant au point de vue du développement, elle nous fait comprendre comment ils peuvent se suppléer l'un l'autre. Nous avons déjà observé dans notre premier chapitre que les os hétérotopiques obtenus par la transplantation du périoste provenaient tantôt d'un tissu cartilagineux, tantôt simplement d'un tissu fibreux ; mais le peu de distance qui sépare ces deux tissus, quant à leur mode de développement, nous autorise de plus en plus à ne voir là qu'une différence secondaire au point de vue de l'ossification, ou bien une différence de degré dans l'activité des éléments ossifiables.

(1) *Pathologie cellulaire,* page 6.

Le point le plus controversé dans le développement du tissu cartilagineux, c'est la transformation des éléments du cartilage en ostéoplastes. C'est encore un sujet plein d'obscurité et qui divise profondément les micrographes. Il est difficile, en effet, de suivre ce processus sur l'os sain. On ne peut pas clairement démontrer la transformation directe, soit des cavités, soit des cellules cartilagineuses en ostéoplastes.

D'après Ch. Robin (1), les ostéoplastes dérivent des cavités cartilagineuses dont les corpuscules ou les cellules, selon le cas, se résorbent et disparaissent pour n'être remplacés que par un liquide clair. La cavité cartilagineuse peut se cloisonner de manière à donner naissance à plusieurs ostéoplastes. Dans cette théorie, les noyaux ou les cellules du cartilage jouent un rôle secondaire et sont destinés à disparaître. Pour la plupart des micrographes, au contraire, le contenu des cavités fait partie essentielle de l'ostéoplaste.

Kölliker (2), Virchow (3), et avec eux la plupart des micrographes allemands, ainsi que plusieurs histologistes français, Rouget (4), Morel (5), admettent la transformation directe de la capsule cartilagineuse en cavité osseuse. Ils n'ont pu démontrer le fait cependant à l'état normal, mais ils se fondent sur ce qu'on observe dans le rachitisme. En suivant l'ossification du cartilage de conjugaison sur des os rachitiques, Kölliker a vu la capsule s'épaissir, être envahie par les sels calcaires, puis se plisser en dedans de manière à figurer des sinuosités qui, peu à peu, délimitent des canalicules à mesure que la cavité de la capsule se rétrécit. La cellule cartilagineuse se trouve

(1) *Dictionnaire de médecine de Fabre.* Supplément, art. Ostéogénie, 1851.
(2) *Traité d'histologie.* Traduit par Béclard et Sée, 1856.
(3) *Pathologie cellulaire.*
(4) *Journal de la physiologie de Brown-Séquard*, 1858.
(5) *Précis d'histologie*, 1864.

alors renfermée dans la cavité osseuse, comme le corpuscule de tissu conjonctif lui-même dans les cas où l'ossification procède directement de ce dernier tissu. Ainsi englobée dans sa capsule calcifiée, la cellule se ratatine et devient de plus en plus difficile à délimiter, tout en restant démontrable cependant par certains réactifs.

Les faits sur lesquels s'appuient Virchow et Kölliker nous paraissent incontestables. On voit, en effet, dans le rachitisme, ce qu'ils ont figuré et décrit ; et l'on serait autorisé à induire de ce qui se passe dans cette affection à ce qui doit se passer normalement, si, comme le pensent ces auteurs, le rachitisme n'était qu'un arrêt pur et simple du développement de l'os. Mais il n'en est peut-être pas tout à fait ainsi, et bien que dans le rachitisme l'évolution de l'os soit arrêtée, rien ne prouve qu'il n'y ait pas quelque chose d'anormal dans le processus. Il est probable qu'il y a plus qu'un processus arrêté ; tout porte à croire qu'il y a un processus dévié.

Une troisième théorie, que nous avons déjà signalée au sujet des ossifications hétérotopiques, a été proposée par H. Müller (1), il y a quelques années. Cet auteur fait provenir les ostéoplastes de la moelle ou plutôt du contenu des cavités cartilagineuses, préalablement transformé en tissu médullaire. La substance fondamentale du cartilage se calcifie, mais ne se transforme pas en tissu osseux. Envahie la première par les sels calcaires, elle est destinée à disparaître par liquéfaction et résorption. Ce sont les cellules cartilagineuses transformées en cellules médullaires qui forment les ostéoplastes en se groupant en cercles concentriques. Le cartilage sert ici à l'ossification, non pas par sa substance fondamentale et ses capsules, qui se calcifient seulement et se résorbent ensuite, mais par ses cellules propres

____

(1) *Journal de la physiologie de Brown-Séquard.* 1858, page 801.

où le contenu de ses capsules. Ces cellules deviennent libres par le fait de l'absorption de la capsule calcifiée, elles prennent les caractères des tissus jeunes, prolifèrent, et une portion reste à l'état de moelle, tandis que l'autre se transforme en ostéo-plastes. C'est la théorie que Ranvier a généralisée dans ces derniers temps, en l'appliquant à toutes les formations osseuses.

Nous ne pouvons pas nous appesantir trop longtemps sur ce sujet, nous dirons cependant que nos recherches personnelles nous font nous rattacher à la théorie de Müller et Ranvier, pour l'ossification du cartilage de conjugaison que nous avons plus spécialement étudiée.

Cette théorie est celle qui rend le mieux compte des faits; elle explique la disposition concentrique des ostéoplastes; les cellules médullaires, contenues tout d'abord dans les aréoles de la substance cartilagineuse calcifiée, peuvent facilement prendre une disposition nouvelle en raison de la mollesse de leur tissu.

Le périchondre est cette membrane fibreuse qui entoure le cartilage, comme le périoste entoure l'os. Il a la plus grande analogie de structure avec le périoste, et, de même que le périoste fournit à l'accroissement de l'os par la transformation successive des cellules de sa face profonde, de même le péri-chondre sert à l'accroissement du cartilage par ses propres éléments, qui, de cellules plasmatiques, deviennent cellules car-tilagineuses par la formation d'une capsule périphérique et la sécrétion d'une substance intercellulaire. Il ne faudrait pas inférer de là, cependant, que l'os et le cartilage croissent de la même manière; nous verrons plus tard que l'accroissement du cartilage est à la fois interstitiel et périphérique, tandis que l'os croît au moyen des éléments superposés à sa périphérie. Ce qui rapproche encore le périchondre du périoste, c'est que tel tissu qui est un périchondre au début du développement de l'os, quand les épiphyses sont cartilagineuses, devient périoste un peu plus tard quand les épiphyses se sont ossifiées.

Nous avons fait quelques transplantations de périchondre des divers cartilages : périchondre épiphysaire, périchondre des cartilages permanents. Nous ne l'avons pas vu produire du cartilage par la transplantation ; celui des cartilages épiphysaires produit de petits noyaux osseux; celui des cartilages permanents reste fibreux. Il est vrai de dire que, dans la première série, nous n'avons examiné le résultat des transplantations que quatre ou cinq semaines après. Peut-être eussions-nous trouvé du cartilage en l'examinant plutôt; dans tous les cas, la transplantation hâte la transformation du cartilage en os, comme va nous le démontrer la transplantation du tissu cartilagineux lui-même.

Bien que le périchondre soit la seule partie vasculaire du cartilage, son ablation n'amène pas nécessairement la nécrose du tissu qu'il recouvre. Bichat (1) avait enlevé le périchondre du cartilage thyroïde sur des chiens et avait vu les tissus extérieurs se réunir directement au cartilage. Nous devons noter que le périchondre est beaucoup plus adhérent au cartilage que le périoste ne l'est à l'os. Il est extrêmement difficile de le séparer complétement ; après les dénudations, c'est des lames internes du périchondre laissées adhérentes sur certains points au cartilage que part tout d'abord la cicatrisation.

Nous avons transplanté les diverses espèces de cartilage pour voir s'ils continueraient de s'accroître et s'ils subiraient dans leur nouveau milieu, les modifications qu'ils éprouvent physiologiquement.

Un premier résultat à constater, c'est que le tissu cartilagineux, dépouillé de son périchondre, ne se greffe pas.

(1) *Anatomie générale : Syst. cartil.*

Le cartilage de conjugaison du radius des lapins, découpé en une rondelle entourée de son périoste, se greffe et s'ossifie. Mais ses cellules ne prolifèrent pas comme dans le développement normal de l'os. Le cartilage en s'ossifiant reste stationnaire et même diminue de volume. Une couche, d'un demi-millimètre d'épaisseur, du cartilage inférieur du radius qui, en six semaines, était destinée à produire une longueur d'os d'un demi-centimètre, n'avait nullement augmenté de volume après la transplantation; elle n'avait produit qu'une rondelle osseuse, ayant à peine un demi-millimètre d'épaisseur.

Expérience XIX. — *Ablation de la totalité du cartilage de conjugaison de l'extrémité inférieure du radius coupé en une rondelle bordée de son périoste. — Transplantation sous la peau de l'aine; ossification.* — Sur un très-jeune lapin d'un mois et demi environ nous découpâmes en rondelle le cartilage de conjugaison inférieur du radius. Le périchondre bordait de toutes parts le cartilage. Cette rondelle fut transplantée sous la peau du front d'un autre lapin. Opération faite le 28 mars 1863. Le 17 juin, c'est-à-dire quatre-vingts jours après, nous examinâmes le lambeau transplanté. Il était adhérent au tissu cellulaire ambiant; la greffe était complète, mais les adhérences moins solides sur les faces au niveau des sections du cartilage. Il avait l'aspect et la consistance du tissu osseux. Il était moins gros qu'au moment de la transplantation; il avait diminué surtout à son centre, et au lieu de représenter un segment de cylindre à bords plans, il représentait une lentille biconcave.

Cette greffe est bien différente de celle du périoste; outre que celle-ci réussit beaucoup plus souvent, elle donne un produit osseux bien plus volumineux; les cellules ont une activité végétative plus grande. Le lambeau cartilagineux, malgré la dureté de son tissu, est rapidement résorbé chez les jeunes sujets. Nous verrons, du reste, quand nous nous occuperons des greffes osseuses, que le cartilage de conjugaison subit presque constamment la dégénérescence graisseuse, bien qu'il ne soit pas isolé des autres parties de l'os. Dans la plupart des cas, nous n'avons trouvé qu'un tissu partiellement calcifié sans véritable ossification.

Le cartilage du sternum d'un poulet, transplanté sous la peau du ventre d'un autre poulet, fut trouvé, au bout de deux mois, à peu près tel qu'au moment de l'expérience. Son périchondre était parfaitement adhérent aux tissus voisins ; mais il n'y avait pas d'adhérence solide au niveau de la coupe du cartilage ; les tissus ambiants paraissaient simplement accolés ; il n'y avait pas de tissu osseux dans la masse cartilagineuse. La transplantation avait ici retardé l'ossification au lieu de l'avancer comme dans le cas précédent.

Chez de très-jeunes chiens et de très-jeunes poulets, nous avons aussi transplanté diverses portions de cartilage, mais elles ont été très-rapidement absorbées.

Un lambeau du cartilage de l'oreille, entouré de son périchondre de chaque côté, s'est greffé sous la peau et n'avait pas éprouvé de changement appréciable au bout de deux mois.

Quant aux cartilages diarthrodiaux, ils subissent avec plus ou moins de rapidité la dégénérescence granulo-graisseuse ; ils ne se greffent pas. Quelque jeune que soit l'animal en expérience, les cellules cartilagineuses perdent leurs propriétés végétatives par la transplantation.

La substance cartilagineuse ne se greffant qu'au moyen de son périchondre, toute portion de ce tissu qui a été dépouillée de sa membrane d'enveloppe est résorbée au bout d'un temps plus ou moins long, quand elle n'est pas l'occasion d'un abcès. Dans ce dernier cas, elle est éliminée avec le pus.

Nous verrons plus loin, en citant les expériences de Bert, qu'il n'en est pas ainsi chez tous les animaux, et que chez les rats, par exemple, le tissu cartilagineux transplanté prend une nouvelle activité.

CHAPITRE V.

DE L'IRRITATION TRAUMATIQUE DES DIVERS ÉLÉMENTS DE L'OS ET DES AUTRES TISSUS DE LA SUBSTANCE CONJONCTIVE.

SOMMAIRE. — Des effets généraux de l'irritation des divers tissus de la substance conjonctive. — Irritation du périoste; ossifications exubérantes. — Irritation du périoste des animaux âgés, et retour des propriétés ostéogéniques sous l'influence de cette irritation artificielle. — Irritation de la moelle et de la substance osseuse; ossifications intra-médullaires; absorption de la substance osseuse sous l'influence de l'irritation. — A la suite d'une irritation traumatique la nature du processus est déterminée à la fois par le degré de l'irritation et l'état de santé générale du sujet. — De l'irritation traumatique comme cause de l'ossification de certains tissus de la substance conjonctive qui ne s'ossifient pas normalement. — *Action de présence ou de voisinage* exercée par le périoste ou les autres éléments de l'os sur le tissu conjonctif environnant.

De l'ostéite et de la nécrose. — Mode de production de la nécrose. — Absorption des séquestres; séquestres vasculaires.

Nous avons, dans les précédents chapitres, étudié l'activité propre des diverses parties constituantes du tissu osseux; nous serons mieux à même maintenant d'apprécier ce qui revient à chacune d'elles dans les phénomènes complexes de la réparation des plaies osseuses, des fractures, et de la régénération des os. Mais, auparavant, il nous faut étudier en lui-même un élément que nous avons rencontré plus ou moins dans nos expériences, mais que nous n'avons pas observé isolément: nous voulons parler de l'irritation traumatique des divers éléments du système osseux. Nous devons aussi comparer cette irritation des tissus constituants de l'os à l'irritation des autres tissus de la substance conjonctive, afin de mieux comprendre les ossifications accidentelles ou pathologiques. Cette étude nous paraît importante pour nous rendre compte du développement accidentel des éléments anatomiques dans les divers processus. L'irritation artificielle d'un organe modifie la nature de ces processus, selon le degré auquel elle est portée. Toutes les fois qu'un os est intéressé dans une expérience, son tissu est plus ou moins irrité, et le résultat de cette complication inévitable est tantôt une augmentation de la substance osseuse, tantôt une diminution de cette substance.

L'irritation traumatique, que nous pouvons exercer sur les tissus vivants, au moyen des agents physiques et chimiques, produit des effets analogues sur les différents tissus de la substance conjonctive. Son premier résultat, comme l'a démontré Virchow (1), est l'agrandissement des cellules, la prolifération de leur noyau et la formation de nouvelles cellules; la substance intercellulaire n'est pas primitivement modifiée. Bientôt cependant, il y a une tuméfaction notable et un changement de coloration en rapport avec la perte de transparence de la substance intercellulaire et la formation de nouveaux vaisseaux dans son intérieur.

Mais ces modifications sont plus ou moins apparentes selon les tissus. Rapides dans les tissus composés de cellules jeunes et unies par une substance intermédiaire peu résistante, comme la couche profonde du périoste et surtout le tissu médullaire, elles sont beaucoup plus lentes pour les tissus fibreux et cartilagineux, plus lentes encore pour les éléments de la substance osseuse, inappréciables même dans le tissu osseux complétement formé. La consistance de la substance intercellulaire semble protéger les cellules contre l'influence de l'agent irritant; elle retarde du moins les modifications intimes qui vont se produire sous cette influence.

Une fois le processus commencé, diverses terminaisons peuvent se produire; ou bien les cellules et la substance inter-

______

(1) *Pathologie cellulaire*, quatorzième leçon.

cellulaire reviennent à l'état normal; ou bien le processus s'arrête, mais ne rétrograde pas, et il reste une induration chronique et une augmentation persistante du volume de l'organe. C'est dans ce dernier cas que la substance intercellulaire se sclérotise, se calcifie, et même qu'une véritable ossification peut se produire dans des tissus qui, normalement, n'étaient pas destinés à se convertir en os. C'est surtout à la suite des irritations lentes et longtemps continuées que cette terminaison a été observée. L'irritation peut aussi être poussée plus loin, et si elle porte sur un tissu riche en cellules, la transformation purulente se produit. Mais souvent avant que le tissu ait atteint ce stade, il est frappé de mort, il se nécrose; c'est ce qu'on observe spécialement pour le tissu osseux, prédisposé à la mortification par la disposition de ses capillaires enfermés dans des canaux étroits et inextensibles.

- Dans d'autres circonstances, une irritation chronique longtemps continuée amènera secondairement des processus régressifs, ou en d'autres termes l'altération granulo-graisseuse. Il y aura alors une usure graduelle du tissu, sa disparition par ulcération, c'est-à-dire par fonte de la substance intercellulaire et destruction successive des cellules.

Toutes ces terminaisons peuvent être observées dans l'irritation traumatique de la substance conjonctive, et il n'est pas de système qui en présente un tableau plus varié que le système osseux et ses annexes. Nous n'avons pas l'intention de décrire toutes ces formes; ce que nous voulons étudier surtout, ce sont les conditions et le mode de formation des ossifications accidentelles à la suite de l'irritation des divers tissus. Mais, comme nous devrons nous occuper de l'ostéite et de ses terminaisons, il nous paraît utile de faire remarquer, dès à présent, les relations histogéniques qui existent entre les diverses formes de cette maladie.

§ I. — Irritation du périoste et des autres éléments de l'os.

1° Irritation traumatique du périoste. — Retour des propriétés ostéogéniques du périoste des animaux âgés sous l'influence de cette irritation.

Le périoste peut être irrité directement ou indirectement. Dans le premier cas la cause traumatique agit immédiatement sur son tissu ; dans le second elle porte sur un tissu voisin ou sur un autre élément de l'os, et l'irritation se transmet au périoste par propagation. Les résultats de ces deux modes d'irritation ne sont pas identiques : l'irritation directe est souvent trop intense et suivie de suppuration ; l'irritation propagée, se trouvant déjà affaiblie lorsqu'elle atteint le périoste, est plus efficace au point de vue de l'ossification ; elle amène plus rarement des processus purulents. Examinons d'abord l'irritation directe ; l'étude de l'irritation indirecte se fera à propos de la moelle.

L'irritation limitée au périoste donne lieu à des productions osseuses en rapport avec l'étendue sur laquelle porte le traumatisme. Si l'on pique le périoste, si on le décolle avec un poinçon, il se produit une petite tumeur à ce niveau ; les éléments de la couche ostéogène prolifèrent, se multiplient. Si le décollement est plus considérable et l'irritation plus forte, il se forme un noyau cartilagineux et en définitive une masse osseuse, comme dans les déplacements et les transplantations des lambeaux périostiques ; la formation du cartilage est le signe d'une plus grande activité et s'observe surtout chez les jeunes sujets. En répétant la même irritation plusieurs fois de suite, à deux ou trois jours d'intervalle, on peut produire une masse osseuse nouvelle, une exostose relativement très-considérable. Lorsque l'irritation porte sur une surface étendue, elle retentit sur l'ensemble de l'organe. L'os se tuméfie, il y a des signes de périostite générale. On observe alors les effets que nous avons constatés après la dénudation du périoste : accroissement de l'os en longueur, en épaisseur; ossifications intra-médullaires correspondant au périoste dénudé. Nous voyons ainsi se confirmer l'opinion que nous avons émise dans le chapitre III, quand nous avons considéré l'irritation comme seule cause des phénomènes hypertrophiques qui suivent l'ablation du périoste.

En introduisant et laissant séjourner de petits corps étrangers sous le périoste, fils et plaques métalliques, on fait développer également des tumeurs osseuses à ce niveau; mais il arrive souvent que ces corps sont parfaitement tolérés et qu'il se forme une saillie à peine perceptible. Cette absence d'irritation s'observe lorsque l'opération a été faite sans désordre de l'os et sans lacération profonde du périoste.

Chez les jeunes animaux, les effets de l'irritation du périoste, épaississement, prolifération de sa couche profonde, production de substance cartilagineuse, sont très-rapides en raison de la structure de cet organe. L'irritation ne produit alors que l'exagération d'une propriété déjà existante. Mais chez les animaux âgés, il en est tout autrement; le périoste n'est, pour ainsi dire, plus actif; l'accroissement de l'os est terminé, et les phénomènes vitaux des cellules périostiques sont enveloppés d'obscurité. L'irritation traumatique a le pouvoir de faire renaître cette activité, et de redonner au tissu du périoste des propriétés analogues à celles de la jeunesse. Sous l'influence d'une irritation assez modérée pour qu'elle n'amène pas la suppuration, on voit le périoste s'épaissir, la couche ostéogène se reformer et de nouveaux dépôts osseux se produire. Ce processus est d'autant plus lent à s'établir que l'animal est plus vieux.

En décollant ainsi le périoste avec un poinçon sur la plus

grande étendue d'un os, on provoque sur toute la surface de l'organe des changements analogues, moins prononcés cependant là où l'irritation a été transmise par continuité de tissu, que là où elle a été provoquée directement par le décollement.

Ce fait nous servira plus tard pour faire comprendre comment le périoste des adultes peut être encore propre à la reproduction osseuse. A un âge où il ne sert plus à l'accroissement de l'os, où il n'a pas par cela même de couche ostéogène, il peut reprendre son activité sous l'influence d'une irritation traumatique ou spontanée. Mais il faut que cette irritation ne dépasse pas un certain degré. Quand on dissèque le périoste d'un sujet âgé et qu'on le laisse à nu dans le fond d'une plaie, il se gangrène si la plaie s'enflamme. Il est au moins le point de départ d'une inflammation suppurative et stérile sous le rapport de l'ossification. Si la plaie ne s'enflamme pas, ou bien si elle est le siége d'une irritation insuffisante, le périoste reste fibreux et tout à fait impropre à l'ossification. Si, au contraire, avant d'exposer le périoste à cette épreuve, on a imprimé une nouvelle vie à ses éléments cellulaires, si l'on a réveillé en eux les propriétés végétatives et proliférantes, on obtient alors un tissu qui, comme tous les tissus jeunes, est plus apte à éprouver les processus réparateurs.

2º. De l'irritation de la moelle et de la substance osseuse proprement dite.— Absorption de la substance osseuse sous l'influence de l'irritation de la moelle.

Si l'irritation traumatique du périoste amène souvent la suppuration, celle de la moelle, comme nous l'avons déjà fait observer, produit encore plus souvent cette terminaison. Mais lorsqu'elle est lente et modérée, ou qu'après avoir été aiguë elle se trouve sur son déclin, elle amène la transformation de la moelle en tissu osseux. Elle fait naître, par cela même, des propriétés nouvelles dans la moelle, tandis qu'elle avait seulement exagéré des propriétés déjà existantes dans le périoste.

Si l'irritation est plus intense, si elle est pratiquée sur un certain nombre de points, dans toute l'étendue d'un os long, elle se trahit extérieurement par des ossifications abondantes sous le périoste. On produit quelquefois des hyperostoses plus considérables, en faisant porter l'irritation dans l'intérieur du canal médullaire, que sur le périoste lui-même. Mais cependant c'est plutôt dans les os spongieux, à couche compacte mince et à tissu central aréolaire, que la rapidité de cette propagation du dehors au dedans doit être signalée.

EXPÉRIENCE XX. — *Perforation d'une côte sur un vieux cheval. Broiement du tissu spongieux.* — *Production osseuse sous-périostique énorme.* — Sur un vieux cheval, la dix-septième côte fut perforée au moyen d'un foret pénétrant dans le centre de l'os; avec un stylet flexible, on détruisit ensuite profondément les cellules du tissu spongieux. Cette opération fit en vingt jours doubler le volume de l'os sur une étendue de 12 centimètres; la côte avait pris à ce niveau la forme d'un fuseau d'un diamètre de près de 3 centimètres à son centre. Après avoir scié la côte selon sa longueur, on vit qu'elle était entourée d'une couche osseuse de nouvelle formation surajoutée à l'ancienne, épaisse de 7 millimètres en certains points du côté de sa face pleurale. Dans le centre de l'os, il y avait de petits foyers de suppuration; quelques portions de tissu spongieux paraissaient en voie de se nécroser.

Nous citons ce fait à cause de l'ossification surabondante qui s'était formée sous le périoste, et pour montrer avec quelle facilité l'irritation se propage de la moelle au périoste. Nous avons vu qu'elle pouvait suivre une marche inverse, mais d'une manière générale elle se propage plus facilement de la moelle au périoste que du périoste à la moelle.

Troja, dans ses expériences, obtenait la régénération des os par le même mécanisme; la destruction de la moelle, qu'il considérait comme le fait important pour faire reproduire un nouvel os, n'était en elle-même qu'un fait accessoire. Cette destruction n'agissait que par l'inflammation dont elle était suivie. Nos expériences d'évacuation de la moelle, que nous avons rapportées dans le chapitre précédent, l'ont, du reste, déjà démontré avec la plus grande clarté.

L'irritation de la moelle poussée très-loin, jusqu'à la suppuration, amène la nécrose de la totalité ou d'une partie de l'épaisseur de l'os : c'est le cas le plus fréquent et celui que tous les expérimentateurs ont observé en répétant les expériences de Troja. Mais il est une autre terminaison plus rare, qui ne s'observe que chez les jeunes animaux et que nous devons signaler ici, parce qu'elle nous montre un autre effet de l'irritation sur les éléments osseux : c'est l'absorption complète de la substance osseuse formée au moment de l'expérience. Au lieu de trouver un séquestre dans le canal médullaire, on trouve ce canal rempli de moelle et de pus. L'os ancien s'est complétement médullisé et résorbé, et cependant, il existe extérieurement un nouvel os beaucoup plus volumineux, formé par le périoste.

Expérience XXI. — *Irritation de la moelle par broiement sur un jeune lapin. — Suppuration intérieure. — Absence de nécrose. — Résorption et médullisation du tissu osseux ancien. — Formation sous le périoste d'un os nouveau plus volumineux.* — Sur un jeune lapin de deux mois, amputation du bras au tiers inférieur ; broiement de la moelle ; réunion de la plaie ; suppuration ; tuméfaction considérable du moignon. — Au bout de quinze jours environ (la date manque dans notre cahier d'expériences), l'animal creva. Nous nous attendions à trouver un séquestre, comme dans les expériences de Troja, mais, à la coupe de l'os, nous le trouvâmes rempli de moelle avec un petit foyer purulent au centre. L'humérus du côté opéré est deux fois plus gros que l'humérus sain du côté opposé. Il est formé par une coque mince remplie de tissu médullaire. Le tissu osseux ancien, formé au moment de l'expérience, a été absorbé, ou en d'autres termes s'est médullisé. On pouvait se demander si le séquestre n'avait pas été expulsé après avoir été détaché, mais les circonstances qui ont suivi l'expérience ne nous permettent pas d'adopter cette explication.

Dans ce cas-ci, le tissu osseux s'est comporté en présence de l'irritation comme un tissu mou; au lieu de se nécroser il s'est vascularisé et médullisé, et toute sa substance calcaire a disparu. Ce n'est pas le séquestre qui a été absorbé; nous verrons, dans un instant, que les séquestres de la nécrose ne s'absorbent pas ou s'absorbent d'une manière insensible; il n'y a qu'une portion vivante qui puisse perdre ainsi ses sels calcaires et se transformer en tissu mou.

Des faits semblables s'observent souvent dans les ostéites spontanées de l'homme et surtout de l'enfant. Nous avons vu des phalanges médullisées en une vingtaine de jours dans une grande partie de leur étendue, sous l'influence d'une ostéite aiguë. Il n'était point sorti de séquestre, et cependant, en examinant la pièce anatomique, on trouvait la phalange réduite à une lame mince et inégale, et remplacée sur le reste de son étendue par des bourgeons médullaires. Nous avons observé également cette espèce d'ostéite sur le tibia d'un jeune homme de quinze ans; le tissu osseux s'était résorbé et médullisé sous 'influence d'une inflammation, dans l'espace de deux mois; à part quelques points, où il s'était nécrosé, il était remplacé en grande partie par du tissu médullaire. Ribes (1) a décrit cette affection sous le nom de *carie aiguë*.

Si les effets de l'irritation artificielle se développent rapidement dans le tissu du périoste ou de la moelle, il n'en est pas de même dans la substance osseuse proprement dite; les changements y sont, d'une manière générale, très-lents et très-tardifs. La vie est très-obscure dans les cellules osseuses, tant qu'elles son au milieu de leur substance fondamentale, mais elle devient plus active et plus apparente dans certaines conditions.

(1) *Mémoires et observations d'anatomie, de physiologie, de pathologie et de chirurgie.*

Dans la substance osseuse, l'irritation produit aussi des effets différents selon son degré ; ou elle augmente immédiatement la quantité des ostéoplastes, ou elle produit d'abord une hyperplasie des cellules médullaires dans l'intérieur des canaux de Havers. Dans ce dernier cas, si le processus continue dans le même sens, la substance osseuse se résorbe, l'os se raréfie et du pus peut se former dans les parties préalablement médullisées.

Si l'irritation cesse avant d'être arrivée à ce dernier stade, la décalcification des cellules s'arrête et la formation des ostéoplastes reprend son cours. Les canaux de Havers, d'abord élargis, se rétrécissent par la transformation en ostéoplastes de leurs cellules médullaires, et cette réossification peut aller si loin, qu'à la raréfaction de l'os succède une véritable éburnation. L'éburnation apparaît alors comme la fin du processus et le mode de guérison de l'inflammation. Dans certains cas cependant, ainsi que nous l'avons indiqué plus haut, elle peut être primitive et se montrer comme l'effet immédiat d'une irritation chronique, lente et longtemps continuée.

L'irritation d'un des éléments de l'os se propage toujours aux autres, dans une certaine mesure, et s'étend plus ou moins loin. Il en résulte que, sur un même os, on peut observer tous les degrés et tous les genres des divers processus que nous venons d'énumérer. Ici, une médullisation exagérée ; là, une éburnation ; sur un point de la suppuration et de la nécrose ; sur un autre une exostose ou une ossification de la moelle. Ce sont là tout autant d'éléments ou d'accidents de l'ostéite. Les inflammations chroniques des divers os sur l'homme présentent très-fréquemment toutes ces altérations réunies.

Chez les jeunes sujets surtout, l'irritation se propage de l'un à l'autre des différents tissus de l'os. Elle se communique même au cartilage de conjugaison, ou du moins à la couche de ce cartilage qui est en voie de s'ossifier ; les éléments de cette couche prolifèrent avec une nouvelle énergie et il en résulte un accroissement de l'os en longueur.

Le cartilage de conjugaison n'éprouve pas les mêmes effets de l'irritation directe, produite par une plaie, un broiement ou une incision. Des piqûres multiples, traversant sa substance en tous sens ne produisent pas d'altération sensible; c'est un des tissus de l'économie les plus réfractaires aux irritations directes. Mais cependant si on le broie, si on le coupe en plusieurs sens, si même on ne fait qu'une incision qui le sépare complétement en deux, on arrête l'accroissement, ou du moins on diminue son activité : nous renvoyons, du reste, l'étude de toutes ces questions neuves et intéressantes au chapitre de l'accroissement des os. Nous constatons seulement ici que sous l'influence d'une irritation pratiquée à distance, le cartilage de conjugaison prolifère avec plus de rapidité et que la longueur de l'os en est augmentée. Ce fait s'observe très-fréquemment sur l'homme dans les os longs à la suite des ostéites diaphysaires.

L'irritation des tissus environnant l'os se communique au tissu osseux lui-même et en amène l'hypertrophie. Chez l'homme, on l'observe sur le tibia au-dessous des vieux ulcères; c'est là un exemple vulgaire et probant. Cette irritation peut être aussi la suite des pressions lentes, douces, mais répétées (exostoses des orteils). Une pression continue peut produire un résultat opposé : l'atrophie et l'usure graduelle du tissu osseux. C'est par ce mécanisme que se forment les cavités articulaires dans une fausse articulation ou plutôt dans une néarthrose, après une luxation non réduite, par exemple.

3° A la suite de l'irritation, la nature du processus est déterminée à la fois par le degré du traumatisme et l'état de la santé générale du sujet.

Tous les sujets ne réagissent pas de la même manière, à la suite d'un même degré de traumatisme. Si l'on pratique une opération semblable sur trois animaux différents, un décollement ou une forte contusion du périoste, par exemple, il pourra arriver que cette irritation du même tissu amène chez un la suppuration, chez un autre un simple épaississement de la membrane, chez un troisième enfin la formation d'une couche osseuse nouvelle. On a ainsi la démonstration expérimentale de ce qu'on observe tous les jours dans la pratique chirurgicale. L'état général du sujet, les conditions du milieu dans lequel il vit, sont des facteurs importants pour l'accomplissement d'un processus organique qui semble cependant tout à fait local.

Le même degré de traumatisme amènera une exostose dans un cas, un foyer purulent dans un autre. De sorte que l'agent qui nous sera le plus utile pour rendre les ossifications exubérantes est aussi celui qui peut les empêcher de se développer et les faire disparaître lorsqu'elles sont commencées. Ce ne serait point là un danger, si nous pouvions maîtriser cet agent; ce serait même une nouvelle arme que nous aurions en nos mains pour activer ou retarder la formation des ossifications accidentelles. Mais, malheureusement, en raison de la double influence qui les régit, en raison surtout de l'impossibilité où nous sommes de faire exactement la part des conditions propres au sujet, nous ne pouvons pas toujours diriger le processus à notre gré. Dans la seconde partie de cet ouvrage nous aurons à chaque instant à revenir sur ce point. Pour le moment, constatons que dans l'expérimentation les mêmes causes d'erreur subsistent, moins grandes, il est vrai, que dans les opérations sur l'homme, mais suffisantes cependant pour faire naître des contradictions apparentes, là où il n'y a, en réalité, que des différences de degré. Nous avons déjà, dans notre introduction, appelé l'attention sur ces difficultés d'interprétation, communes, du reste, à la plupart des faits biologiques, et nous nous en préoccupons d'autant plus que les expérimentateurs les ont généralement négligées.

Les productions hyperplasiques développées par une irritation traumatique se constitueront d'autant mieux en tissus de type physiologique, que les conditions de santé générale du sujet seront meilleures.

L'irritation traumatique, chez les individus cachectiques ou soumis à une influence morbide, amènera le plus souvent des processus purulents si elle est intense, et des processus régressifs si elle est lente et chronique. Ce que nous venons de dire ici à propos de l'irritation du périoste s'observera pour tous les autres éléments de l'os et, d'une manière générale, pour tous les tissus de la substance conjonctive.

§ II. — De l'irritation comme cause de l'ossification de certains tissus de la substance conjonctive qui ne s'ossifient pas normalement. — Action de présence ou de voisinage exercée par le périoste et les autres éléments de l'os.

Ce ne sont pas seulement les éléments de l'os qui produisent ainsi du tissu osseux sous l'influence de l'irritation; tous les éléments de la substance conjonctive sont aptes à éprouver ce processus.

1° De l'ossification des tissus de la substance conjonctive qui ne s'ossifient pas normalement.

La loi de ces ossifications accidentelles n'est pas encore bien connue; l'expérimentation ne nous fournit que des données incomplètes, et l'observation clinique nous apprend seulement que ces ossifications sont souvent un résultat éloigné ou un mode de terminaison de certaines phlegmasies chroniques. Tous les pathologistes ont depuis longtemps fait remarquer l'affinité du tissu cellulaire et de ses dérivés pour la matière calcaire.

L'infiltration de ces divers tissus par les sels de chaux sous l'influence de l'inflammation n'aboutit pas toujours à une véritable ossification, même dans les cas où on trouve l'aspect extérieur du tissu osseux ; c'est souvent une simple calcification ; quelquefois les deux processus sont mêlés, et l'on trouve du tissu osseux véritable à côté de masses qui ne sont que calcifiées.

Le rhumatisme qui amène dans les tissus fibreux et cartilagineux des lésions cellulaires du même ordre que celles qu'on observe après les lésions traumatiques, c'est-à-dire une hyperplasie de ces éléments, est une cause fréquente d'ossification accidentelle pour les ligaments, les capsules articulaires et les autres éléments des jointures. Certains sujets y ont une disposition toute spéciale ; ils présentent ce qu'on a appelé une diathèse phosphatique. L'état puerpéral, qui généralement favorise l'absorption de la substance osseuse et prédispose à l'ostéomalacie, semble dans quelques circonstances faire naître une tendance à la production des ostéophytes de la dure-mère. Les pleurésies, les péricardites, donnent lieu souvent à des productions osseuses, en forme de plaques plus ou moins épaisses. On rencontrera souvent chez les vieillards des ossifications accidentelles, sans qu'on puisse leur attribuer une cause quelconque.

Les traités d'anatomie pathologique ont enregistré des cas excessivement nombreux de ces ossifications accidentelles spontanées ou développées sous l'influence d'une phlegmasie interne ; signalons quelques cas d'ossification de cause traumatique qui sont plus importants pour la question qui nous occupe.

On a observé fréquemment l'ossification de plusieurs anneaux de la trachée sur des chevaux opérés de la trachéotomie, et auxquels on avait fait porter pendant longtemps une canule métallique. Le même fait a été signalé sur des enfants auxquels on avait été obligé de laisser une canule à demeure pendant plusieurs mois. Les plaies des cartilages costaux et surtout leurs fractures sont suivies de l'ossification périphérique du périchondre.

Les plaies des tendons ne donnent pas lieu à la formation de substance osseuse ; mais l'ossification de leur tissu est fréquente au voisinage des fractures ou des lésions des os. Rayer (1) a fait ossifier les tendons et les ligaments, en laissant séjourner des épingles dans leur tissu. A la suite des anciennes lésions traumatiques articulaires, fractures ou luxations, on constate des productions osseuses dans les capsules, les ligaments et les synoviales elles-mêmes. Parmi les tissus cartilagineux, il en est (cartilage du nez, de l'oreille) dans lesquels on observe très-rarement des ossifications accidentelles. Ces ossifications se rencontrent quelquefois cependant dans les expériences qu'on pratique sur ces divers tissus. Nous avons observé, pour notre part, un cas d'ossification du cartilage de l'oreille chez un lapin à qui nous avions enlevé une portion de cet organe en respectant le périchondre. L'opération avait été laborieuse, comme elle l'est, du reste, toujours en pareil cas ; les bords de la plaie du cartilage étaient irrégulièrement tailladés. Quelques parcelles étaient restées adhérentes au périchondre. Il n'y eut pas, à proprement parler, de régénération, ou du moins s'il y en eut, elle ne fut pas clairement appréciable ; il resta comme un vide, là où le cartilage avait été enlevé ; mais tout autour était un tissu bosselé, inégal, et de consistance osseuse. L'examen microscopique nous montra que nous avions là une véritable ossification ; les ostéoplastes étaient parfaitement distincts.

C'est la seule circonstance où nous ayons observé cette ossification ; nous avons pratiqué huit autres fois cette opération sur le chat ou le lapin, sans jamais constater rien de semblable.

____

(1) *Archives générales de médecine*, 1823. Mémoire cité.

Dans d'autres expériences, nous avons eu pour but unique de faire ossifier les divers tissus de la substance conjonctive, tendons, cartilages, muscles; nous les irritions par des perforations ou des dilacérations pratiquées en plusieurs séances, et nous n'avons pas obtenu d'ossification. Il est possible que si nous eussions persisté plus longtemps, si nous eussions irrité ces divers tissus, par exemple, tous les huit jours, pendant plusieurs mois de suite, nous eussions fini par obtenir quelques résultats positifs. L'analogie en fait concevoir la possibilité, mais l'absence d'ossification dans les circonstances où nous avons tenté de l'obtenir, suffit pour nous montrer que c'est là un fait anormal, qu'il n'est pas en notre pouvoir de reproduire, et sur lequel nous ne devons pas compter. Et cependant on observe fréquemment l'ossification de ces divers tissus, de plusieurs d'entre eux surtout, tendons, ligaments, gaînes musculaires, dans les fractures compliquées de plaie et dans les désordres profonds des membres intéressant le tissu osseux.

2° Action de présence ou de voisinage exercée par le périoste et les autres éléments de l'os sur les tissus conjonctifs environnants.

Des tissus qui ne s'ossifient pas, lorsqu'ils sont irrités seuls, sont susceptibles de s'ossifier lorsqu'ils sont irrités en même temps que le tissu osseux. Ils s'ossifient autour d'une périostite suppurée, et ils s'indurent simplement autour d'un abcès intermusculaire. Ils s'ossifient dans les fractures compliquées quand l'os est resté dans le membre, et ils gardent leur structure fibreuse quand cet os a été enlevé dans une expérience ou dans une opération chirurgicale. Nous aurons occasion de citer des exemples quand nous traiterons spécialement de la régénération osseuse; mais il importe ici de préciser les conditions de développement de ces ossifications accidentelles. Si un tissu ne s'ossifie pas lorsqu'il est irrité seul, et s'il s'ossifie fréquemment, au contraire, au voisinage d'un os irrité ou enflammé, il faut que la présence de cet os exerce une action déterminante sur la qualité des processus qui s'accomplissent autour de lui. Il faut que ses éléments propres, au moment où ils subissent une prolifération dont le dernier terme sera la formation d'un tissu osseux nouveau, exercent une action semblable sur les éléments provenant des tissus voisins. C'est là cette action que nous désignons sous le nom d'*action de présence* ou de *voisinage*, et qui n'est mise en jeu que par l'irritation.

J. Vogel (1) avait désigné sous le nom d'*analogie de formation* l'action exercée par un organe sur les produits nouveaux qui se forment autour de lui. «Si l'influence de cette partie prédomine, les parties nouvelles qui se produisent ressemblent à celles qui existent déjà, dans l'hypertrophie pathologique, dans la régénération, etc., tout aussi bien que dans la nutrition normale. » Nous devons signaler aussi que Meckel (2) avait déjà appelé l'attention sur cette loi que les formations pathologiques nouvelles ressemblent aux tissus normaux dans le voisinage desquels elles se trouvent. Ces lois sont plus ou moins hypothétiques ; on trouverait une foule de faits qui les contredisent, et nous n'acceptons pas les conséquences qu'on pourrait en tirer. Vogel était, du reste, partisan de la théorie de l'exsudat ou du blastème, qui régnait à son époque, et nous nous sommes raillé à la théorie de la formation des tissus par la prolifération cellulaire. Nous ne pouvons donc pas entendre le fait de la même manière et nous devons recourir à une autre interprétation.

Autrefois, du temps de Haller et de Troja, on aurait proba-

(1) *Anat. path. gén.* Trad. par Jourdan, p. 103.
(2) *Anat. path.*, t. II, p. 213.

blement invoqué l'effusion du suc osseux dans les diverses éraillures du foyer d'une fracture ; plus tard on aurait fait jouer ce rôle à la lymphe coagulable ; dans ces derniers temps encore, on aurait pu y voir un blastème exsudé, pénétrant plus ou moins loin dans les tissus voisins, Aujourd'hui nous ne pouvons admettre aucune de ces théories et nous préférons renoncer à toute explication. En admettant une action de présence, nous constatons seulement un fait, et nous n'avons pas la prétention de l'expliquer.

En résumé : des divers tissus de la substance conjonctive, il n'y a que le périoste et certains cartilages qui produisent du tissu osseux sans irritation; mais l'irritation augmente dans le premier et accélère dans le second (tout en les diminuant pour l'avenir) les propriétés ostéogéniques.

Quant aux autres tissus, moelle centrale des os, substance osseuse proprement dite, il faut qu'ils soient irrités pour qu'ils se changent en tissu osseux ou en produisent du nouveau.

Les autres tissus fibreux ou membraneux, ligaments, tendons, cartilages permanents, peuvent produire aussi du tissu osseux à la suite d'irritations continues et répétées, mais ils en produisent accidentellement, exceptionnellement, à moins qu'ils ne soient en contact avec le périoste irrité; cette ossification d'ailleurs est sous l'influence de causes que nous ne pouvons ni prévoir ni calculer d'avance.

§ III. — De l'ostéite et de la nécrose.

Nous venons de voir qu'on peut expérimentalement reproduire plusieurs formes d'ostéite, en variant les conditions d'âge du sujet et les procédés d'irritation. Nous pourrons tirer de ces observations la théorie des diverses altérations que présente l'ostéite traumatique chez l'homme, et en complétant plus tard ces données par l'observation clinique, nous interpréterons, d'une manière rationnelle, les formes complexes de l'ostéite spontanée. L'inflammation spontanée des os chez l'homme survenant très-fréquemment, à l'état chronique, sur des parties déjà modifiées dans leur texture par une affection diathésique, nous aurons quelques différences à signaler ; mais les processus fondamentaux sont les mêmes ; la raréfaction, l'éburnation, la nécrose, procèdent absolument de la même manière. Les lésions nécrobiotiques ou regressives les compliquent, tantôt à titre d'affection primitive, tantôt à titre d'affection concomitante, d'autres fois, enfin, comme lésion secondaire et résultat indirect. C'est dans les éléments cellulaires mous de l'os, cellules médullaires, couche ostéogène du périoste, contenu des canaux de Havers, qu'on trouve le siége primitif ou principal de la phlegmasie ; les cellules osseuses n'y participent que secondairement. Elles subissent l'altération granulo-graisseuse, la seule qu'on puisse du moins y constater nettement. Mais dans certains cas d'affection diathésique, l'altération granulo-graisseuse paraît exister primitivement ; et le meilleur moyen de ramener l'activité dans les cellules, c'est de les soumettre à l'influence d'une irritation directe traumatique. En provoquant une irritation franche on pourra combattre efficacement leur tendance à la nécrobiose.

1° De la nécrose et de ses rapports avec l'ostéite.

La nécrose se produit quand la circulation cesse dans une portion osseuse ; cet accident survient de plusieurs manières, à la suite de la destruction et de l'oblitération des vaisseaux. Les nombreuses expériences que nous avons faites précédemment nous montrent que la destruction des vaisseaux n'a pas l'importance qu'on lui a longtemps supposée ; la circulation se rétablit

facilement dans les portions d'os dénudées, lorsqu'il s'agit d'un
sujet jeune. Nous avons détruit les vaisseaux nourriciers, et
la vitalité de l'os n'a pas été compromise ; nous avons enlevé
isolément ou simultanément le périoste et la moelle, et l'os
a encore continué de vivre. La circulation se rétablit rapidement quand l'os ne s'enflamme pas, quand les vaisseaux capillaires ne s'oblitèrent pas consécutivement. L'inflammation est
la véritable cause de la nécrose ; en produisant des obstructions
capillaires, elle empêche la circulation de continuer dans les
parties dénudées.

La structure des os prédispose à cette oblitération des
capillaires sous l'influence de l'inflammation. Enfermés dans des
canaux étroits et inextensibles, ces vaisseaux ne peuvent se prêter
aux modifications que subit tout tissu enflammé. Dilatés par
les globules sanguins accumulés dans leur intérieur, ils s'étran-
glent eux-mêmes contre la paroi du canal qui les contient. Il
ne peut pas se former de nouveaux vaisseaux à cause de la
dureté de la substance osseuse et de la lenteur des modifications
qu'elle est apte à subir. C'est seulement dans un os déjà ramolli
que des vaisseaux collatéraux peuvent s'établir ; dans l'inflammation aiguë qui suit une dénudation, cette formation est
impossible. Tout cela explique pourquoi le danger de la nécrose
est, toutes choses égales d'ailleurs, proportionnel à l'étroitesse
des canaux de Havers. Elle est plus fréquente pour une même
lésion chez l'adulte que chez l'enfant, dans un tissu osseux
vieux que dans un tissu osseux de nouvelle formation ; et si l'on
observe, en réalité, plus de nécroses dans l'enfance, c'est qu'à
cet âge les inflammations osseuses, prises en masse, sont beaucoup plus fréquentes que chez l'adulte.

D'après cette idée, on voit que la réunion immédiate de la
plaie, en évitant l'inflammation, prévient aussi la nécrose. L'os
laissé à nu dans le fond d'une plaie et exposé à l'air, ou bien

mis en rapport avec des pansements irritants, se nécrose parce qu'il s'enflamme à ce contact ; aussi, après les dénudations, quand on veut éviter la nécrose, la seule règle est-elle de prévenir l'inflammation, comme nous le verrons plus tard. Les explications que nous venons de donner ne doivent pas nous faire perdre de vue le danger des larges dénudations, surtout chez les adultes ; elles nous font voir seulement en quoi les théories anciennes sur la nécrose étaient incomplètes.

Après les expériences de Troja, nous le répétons, la nécrose ne survient pas selon que la moelle est plus ou moins détruite ; c'est en proportion de l'irritation occasionnée par le traumatisme. Si l'on se contente d'enlever la moelle, la nécrose n'aura pas lieu ; elle se produira, au contraire, si on laisse séjourner des corps étrangers qui entretiendront une irritation permanente.

Nous avons déjà fait remarquer que, même après de larges dénudations, la nécrose n'atteignait pas toute l'épaisseur de l'os dans la diaphyse des os longs. Voici une expérience et une figure qui le démontreront ; elles nous feront voir en même temps les couches de renforcement dues à l'ossification de la moelle, qui se forment à la face interne de l'os et qui l'épaississent notablement à ce niveau. Les phénomènes d'irritation de l'os et l'ossification interne surviennent dès le début, avant même que le séquestre ne soit nettement distinct à la coupe de l'os, et bien longtemps avant qu'il ne soit séparé.

EXPÉRIENCE XXII. — *Dénudation périphérique de la diaphyse du tibia. Enveloppement de cette diaphyse par un morceau de calicot ou une lame métallique. — Nécrose d'une partie de l'épaisseur de l'os ; ossification intra-médullaire renforçant la paroi diaphysaire, d'autant plus abondante que l'irritation a été plus intense.* — Nous avons enlevé le périoste autour du tibia, dans une étendue de 5 centimètres, sur deux lapins de cinq mois. Le périoste enlevé, nous avons, sur un des lapins, entouré l'os d'une lame d'argent repliée sur elle-même et maintenue en place par des fils métalliques passés tout autour. Sur l'autre lapin nous avons remplacé la lame d'argent par un morceau de calicot. C'est dans un but spécial que nous avons varié ainsi l'expérience ; les corps métalliques étant mieux tolérés par l'organisme que les corps organiques, nous devions avoir dans nos deux expériences deux degrés d'irritation produits par ces corps étrangers. Le lapin qui avait la lame d'argent a à peine suppuré ; celui qui avait le morceau de calicot a fourni une très-abondante suppuration. Ces deux lapins ont été tués trente jours après. Leur tibia avait éprouvé des modifications analogues. Au niveau de la dénudation, là où l'os était entouré par l'enveloppe d'argent ou de toile, le tissu osseux était d'un blanc mat, sans vaisseaux apparents. L'os ne s'était pas accru en épaisseur, extérieurement du moins. Les parties molles étaient plus enflammées sur celui qui avait l'enveloppe de toile. Le tibia ayant été scié en long, voici ce que nous avons pu constater.

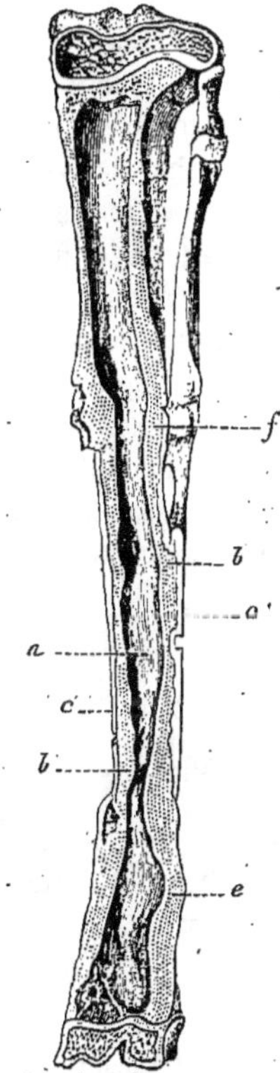

Fig. 6.

a. Cavité médullaire rétrécie par le dépôt de matière osseuse sur sa paroi. — b. Couche osseuse épaisse formée en partie par la couche interne de l'os ancien et les couches nouvelles qui se sont déposées en dedans. — c. Couche externe nécrosée, mais encore adhérente. — e, f. Portions du tibia sur les limites de la dénudation qui ont éprouvé un épaississement hypertrophique.

L'os qui, extérieurement, n'avait pas augmenté de volume, a subi un épaississement considérable aux dépens de son canal médullaire. Au niveau de la dénudation, son épaisseur est près de trois fois plus considérable que celle du tibia du côté opposé. La cavité médullaire est donc rétrécie à ce niveau; la moelle plus blanche et plus ferme qu'à l'état normal peut cependant être isolée dans toute la longueur de la cavité médullaire. La surface interne de l'os qui est lisse à l'état normal est parsemée d'aspérités en quelques points, sous forme d'aiguilles longitudinales, dans les interstices desquelles pénètre la moelle sans y adhérer très-intimement; elle y est cependant un peu plus adhérente qu'à l'état normal.

La coupe de l'os est ce qu'il y a de plus intéressant à étudier dans la pièce On y voit deux couches bien distinctes, surtout sur le lapin dont le tibia a été soumis à une irritation plus forte par la présence du corps étranger organique; c'est à ce lapin que se rapporte la figure 6. Extérieurement est une couche blanche *c* mate, sèche, nécrosée, distincte de l'interne *b* qui est évidemment vasculaire. Ces deux couches sont séparées par une ligne rouge un peu sinueuse et qui n'est autre chose que le commencement du sillon de séparation qui s'établit dans tous les cas de nécrose entre le mort et le vif. La portion nécrosée comprend en certains points la presque totalité de la substance osseuse déjà formée au moment de l'expérience; les couches les plus internes de l'os ancien sont cependant comprises dans la portion qui est encore vivante et qui s'est très-notablement épaissie. Sur la pièce qui a été entourée d'un corps métallique et soumise à une irritation moindre, la couche nécrosée est moins épaisse et surtout moins bien limitée. Il y a moins de productions osseuses intra-médullaires.

L'irritation occasionnée par la présence des corps étrangers a dépassé leurs limites; elle s'est étendue au-dessus et en dessous, comme l'indique l'épaississement de l'os à ce niveau.

La profondeur de la nécrose et l'abondance des ossifications médullaires ont été proportionnelles à l'intensité de l'irritation. Si nous n'avions pas mis de corps étranger, nous aurions eu très-probablement la réunion immédiate; ici encore, la nécrose a été un accident de l'ostéite.

2° De la vascularité et de l'absorption des séquestres. — De l'exfoliation insensible.

Si la nécrose est la mort de l'os, et si l'absence des vaisseaux est le signe de la nécrose, on s'étonnera que nous parlions de la vascularité des séquestres. Il n'y a pas cependant de contradiction dans notre esprit : pour nous, le mot séquestre n'est pas synonyme d'os mort; il veut dire partie séparée. En lui attribuant cette signification, nous ne lui rendons pas seulement son sens étymologique, nous faisons une distinction sans laquelle il nous paraît impossible de comprendre la mobilisation de certaines portions osseuses. Cette distinction nous paraît importante, car, contrairement à ce qui est admis et enseigné, la plupart des séquestres extraits dans les opérations chirurgicales sont encore vasculaires dans une zone plus ou moins étendue. Après cette observation, nous allons mieux comprendre les modifications que subit le séquestre, et nous pourrons concilier les opinions contradictoires émises sur ce sujet.

On a discuté beaucoup, en effet, pour savoir si les séquestres étaient absorbés ou restaient indéfiniment dans leur cavité : les uns ont admis l'absorption, les autres l'ont niée et même d'une manière absolue. Les expériences les plus connues en faveur de la dernière opinion sont celles de Gulliver (1). Cet expérimentateur, ayant introduit dans les tissus d'un animal vivant, et en particulier dans la cavité médullaire, des portions d'os, les trouva, au bout de plusieurs semaines et même de plusieurs mois, aussi volumineuses et aussi pesantes qu'au moment de leur introduction.

Ces expériences, que nous croyons très-exactes, ne doivent pas nous amener à une conclusion trop absolue, puisque les corps étrangers, même les plus durs, introduits au milieu des tissus, finissent à la longue par éprouver quelque altération. Des che-

______

(1) *Medico-Chirurgical Transactions*, 1838, t. XXI : *On necrosis, being an experimental inquiry.* Gulliver avait constaté dans plusieurs expériences l'adhérence de l'os introduit dans le canal médullaire avec l'os ancien et le tissu médullaire périphérique. L'os introduit était, dans certains cas, englobé dans une masse osseuse nouvelle.

villes d'ivoire plantées dans les os pour la cure des pseudar-throses, en sont retirées au bout d'un certain temps avec des signes d'érosion. Mais cette dissolution lente par les bourgeons charnus ne peut pas nous suffire pour expliquer les modifications des séquestres (1).

Quant à nous, il nous paraît évident que les séquestres subissent une absorption, mais lorsqu'ils sont encore vivants ; la portion morte ne s'absorbe pas sensiblement, elle est à peine modifiée par son séjour dans les tissus. Analysons quelques faits pour faire comprendre cette théorie. A la suite d'une périostite aiguë suppurée, avec propagation de l'inflammation à la moelle, une partie de la diaphyse d'un os long se trouve dénudée. Les parties centrales de cette diaphyse trop éloignées des vaisseaux sont frappées de mort immédiatement ; mais il n'en est pas ainsi aux extrémités, et la ligne de séparation entre le mort et le vif est très-longue à s'établir ; elle est très-sinueuse et affecte une direction irrégulière. Certaines parties conservent assez de vaisseaux pour entretenir une vitalité obscure, mais suffisante pour les empêcher de se nécroser. Ces parties subissent cependant des modifications ; elles se médullisent sur la limite de la portion tout à fait saine. Il se fait là une absorption de la substance osseuse et une production de moelle, qui ont pour effet de séparer peu à peu de l'os sain le tissu altéré, comprenant une partie qui est tout à fait morte et une partie qui jouit encore d'une vitalité obscure.

(1) Nous avons plusieurs fois observé cette érosion du tissu osseux sur des portions d'os que nous avions introduites sous la peau, entre les muscles ou dans l'intérieur d'une gaîne périostique, dans le but de les greffer. Au bout de deux à trois mois, dans diverses expériences, nous avons trouvé le tissu transplanté friable, ramolli, jaunâtre et en partie résorbé. Ces fragments osseux peuvent être même totalement résorbés à la longue, bien qu'ils soient enkystés ; c'est ce que nous avons constaté sur les poulets, les pigeons et les lapins. Ici, surtout, l'âge du tissu est important à noter : le tissu osseux jeune est plus vite résorbé ; le tissu osseux compacte résiste très-longtemps au contraire. (Voyez chapitre XIV.)

Ce séquestre, qui finit par se mobiliser, est ainsi vivant dans une certaine étendue : c'est cette partie qui se dissout, qui se résorbe, qui se médullise; et comme cette médullisation est lente en raison de la pauvreté de la vascularisation, il faut souvent des mois, des années même chez l'homme, pour qu'un séquestre de cette nature se détache. Nous avons souvent extrait des séquestres plusieurs années après l'apparition de l'ostéite suraiguë qui les avait produits. Ces séquestres étaient encore vasculaires sur une zone plus ou moins étendue, à l'une de leurs extrémités, aux deux le plus souvent. C'est sur cette zone seulement que s'exerce l'absorption qui réduit peu à peu le volume du séquestre. Sur la partie réellement nécrosée, l'absorption est nulle ou à peu près, s'il s'agit d'un tissu compacte, sensible ou du moins plus évidente, s'il s'agit d'un tissu spongieux et déjà altéré par la maladie. Les parties vivantes d'un séquestre disparaissent par le phénomène de la médullisation; la partie morte joue le rôle de corps étranger et subit seulement, par cela même, des modifications de nature purement chimique.

Gerdy (1) avait très-bien indiqué cette vascularité des séquestres dans la carie; c'est là, en effet, c'est-à-dire dans l'ostéite chronique suppurée, qu'on trouve des portions évidemment vivantes séparées du reste de l'os. Ce sont des masses de tissu spongieux encore vasculaires, ne tenant à l'os qui les renferme que par des vaisseaux ou de la moelle. Ces séquestres sont mobiles; on peut les enlever sans effort quand la cavité qui les renferme est mise à nu. Mais en les enlevant, on déchire des vaisseaux, et il s'écoule une certaine quantité de sang. En évidant certains os chroniquement enflammés, on retire des amas de moelle au milieu desquels se trouvent de nombreux

____

(1) *Maladies des organes du mouvement,* article OSTÉITE, page 151.

séquestres, friables le plus souvent, mais à tissu manifestement rosé, et par cela même vasculaire.

La présence des vaisseaux est le seul caractère qui permette de décider si un os est mort ou vivant. Dans un séquestre mort, le tissu osseux est tout à fait blanc, s'il s'agit d'une portion compacte et s'il ne s'est pas desséché à l'air. Le séquestre est au contraire gris jaunâtre, s'il est pris dans un os spongieux. La pénétration de l'air dans la cavité les colore en noir ou en brun noirâtre. Les fongosités peuvent quelquefois pénétrer un séquestre mort sans envoyer des capillaires dans son intérieur; mais en mettant alors la pièce sous un filet d'eau, on voit que les lamelles de tissu osseux qui la composent sont grises ou jaunâtres, et n'ont pas la couleur rosée du tissu spongieux vivant. A ce sujet, nous devons dire que nous nous sommes méfié de toutes les causes d'erreur; nous ne considérons comme vivant que le tissu osseux dont les canalicules de Havers sont parcourus par des capillaires. Sur plusieurs os ou portions d'os que nous avons enlevés tout récemment sur l'homme (phalanges, maxillaire, calcanéum), nous avons parfaitement constaté la vascularité et la teinte rosée des masses osseuses mobiles. Ces parties avaient été enlevées sans effort; elles tenaient uniquement par la moelle aux tissus périphériques.

Quand on pénètre avec un stylet dans l'intérieur d'une cavité creusée dans un os atteint d'ostéite, on ne peut pas reconnaître le degré de vitalité du tissu altéré. On constate seulement s'il y a une partie mobile, c'est-à-dire un séquestre. Ce n'est qu'après son extraction, qu'on peut dire si un séquestre est mort ou vivant. Dans un très-grand nombre de cas, nous le répétons, il y a dans un séquestre des portions mortes et des portions encore vivantes. C'est pour cela que certains séquestres sont si longtemps tolérés par l'organisme. Quand une portion d'os est tout à fait morte, elle occasionne une suppuration plus abondante, et l'élimination s'en opère plus rapidement.

La séparation des séquestres par le mécanisme de la médullisation périphérique s'opère, chez l'homme, dans d'autres circonstances que la nécrose ou l'ostéite suppurée. Dans le rachitisme, on trouve des portions osseuses centrales ainsi isolées au milieu de la moelle. Dans certaines tumeurs myéloïdes, on peut rencontrer des portions saines circonscrites de tous côtés par le tissu médullaire hyperplasié. Dans quelques ostéites chroniques non suppurées, des séquestres vasculaires plus ou moins gros se forment également par le fait d'une médullisation inégale et irrégulière. Sur certaines pièces osseuses ayant appartenu à de jeunes sujets, soumis à des inflammations osseuses répétées, nous avons vu plusieurs cylindres diaphysaires emboîtés plus ou moins régulièrement les uns dans les autres. Voici par quel mécanisme s'opère cette formation de couches successives. Une périostite se déclare, et il en résulte un dépôt osseux sous-périostique plus ou moins épais. Au bout d'un certain temps, cette couche de nouvelle formation se médullise de la profondeur à la superficie, sans qu'il se produise de changement apparent dans l'os ancien; on a déjà un cylindre emboîté dans un autre. Si alors une nouvelle périostite se déclare, il se forme un troisième cylindre engaînant. La figure 7 représente la coupe d'un péroné ainsi altéré.

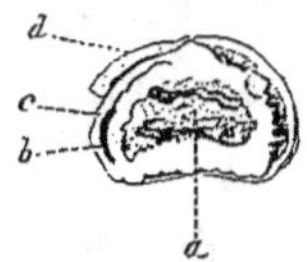

FIG. 7.

Coupe d'un péroné atteint d'ostéite et présentant plusieurs couches cylindroïdes distinctes (homme).

a. Masse centrale presque complétement isolée, due à une résorption incomplète des couches anciennes, au moment où le canal médullaire s'agrandissait. — *b.* Portion médullaire de la première couche pathologique. — *c, d.* Première et deuxième couches sous-périostiques; la dernière a été formée sous l'influence d'une périostite récente; elle se médullise déjà.

Le malade souffrait depuis plusieurs années d'une inflammation de cet os; il y avait eu plusieurs exacerbations dans le cours de la maladie.

On a discuté beaucoup autrefois sur l'exfoliation sensible et l'exfoliation insensible. On admettait qu'après la dénudation de l'os une couche se détachait, soulevée par les bourgeons charnus, et que l'os s'exfoliait à ce niveau. Tenon (1), qui avait parfaitement apprécié la valeur relative des divers pansements des plaies osseuses, commit l'erreur de croire qu'une exfoliation avait lieu dans tous les cas. Nous avons déjà incidemment combattu cette manière de voir, aussi n'aurons-nous que peu de choses à ajouter ici.

L'exfoliation insensible existe en ce sens que sur des dénudations osseuses exposées au fond d'une plaie, il peut se détacher, entre les bourgeons vasculaires qui partent des canaux de Havers, de petites lamelles osseuses presque imperceptibles. Mais il ne faut pas prendre pour signe d'une exfoliation les inégalités qu'on trouve sur une pièce sèche d'os enflammé ou cicatrisé après l'ablation du périoste. Ç'a été l'erreur de Tenon : ces inégalités sont dues à la résorption de la substance osseuse au niveau des canaux de Havers, ou plutôt des espaces réticulés qui les représentent dans les couches extérieures de l'os. La résorption de la matière calcaire se fait là comme sur la paroi des canaux de Havers; puis il s'opère tout autour de la dénudation un dépôt de nouvelle substance osseuse sous le périoste : cette saillie périphérique fait paraître plus grand l'enfoncement du centre.

Il faut donc s'entendre sur le mot exfoliation insensible. Il a été le plus souvent appliqué à la résorption du tissu osseux enflammé; mais il peut être accepté si l'on désigne par là une

(1) *Loc. cit.*, 1er mémoire.

exfoliation parcellaire, c'est-à-dire le détachement des séquestres pulvérulents qu'on rencontre à la surface des os dénudés et enflammés.

Parmi les travaux récents sur les modifications des séquestres, nous citerons les mémoires de W. Scovel Savory (*On the Absorption of dead bone*, dans *Medico-Chirurgical Transactions*, 1864, t. XLVII) et de Gmelin (*Dissertatio inauguralis*, Tubingen, 1862, et *Archiv für klinische Chirurgie*, de Langenbeck, 1863.). — Savory, voulant concilier les faits négatifs de Gulliver et autres expérimentateurs avec l'absorption incontestable des pointes d'ivoire enfoncées dans les os dans un but chirurgical, entreprit une série d'expériences dans lesquelles il chercha à se rendre compte de l'influence de la pression exercée par l'os, sur le corps étranger. En enfonçant des chevilles faites avec des morceaux d'os, dans des trous pratiqués sur le tibia des animaux vivants, il vit l'absorption de ces corps étrangers se faire en proportion de la pression exercée sur eux par l'os dans lequel ils avaient été plus ou moins violemment enfoncés. — Gmelin, ayant laissé séjourner des fragments osseux dans des foyers en suppuration, vit, comme Gulliver et Busch, que le pus n'avait aucune action sur eux au bout de huit ou neuf semaines. Il admet cependant l'absorption des os morts au contact des tissus vivants, absorption qui se fait comme celle de tous les corps étrangers. Billroth attribue cette dissolution à l'acide lactique des bourgeons charnus. — Relativement à l'importance des vaisseaux nourriciers pour l'entretien de la vitalité de l'os, nous rappellerons ici les expériences de Hartmann (*Archiv für pathologische Anatomie* de Virchow, t. VIII). Cet auteur avait vu la nécrose survenir après la destruction des vaisseaux nourriciers du tibia. Mais nos expériences sur la ligature des troncs nourriciers du fémur montrent que l'interruption de la circulation dans ces vaisseaux ne produit pas la mort de l'os, tant les anastomoses se rétablissent facilement. Il est probable que Hartmann irritait trop violemment l'os, et produisait une ostéomyélite suraiguë par le procédé expérimental qu'il employait.

CHAPITRE VI.

DE LA RÉPARATION DES PLAIES OSSEUSES ET DE LA FORMATION DU CAL.

Sommaire. — Des plaies osseuses en général et de leurs diverses variétés; étude synthétique de leur mode de cicatrisation. — Des fractures et de la formation du cal. — Fractures avec ou sans déchirure du périoste. — Fractures avec issue des fragments à travers la gaîne périostique; pont ou sautoir périostique intermédiaire; reproduction dans la gaîne périostique d'une diaphyse osseuse plus volumineuse que l'ancienne. — Fractures compliquées de plaie. — Théorie du cal; importance relative des divers éléments constituants de l'os. — Fractures des os dépouillés de leur périoste. — Modifications hypertrophiques des os fracturés; lésions des articulations correspondantes. — Perturbations apportées à la formation du cal par un excès d'irritation locale ou par des influences morbides générales. — Section des nerfs du membre.— Des décollements épiphysaires et de leur mode de cicatrisation. — Plaies et fractures des cartilages.

Les phénomènes de réparation des plaies osseuses ne sont autres que les phénomènes de nutrition normale, plus ou moins modifiés selon le degré d'irritation produit par le traumatisme. La marche de ces phénomènes peut être troublée par l'existence de conditions pathologiques générales ou locales.

Nous aurons donc, dans l'étude de toutes les lésions traumatiques des os, trois éléments dont il faudra tenir compte :

Des phénomènes de nutrition normale exagérés ou diminués.

Des phénomènes d'irritation.

Des conditions pathologiques qui peuvent troubler la marche régulière du processus, en changeant les conditions du milieu dans lequel il doit se développer.

§ I. — Des plaies osseuses en général et de leurs diverses variétés.

Quelque variées que puissent être les plaies osseuses quant à leur forme, à leur siége, à la manière dont elles ont été produites, elles doivent être étudiées d'une manière synthétique ; leur mode de réparation est le même, ou du moins les mêmes éléments sont mis en jeu.

Elles se réparent d'autant plus rapidement, qu'elles portent sur un tissu osseux jeune et vasculaire, c'est-à-dire sur un tissu osseux, qui revient facilement à l'état mou. La substance osseuse proprement dite ne se soude pas directement à un autre fragment de la même substance ; ce n'est que par les éléments mous, cellulaires, provenant du périoste, de la moelle ou des canaux de Havers, que la réunion s'accomplit. Or, plus ces éléments seront abondants, plus vite la réunion s'effectuera. Voilà pourquoi elle est beaucoup plus rapide chez les jeunes sujets que chez les adultes, sur les os vasculaires de la face et du crâne que sur la diaphyse des os longs, et pour un même os sur les extrémités spongieuses que sur la partie centrale compacte. La facilité de réparation de ces plaies n'est pas en rapport avec leur bénignité, car une inflammation suppurative peut rendre très-graves les plaies intéressant la substance médullaire des os ; mais pour le moment ce point de vue ne doit pas nous préoccuper.

Toutes les plaies osseuses peuvent produire l'ostéite, et consécutivement la nécrose ; il faut une dénudation très-étendue et l'exposition à l'air, pour que la mortification soit primitive ; mais notre précédent chapitre nous a mis à même d'apprécier le rôle de l'inflammation en pareil cas.

Les plaies osseuses qui méritent une mention spéciale sont les dénudations, les incisions, les perforations, les solutions de continuité produites par la scie, le trépan, le ciseau, les projectiles d'armes à feu, et puis enfin les fractures, qui, en raison de leur importance, devront nous occuper plus longtemps.

Les dénudations ayant été déjà longuement étudiées, nous n'y reviendrons que pour dire quelques mots sur le recollement du périoste. Cruveilhier avait déjà constaté (1) que le périoste décollé avec le manche d'un scalpel sur une large surface se recollait très-facilement à l'os. Ce fait, que nous avons souvent observé, est beaucoup plus marqué chez les jeunes sujets, dont le périoste est fourni d'une couche ostéogène abondante, que chez les adultes. La facilité de la réunion entre le périoste et l'os rentre dans cette loi de physiologie générale, d'après laquelle tout tissu se réunit plus facilement à un tissu de même nature ou à une autre portion du même tissu, qu'à un tissu de nature différente. Malgré la différence de densité et de consistance, le périoste est de tous les tissus celui qui se rapproche le plus de l'os. Mais si le périoste est le tissu qui se réunit le plus facilement à l'os par première intention, il n'est pas le seul. Nos précédentes expériences sur la transplantation l'ont déjà prouvé, et nous pouvons ajouter que sur l'homme nous avons pu le constater, après nos opérations d'ostéoplastie, non-seulement à la face et au crâne, mais encore sur le tibia, après la dissection d'un large lambeau de périoste, destiné à être transplanté sous la peau du front. Pour que cette réunion immédiate s'effectue, il faut que l'inflammation soit évitée ; avec la suppuration, la nécrose de la couche dénudée est à craindre, mais elle peut n'être que parcellaire et insensible.

Dans les plaies superficielles des os, qu'elles soient produites par la scie, par un poinçon, par un foret, le périoste est le principal agent de la cicatrisation. La plaie se répare d'autant plus vite, qu'elle est moins profonde ; le périoste étant plus vasculaire et plus propre à bourgeonner que les couches superficielles de l'os, et celles-ci plus que les couches compactes profondes. Le périoste se gonfle, s'insinue dans la plaie, et la comble si elle est étroite. Il forme là un bouchon qui se durcit, se sclérotise,

(1) *Essai sur l'anat. pathol.*, 1816, et *Traité d'anat. pathol. gén.*, 1862, t. III.

s'ossifie enfin. Ce bouchon adhère pendant longtemps plus au périoste qu'à l'os; il suit le périoste quand on détache cette membrane de l'os. C'est ce que Duhamel et Flourens avaient déjà observé. Quand la plaie pénètre dans le canal médullaire, une nouvelle source d'ossification est mise en jeu. La moelle s'insinue entre les lèvres de la plaie osseuse, comble en partie la perte de substance en se joignant aux végétations fournies par le périoste et aux houppes cellulo-vasculaires provenant des canaux de Havers. Après des pertes de substance larges relativement à la diaphyse, nous avons vu plusieurs fois la moelle faire saillie sous forme d'un bourrelet fongueux, et rester là pendant plusieurs semaines sans s'ossifier; mais elle finit toujours par changer de structure. Souvent même l'irritation de la plaie osseuse fait ossifier la moelle dans le canal médullaire à une certaine profondeur.

Nous avons fait un certain nombre d'expériences pour apprécier l'importance relative de ces diverses sources de cicatrisation. Sur un même tibia de lapin ou de chien, nous faisions des traits de scie pénétrant à diverses profondeurs, tantôt sur des parties non dénudées, tantôt sur des parties dépouillées de leur périoste et dont on avait raclé les couches superficielles; nous avons toujours constaté des faits en harmonie avec la théorie que nous avons déduite des expériences exposées dans les précédents chapitres. Nous croyons inutile de les rapporter ici en détail.

On a attaché une grande importance à la netteté des plaies osseuses; mais il ne faut pas cependant l'exagérer au point de vue des phénomènes propres de la cicatrisation. Il est évident qu'une esquille pointue irrite les chairs, et peut être cause de divers accidents; mais si cette esquille est recouverte de périoste, elle subit le travail de cicatrisation tout comme une plaie nette. Le tassement et l'ébranlement de la substance osseuse peuvent avoir une influence fâcheuse, et dans toutes les opérations il faut éviter cette complication en procédant avec légèreté et en se servant d'instruments bien faits. Mais les suites de certaines plaies qu'on observe journellement sur l'homme nous indiquent que, pour les os vasculaires de la face, par exemple, il ne faut pas exagérer le danger des solutions de continuité contuses et irrégulières. Le maxillaire supérieur peut être réduit en nombreux fragments, sans se nécroser. Les plaies par armes à feu même s'y cicatrisent avec rapidité, malgré les désordres qu'elles produisent Ces os supportent parfaitement l'inflammation en raison de la largeur et de l'abondance de leurs canaux vasculaires. Dans certaines opérations, on peut les attaquer avec le ciseau, les cisailles ou la scie indifféremment ; et quand on a fréquemment opéré sur cette région, on est presque étonné de la tolérance du tissu osseux pour de pareilles manœuvres.

La netteté de la section est surtout utile lorsqu'on veut recoller les fragments osseux, pour les mettre en rapport exact d'abord, et pour faciliter la réunion ensuite. Pour les os des membres, à la suite des résections, ou à la face, pour la section du maxillaire inférieur, c'est une précaution qu'il faut toujours observer. Des fragments osseux, complétement séparés du reste de l'os par une section nette, ont pu être recollés avec succès. Nous étudierons surtout ces faits à propos de la greffe osseuse. Notons seulement que la condition indispensable pour que le recollement s'opère, est que le fragment séparé soit revêtu de son périoste. Le périoste est l'agent immédiat et primitif de la greffe. C'est lui qui adhère tout d'abord ; le tissu osseux ne se recolle que secondairement, à moins qu'il ne s'agisse d'une portion spongieuse à éléments médullaires abondants. Le fragment recollé reste longtemps uni à l'os par un tissu mou, sans résistance ; le périoste s'ossifie d'abord au niveau de la solution de continuité, et forme sur les fragments une sorte de couvercle unissant.

A la suite des plaies contuses du tissu spongieux, on voit des parcelles osseuses séparées du reste de la substance de l'os, mais encore unies à l'organisme par le tissu médullaire et les vaisseaux, se réunir aux parties voisines et s'y ressouder définitivement. Quant aux esquilles tout à fait séparées du périoste et de la moelle, elles ne se ressoudent pas en général ; elles sont tolérées pour être résorbées à la longue ; le plus souvent elles sont éliminées. Nous y reviendrons au sujet des greffes osseuses.

§ II. — Des fractures et de la formation du cal.

Il n'est pas de sujet plus rebattu en physiologie chirurgicale que le mode de cicatrisation des fractures. Les théories du cal sont déjà innombrables, et nous n'en dirons pas autre chose que ce que nous en avons dit dans notre introduction. Nous allons seulement montrer que la question n'est pas aussi compliquée que pourraient le faire supposer le nombre et la divergence des théories proposées jusqu'à ce jour. L'interprétation des phénomènes de cicatrisation des fractures nous paraît être, au contraire, très-simple, quand on l'entreprend après une étude analytique des éléments mis en jeu ; aussi pourrait-on arriver à une théorie du cal, d'après les faits seuls que nous avons exposés : mais nous avons des faits plus directement démonstratifs à faire connaître.

1° Fractures sous-cutanées, avec ou sans déchirure du périoste.

L'accès de l'air dans un foyer de fracture change la marche du processus réparateur, en proportion de l'irritation qui succède à cette complication. Le résultat final est le même, mais le tissu cicatriciel passe par des phases différentes.

Une fracture peut avoir lieu sans solution de continuité du périoste ; il y a alors fracture sous-périostale. C'est le cas le plus simple ; les phénomènes de réparation diffèrent alors à peine de ceux que présente la nutrition normale de l'os. L'irritation est très-légère, pourvu que l'os reste en repos ; la réparation se fait sans qu'il y ait, pour ainsi dire, rien d'apparent à l'extérieur, si ce n'est une tuméfaction du périoste.

Cette tuméfaction du périoste est due à l'hyperplasie des éléments de la couche profonde ; la moelle se durcit ou s'ossifie généralement au niveau de la fracture. Les fragments de l'os eux-mêmes restent très-longtemps sans être solidement soudés ; ce n'est que par une modification secondaire, comme dans toutes les plaies du tissu osseux, qu'ils peuvent se fusionner avec le cal. Le périoste, formant une virole extérieure qui maintient les bouts de l'os, est l'agent principal de la consolidation.

Lorsque le périoste est rompu, les fragments restent en rapport, ou bien il y a déplacement. Dans le premier cas, les phénomènes ne diffèrent pas notablement de ceux que nous a présentés la fracture sous-périostale ; il n'y a qu'un peu plus d'irritation. L'inflammation qui peut survenir, n'atteint jamais chez l'homme des proportions inquiétantes, à moins de conditions générales mauvaises (1). Les productions sous-périostiques sont plus abondantes ; le périoste se tuméfie dans une plus grande étendue au-dessus et au-dessous de la fracture ; il peut y avoir temporairement, sous les points les plus dilacérés, quelques masses cartilagineuses, mais le travail fondamental est toujours le même.

____

(1) Nous avons eu dernièrement dans notre service une suppuration d'une fracture simple, et probablement sous-périostale, de la clavicule. C'était chez un jeune ouvrier terrassier qui avait continué de travailler pendant quatre jours après la fracture, malgré une douleur légère à ce niveau ; les fragments ne s'étaient pas abandonnés immédiatement. Quand nous ouvrîmes l'abcès, nous sentîmes les fragments à nu au fond de la plaie. Il n'y eut pas cependant de nécrose. La réunion se fit par granulation, comme dans une fracture avec plaie.

Lorsqu'il y a un déplacement, et nous choisissons un chevauchement considérable pour rendre les choses plus appréciables, le mécanisme de la réunion est plus complexe, et a besoin d'être analysé en détail. Une fracture de ce genre entraîne toujours des déchirures des parties molles environnantes. Il se produit d'abord un épanchement de sang dans le foyer de la fracture, mais ce sang ne servant à rien pour la réparation, et jouant le rôle d'obstacle, lorsqu'il est abondant, nous devons le négliger. Nous avons à suivre les modifications que subissent le périoste, le tissu osseux, la moelle et les parties molles environnantes.

2º Des fractures avec issue des fragments à travers la gaîne périostique. — Pont ou *sautoir périostique*. — Reproduction dans la gaîne isolée d'une diaphyse osseuse plus volumineuse que l'ancienne.

Quelque considérable que soit le chevauchement des fragments, le périoste n'est pas complétement rompu, à moins qu'il n'y ait eu un choc et des tiraillements excessifs. La gaîne périostique est même le plus souvent complète chez les jeunes sujets; elle se ramasse de manière à constituer un ligament fibreux qui unit les deux fragments. Elle forme alors une sorte de pont ou de sautoir obliquement jeté d'un fragment à l'autre et les engaînant à leur base. Le mode de production de la fracture explique la persistance de ce pont de périoste.

Quand une fracture se produit brusquement par flexion forcée, l'os se casse d'abord. Puis, l'effort continuant, un des fragments, tous les deux même pressent contre le périoste qu'ils déchirent. L'étui périostique étant ouvert, si l'effort tendant à courber l'os continue, un des bouts de l'os s'échappe, glisse sous le périoste, et s'en dépouille dans une certaine étendue; la même chose peut arriver à l'autre fragment, et l'on a alors les deux bouts de l'os dénudés, mobiles l'un par rapport à l'autre, mais réunis en arrière par la gaîne périostique, ramassée sur elle-même sous forme d'un ligament souple, mais résistant. L'os s'est ainsi dépouillé de son périoste, comme le bois d'une jeune branche d'arbre se sépare de son écorce quand on le brise au moment de la séve.

Ce pont ou sautoir périostique joue un rôle très-important dans la réparation de la fracture. Dans les premiers jours, il limite le déplacement, mais il est surtout utile au point de vue de la formation du cal. Il se tuméfie, devient cartilagineux, puis osseux, et constitue alors entre les bouts de l'os un pont solide qui peut être plus épais que l'os lui-même. Nous en représentons ici un exemple on ne peut plus démonstratif. La pièce a été obtenue sur un lapin auquel nous avons fracturé la jambe au tiers inférieur, en rendant le chevauchement aussi marqué que possible. Il avait été porté à un tel point, que le fragment supérieur sortait d'un centimètre à travers la peau.

Expérience XXIII. — Fracture du tibia près de l'épiphyse inférieure. — Issue du fragment supérieur à travers la gaîne périostique. — Ossification de cette gaîne en forme de pont ou de sautoir oblique unissant le fragment inférieur à la partie moyenne du fragment supérieur. — Sur un lapin de six mois environ, nous fracturâmes le tibia à son tiers inférieur, et nous imprimâmes de grands mouvements aux fragments, de manière à les faire chevaucher et à les écarter le plus possible. Nous essayâmes ainsi de rompre leur enveloppe périostique, mais l'examen de la pièce nous démontra que nous étions loin d'avoir réussi.

Au moment de la fracture, il n'y eut pas de plaie à la peau, mais l'animal, continuant à marcher en s'appuyant plus ou moins sur cette patte, fit saillir le fragment supérieur. Celui-ci perça la peau et fit saillie à l'extérieur. Il était dépouillé de son périoste, mais non complétement nécrosé ; la moelle était rouge et molle, et entretenait ainsi la vitalité de l'étui osseux périphérique.

L'animal fut tué le vingt-quatrième jour de l'expérience.

Nous observâmes alors une énorme production osseuse due au périoste décollé par les mouvements que nous avions imprimés au membre. Nous n'avions pas réussi à le rompre ; il était resté adhérent aux parties molles extérieures, et représentait un pont ou sautoir oblique, unissant le fragment inférieur à la partie moyenne du fragment supérieur. Cette production osseuse nouvelle, due uniquement au périoste, est, en certains points, près de quatre fois plus grosse que la portion de la diaphyse herniée à travers le fourreau périostique. Elle est bosselée, parsemée de trous vasculaires, et a dans son ensemble une direction en spirale. La portion diaphysaire, saillante à travers la gaîne périostique et en partie à travers la peau, n'était pas nécrosée, même dans sa partie exposée à l'air ; là où elle était encore recouverte des parties molles, mais dépouillée de son périoste, elle ne présentait pas le moindre épaississement ; il n'y avait eu aucun dépôt osseux à sa périphérie.

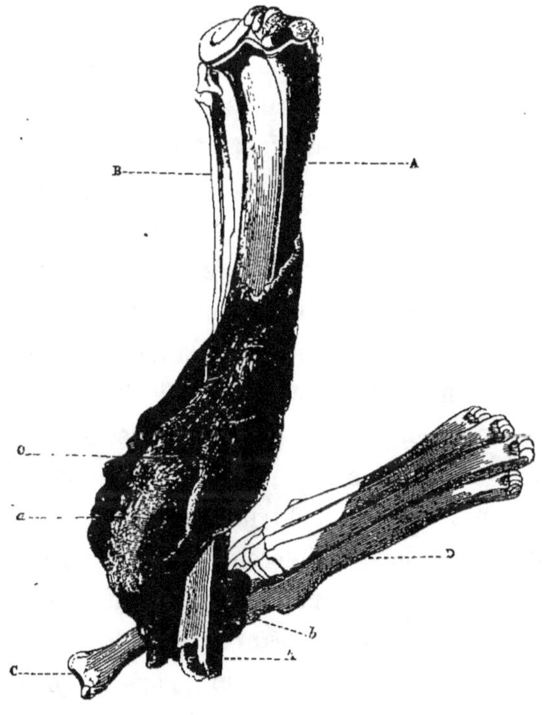

FIG. 8.

Ossification de la gaîne périostique. — A, A. Tibia dont le quart inférieur se trouve dépouillé de sa gaîne périostique. — B. Péroné. — C. Calcanéum. — D. Os du tarse. — O. Cal constitué par une masse osseuse volumineuse, due à l'ossification de la gaîne périostique et formant la nouvelle diaphyse du tibia. — a. Trou vasculaire de l'os nouveau. — b. Extrémité inférieure de l'ossification périostique qui contourne le tibia et adhère au fragment inférieur.

27

On voit, par cette expérience, que le périoste, dans une fracture, peut fournir à lui seul une masse osseuse plus volumineuse que l'os ancien lui-même.

Les bouts de l'os, dénudés par leur hernie à travers la gaîne périostique, présentent des modifications intéressantes à constater. Ils se soudent aux parties molles périphériques; leur moelle s'ossifie et forme un bouchon plus ou moins solide, mais à la longue ils s'atrophient; leur pointe s'émousse et se résorbe peu à peu. Sur les jeunes sujets, cette résorption est très-rapide; sur les adultes, elle est au contraire très-lente, et les pointes saillantes au milieu des chairs peuvent devenir la source de divers accidents. Sur plusieurs pièces, nous avons vu la moelle non ossifiée faire saillie par le canal médullaire des fragments.

Dans les fractures qui n'ont pas été réduites et dont la consolidation a eu lieu au moyen du sautoir périostique, le canal médullaire se rétablit par le mécanisme suivant. L'ossification intermédiaire est d'abord formée de tissu compacte ou finement spongieux, et les canaux médullaires des deux fragments n'ont aucune communication. Bientôt la médullisation commence au milieu, dans la substance de l'ossification intermédiaire, et, à un moment, il y a dans l'os trois cavités médullaires : une dans chaque fragment, une troisième dans le pont qui les réunit. Peu à peu la portion de la diaphyse ancienne, qui est en rapport avec le pont intermédiaire, est résorbée; il se forme alors de petites communications vasculaires entre la cavité moyenne et les deux autres; ces trous s'agrandissent graduellement, et au bout d'un certain temps la communication est largement établie. L'ossification d'origine périostique, remplace alors complétement, au niveau de la fracture, la diaphyse primitive de l'os.

Lorsque le cal extérieur est volumineux, et il l'est dans les cas de décollement considérable du périoste, on trouve toujours du cartilage à une période de son développement. Ce cartilage n'est jamais très-homogène ; il se compose de plusieurs lobules séparés par de la substance conjonctive plus ou moins vasculaire, et parsemés de points osseux qui naissent isolément et irrégulièrement. On les trouve cependant d'abord dans le centre du cartilage ou dans les points les plus éloignés du périoste, c'est-à-dire dans les parties les plus anciennement formées. Sur les limites de la tuméfaction du périoste, on ne trouve pas de cartilage ; il y a là ossification directe du tissu conjonctif. On ne peut jamais préciser le temps que mettent ces divers éléments à s'ossifier ; les conditions générales de santé du sujet et les conditions locales de la fracture ont une grande influence, comme dans tous les processus que nous avons étudiés jusqu'ici.

La production du cartilage paraît être dans le cal, comme dans le développement des os hétérotopiques, l'effet d'une irritation exagérée. Elle indique une suractivité dans la vie cellulaire des éléments du cal. Quoique plus fréquente chez les jeunes animaux, elle s'observe encore chez les vieux sujets ; nous l'avons constatée chez l'homme comme chez les autres mammifères. Virchow (1) regarde aussi cette production de cartilage comme liée à l'intensité de l'irritation. C'est sous cette influence, dit-il, que les éléments du périoste, augmentant de volume, peuvent devenir des cellules ovales ou rondes, et produire autour d'elles une sécrétion capsulaire.

3° Ossification de la moelle et des parties molles environnantes.

Dans toutes les fractures, la moelle s'ossifie, et son ossification remonte plus ou moins haut, au-dessus et au-dessous de la solution de continuité. Sur certains animaux (mouton), dont le membre était resté enfermé dans un appareil inamovible, après

(1) *Pathologie cellulaire*, p. 357.

une fracture de l'os métatarsien, nous avons trouvé les ossifica-tions intra-médullaires beaucoup plus abondantes que les ossifi-cations sous-périostales. Elles formaient là une virole interne qui était, au vingt-troisième jour, le principal moyen de consolida-tion. Après ces fractures, le périoste avait été peu dilacéré, e les parties remises immédiatement en place avaient été régu-lièrement comprimées par le bandage. Or, on sait depuis une expérience de Duhamel (1), qu'en exerçant une compression sur le cal, on l'empêche de se développer. On peut admettre que dans nos expériences, la compression, quoique légère, exercée par l'appareil, a été la cause du peu d'abondance de l'ossification sous-périostale. C'est probablement pour la même raison que sur l'homme, dont les fractures sont soumises au même mode de traitement, on a pu être frappé quelquefois du peu d'épaisseur du cal périostique. La moelle, dans ces cas-là, est le principal élément de la consolidation ; la cheville interne donne au cal plus de solidité que la virole externe, au début du moins, car, à la longue, les couches sous-périostales se consolident et l'ossification médullaire disparaît. Ce n'est que chez les adultes que cette ossification interne est persistante. On l'observe sur la plupart des vieilles fractures conservées dans les musées, parce que ces fractures ont été produites sur des hommes adultes ; mais dans le jeune âge, elle disparaît très-rapidement, comme toutes les ossifications internes dues à l'irritation de la moelle que nous avons précédemment étudiées.

(1) Cette expérience était la confirmation du précepte des anciens chirur-giens, qui recommandaient d'exercer la compression au niveau de la fracture pour éviter l'exubérance du cal. En pratique, ce précepte nous paraît, d'une manière générale, inutile ou dangereux : inutile, parce que, lorsque les fragments sont bien réduits, le cal est peu exubérant ou s'efface à la longue par résorption ; dangereux, parce que la mortification de la peau en serait souvent la conséquence.

Dans les fractures des os courts, spongieux, ou des épiphyses des os longs, la moelle joue un grand rôle dans la réparation ; elle sert alors plus que le périoste à la consolidation de l'os. Mais, malgré les cas particuliers que nous venons de signaler, elle ne joue pas dans la formation du cal un rôle aussi important que le périoste : ce n'est que lorsque les fragments restent en parfait contact, ou mieux encore dans les fractures avec pénétration, qu'elle est le principal agent de la consolidation. Lorsqu'il y a chevauchement ou éloignement des fragments, c'est le pont périostique qui est le moyen de réunion ; et lorsque le périoste est rompu et que les fragments restent à distance, la réparation ne peut se faire que par des végétations osseuses venant des bouts de l'os, et l'ossification propre des parties molles.

Les parties molles s'ossifient, en effet, dans les fractures. Le tissu cellulaire périphérique, les gaînes musculaires, le tissu conjonctif qui sépare les faisceaux primitifs des muscles, deviennent le siége d'une production de cartilage plus ou moins abondante, et peuvent se transformer en tissu osseux. Flourens (1), dans une de ces récentes communications à l'Institut, a spécialement appelé l'attention sur les modifications qu'éprouvent les muscles au niveau de la fracture. Il a appelé cal musculaire, l'ossification temporaire des muscles, à cause de l'importance de cette ossification pour la fixité des fragments osseux.

L'ossification des parties molles, rare dans les fractures simples, s'observe surtout dans les fractures qui sont suivies d'une forte irritation. Dans les premières, l'ossification ne dépasse guère les limites de la gaîne périostique. Dans les secondes, elle s'étend plus ou moins loin, mais elle manque quand les frag-

____

(1) *Comptes rendus de l'Académie des sciences*, 1860.

ments restent écartés, et ne sont pas unis entre eux par le sautoir périostique. Il y a alors une pseudarthrose généralement très-difficile à guérir; la présence d'un faisceau musculaire entre les fragments est une des conditions qui empêchent le plus sûrement la réunion. On ne peut donc pas comparer les parties molles périphériques au périoste, au point de vue de la formation du cal : l'ossification du périoste est la règle; celle des parties molles non insérées sur l'os n'est qu'un accident.

Voici, du reste, comment s'établit le processus de l'ossification dans les parties molles environnantes.

Durant les premiers jours, toutes les parties avoisinant la fracture s'infiltrent de sérosité. Les divers tissus d'origine conjonctive, les gaînes musculaires, les muscles eux-mêmes, et surtout le tissu cellulaire ambiant, sont le siége d'une tuméfaction et d'un travail intime qui changent leur aspect. Ils perdent leur souplesse; les muscles pâlissent, leur tissu se confond avec le tissu cellulaire ambiant. Leurs éléments plasmatiques sont le point de départ d'une hyperplasie, comme dans toute irritation traumatique de leur tissu; la substance intercellulaire se condense et prend une consistance cartilagineuse. Il se forme bientôt du vrai cartilage, sur les limites du périoste principalement. La calcification l'envahit, et il s'y produit même du tissu osseux. On peut suivre cette formation de cartilage jusque dans l'interstice des faisceaux musculaires primitifs. La sclérotisation et la calcification des tissus périphériques sont le plus souvent temporaires; elles disparaissent généralement avant d'être arrivées à l'ossification parfaite; les cellules cartilagineuses et la substance intercellulaire calcifiée se résorbent avant la formation des ostéoplastes. Dans quelques cas, les ossifications irrégulières extra-périostiques nous ont paru produites par des lambeaux de périoste que les muscles avaient entraînés avec eux.

La résorption des tissus ostéoïdes développés dans les parties molles extérieures varie, du reste, beaucoup sur les divers sujets, selon le degré d'organisation du tissu d'abord, et selon l'âge. Les parties simplement calcifiées sont peu stables ; celles qui sont complétement ossifiées persistent au contraire indéfiniment, si elles sont dans l'axe de l'os. Quand elles sont en dehors de cet axe, les frottements des muscles paraissent exercer une influence efficace sur leur disparition (Lambron, Malgaigne). Nous avons vu souvent les muscles se creuser des gouttières dans le tissu du cal.

La saillie du cal étant toujours augmentée par l'épaississement ou l'infiltration des tissus environnants, on peut se laisser induire en erreur, et croire à la résorption des portions osseuses, là où il y a seulement diminution des parties fibreuses périphériques ; c'est pour cela que les différents observateurs sont arrivés sur ce point à des propositions contradictoires. D'après notre observation, c'est le degré d'organisation qui rend le mieux compte de la disparition plus ou moins rapide des ossifications exubérantes. Si elles arrivent à se constituer en tissu osseux parfait, elles persistent indéfiniment. Les ossifications dues au périoste sont beaucoup plus stables que celles qui naissent accidentellement dans les parties molles extérieures.

4° Fractures compliquées de plaie.

Après ces fractures, la réparation est retardée par l'inflammation qui survient habituellement. Tant que cette inflammation dure, qu'elle occasionne de la fièvre et des désordres dans la nutrition générale, l'ossification ne se fait pas. C'est pour cela que chez les malades qui succombent au bout de dix ou quinze jours après une fracture compliquée, on ne trouve pas de cal commencé, même sous le périoste. Les fragments baignent dans le pus, le périoste est décollé plus ou moins haut, et il ne s'épaissit que sur les limites de ce décollement.

Une fois l'inflammation dissipée et la suppuration établie, le travail de réparation se fait; la suppuration ne l'empêche pas. Le cal ne se forme pas sur les parties qui suppurent, mais il se forme tout autour. Bien plus, c'est après les fractures compliquées, qu'on observe ces cals volumineux, exubérants, signe d'une irritation excessive.

Quand la suppuration est établie, l'ossification envahit successivement les couches de bourgeons charnus les plus profondes, les plus rapprochées de la gaîne périostique; mais les bourgeons charnus les plus superficiels augmentent toujours, pour se rapprocher et combler la perte de substance, comme dans la cicatrisation de toutes les plaies. Une fois la plaie fermée, le cal diminue de volume, par suite de la disparition de la tuméfaction des parties molles et du périoste, et aussi par suite de l'absorption des stalactites osseuses irrégulières.

Le résultat final est le même que dans les autres fractures, et au fond le mécanisme ne diffère pas. D'une manière générale, le cal, comme tous les tissus cicatriciels, persiste indéfiniment entre les fragments, bien que les saillies extérieures s'effacent, et que les ossifications intra-médullaires se résorbent; l'ossification intermédiaire aux fragments se reconnaît longtemps à sa texture plus spongieuse et à sa couleur moins blanche. C'est chez les sujets adultes que sa persistance est surtout incontestable; en faisant dissoudre par l'acide chlorhydrique la matière calcaire d'un os fracturé, on sépare les fragments du cal. Fougeroux et Bordenave avaient déjà fait cette expérience. Chez les jeunes sujets, les choses se passent autrement, les fragments et le cal disparaissent par l'accroissement naturel de l'os. Ils se résorbent de l'intérieur à l'extérieur pour l'agrandissement du canal médullaire, et bientôt il n'y a au niveau de

la fracture que des couches osseuses nouvelles continues,
comme celles de l'os normal. Sur les animaux, dont l'accroissement est rapide, on peut voir disparaître par médullisation
les deux fragments et le cal au bout de sept à huit semaines.
Un canal médullaire unique finit par se rétablir, et à part une
courbure insolite, rien n'indiquerait qu'il y ait eu une fracture (1).

5° Théorie du cal.

La théorie du cal se déduit tout naturellement des faits que
nous venons d'exposer.

Le cal est un tissu cicatriciel provenant des divers éléments
de l'os; mais ceux-ci concourent à sa formation d'une manière
inégale. Le périoste joue le principal rôle; à lui seul il peut
remplacer toutes les autres sources d'ossification. La moelle
s'ossifie toujours plus ou moins au niveau de la fracture, et
contribue d'autant plus à la consolidation, que l'os est formé
de plus de tissu spongieux. La substance osseuse proprement
dite concourt à la formation du cal par les éléments médullaires contenus dans les canaux de Havers; elle n'y prend

(1) Nous avons pratiqué des fractures sur les os aériens des oiseaux, sur
l'humérus des pigeons en particulier, et nous avons vu qu'à la suite de la
fracture, la moelle se reformait, comme après l'irritation de ces os par
l'introduction de corps étrangers dans le canal médullaire. La moelle
reformée s'ossifie, et l'on a, au bout d'un certain temps, un os plein de tissu
osseux plus ou moins compacte. Ce tissu osseux disparaît bientôt, se médullise, et l'os se remplit d'abord de moelle, puis d'air. Quand les fragments ont
été tenus écartés, et que l'os s'est reconstitué au moyen du sautoir périostique, on a, à une certaine période, trois cavités distinctes. Le fragment
supérieur est déjà aérien; le fragment inférieur, isolé du précédent par l'ossification intermédiaire, est plein d'une moelle rose, à aspect séreux. L'ossification intermédiaire présente déjà des vacuoles pleines de moelle rouge;
elle a l'aspect du tissu spongieux des os non aériens. Au bout de cinq à six
semaines, ces trois parties communiquent, et l'os redevient aérien dans toute
sa longueur.

part elle-même qu'après avoir subi des modifications secondaires, qui la rapprochent des tissus mous. Les parties molles extérieures, étrangères normalement à l'ossification, mais susceptibles de s'ossifier au voisinage de l'os et du périoste irrités, contribuent à la consolidation de la fracture : cette ossification n'est le plus souvent que temporaire ; elle est généralement peu marquée, et n'atteint qu'exceptionnellement des proportions qui la rendent efficace. Le sang épanché n'entre pour rien dans la formation du cal.

On retrouve ainsi dans le produit cicatriciel commun tous les processus que nous avons observés successivement dans l'irritation artificielle des divers éléments de l'os.

Le périoste, la moelle, la substance osseuse, éprouvent, dans la formation du cal, les mêmes changements que dans l'irritation simple de leur tissu. Ils prennent une part d'autant plus grande à la formation de la masse cicatricielle, qu'ils contiennent une plus grande quantité d'éléments cellulaires mous, aptes à proliférer. La matière du cal est un véritable tissu osseux, compacte ou spongieux, présentant les particularités de structure que nous avons déjà décrites pour les ossifications accidentelles.

On comprend que nous ne puissions admettre de théorie exclusive.

Nous sommes aussi loin de ceux qui rapportent tout au périoste (1) que de ceux qui font jouer le principal rôle à la moelle.

Si les sources de l'ossification réparatrice sont multiples,

---

(1) Les partisans du périoste ont été, au fond, moins absolus que ne le ferait supposer l'énoncé de certaines de leurs propositions. Il n'en est aucun qui n'ait fait intervenir la moelle ; ce sont même les partisans réputés les plus exclusifs du périoste, Duhamel et Flourens, qui ont appelé la moelle un périoste interne.

elles sont aussi d'une efficacité très-inégale ; mais elles peuvent se suppléer réciproquement dans certains cas déterminés.

Le cal passe par des périodes successives : Dupuytren avait admis un cal provisoire et un cal définitif. Il n'y a cependant qu'un seul cal ; mais cette division repose sur des faits exacts et peut être conservée, si l'on veut entendre par là qu'il y a deux périodes principales dans la consolidation des fractures. Dans la première, la fracture est maintenue par des résistances étrangères aux fragments osseux ; dans la seconde, ces fragments sont soudés entre eux par un tissu osseux intermédiaire.

La prééminence que nous attribuons au périoste dans la formation du cal a son explication dans la couche ostéogène, point de départ de l'hyperplasie qui s'opère entre le périoste et l'os, et qui produit là ces couches osseuses nouvelles, attribuées par les uns au périoste lui-même et par les autres à la substance osseuse. L'étude que nous avons faite précédemment du périoste ne nous permet pas d'en méconnaître la véritable origine. D'ailleurs, *quand le fragment osseux fait hernie à travers la gaîne périostique, le cal se produit dans cette gaîne, et non sur la surface osseuse elle-même.* Cette observation seule montre la différence d'activité de ces deux tissus.

6° Fractures sur des os dépouillés de leur périoste. — Modifications hypertrophiques des os fracturés.

Quand on fracture des os immédiatement après les avoir dépouillés de leur périoste, on produit des désordres tels, qu'une inflammation intense survient, entraînant avec elle des accidents généraux graves, et divers accidents locaux dont le plus fréquent est une nécrose de l'os dénudé. C'est d'une autre manière que nous avons procédé. Après avoir dépouillé un os de son périoste sur tout le pourtour de sa diaphyse, nous avons attendu que la plaie se fût cicatrisée ; puis, nous avons fracturé l'os : de cette manière nous avons évité la suppuration, et nous avons pu apprécier les effets de l'ablation du périoste. Le résultat a été un retard très-notable dans la formation du cal, mais cependant les fractures ont fini par se consolider.

EXPÉRIENCE XXIV. — *Dénudation du tibia.* — *Cicatrisation de la plaie.* — *Fracture du tibia au niveau de la dénudation.* — *Consolidation tardive.* — Sur un jeune lapin de deux mois environ, nous dénudons le tibia sur une longueur de 3 centimètres ; la plaie est ensuite réunie avec soin (6 juillet 1863). — Quinze jours après, la cicatrisation de la plaie est complète ; le tibia dénudé paraît, à travers la peau, plus gros et plus inégal que le tibia sain. — Le 1er août, on fracture le tibia un peu au-dessous de la partie moyenne. — Il n'y eut pas de suppuration après cette fracture ; mais un mois après, au 2 septembre, elle n'était pas encore consolidée ; tandis qu'une fracture du même os, faite sur un autre lapin de la même portée, était solide depuis quinze jours. — Un mois plus tard, la consolidation est complète, et, à l'examen de la pièce, on constate un cal osseux solide. Les muscles périphériques ont déjà repris leur liberté ; un périoste épais recouvre la diaphyse du tibia. — En sectionnant le tibia au niveau de la fracture, on voit que les fragments sont unis par un cal périphérique, qui est déjà médullisé dans ses parties profondes, de sorte qu'au milieu de la moelle du cal, on trouve les fragments de l'os primitif, sans altération bien marquée, commençant déjà à se médulliser cependant : la médullisation du tissu du cal avait été plus rapide que celle des fragments.

Cette expérience nous démontre qu'un os privé de son périoste peut se consolider, mais qu'il met toutefois plus de temps qu'un os sain. La reproduction du périoste et la persistance de plusieurs sources d'ossification nous expliquent cette consolidation et nous empêchent d'y voir une contradiction par rapport aux faits que nous avons déjà exposés. Ce qui vient encore à l'appui de notre théorie générale, c'est que si au lieu de dénuder simplement l'os, on le racle, la consolidation est beaucoup plus difficile et plus tardive. Sur une pièce recueillie chez le lapin, il n'y avait pas trace de cal au bout de douze jours, et cependant, sur les limites de la dénudation, on voyait en haut et en bas un gros bourrelet cartilagineux dû au périoste ; la moelle était ossifiée.

Nous retrouvons sur les os fracturés les mêmes modifications hypertrophiques que nous avons signalées, après les diverses irritations traumatiques. Nulles ou peu sensibles chez les sujets adultes, elles sont d'autant plus rapides et plus considérables, que la fracture a été produite sur un sujet plus jeune ; elles sont proportionnelles à l'activité de la croissance. Après la fracture d'un os long avec déchirure du périoste et des parties molles voisines, tout l'os s'épaissit ; il acquiert dans certains cas une épaisseur double de l'os sain. Cette hypertrophie n'atteint pas les épiphyses, lorsque la fracture porte sur le centre de la diaphyse ; le cartilage de conjugaison oppose une barrière à l'irritation ; il y a cependant des signes d'arthrite qui paraissent plus fréquents chez l'homme que chez les animaux, parce que chez le premier la douleur empêche de méconnaître cette complication dès qu'elle se présente. Ce n'est qu'à la suite des fractures articulaires, ou des fractures non articulaires compliquées de plaie et suivies d'irritation excessive, que la surface cartilagineuse diarthrodiale peut augmenter d'étendue. Il y a, dans ces cas, un véritable élargissement de l'articulation ; l'irritation amène une hypertrophie de l'épiphyse et du cartilage lui-même.

Une question intéressante est celle de l'hypertrophie en longueur des os fracturés. L'allongement de l'os se produit encore ici comme sur les os irrités ; le cartilage de conjugaison prolifère avec plus de rapidité, et la diaphyse s'hypertrophie. Dans un mémoire publié en 1854, Baizeau (1) a parfaitement apprécié les causes et le mécanisme de cet allongement, en l'attribuant à une irritation communiquée. Après avoir pratiqué

____

(1) *Comptes rendus de l'Académie des sciences*, 1854.

des fractures avec chevauchement sur les lapins, il vit que les os redevenaient égaux au bout d'un certain temps. Des faits cliniques, rappelés à cette occasion par Herpin (de Genève), vinrent confirmer cette observation.

Nos expériences sont d'accord avec celles de Baizeau ; mais cependant, en examinant de nombreuses pièces de fractures faites sur de jeunes lapins, nous trouvons une persistance du raccourcissement, pour peu que le chevauchement ait été considérable. Nous renvoyons l'examen des cas particuliers au chapitre où nous traiterons spécialement de l'accroissement pathologique des os.

7° Des décollements épiphysaires.

Les décollements épiphysaires s'opèrent avec assez de difficulté chez les animaux ; on produit des fractures voisines du cartilage plutôt qu'un vrai décollement : les choses se passent absolument comme chez l'homme. On réussit quelquefois cependant, chez les lapins, à obtenir des décollements très-nets, à l'épiphyse inférieure du tibia, par exemple. Ce qui résiste dans les efforts qu'on fait pour décoller l'épiphyse, c'est le périoste, qui est intimement uni au cartilage de conjugaison. Pour faciliter la disjonction, nous avions soin de faire préalablement une incision au périoste sur les limites du cartilage, soit au-dessus, soit au-dessous, et alors la séparation s'opérait avec assez de facilité. La disjonction ne se fait jamais sur la limite même du cartilage, c'est au niveau de la couche spongoïde normale. Cette particularité est importante au point de vue de la cicatrisation, car ces décollements se réparent comme des plaies osseuses et non comme des plaies cartilagineuses.

Deux cas peuvent se présenter : ou bien le décollement est

réduit immédiatement, ou bien on laisse les parties dans leur situation anormale. Dans le premier cas, la réparation se fait comme dans les fractures des os spongieux ; le tissu spongoïde, qui est resté avec le cartilage de conjugaison, se soude avec la face correspondante de la diaphyse, et la couche la plus voisine du cartilage continue de proliférer et de subir le processus de l'ossification. Mais l'accroissement de l'os en longueur est toujours un peu entravé, comme nous le verrons plus loin. L'extrémité lésée présente une augmentation de volume plus ou moins considérable ; elle reste généralement plus grosse que celle du côté sain : s'il y a eu décollement du périoste, on trouve dans les premiers jours une virole cartilagineuse chez les jeunes sujets.

Lorsqu'il y a eu disjonction complète et écartement considérable des parties décollées, on observe que la diaphyse fait hernie à travers la gaîne périostique, celle-ci accompagnant toujours le cartilage de conjugaison. Une nouvelle diaphyse se reforme alors dans la gaîne périostique. L'ancienne diaphyse, qui se trouve au milieu des chairs, n'est le siége d'aucun travail réparateur efficace ; elle reste stationnaire, et finit même, chez les très-jeunes animaux, par être résorbée.

EXPÉRIENCE XXV. — *Disjonction des épiphyses inférieures du radius et du cubitus. Chevauchement considérable des épiphyses sur les diaphyses. Cartilage resté adhérent aux épiphyses. Hernie de la diaphyse à travers la gaîne périostique. — Formation d'une nouvelle diaphyse, changeant la direction de l'os.* — Sur un lapin de cinq à six semaines, nous pratiquâmes la disjonction des épiphyses inférieures du radius et du cubitus, après avoir préalablement incisé le périoste entre la diaphyse et le cartilage de conjugaison. — La disjonction opérée, nous pratiquâmes des mouvements pour écarter, autant que possible, les parties séparées. — La plaie fut réunie et les parties ne furent pas réduites. — Opération pratiquée le 31 décembre 1862. — Il n'y eut pas de suppuration, et l'animal se servit bientôt de son membre.

Le 7 avril 1863, trois mois et huit jours après le décollement, l'animal fut sacrifié, et l'on trouva les épiphyses réunies à leur diaphyse respective par une formation osseuse nouvelle plus large que la diaphyse normale, due à l'ossification de la gaine périostique. Cette diaphyse nouvelle se confondait avec l'ancienne à partir du milieu de l'os, c'est-à-dire dans sa moitié supérieure. La moitié inférieure de l'ancienne diaphyse était au-dessus de la nouvelle, dans la direction normale de l'os. Elle n'avait pas subi de changements appréciables. Son extrémité libre n'était pas close, la moelle arrivait juste à son niveau. — La figure 9 la représente.

Ce mode de réparation est semblable à celui que nous avons indiqué plus haut et représenté par la figure 8. Malgré la reproduction de la diaphyse, le membre qui a subi la disjonction est resté plus court que celui du côté sain. Quand la séparation a été faite entre le cartilage et l'épiphyse, l'os souffre moins dans son accroissement (1). Dans les expériences cadavériques que nous avons faites sur l'enfant, nous avons vu souvent le cartilage se rompre, et rester en partie sur la diaphyse, en partie sur l'épiphyse.

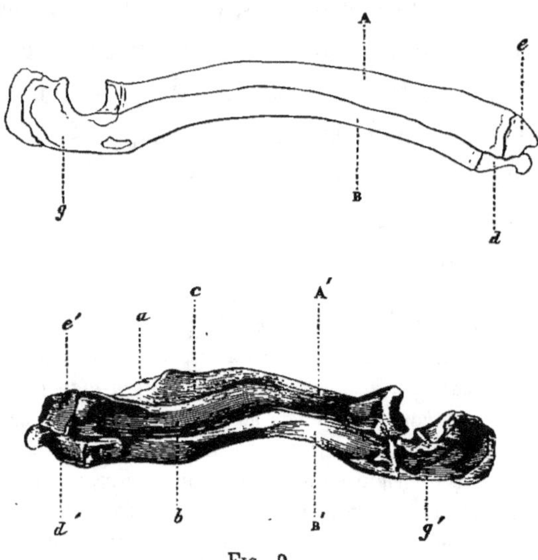

Fig. 9.

La pièce supérieure est l'avant-bras normal; l'inférieure est l'avant-bras du côté du décollement. — A,A'. Radius. — B,B'. Cubitus. — c,d,e',d'. Épiphyses inférieures de ces os. — g,g'. Olécrâne. — On voit au g' des traces évidentes d'arthrite par propagation. — b. Diaphyse nouvelle formée dans la gaine périostique. — c. Diaphyse ancienne herniée à travers la gaine périostique qui a été entrainée par l'épiphyse. — a. Ouverture occupée par la moelle à l'extrémité de cette diaphyse.

(1) C'est cette variété qui mériterait seule le nom de *disjonction épiphysaire;* la précédente devrait être appelée *disjonction diaphysaire.*

§ III. — Des perturbations apportées à la formation du cal par un excès d'irritation locale ou par des influences morbides générales.

Le travail du cal peut être retardé, perverti et définitivement arrêté par un grand nombre de causes que l'observation clinique a depuis longtemps fait connaître. Mais parmi les causes qu'on regarde comme susceptibles de troubler l'organisation de la cicatrice osseuse, il en est de contestables et dont l'effet n'a pas été jusqu'ici rigoureusement déterminé. La difficulté de l'expérimentation en pareille matière explique cette incertitude, et, par cela même, les déductions contradictoires qu'on a voulu en tirer pour la pratique chirurgicale.

L'irritation qui a été provoquée au moment de la fracture, par la rupture de l'os et les déchirures des tissus voisins, nous a fait comprendre l'exubérance du cal et l'abondance des ossifications périphériques. Mais, pour que ce résultat se produise, il faut que les fragments soient maintenus pendant un certain temps dans l'immobilité ; c'est la règle la plus élémentaire de la thérapeutique des fractures. Si les fragments ne sont pas fixés, s'ils sont mobiles l'un sur l'autre, la cicatrice osseuse ne s'organise pas et une pseudarthrose peut se produire ; d'autre part, les frottements des fragments, la dilacération des tissus intermédiaires, ont été employés, dans certains cas, pour activer le travail organisateur. Ces faits paraissent contradictoires, et ils s'expliquent cependant. L'irritation produite par une mobilité continue est différente de celle qui est le résultat d'une violence brusque, mais temporaire. Dans le premier cas, elle empêche l'organisation du tissu du cal ; elle l'active dans le second, pourvu qu'elle soit suivie d'une immobilité suffisamment prolongée.

1° Effet des irritations répétées sur le tissu du cal.

Victorin Ollier (1) a cherché à apprécier expérimentalement l'influence des divers modes d'irritation sur le cal. Voici les résultats qu'il a obtenus sur les lapins. En irritant le cal par des frottements répétés de jour en jour, il a vu que la période cartilagineuse était prolongée et la consolidation de la fracture notablement retardée; des masses médullaires se formaient directement dans l'intérieur du cartilage. Il y avait transformation directe du contenu des cavités cartilagineuses en moelle, sans calcification de la substance fondamentale; c'était une médullisation immédiate du tissu du cal.

Quand on cesse d'irriter un cal, dont la période cartilagineuse est ainsi prolongée, l'ossification l'envahit avec beaucoup de rapidité. Dans un seul cas, Victorin Ollier a pu obtenir l'absorption du cal en continuant de l'irriter par des mouvements répétés. Au vingt-quatrième jour d'une fracture pratiquée sur un lapin de deux mois, il sentit le cal diminuer et disparaître, au point que, quatre jours après, c'est-à-dire au vingt-huitième jour de la fracture, il trouva les deux fragments mobiles l'un sur l'autre et réunis par une substance filamenteuse, rougeâtre, fongoïde.

En irritant le cal par un poinçon introduit en divers sens dans le foyer de la fracture, il obtint la prolongation de la période cartilagineuse et même la résorption des parties qui paraissaient déjà ossifiées. Un cal déjà dur s'assouplit sous l'influence de cette irritation par piqures répétées, et à l'autopsie on ne trouva que du cartilage contenant de la moelle

(1) Thèse inaugurale : *Du cal et de ses modifications sous l'influence de l'irritation.* Montpellier, 1864.

fongueuse dans son intérieur. Il y avait à peine quelques grains osseux disséminés. Un abcès s'était formé dans les parties molles environnantes.

Victorin Ollier a cherché encore à se rendre compte de l'action des corps étrangers sur la formation du cal. En passant des sétons à travers le cal, il a vérifié un fait important pour l'appréciation des diverses méthodes de traitement qu'on peut appliquer aux pseudarthroses. Il a vu que, sur le trajet du séton, le cal se ramollissait et se résorbait, mais qu'à une certaine distance, l'ossification reprenait une nouvelle énergie, et qu'en définitive, le produit osseux cicatriciel, efficace au point de vue de la consolidation, était notablement augmenté.

En variant le mode et le degré d'irritation, on obtient des effets variables. Les circonstances les plus importantes sont : la continuité ou l'intermittence de l'irritation, l'état de mouvement ou de repos des parties fracturées. C'est par des irritations répétées, mais pratiquées à d'assez longues distances, que nous avons pu surtout augmenter le volume du cal; en fracturant de dix jours en dix jours des cals déjà commencés, on obtient au bout de quarante ou cinquante jours des ossifications monstrueuses. C'est aussi ce que l'on peut observer sur l'homme après des fractures accidentelles du cal; le second cal est beaucoup plus volumineux que le premier. La mobilité constante d'une fracture, quoique s'exerçant dans d'étroites limites, empêche le tissu du cal de s'ossifier; il reste souple et fibroïde. La présence des corps étrangers, venus du dehors (balles, plombs) ou des esquilles multiples, peut produire tous les degrés de l'irritation; on constatera tantôt un cal exubérant, tantôt une suppuration du foyer; quelquefois les deux processus marcheront parallèlement à côté l'un de l'autre, et il en résultera le double effet que nous avons constaté après le passage des sétons.

2° Influence de certaines conditions physiologiques ou pathologiques générales.

Les autopsies qu'on pratique sur l'homme sont, dans la plupart des cas, un très-mauvais moyen pour apprécier le développement physiologique du cal; ce sont là des cas pathologiques, à moins que le sujet n'ait succombé accidentellement à une lésion tout à fait indépendante de la fracture et qui ne pouvait gêner en rien la régularité du processus cicatriciel. Si le malade a succombé à une infection purulente, à un état fébrile continu, suite immédiate de l'accident, ou bien à une maladie fébrile intercurrente, le travail du cal est arrêté; il peut même ne pas y avoir trace de consolidation à une époque où, dans des conditions normales, l'ossification cicatricielle serait presque achevée. C'est pour cela que l'expérimentation sur les animaux est indispensable pour se faire une idée juste de la nature du processus. Les observations expérimentales sur les animaux sont tout à fait d'accord avec les rares observations cliniques qui ont été faites dans des conditions physiologiques, c'est-à-dire sur des hommes morts accidentellement au milieu d'une santé parfaite.

L'expérimentation nous permet d'apprécier l'influence de quelques conditions physiologiques et pathologiques; on peut dans les laboratoires vérifier la fâcheuse influence de l'alimentation insuffisante, de l'humidité et du défaut d'aération. La réunion de toutes ces causes crée un milieu perturbateur des actes nutritifs; elle retarde le travail du cal, comme nous la verrons plus tard retarder et empêcher la reproduction des os enlevés. Ces conditions favorisent le processus purulent sur les fractures communiquant avec l'extérieur. Sur des chats et des chiens, morts d'infection purulente ou putride, nous avons constaté souvent qu'au dixième ou au douzième jour, il n'y avait pas de travail de consolidation commencé. Le périoste décollé baignait dans la suppuration, et les bouts de l'os étaient nécrosés.

Nous ne reviendrons pas sur ce que nous avons dit relativement à l'âge.

Il est une autre condition physiologique que l'expérimentation sur les animaux permet d'apprécier, et sur laquelle elle nous a fournit les mêmes résultats négatifs que l'observation clinique, c'est la gestation. Ayant quelquefois fracturé le tibia sur des lapines pleines, nous n'avons pas observé de retard de consolidation appréciable, si l'animal était bien portant. Après avoir analysé la plupart des cas publiés relativement à la femme, Gurlt (1) a admis que les faits favorables étaient à peu près en même nombre que les cas contraires. Malgaigne était arrivé à une opinion analogue en faisant observer avec Norris que la grossésse n'agit pas par elle-même, mais selon le degré de débilité qu'elle détermine. Cette opinion concorde avec le résultat expérimental que nous venons de signaler.

Quant au genre d'alimentation, Alph. Milne Edwards (2) pense que le phosphate de chaux hâte le travail réparateur. Il a fait des expériences comparatives sur les chiens et les lapins, et a vu que l'ossification du cal était accélérée quand il mêlait à la nourriture ordinaire de ces animaux du phosphate de chaux provenant de la calcination des os. Nous avons très-fréquemment administré cette substance ou des phosphates solubles à nos malades, mais nous n'avons jamais rien pu démêler de positif dans le mode d'action de ces sels, dont nous continuons cependant à faire usage, parce qu'ils sont innocents.

(1) *Handbuch der Lehre von den Knochenbrüchen.* Berlin, 1862.
(2) *De l'influence de la proportion de phosphate de chaux contenu dans les aliments sur la formation du cal. — Gazette hebdomadaire,* 1856.

3° Section des nerfs du membre.

On a observé sur l'homme des faits contradictoires relativement à l'influence des nerfs sur la formation du cal; les ouvrages de Malgaigne et Gurlt en citent un certain nombre qui laissent la question dans le doute. Nous avons eu recours à l'expérimentation pour nous faire une opinion sur ce point.

EXPÉRIENCE XXVI. — *Fracture de l'os métatarsien pratiquée sur deux agneaux du même âge; résection du nerf sciatique sur l'un de ces animaux; même appareil de contention. — Consolidation aussi parfaite au moins sur l'animal dont le nerf a été sectionné.* — Ces fractures furent pratiquées dans des conditions aussi analogues que possibles et traitées de la même manière par un appareil de carton garni d'étoupe et entouré de bandes. Cet appareil ne se dérangea nullement; il resta appliqué vingt et un jours. Sur l'un des agneaux, le nerf sciatique fut reséqué dans une étendue de 3 centimètres.

A l'autopsie, on constata que les deux fractures étaient déjà solides; mais celle de l'animal dont le nerf était intact céda plus facilement. La section préalable du nerf était donc loin d'avoir nui à la consolidation. Le nerf ne s'était pas régénéré. La seule particularité que présenta le membre de ce côté, fut une ulcération au-dessus du pied, là où le bandage pressait contre les chairs; le défaut de sensibilité avait empêché l'animal de chercher à se soustraire à la pression du bandage.

Dans les deux cas, l'ossification de la moelle dépassait de 2 centimètres le niveau de la fracture; il en résultait une cheville interne qui représentait la plus grande partie de la masse du cal. Le périoste était cependant épaissi, et un dépôt sous-périostique de nouvelle matière osseuse s'était fait tout autour de chacun des fragments, mais la virole externe était peu considérable; c'était probablement dû à la compression exercée par l'étoupe sur tout le membre. Les dents de la fracture étaient émoussées par l'interposition de nouvelle substance osseuse, venant des expansions du périoste ou de la moelle.

Cette expérience démontre, mieux que les observations sur l'homme, que le défaut d'innervation ne nuit pas directement et par lui-même au développement du processus cicatriciel. Les propriétés végétatives des éléments anatomiques ne sont pas arrêtées par la section des nerfs. Le membre éprouve, dans sa circulation capillaire et dans sa calorification, des changements dus à la section des nerfs vaso-moteurs ; mais la présence d'une plus grande quantité de sang ne produit pas une plus grande activité dans la vie cellulaire.

Schiff (1) a fait des expériences qui lui ont fourni des résultats contraires. Il a vu qu'à la suite de la section des nerfs, l'os subissait une hypertrophie générale due à la plus grande activité du périoste.

Pour les nerfs des membres, cette action hypertrophiante serait balancée par le repos auquel le membre est condamné. Aussi Schiff a-t-il choisi la mâchoire inférieure comme plus propice à ces expériences. La section du nerf maxillaire d'un côté n'empêche pas les mouvements de la totalité de l'os, et l'influence atrophiante de l'immobilité est par cela même évitée. C'est dans ce cas que cet observateur a constaté, du côté où le nerf a été sectionné, une hypertrophie notable de l'os.

Nous avons répété cette expérience et nous n'avons pas obtenu les mêmes résultats. Sur le lapin, nous avons observé la chute des dents incisives du côté sectionné, mais pas d'hypertrophie. Sur le chien, nous n'avons pas constaté d'augmentation d'épaisseur ni d'altération de consistance, au bout de cinq semaines après la section du nerf. Sur un lapin seulement, nous avons trouvé un peu d'hypertrophie de l'os, mais l'os avait été lésé et le périoste dilacéré pendant l'opération.

L'insuccès de nos expériences, qui pouvait être dû à ce que nous nous placions à notre insu dans d'autres conditions que Schiff, nous engagea à poursuivre la solution du problème d'une autre manière. Si l'hypertrophie signalée par Schiff était

____

(1) *Comptes rendus de l'Académie des sciences*, 1854.

le résultat d'une paralysie des nerfs vaso-moteurs, la section isolée de ces nerfs devait produire très-nettement cette hypertrophie. D'après cette idée, nous pratiquâmes sur vingt jeunes lapins la section et l'excision du grand sympathique au cou, et nous sacrifiâmes ces animaux de distance en distance dans l'espace de dix mois. Or, sur aucun, nous ne trouvâmes la moindre hypertrophie des os du crâne ou de la face du côté opéré, et cependant la section du nerf avait été bien complète; il n'y avait pas eu non plus de régénération, puisque sur tous les sujets la pupille était restée dilatée et les capillaires de l'oreille plus apparents.

Nous avions fait aussi cette expérience dans un autre but : nous voulions voir si l'abondance du sang, dans un organe dont les vaisseaux ont été paralysés, peut produire une énergie plus grande dans la vie des cellules, au moment de leur plus grande activité physiologique, et entraîner finalement l'accroissement de l'organe. Nous pouvions ici suivre cet accroissement dans l'oreille qui grandit rapidement. Or, nous n'avons eu qu'un résultat négatif : les deux oreilles ont grandi avec la même rapidité, et ont atteint exactement la même longueur; peut-être même y avait-il eu à un certain moment un peu de ralentissement dans la croissance du côté sectionné. Cl. Bernard n'a jamais vu l'hypertrophie d'aucun organe produite par cette cause, bien qu'il ait gardé les animaux opérés pendant très-longtemps.

Il ressort de ces expériences, que la paralysie des nerfs vaso-moteurs n'active pas les propriétés végétatives des cellules, malgré la présence d'une plus grande quantité de sang dans l'organe paralysé. Virchow considère cette proposition comme fondamentale, et Chauveau (1) l'a depuis longtemps déduite de ses expériences sur l'appareil kératogène des solipèdes. Il a

____

(1) *Journal de médecine vétérinaire de Lyon*, 1853.

pu observer très-nettement, en expérimentant sur un tissu dont les éléments croissent avec une grande rapidité, que les propriétés végétatives des cellules sont indépendantes des nerfs, et non-seulement des nerfs vaso-moteurs, mais des nerfs de la vie animale. En coupant les nerfs très-haut, il était sûr de paralyser tous les ordres de fibres. Or, quel que soit le temps qu'il ait attendu, il n'a pas observé le moindre changement dans l'activité formatrice des cellules épithéliales qui doivent plus tard constituer la corne du sabot.

Tous ces faits nous permettent donc de conclure que la section des nerfs n'a pas par elle-même d'influence sur la formation du cal. Chez l'homme, ce ne sera que par l'altération de la santé générale ou par les désordres locaux, résultat secondaire de la paralysie d'un membre, que l'organisation du cal sera empêchée. La section des nerfs peut amener des inflammations et des gangrènes consécutives; mais il faut admettre en principe, que la production du tissu osseux cicatriciel n'est pas directement sous la dépendance de ces organes.

§ IV. — Des plaies et fractures des cartilages.

Nous sommes déjà bien loin de l'époque où l'on plaçait les cartilages parmi les corps non organisés. L'examen microscopique du tissu à l'état normal et les expérimentations sur les animaux vivants ont fait disparaître toute incertitude sur ce point; les arguments qu'on invoquait pour ou contre, il y a trente ans, n'ont plus aucune valeur aujourd'hui. Mais, quoique vivant au même titre que les autres tissus qui possèdent l'attribut le plus incontestable de la vitalité, la cellule, le cartilage n'en forme pas moins un tissu à part. Quelque nombreuses que soient ses cellules, quelque disposées qu'elles soient

30

à proliférer dans certaines circonstances données, la nature de la substance intercellulaire donne au tissu qu'elles forment des propriétés spéciales. Elle rend ce tissu difficilement irritable; elle empêche l'irritation de se propager aux cellules voisines; elle limite la prolifération, et gêne tellement les propriétés végétatives des éléments cellulaires, que la cicatrisation des surfaces cartilagineuses est extrêmement difficile. Cette cicatrisation ne peut même s'opérer qu'à la faveur d'un tissu fibreux intermédiaire, venant du périchondre, ou produit secondairement par la couche de cellules directement intéressée.

Les expériences de Redfern (1), les observations de Broca (2), Mondière (3) sont venues mettre hors de doute le fait de la cicatrisation des cartilages, mais cette cicatrisation n'en reste pas moins un processus spécial, réalisable seulement dans certaines conditions d'âge et de lieu qu'il importe de déterminer.

On obtiendra des résultats tout à fait différents, selon qu'on expérimentera sur de jeunes sujets, à une époque voisine de la naissance, ou bien sur des sujets avancés en âge. Dans le premier cas, le cartilage se cicatrisera au bout d'un ou deux mois, tandis que dans le second, après le même laps de temps, les lèvres de la plaie seront presque aussi nettes qu'au moment de l'expérience.

Dans aucun cas, nous n'avons trouvé de réunion immédiate du tissu cartilagineux; il y avait toujours une cicatrice fibreuse intermédiaire, se rapprochant d'autant plus du tissu cartilagineux, qu'il s'agissait d'un sujet plus jeune. Le processus est, du reste, différent selon qu'il s'agit de cartilages à périchondre

---

(1) *Monthly Journal of Medical Sciences.* Edinburgh, 1851. *On the Healing of Wounds in Articular Cartilages,* etc.

(2) *Bulletins de la Société anatomique,* 1851.

(3) *Id.,* 1850.

ou de cartilages articulaires; examinons successivement les deux variétés.

1° Cicatrisation des cartilages à périchondre.

Dans les plaies de ces cartilages, c'est le périchondre qui joue le principal rôle; qu'il s'ossifie ou qu'il reste fibreux, il forme une virole périphérique qui constitue le travail cicatriciel le plus important au point de vue de la consolidation. Nous avons fait diverses expériences sur le cheval, le mouton, le lapin; voici nos principaux résultats sur les différents cartilages. Il y a d'abord une distinction à établir, selon que les cartilages s'ossifient dans la vieillesse (cartilages costaux), ou ne s'ossifient jamais (cartilages du nez, de l'oreille).

Dans le premier cas, la cicatrice est souvent osseuse; dans le second, nous n'avons jamais eu occasion de constater du tissu osseux en dehors de l'exception signalée à la page 184.

Les fractures des cartilages costaux sont les seules à peu près qu'on observe sur l'homme et que l'on puisse reproduire chez les animaux; nous avons essayé en vain de briser les cartilages de l'oreille et du nez; le tissu est trop flexible pour se fracturer; nous n'avons pu qu'étudier les plaies par incision.

A la suite des fractures des cartilages costaux, nous avons observé la virole osseuse extérieure due au périchondre; les bouts du cartilage restaient inactifs dans la consolidation de la fracture. Sur des fractures très-anciennes, et l'on en trouve un grand nombre sur les vieux chevaux, nous avons constaté l'absence de soudure osseuse des fragments, bien que le centre du cartilage fût ossifié. En faisant une coupe longitudinale, on aurait dit au premier abord que les fragments étaient soudés; ils étaient réunis par un tissu brunâtre, d'apparence spongoïde;

mais au moindre effort on les séparait, et l'on voyait qu'ils étaient simplement juxtaposés ou maintenus l'un contre l'autre par une couche sans consistance. Il n'y a donc pas de cal osseux intermédiaire.

Après avoir pratiqué des incisions sur toute l'épaisseur des cartilages du nez et de la cloison chez les chevaux, nous avons constaté que le périchondre seul faisait les frais de la cicatrisation. Il avait bourgeonné au niveau de l'incision et envoyait dans l'intervalle des fragments une couche de tissu mou qui comblait cet espace. Au bout de cinq semaines, les bords de l'incision du cartilage étaient un peu colorés en rouge, mais très-nets; ils n'avaient pris aucune part à la cicatrisation.

Nous avons sectionné les cartilages costaux sur de jeunes moutons; les fragments se sont écartés après la section et se sont soudés isolément au tissu cellulaire voisin. Au bout de deux mois, nous les avons trouvés séparés par un intervalle de près d'un centimètre, comblés par une bande cellulo-fibreuse, tenant au périchondre de chaque côté, mais ne s'implantant pas sur les sections cartilagineuses; celles-ci n'avaient pas pris part à la cicatrisation. Ces diverses expériences démontrent que si le cartilage se cicatrise, c'est à la faveur du périchondre, c'est-à-dire, au moyen des éléments conjonctifs qui n'ont pas la structure du tissu cartilagineux.

2° Cicatrisation des cartilages articulaires.

Nous avons fait un grand nombre de plaies, incisions ou excisions, sur les cartilages articulaires : tantôt nous limitions la solution de continuité au cartilage; tantôt nous le dépassions plus ou moins profondément, de manière à intéresser l'épiphyse et le cartilage de conjugaison. Notre but principal était d'apprécier l'influence de ces diverses plaies sur l'accroissement de l'os ; à ce titre, nous y reviendrons plus tard, mais nous devons signaler ici le processus cicatriciel dans ces différents cas.

Chez les très-jeunes animaux, les plaies des cartilages articulaires se cicatrisent. On voit, au bout de deux ou trois mois, la surface articulaire parfaitement lisse ; l'incision est comblée, mais elle se reconnaît toujours à une couleur bleuâtre et à une dépression linéaire qui persiste à ce niveau. Cette dépression est due à ce que, en dehors des lèvres de la plaie, le cartilage s'est accru pendant que la cicatrice est restée stationnaire. En examinant cette cicatrice au microscope, on voit qu'elle est composée d'un tissu fibroïde parsemé de quelques noyaux. Tout à fait contre les lèvres de la plaie, on observe, dans certains cas, des éléments plus gros qu'on reconnaît être des cavités de cartilage, en employant la réaction de la teinture d'iode. Mais ces cavités sont très-petites et manquent le plus souvent, de sorte que le tissu cicatriciel produit, selon Redfern (et nous nous rallions complétement à cette opinion), par les éléments contenus dans les cavités, ne subit pas la transformation cartilagineuse dans son ensemble ; ce n'est qu'autour de quelques éléments qu'une capsule se forme et qu'il se reproduit probablement de la cartilagéine.

En pratiquant des incisions multiples sur un cartilage articulaire d'un sujet très-jeune, on peut faire augmenter l'étendue et la masse de ce cartilage ; ce qui prouve, même à l'œil nu, que ce tissu n'est pas absolument réfractaire aux irritations directes.

Quand on intéresse le cartilage de conjugaison, il se forme encore une cicatrice fibreuse, qui va de la surface articulaire à l'extrémité de l'incision ; il ne se forme pas même de tissu osseux dans la partie de l'incision qui traverse l'épiphyse. Au-dessous du cartilage de conjugaison, on trouve encore une cicatrice fibreuse ; les éléments cartilagineux, troublés dans leur activité par le traumatisme, semblent ne plus pouvoir subir le processus de l'ossification. L'accroissement de l'os n'en est pas moins notablement diminué, comme nous le verrons en temps et lieu ; mais c'est par un défaut de prolifération des éléments cartilagineux, et non par ossification précoce.

Nous avons fait aussi des incisions aux cartilages de conjugaison sans pénétrer par la cavité articulaire, et nous avons vu que la cicatrice restait fibreuse ; ceci prouve que ce n'est pas la synovie qui empêche la soudure des cartilages articulaires, mais la nature propre de leur tissu. De simples piqûres, de simples perforations, ne produisent pas de désordres apparents, mais nous avons reconnu, trois mois après, les traces des coups de poinçon par lesquels nous avions perforé un cartilage. Il y avait au microscope une perforation comme produite par un emporte-pièce. A ce sujet, nous rappellerons que pour activer la prolifération des cartilages de conjugaison, il faut les irriter indirectement par l'intermédiaire de l'os ou de la moelle, mais non pas faire porter l'irritation sur leur propre tissu.

Les expériences de Richet semblaient confirmer l'opinion ancienne sur la nature des cartilages ; elles les faisaient considérer comme des corps à peine organisés. Mais les recherches de Redfern, les observations anatomiques de Broca, les travaux de Virchow, etc., ont, dans ces dernières années, modifié radicalement les idées sur ce point : les cartilages subissent des altérations nombreuses et très-variées. Comme cependant ces altérations sont rarement isolées et qu'elles se traduisent difficilement par des symptômes spéciaux, il en résulte que l'observation des anciens a toujours sa valeur au point de vue clinique.

Dans ces derniers temps, Klopsch (voy. Gurlt, *loc. cit.*) a expérimentalement étudié les fractures ou plutôt les sections de côtes sur les lapins ; il a conclu que la réunion se faisait non par un exsudat, provenant des surfaces de section, mais par la prolifération du tissu fibreux préexistant autour de la fracture.

CHAPITRE VII

DE LA RÉGÉNÉRATION DES OS EN GÉNÉRAL.

Sommaire. — Des méthodes expérimentales pour démontrer la régénération des os. — Régénération des os par le périoste ; nécrose artificielle de l'os ancien ; ablation directe et immédiate ou ablation sous-périostée. — Expériences comparatives démontrant que le périoste seul peut fournir de véritables régénérations. — Rôle des parties molles extérieures dans la régénération des os. — Nécessité de faire de grandes pertes de substance pour démontrer les sources de la régénération. — Régénération par la moelle ; différences entre le périoste et la moelle au point de vue de la régénération. — Conséquences théoriques.

Le fait de la régénération des os a été d'abord observé sur l'homme malade ; mais tant que la science a été réduite à cette simple observation, le fait est resté stérile pour la pratique chirurgicale. On ignorait le mécanisme de cette régénération et les conditions anatomiques dans lesquelles elle s'opère ; on ne pouvait pas alors tirer parti de ces observations accidentelles et fournies par le hasard, pour faire régénérer les pièces osseuses enlevées par l'art ou détruites par un traumatisme. C'est l'expérimentation seule qui, en faisant connaître les agents de la régénération des os, a permis au chirurgien d'exécuter des tentatives méthodiques et rationnelles.

Nous avons exposé dans notre introduction la marche de la science et l'enchaînement des idées qui se sont produites à diverses époques, et nous ne reviendrons pas ici sur cet exposé historique ; nous aurons l'occasion cependant de faire quelques rapprochements entre les théories passées et les opinions qui se sont produites récemment, car, aujourd'hui encore, nous rencontrerons les mêmes doutes et les mêmes erreurs.

Comme toujours, des expérimentations vicieuses et des faits cliniques mal interprétés sont venus compliquer le problème et entraver la solution. Il importe donc de poser clairement la question, de bien déterminer ce qui est à prouver, et surtout de présenter un ensemble de faits assez nets et assez évidents par eux-mêmes pour rendre toute contestation impossible (1).

C'est pour atteindre ce résultat que nous avons d'abord étudié analytiquement tous les organes, tous les tissus auxquels on a fait jouer un rôle plus ou moins important dans la régénération des os. Cette étude analytique, suivie des recherches que nous avons faites sur les diverses lésions intéressant l'ensemble de l'organe, c'est-à-dire sur les plaies et les fractures des os et de leurs annexes, nous a paru tout à fait indispensable. Elle nous servira de fil conducteur dans l'interprétation des éléments complexes que présente le problème de la régénération des os. Nous allons ainsi méthodiquement du simple au composé. Il nous semble même, qu'en vertu d'une induction légitime, nous pourrions déjà, par les faits précédemment acquis, établir les sources de la régénération des os ; mais nous n'avons garde d'invoquer ces à priori, toujours plus ou moins discutables, quand il nous est si facile de prouver directement ce que nous nous proposons de faire admettre.

Pour déterminer les sources de la régénération des os, on peut se servir de plusieurs méthodes expérimentales. La plus ancienne est celle de Troja, par laquelle on mortifie artificiellement un os. Cet os nécrosé est laissé en place et se détache spontanément au bout d'un certain temps. On peut faire nécroser les os par la destruction de la moelle ou du périoste. Dans le premier cas, c'est-à-dire lorsque la moelle est détruite, il se forme un nouvel os sous le périoste. Dans le second cas,

____

(1) Nous verrons dans notre seconde partie quelles erreurs d'interprétation a fait naître cette incertitude doctrinale. Les faits les plus remarquables sont passés inaperçus ou ont été considérés comme inexplicables et peu dignes de confiance.

lorsque l'os a été mis à nu par la destruction du périoste, sa reconstitution s'opère par la moelle.

La seconde méthode consiste à enlever directement et immédiatement les portions osseuses dont on veut étudier le mode de régénération. On ne laisse en place que les parties, les tissus dont on se propose de déterminer le rôle dans le processus réparateur. Mise en usage exceptionnellement et sans succès au commencement du siècle, elle a fourni des résultats peu rigoureux à Charmeil; elle n'est devenue réellement démonstrative qu'entre les mains de Flourens et de Heine. Pour voir si le périoste peut régénérer un os, ces expérimentateurs ont enlevé cet os directement en conservant la gaîne périostique, en pratiquant une résection ou une ablation sous-périostée. Pour apprécier, d'autre part, si la moelle centrale des os longs était par elle-même susceptible de reproduire un os, nous avons enlevé le périoste et la substance osseuse, en laissant seulement la substance médullaire.

Nous avons ainsi deux méthodes principales : l'ablation indirecte ou secondaire d'un os artificiellement nécrosé, l'ablation directe ou immédiate d'un os sain; ces deux méthodes donneront lieu plus tard à des applications cliniques spéciales. Nous allons nous en servir à présent pour déterminer les sources de la régénération osseuse, en étudiant successivement le rôle du périoste, de la moelle, de la substance osseuse proprement dite, et des parties molles extérieures.

§ I. — De la régénération des os par le périoste.

1° Régénération à la suite des nécroses artificielles.

En détruisant la moelle et en bourrant le canal médullaire de corps étrangers, on fait nécroser l'os ancien et un os nouveau se forme sous le périoste. Telle est, du moins, l'interprétation généralement accordée aux expériences de Troja ; mais l'examen du séquestre montre le plus souvent que les couches superficielles de l'os ancien ne se sont pas nécrosées ; elles font partie de l'os nouveau, et cette circonstance ne permet pas alors d'attribuer au périoste seul le bénéfice de la régénération. C'est ce qu'on reprochait à Troja (Brun, Léveillé, etc.), en disant que l'os nouveau n'était qu'une partie de l'os ancien hypertrophié et enflammé. En suivant cependant les phases du processus, on voit que le périoste se tuméfie d'abord et que des couches nouvelles sous-périostales se forment successivement, de manière à constituer en réalité la plus grande partie de l'os nouveau.

On peut faire cette expérience en amputant la jambe à son tiers inférieur, et en bourrant le canal médullaire de charpie ; on peut aussi percer un os dans la continuité d'un membre et remplir le canal médullaire par cette ouverture. La nécrose ne dépasse guère la hauteur du canal médullaire ; elle est arrêtée sur les jeunes animaux par le cartilage de conjugaison.

Nous avons essayé de faire nécroser ainsi les os spongieux par des perforations multiples, en injectant dans leurs vacuoles des liquides caustiques, mais ces os sont tellement vasculaires que nous n'obtenions que des nécroses très-limitées. Il y avait cependant des dépôts osseux sous-périostiques tout autour de l'os ; ils étaient le résultat de l'irritation propagée à tous les éléments de l'organe.

Une fois la moelle détruite et le canal médullaire bourré de charpie, le membre se tuméfie énormément ; le périoste, et toutes les parties molles voisines s'infiltrent. La couche ostéogène devient le point de départ d'une prolifération active ; des couches osseuses nouvelles se déposent. Bientôt la ligne de séparation s'établit entre le mort et le vif ; le séquestre, constitué par la totalité ou une partie de l'os ancien, se détache et s'élimine spontanément, s'il n'est pas enlevé artificiellement. La cavité qu'il occupait se comble d'abord de bourgeons charnus, puis de substance osseuse. Cette substance osseuse peut se médulliser plus tard, et le canal médullaire se rétablit ainsi.

Les os reproduits au moyen de la nécrose artificielle des diaphyses sont plus gros que les os normaux; ils ont souvent une épaisseur double et triple. A cause de cette abondance de la substance osseuse reproduite, les expériences de ce genre ont un intérêt chirurgical que nous ferons bientôt ressortir.

2° Régénération à la suite de l'ablation des os avec conservation du périoste, ou, en d'autres termes, à la suite des *résections et ablations sous-périostées*.

Cette méthode est beaucoup plus rigoureuse que la première, le périoste étant isolé de l'os ; il ne peut pas y avoir de causes d'erreur lorsqu'on a enlevé la totalité de l'organe. Tout l'os ayant été extrait, il ne restera que le périoste, et c'est dans l'intérieur de sa gaîne que l'ossification nouvelle se produira.

Mais cependant, en pratique expérimentale, cette méthode employée comme moyen de démonstration n'est pas aussi simple qu'elle le paraît en théorie.

Rien n'est si difficile que d'enlever la totalité du périoste autour de certains os. Sur les jeunes animaux, cette membrane est moins adhérente à l'os qu'aux parties molles extérieures ; l'abondance et la mollesse de la couche ostéogène expliquent pourquoi l'os s'en détache si facilement. Aussi faut-il être prévenu de cette cause d'erreur pour faire des expériences rigoureuses et concluantes.

Au début de nos recherches sur la régénération des os, nous avions eu quelques résultats douteux, faute d'avoir apporté sur ce point une attention suffisante. Il ne nous avait pas été un instant possible de nier l'immense supériorité de la conservation du périoste, au point de vue de la régénération de l'os; mais comme nous avions obtenu quelques lamelles osseuses, dans des cas où nous avions cru enlever la totalité du périoste, il fallait se demander quelle était l'origine de ces ossifications.

Nous fîmes alors sur le radius chez les jeunes lapins, quatre séries d'expériences (1); nous enlevions tantôt une portion, tantôt la totalité de l'os; voici les résultats généraux que nous avions obtenus dès cette époque.

Dans une première série, nous avons conservé avec soin la totalité de la gaîne périostique.

Dans une deuxième série, nous avons enlevé l'os avec la plus grande partie de sa membrane enveloppante, mais nous laissions à dessein quelques parcelles de périoste dans des points déterminés.

Dans une troisième série, nous avons enlevé avec la plus grande attention la totalité du périoste, mais nous avions soin de n'enlever que le périoste et de conserver l'enveloppe cellulo-musculaire qui l'entoure immédiatement. Nous détachions de l'os, aussi près que possible de leurs insertions, les tendons et les ligaments qui s'y attachent.

Dans une quatrième série enfin, nous avons disséqué largement autour du périoste, et nous enlevions même une couche plus ou moins épaisse des tendons et des fibres musculaires qui y sont adhérents.

Le but des deux premières séries d'expériences se comprend suffisamment. Quant à celles des autres catégories, elles devaient avoir pour résultat de nous démontrer quelle part il faut faire dans la reproduction des os à la couche qui entoure immédiatement le périoste et qui lui fournit en grande partie ses

____

(1) *Gazette hebdomadaire*, 31 décembre 1858, et *Journal de Brown-Séquard*, janvier 1859.

vaisseaux. Elles devaient aussi nous permettre d'apprécier si les extrémités des tendons qui s'implantent sur l'os avaient la propriété de s'ossifier et de compter pour une part appréciable dans la reconstitution du nouvel os.

Voici d'une manière générale nos résultats dans ces quatre cas différents.

Quand l'enveloppe périostale était complète, la portion d'os enlevée se reproduisait sur toute sa longueur, et au bout d'un certain temps, au niveau des diaphyses surtout, elle avait, à peu de chose près, la forme et les proportions de l'os ancien.

Dans nos expériences de la deuxième série, nous obtenions des noyaux ou des languettes osseuses correspondant exactement aux portions de périoste que nous avions laissées.

Dans celles de la troisième série, quand nous avions conservé avec soin la gaîne cellulo-musculaire sus-périostale, nous observions un cordon exclusivement fibreux ; et dans certains cas seulement quelques grains osseux ou ostéoïdes, correspondant en général aux extrémités de l'os, là où nous avions, par une dissection attentive, séparé du tissu osseux les tendons et les ligaments qui s'y insèrent, là où il n'y a pas un périoste distinct.

Dans les cas de la quatrième catégorie enfin, c'est-à-dire dans ceux où le périoste avait été largement enlevé avec la couche celluleuse et une partie des muscles qui le recouvrent, nous n'avons jamais remarqué de reproduction osseuse, soit au radius, soit aux métatarsiens, si ce n'est le renflement ou la terminaison en pointe du bout de l'os réséqué.

Ces quatre séries d'expériences mettaient non-seulement en lumière l'importance du périoste, mais elles nous permettaient d'expliquer pourquoi, dans certains cas, la reproduction était incomplète, et pourquoi elle faisait, dans d'autres, totalement défaut. Nous pouvions en conclure que le périoste seul pouvait donner lieu à de véritables régénérations.

Mais, comme il importe de préciser avec le plus grand soin possible un point de doctrine qui doit avoir les conséquences les plus directes pour la pratique chirurgicale, et que, d'autre part, des expérimentations contradictoires ont été produites dans diverses circonstances, nous devons citer avec détail des faits comparatifs empruntés à des animaux différents.

PREMIÈRE SÉRIE. — Régénération par la gaîne périostique après l'extirpation de la totalité des os.

Les expériences de ce genre sont les plus concluantes. Nous y ajoutons une importance d'autant plus grande que la plupart des expérimentateurs se sont bornés à pratiquer des résections partielles. En enlevant ainsi la totalité d'un os long, par exemple, diaphyse et épiphyses, on ne peut pas faire intervenir les surfaces de section pour expliquer la régénération, et il est plus facile de reconnaître la vraie source de l'ossification nouvelle.

La lecture de nos observations et l'examen des figures qui y sont jointes, dissiperont, nous l'espérons, toute confusion ; les résultats, au point de vue de la régénération, diffèrent du tout au tout, selon qu'on a conservé le périoste ou qu'on l'a enlevé avec l'os.

EXPÉRIENCE XXVII. — *Ablation complète du radius chez un jeune lapin. — Reproduction d'un os plus long que l'os enlevé et en représentant la forme, surtout par son extrémité inférieure.* — Opération le 4 février 1863, sur un lapin de deux mois et demi.

Ablation sous-périostée complète du radius à droite ; l'os enlevé mesure 38 millimètres ; tout a été enlevé : diaphyse, épiphyse, cartilage ; le périoste a été conservé intégralement partout, excepté au niveau de l'extrémité supérieure où quelques lambeaux sont restés adhérents à l'os.

Réunion par première intention ; l'animal s'est à peine aperçu de cette opération ; au bout de quinze jours il se servait de son membre comme du membre sain.

Il a été tué le 2 juillet. A l'autopsie, on constate que le radius est reproduit ;
il présente une extrémité inférieure plus large et aussi épaisse que celle du
radius du côté opposé ; elle est creusée de sillons nettement accusés pour le
passage des tendons fléchisseurs et extenseurs ; l'extrémité supérieure est
beaucoup moins bien reproduite, il n'y a que du tissu fibreux à la place de
l'épiphyse ; c'est là, du reste, que le périoste avait été en partie enlevé avec
l'os. La surface de l'os est lisse absolument comme celle d'un os sain. Un
canal médullaire régulier existe dans cet os.

Le cubitus est aplati, et recourbé du côté du radius. Pris dans son ensemble,
l'avant-bras a éprouvé un arrêt de développement sensible : le radius du
côté sain mesure 66 millimètres, et le radius reproduit a 48 millimètres.
Quant au cubitus, on trouve du côté sain 81 millimètres et du côté opéré
68 millimètres. Par contre, l'humérus du côté opéré se trouve plus long et
plus grêle que celui du côté non opéré. Celui du côté opéré mesure :
77 millimètres ; celui du côté sain : 73 millimètres.

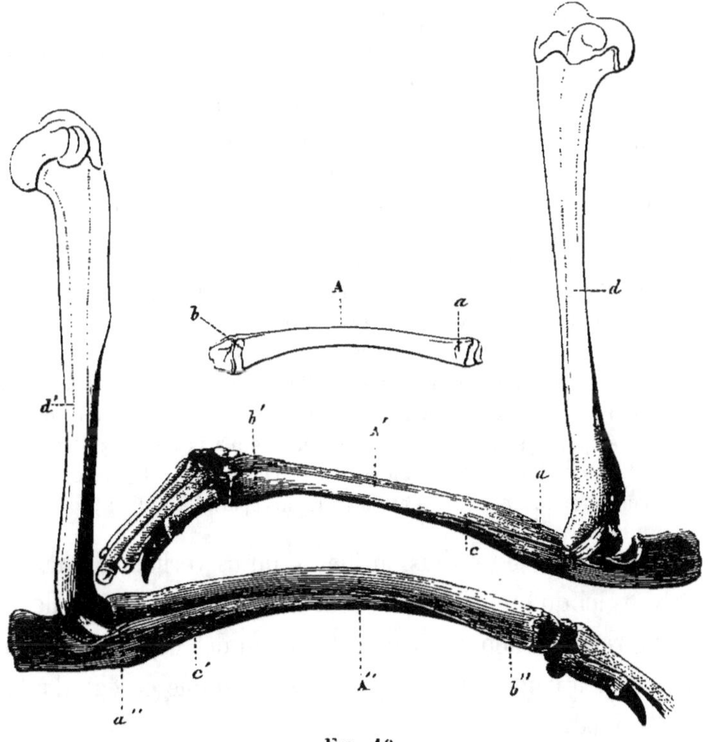

FIG. 10.

Cette figure représente le radius enlevé A ; le radius reproduit A', et le radius du côté sain A''.
a, a' a''. Extrémité supérieure du radius. — b, b', b''. Extrémité inférieure. — L'extrémité inférieure
de l'os reproduit est remarquable par sa forme et ses dimensions.— c, c'. Cubitus — d, d'. Humérus.

La cavité sigmoïde du cubitus s'est agrandie; l'extrémité inférieure de l'humérus a glissé en avant, la cupule du radius ne s'étant pas régénérée. Ce qu'il a de remarquable, c'est la reproduction de l'extrémité inférieure du radius et l'accroissement de l'os reproduit. Cet os, en effet, mesure 9 millimètres de plus que l'os enlevé.

On voit, par cette observation, que le radius reproduit est plus long que le radius enlevé, et l'on reconnaît qu'il a la forme particulière à cet os, surtout à son extrémité inférieure, où les gouttières pour le glissement des tendons se reconnaissent parfaitement. Mettons en regard maintenant la même ablation de la totalité du radius sans conservation du périoste.

EXPÉRIENCE XXVIII. — *Ablation de la totalité du radius sans conservation du périoste. — Absence de reproduction.* — Nous enlevâmes la totalité du radius sans conserver le périoste sur un lapin de la même portée que celui qui nous avait servi pour la précédente expérience. Le périoste a été enlevé avec le plus grand soin en même temps que l'os; en certains points où les fibres musculaires s'insèrent sur l'os, on a enlevé une couche de ces dernières, afin d'être bien sûr de ne pas laisser de périoste. Au niveau de l'épiphyse supérieure, l'opération a été moins régulière, la diaphyse s'était séparée de l'épiphyse contre le gré de l'opérateur; il a fallu enlever l'épiphyse par morceaux, et il est resté du périoste à ce niveau. La réunion de la plaie se fit par première intention; mais la déviation de la patte se prononça immédiatement; elle fit bientôt un angle droit avec l'avant-bras.

Au bout de six mois nous constatâmes qu'il n'y avait pas l'ombre de reproduction. A peine même y avait-il un léger tractus celluleux à la place de l'os enlevé; on ne trouve un peu de substance osseuse nouvelle qu'au niveau de l'épiphyse supérieure, là où le périoste n'a pas été régulièrement disséqué. Le cubitus a sa direction normale, il diffère de celui du côté sain par sa moins grande longueur, il est aussi moins épais. La figure 11 le représente.

Au lieu d'un radius, au lieu d'un os véritable, nous ne trouvons ici qu'un tractus fibreux, sans la moindre parcelle osseuse. La reproduction a fait complétement défaut, et cependant nous avions attendu six mois, temps considérable eu égard à la vie de l'animal.

Sur le chat, nous avons obtenu des résultats absolument semblables à ceux que nous venons d'exposer. Du côté où la totalité

du radius a été enlevée avec le périoste, pas l'ombre de régénération ; du côté où la gaîne périostique a été conservée, un os
représentant le radius par sa forme et ses dimensions.

EXPÉRIENCE XXIX. — *Ablation complète du radius avec ou sans conservation
du périoste. — Reproduction dans un cas. — Absence totale dans l'autre.*
— Sur deux chats âgés de deux mois et demi à trois mois, nous fîmes
l'ablation complète du radius ; nous conservâmes le périoste sur un sujet
et l'enlevâmes sur l'autre. Quatre mois après, les chats furent tués. Après
l'opération il y avait eu un gonflement considérable du membre opéré, surtout chez le sujet de la résection sus-périostée qui avait été beaucoup plus
malade que l'autre. A l'autopsie, nous constatâmes l'absence complète de

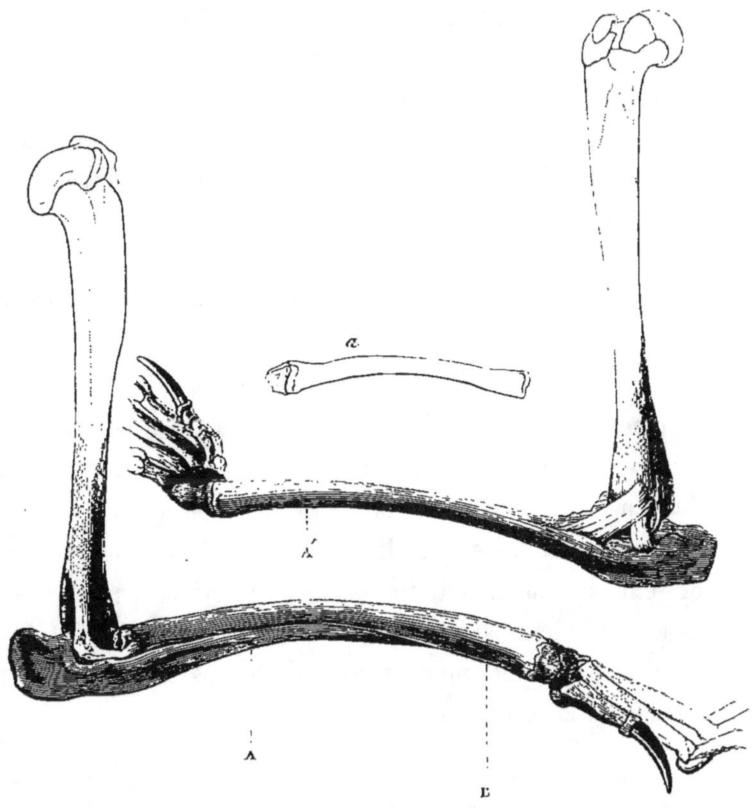

FIG. 11.

a. Radius enlevé. -- A'. Cubitus du côté opéré ; le radius ne s'est nullement reproduit. — A et B.
Cubitus et radius du côté sain. Cette figure représente le résultat de l'expérience XXVIII.

reproduction sur le chat dont le périoste avait été enlevé; sur l'autre, au contraire, il y a un os de reproduit. L'os reproduit sur toute sa longueur est formé par deux extrémités renflées et une portion centrale, beaucoup plus mince que la diaphyse du côté sain et interrompue dans son milieu sur un espace de 2 ou 3 millimètres; la substance osseuse y est remplacée par du tissu fibreux.

Ce qu'il y a de frappant dans ces observations, c'est que du côté où le périoste a été enlevé avec l'os, il n'y a rien, absolument rien, en fait de reproduction osseuse. C'est là un de nos arguments pour admettre une action de présence exercée par le périoste ou par le tissu osseux, quand une certaine longueur de l'os est conservée. Dans ce dernier cas, au voisinage des bouts de l'os, des ossifications peuvent se produire et se prolonger dans les interstices musculaires; le tissu conjonctif environnant peut éprouver, jusqu'à une certaine distance, le processus de l'ossification. Quand l'os et le périoste ont été enlevés, le tissu réparateur reste celluleux ou fibreux.

Les faits que nous allons citer maintenant sont aussi évidemment favorables à la conservation du périoste, bien qu'ils soient moins démonstratifs en théorie, d'autres sources d'ossification pouvant venir en aide à la gaîne périostique. Prenons d'abord un exemple chez le pigeon, et ici nous choisissons à dessein un animal tout spécialement favorable pour les ossifications artificielles; on verra que, malgré la facilité avec laquelle il produit du tissu osseux, ses os ne se régénèrent pas quand le périoste a été bien enlevé.

Expérience XXX. — *Résections comparatives du cubitus sur le pigeon. — Ablation du périoste à gauche, conservation à droite. — Reproduction exubérante du côté où le périoste a été conservé. — Absence complète de régénération de l'autre côté.* — Sur un jeune pigeon nous fîmes le même jour une double résection du cubitus; le fragment enlevé mesure 23 millimètres de chaque côté; il a été pris au centre de l'os. A droite le périoste a été conservé, à gauche il a été enlevé. Dans cette expérience, il est très-difficile de ne pas laisser quelques lambeaux de périoste si l'on n'y porte une attention minutieuse. L'animal n'avait pas encore un mois au moment de l'expérience (5 août 1862). Il fut tué soixante-quinze jours après (20 octobre), et nous trouvâmes alors une magnifique reproduction du côté où le périoste avait été conservé; de l'autre rien de reproduit; les fragments osseux paraissaient même légèrement écartés, mais on n'a mesuré que sur la pièce sèche, de sorte qu'on ne peut rien affirmer à ce sujet. La reproduction à droite est exubérante; l'os reproduit est notablement plus épais qu'un cubitus normal; l'hypertrophie ne porte pas seulement sur l'os reproduit, elle porte aussi sur les deux bouts de l'os ancien. La portion reproduite exubérante est percée d'un trou traversé par un filet nerveux et des vaisseaux. Elle a 6 millimètres dans son plus grand diamètre transversal et 2 millimètres dans son plus petit.

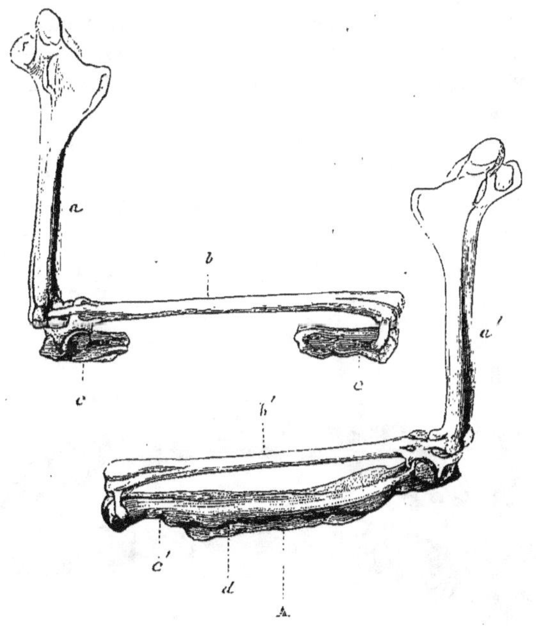

FIG. 12.

La figure supérieure représente le membre sur lequel le périoste a été enlevé; l'inférieure montre le résultat de la conservation du périoste.

a,a'. Humérus. — b,b'. Radius.— c,c,c'. Extrémités du cubitus non enlevées par l'opération.
A. Portion reproduite. — d. Trou par où passait un filet nerveux.

L'examen de la figure fait ressortir les différences mieux que toutes les descriptions. Ces deux expériences sont très-rigoureusement comparables puisqu'elles ont été faites le même jour et sur un seul animal. Là où le périoste a été conservé, l'ossification a été exubérante au point de dépasser les limites de cette membrane, et d'englober un petit paquet cellulo-vasculaire, contenant même un filet nerveux.

Expérience XXXI. — *Résection sous-périostée de la moitié inférieure du radius sur un jeune lapin.* — *Reproduction d'une portion osseuse beaucoup plus grosse que la partie enlevée, et remplaçant comme forme et comme fonction l'extrémité inférieure du radius normal; peu de déviation dans le membre opéré.* — Sur un jeune lapin de six semaines environ nous pratiquâmes l'ablation sous-périostée de la moitié inférieure du radius, diaphyse et épiphyse. Opération régulière : périoste et périchondre du cartilage de conjugaison conservés; surface articulaire de l'épiphyse complétement enlevée. Réunion par première intention. Pas d'appareil au membre; légère inclinaison de la patte vers le bord radial, permettant cependant à l'opéré de s'appuyer sur la face plantaire dans la progression.

Au bout de cinq mois, reproduction d'une extrémité osseuse régulière, renflée à son extrémité articulaire, creusée de sillons pour le glissement des tendons; plus large et plus aplatie que l'extrémité normale. La portion repro-

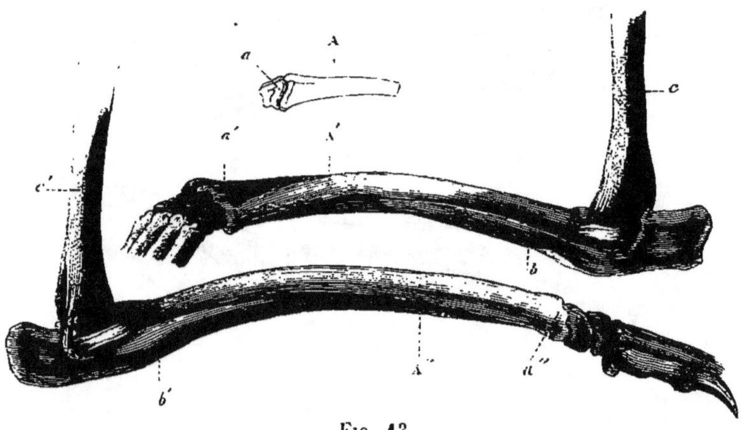

Fig. 13.

Ces figures représentent la portion du radius enlevée, la portion reproduite, et la portion correspondante du côté non opéré.

A. Portion du radius enlevée. — A'. Radius du côté opéré. — A". Radius sain. — a, a', a". Extrémité inférieure du radius; en a" l'épiphyse n'est pas encore soudée. — b, b'. Cubitus. — c, c'. Humérus.

duite est moins longue que la portion correspondante du côté sain, mais elle l'est plus que la portion enlevée. Sur le dessin la limite n'est pas nettement indiquée; elle est cependant représentée par un renflement à 4 millimètres au-dessus du point A'. On ne voit plus trace du cartilage de conjugaison, bien que du côté sain l'épiphyse ne soit pas encore soudée. La portion enlevée mesure 20 millimètres; la portion reproduite en mesure 26.

La reproduction est très-belle ici et elle ressortira mieux encore, si nous la mettons en présence du résultat de l'expérience suivante dans laquelle le périoste n'a pas été conservé.

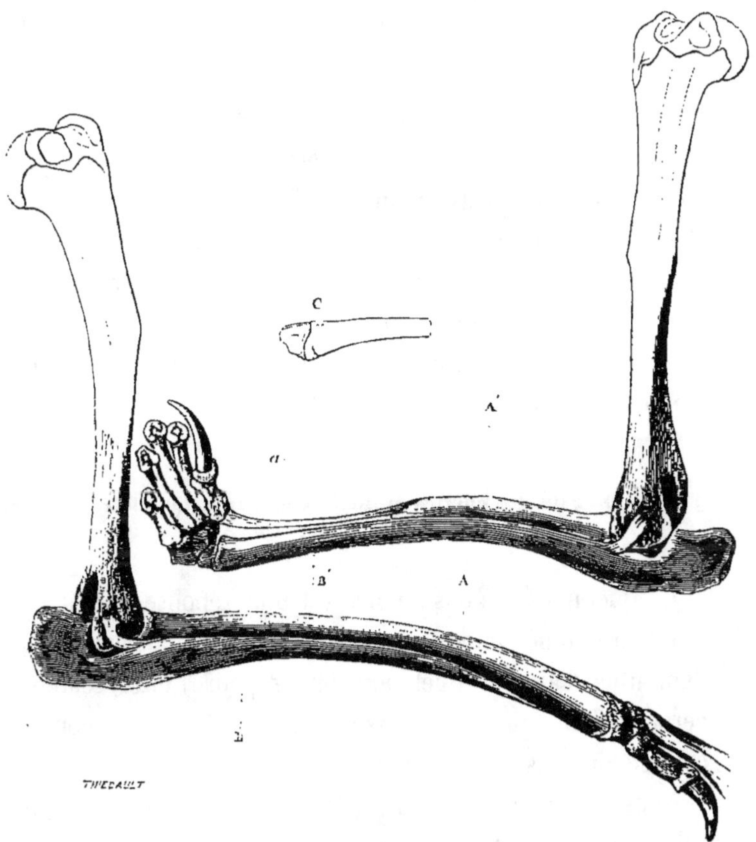

Fig. 14.

C. Portion du radius enlevée. — A. Radius sain qui s'est considérablement accru depuis l'opération. — B. Cubitus. — A'. Portion du radius non réséquée. — a. Ligament fibreux très-souple remplaçant la portion enlevée qui ne s'est nullement reproduite. (L'observation est à la page suivante.)

EXPÉRIENCE XXXII. — *Résection sus-périostée, c'est-à-dire avec ablation du périoste, de la moitié inférieure du radius. — Absence de reproduction; flexion à angle droit de la patte sur le bord radial de l'avant-bras.* — Sur un jeune lapin de la même portée que le précédent, nous avons enlevé la moitié inférieure du radius en enlevant le périoste en même temps que l'os. Tous les éléments de l'os ont été ainsi extirpés : périoste, tissu osseux, cartilage de conjugaison. La plaie s'est réunie par première intention. Déviation très-marquée de la patte en dedans. Au bout de six mois, l'animal ayant été sacrifié, on constate qu'il n'y a pas de tissu osseux à la place de la portion du radius enlevé, mais un ligament fibreux unissant la moitié supérieure de l'os avec les os du carpe. C'est tout ce qui représente la moitié inférieure du radius. Pas le moindre grain osseux dans ce ligament. Le bout de l'os laissé en place a été le point de départ d'une petite masse osseuse en forme de languette allongée dans le sens du cubitus.

Nous ne citerons pas de nouvelles expériences; nous avons eu toujours des résultats aussi nets quand nous avons pris les précautions indiquées, et quand nous avons eu soin d'enlever des portions osseuses d'une dimension suffisante pour démêler l'origine des divers processus. Lorsqu'on a enlevé de petites portions d'os, qu'il s'agit d'animaux jeunes, que les surfaces de section peuvent se rapprocher, les sources de la régénération sont multiples et faciles à confondre.

§ II. — Du rôle des parties molles extérieures dans la reproduction des os.

Ce que nous venons de dire est une réponse anticipée à la question que nous nous posons à présent. Il nous paraît cependant utile d'ajouter quelques détails pour l'interprétation de certains faits qu'une analyse superficielle ferait considérer comme opposés à notre théorie.

Nous ne saurions trop répéter que tous les tissus de la substance conjonctive peuvent s'ossifier sous certaines influences irritatives ou pathologiques, qu'il n'est pas malheureusement en notre pouvoir de maîtriser ni de régler. Nous avons constaté, en outre, que la cause la plus tangible de ces ossifications était le contact de l'os ou du périoste irrités. Voilà pourquoi dans les fractures comminutives, dans les nécroses, l'ossification dépasse les limites du périoste. Il pourra en être de même après l'excision d'un morceau d'os, et si la perte de substance est peu considérable, les végétations osseuses émanant de l'os ancien et se joignant à des ossifications accidentelles des parties molles pourront combler le vide entre les deux bouts de l'os. Mais de ce fait, qui est très-réel, que nous avons constaté souvent dans nos expériences, il ne faut pas conclure que les parties molles extérieures puissent réparer par elles-mêmes une portion d'os tant soit peu considérable.

Cette ossification des parties molles fait défaut quand on en a le plus besoin, c'est-à-dire dans le cas d'ablation totale d'un os. Elle est un accident dans les résections, mais ne constitue pas une ressource normale sur laquelle on puisse compter. Elle est une exception, mais non la règle. Elle n'est jamais d'ailleurs comparable par la masse à celle que produit le périoste lui-même. Certainement les parties molles sont nécessaires à la nutrition et à l'action ossifiante du périoste ; sans elles le périoste s'atrophie ou se gangrène ; mais elles ne peuvent pas le remplacer comme organe reproducteur de l'os.

Charmeil (1) est l'expérimentateur qui a insisté le plus sur le rôle des parties molles extérieures ; il croyait que seules, sans le concours du périoste, elles pouvaient régénérer les os. Nous avons fait sur des pigeons des expériences analogues à celles de Charmeil, et nous devons dire que, dans le cas d'ablation de l'os et de son périoste, nous n'avons pas observé des ossifications, venant des bouts de l'os, aussi luxuriantes que celles qu'il figure. L'expérience XXX en est un exemple. Nous n'avons eu

____

(1) *Loc. cit.*

des résultats analogues que lorsque nous reséquions des fragments d'os de 5 ou 6 millimètres, et surtout lorsque nous n'enlevions pas minutieusement le périoste. Quant aux cas dans lesquels Charmeil a opéré la nécrotisation de la diaphyse du radius par ablation du périoste et broiement de la moelle, nous les croyons facilement explicables par l'ossification des parties molles autour d'un séquestre, et au voisinage de l'os et du périoste irrités. Mais ici encore, si nous en jugeons par nos propres expériences, nous ferons jouer un grand rôle à la persistance de bandelettes périostiques au niveau des crêtes de l'os ou de l'insertion des muscles. Nous ajouterons que les expériences que Charmeil a pratiquées sur le pigeon, c'est-à-dire sur un des animaux les plus disposés aux ossifications exubérantes, et dans lesquelles il enlevait des fragments de radius de 20 millimètres, ne donnent pas du tout les mêmes résultats sur les mammifères; d'autre part, ces expériences ne sont pas assez analytiques pour servir de base à une théorie (1).

(1) Nous avons de la peine à comprendre un fait de Michel Medici cité par Wagner, dans lequel une reproduction de côte aurait eu lieu sur le mouton, après l'ablation de l'os et du périoste. Nous n'avons jamais rien observé de semblable; et ce qui nous met en garde contre cette observation, c'est qu'il y est dit que la portion reproduite se serait considérablement allongée; elle atteignait deux pouces et demi, tandis que la portion enlevée n'était que d'un pouce. L'animal avait quatorze mois au moment de l'expérience, c'est-à-dire qu'il avait presque atteint son maximum de taille. On ne peut donc pas invoquer la croissance de l'animal pour expliquer cet allongement de l'os; d'ailleurs, comme nous le verrons plus loin, les os reproduits ne s'allongent pas ainsi. Il est probable qu'on aura, dans l'observation de Medici, considéré les portions terminales des bouts reséqués comme des parties reproduites à cause de leur structure rugueuse. On trouve toujours en pareil cas des signes d'ostéite se prolongeant plus ou moins sur les fragments, et il faut en être prévenu pour ne pas les prendre pour de l'os nouveau. L'erreur était d'autant plus facile dans le cas de Medici, que l'ancienneté de la lésion avait donné le temps à la surface de section de se médulliser et de se confondre avec le tissu nouveau. Voici comment ce fait nous paraît explicable : après la résection d'un pouce d'étendue, il y aura

§ III. — De la régénération par la moelle.

Quoique la moelle joue un grand rôle dans la formation du cal, quoiqu'elle ait une aptitude toute spéciale à se transformer en tissu osseux, elle n'a pas, au point de vue de la régénération des os, une importance comparable à celle du périoste. Il faut, en effet, qu'elle soit en contact avec le tissu osseux périphérique pour qu'elle conserve l'intégrité de ses propriétés ostéogéniques.

Il y a, comme pour le périoste, deux méthodes expérimentales qui permettent d'apprécier le rôle et l'importance de la moelle dans la régénération des os. La première consiste à mortifier un os long, en enlevant le périoste, comme le faisait Troja ; on obtient ainsi à l'intérieur du cylindre nécrosé un nouvel os dû, en grande partie, à la moelle. Mais nous savons

eu rapprochement des fragments, formation de quelques végétations osseuses qui se seront soudées, et enfin périostite hypertrophique se prolongeant plus ou moins loin sur la portion ancienne de la côte ; peut-être même a-t-on laissé une bandelette de périoste. Le rapprochement des fragments est très-appréciable, même pour les côtes sternales. Nous l'avons constaté chez le chien dans plusieurs expériences, en essayant de réimplanter la portion d'os enlevée. Par suite du rapprochement des bouts de la côte, la loge périostique était tellement réduite, que la réimplantation n'était possible qu'après avoir diminué la longueur de la partie reséquée.

Ce fait est un de ceux qui, avant nos recherches personnelles, nous avaient rendu très-réservé sur le rôle du périoste ; il avait fait naître des doutes dans notre esprit sur la réalité de la prééminence de cette membrane dans la reproduction des os. Mais aujourd'hui, après nos propres expériences, nous le considérons comme sans valeur contre tous les faits que nous avons rapportés, et si nous lui consacrons une critique spéciale, c'est pour lui retirer l'importance que nous lui avions accordée autrefois (*Des moyens chirurgicaux de favoriser la reproduction des os,* p. 18) avant d'avoir vu par nous-même. Il a failli nous engager dans une théorie erronée que l'expérimentation nous a heureusement fait abandonner bientôt. Nous n'avons pu lire, du reste, l'observation originale de Michel Medici, qui se trouve dans les *Novi Commentarii Bononienses,* tome II.

déjà que ce procédé d'expérimentation ne suffit pas pour mortifier la totalité de l'os existant au moment de l'expérience; le plus souvent ce qu'on appelle l'os nouveau est formé par une partie de l'os ancien.

Nous avons, dans le chapitre V, page 191, indiqué le mode de formation de ces os intérieurs; voici un autre exemple qui prouve que même sur des os minces, comme ceux des pigeons, la nécrose de l'os ancien n'est pas complète, et qu'avant que la délimitation du séquestre s'effectue, il se dépose des couches osseuses sur la paroi du canal médullaire.

EXPÉRIENCE XXXIII. — *Amputation de jambe au tiers inférieur sur deux pigeons, à la manière de Troja; une partie du tibia dépouillée de ses parties molles est enveloppée dans une baudruche : ossifications internes primitives; séparation consécutive d'un séquestre engaînant.* — L'expérience fut faite sur deux jeunes pigeons; le membre fut amputé un peu au-dessus de l'épiphyse inférieure du tibia; les chairs relevées; mais le périoste étant toujours adhérent à l'os, on entoure de baudruche la partie ainsi dénudée. Un des pigeons fut tué au bout de six jours, l'autre au bout de dix-huit jours. Sur le premier il n'y a pas encore de nécrose apparente, on voit seulement l'os

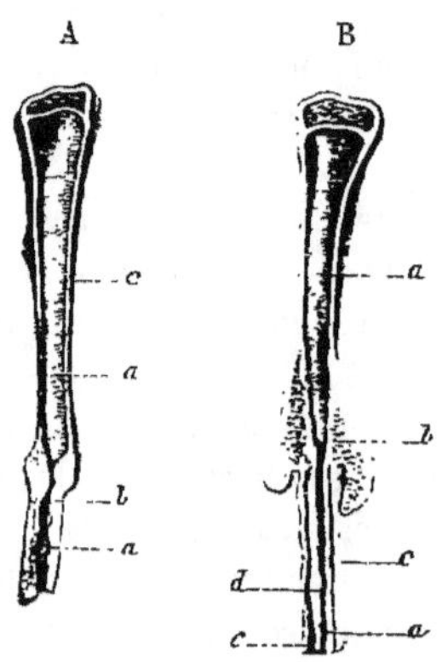

FIG. 15.

FIG. A.—Pigeon tué au bout de six jours.— *a*. Moelle dont le canal est rétréci en certains points par le dépôt nouveau; on voit un petit îlot osseux en bas. — *b*. Paroi de l'os primitif épaissie par le dépôt osseux nouveau; elle est beaucoup plus épaisse que la paroi de l'os ancien *c*.

FIG. B.— Pigeon tué au bout de dix-huit jours.— *a*. Moelle enfermée en bas dans un cylindre osseux de nouvelle formation.— *b*. Ossification sous-périostique exubérante sur les limites de l'enveloppement.— *c*. Diaphyse ancienne nécrosée. — *d*. Cylindre interne vivant. — *e*. Espace compris entre les deux cylindres contenant quelques fongosités médullaires.

épaissi par l'addition de matière osseuse d'origine médullaire; pas de ligne de séparation entre la portion osseuse nouvelle et l'ancienne. Sur le second, la séparation s'est effectuée, et l'on voit un cylindre osseux interne mobile dans un cylindre externe nécrosé. Ce cylindre externe est extrêmement mince; il n'est pas formé par la totalité de l'os ancien.

Il n'en est pas moins vrai cependant que la moelle s'ossifie dans ces conditions, et qu'elle peut produire une masse osseuse, relativement considérable. Si l'os ancien est nécrosé complétement, l'ossification de la moelle peut encore avoir lieu; chez l'homme, on l'a trouvée plusieurs fois complétement molle et souple dans des cas de nécrose de toute l'épaisseur de la diaphyse.

Lorsque la moelle a été isolée directement et immédiatement de l'étui osseux qui l'entoure, lorsqu'elle est laissée à nu dans le fond d'une plaie, elle ne peut pas reproduire un os analogue à l'os enlevé. Les expériences que nous avons citées (chapitre XI, page 119) ont démontré qu'après avoir été ainsi dénudée sur une grande étendue, elle ne s'ossifiait pas, ou qu'elle donnait lieu à des ossifications insignifiantes, ne pouvant pas par cela même être considérées comme une régénération de l'os enlevé. La mollesse et la friabilité de son tissu rendent, du reste, ces expériences très-difficiles et très-chanceuses. Elle n'est pas maniable comme le périoste, avec lequel on peut, pour ainsi dire, diriger l'ossification à son gré.

Nous ne nous occuperons pas, d'une manière spéciale, de la substance osseuse au point de vue de la reproduction des os; ce que nous avons dit dans les chapitres III et V suffit pour apprécier le rôle qu'elle joue. Elle est active par la moelle qu'elle contient et le périoste qui l'entoure. Les végétations ossifiables qui s'élèvent de sa surface sont dues à ces deux tissus; elles ne peuvent, d'ailleurs, réparer que de petites pertes de substance, si les bouts de l'os restent distants. Mais lorsqu'il n'y a pas interruption de la continuité de l'os, il s'élève une couche de bourgeons réparateurs, comme nous l'avons déjà signalé. Qu'on se reporte, du reste, aux planches indiquant le résultat des résections avec ablation simultanée du périoste et de l'os, et l'on verra combien sont peu considérables ces ossifications dues aux surfaces de section.

§ IV. — Conséquences théoriques.

Les expériences que nous venons d'exposer nous paraissent mettre suffisamment en lumière l'action du périoste, et sa prépondérance dans l'acte de la régénération des os.

Le périoste seul donne lieu à de véritables régénérations. Isolé de tous les autres tissus de l'os, il peut à lui seul, dans certaines conditions que nous déterminerons bientôt, reproduire un os entier ou une portion osseuse considérable représentant la forme et remplissant les fonctions de l'organe enlevé.

C'est cette proposition fondamentale qu'il fallait avant tout faire ressortir. Les faits que nous avons exposés précédemment, relativement à la pluralité des sources d'ossification, ne viennent nullement la contredire. Sans doute la moelle, les parties molles extérieures, la substance osseuse elle-même, peuvent être le siége ou le point de départ d'ossifications nouvelles, nos expériences sur l'irritation des éléments normaux de l'os et sur la formation du cal nous l'ont surabondamment prouvé; mais pour que ces diverses parties produisent des ossifications, il faut des conditions de lieu qui ne se retrouvent plus après la destruction de la totalité ou de la plus grande partie d'un os. Elles s'ossifient au voisinage du périoste et lui viennent en aide, mais ne peuvent pas le remplacer.

Les processus de la régénération des os ressemblent à ceux de la formation du cal; ils ne sont les uns et les autres que les processus que nous avons décrits à propos de l'irritation du tissu osseux. Mais il y a des différences tellement grandes dans les propriétés ostéogéniques des divers éléments de ce tissu, que le résultat variera du tout au tout, selon que tel élément aura été conservé ou enlevé.

C'est pour avoir confondu ce qu'il fallait clairement distinguer, et mis sur le même plan ce qu'il était essentiel de subordonner, que quelques expérimentateurs ont méconnu l'importance du périoste.

Ils ont pris l'exception pour la règle, l'accident pour le fait normal; la constatation d'un fait vrai, mais de peu d'importance au point de vue du résultat définitif, leur a voilé le fait prépondérant.

Indépendamment des travaux des divers auteurs que nous avons cités dans notre introduction ou dans ce chapitre, à propos de la régénération des os, nous devons signaler ici les recherches faites dans ces dernières années sur le même sujet.

Dans le mémoire dont nous avons déjà parlé (chapitre III), de Cristoforis donne le résultat de dix-neuf résections qu'il a pratiquées sur le chien, douze en conservant le périoste, sept sans conserver cette membrane. La différence des résultats entre ces deux séries de faits a été aussi tranchée que dans nos propres expériences. Aucune des résections avec ablation du périoste n'a donné lieu à la plus petite reproduction. Celles, au contraire, dans lesquelles le périoste avait été conservé ont fourni les résultats suivants : quatre fois la reproduction a été complète ; quatre fois elle n'était que commencée, les animaux ayant été sacrifiés trop tôt, du troisième au dix-neuvième jour ; quatre fois, enfin, la suppuration ou l'âge trop avancé de l'animal l'ont rendue incomplète ou fait échouer.

Marmy (*Études sur la régénération des os*, et *Congrès médical de France*, 2ᵉ session.—Lyon, 1865), est arrivé à des résultats diamétralement opposés aux nôtres. Non-seulement il n'admet pas que le périoste soit utile pour la régénération des os, mais il regarde la conservation de cette membrane comme une chose nuisible. Ses résections du radius chez les chiens lui ont donné de meilleurs résultats au point de vue de la reproduction, quand il enlevait le périoste avec l'os que lorsqu'il le conservait ! Nous ne chercherons pas à expliquer des résultats si inattendus, parce que nous ne connaissons pas exactement les conditions dans lesquelles ils ont été obtenus. Mais ils sont tellement en désaccord avec tout ce que nous avons vu nous-même, qu'il faut nécessairement que Marmy se soit placé dans des conditions tout à fait différentes des nôtres. Cet expérimentateur dit seulement (pages 17 et 18 de son mémoire), qu'il attribue l'absence de régénération « à la contusion du périoste conservé, contusion provenant des manœuvres auxquelles on est obligé de recourir pour obtenir l'isolement de cette membrane ». Nous avons déjà indiqué et nous indiquerons mieux encore plus tard le moyen de rendre ces manœuvres innocentes.

Avant ces deux expérimentateurs, Hein, de Dantzig (*Archiv für pathologische Anatomie* de Virchow, t. XV), avait étudié la régénération des os sur le cubitus des pigeons. Il enlevait des portions de 7 à 9 millimètres de longueur. Sans nier l'utilité du périoste pour la régénération des os, l'auteur admet que le tissu conjonctif voisin peut le remplacer. Ces expériences ont été analysées par Spielmann (*Gazette médicale de Strasbourg*, juin 1860). Nous leur reprocherons de porter sur des portions d'os trop petites pour qu'on puisse apprécier nettement les sources de la régénération ; elles ont été faites en outre sur un animal dont le tissu conjonctif s'ossifie très-facilement.

CHAPITRE VIII

DE LA RÉGÉNÉRATION DES DIFFÉRENTS OS PAR LE PÉRIOSTE.

SOMMAIRE. — Inégalité des propriétés régénératrices du périoste des divers os. — De la régénération des os longs. — Régénération de la diaphyse ; des épiphyses. — Points de réossification. — Des ablations complètes des os longs. — Rôle du cartilage de conjugaison dans la régénération des épiphyses et des diaphyses. — Régénération des os plats dans les trois variétés qu'ils présentent relativement à la disposition de leur périoste. — Régénération de l'omoplate après son ablation totale. — Régénération de la voûte palatine. — Régénération des os du crâne. — Régénération des os courts : calcanéum, cuboïde, vertèbres.

Tous les os se ressemblent, en tant que composés des mêmes éléments anatomiques, mais ils ont entre eux, au point de vue de la forme et de l'arrangement de leurs parties constituantes, de grandes différences. A ces différences correspondent des variations dans les propriétés de régénération, et, au point de vue chirurgical, ces variations sont importantes à préciser.

D'une manière générale, nous pouvons dire, et l'ensemble de nos expériences le démontre, qu'un os se régénère d'autant plus facilement, qu'il est plus épais. La quantité de cellules plasmatiques sous le périoste d'un os qui s'accroît, est, en effet, en raison directe de l'épaisseur que cet os doit obtenir. Sur un os plat, par exemple, elles sont plus abondantes au niveau des arêtes et des saillies qu'au niveau des fosses et des dépressions ; sur un os long, autour des extrémités renflées, qu'au niveau du centre de la diaphyse. Ces cellules plasmatiques sont le véritable organe de la régénération, par elles-mêmes et surtout par les cellules semblables auxquelles la prolifération de leurs noyaux va donner naissance. On pourrait donc calculer, par leur présence sur certaines parties de l'os, le degré de reproduction dont ces mêmes parties seront susceptibles. Les os papyracés, lamellaires, comme les cornets, l'os unguis, se reproduisent d'une manière douteuse ou insensible ; les gros os des membres ont au contraire une propriété de régénération très-marquée. Nous avions déjà constaté, à propos de la transplantation du périoste, l'avantage des lambeaux pris sur des os épais. C'est le même fait que nous signalons ici ; plus une portion de périoste renferme en elle d'éléments ossifiables, et plus il lui en reste à fournir pour l'accroissement ultérieur de l'os à ce niveau, plus les masses osseuses qu'elle reproduira seront abondantes. La régénération n'est ici, en quelque sorte, qu'une continuation de l'accroissement physiologique.

Étudions, du reste, les différents os au point de vue de cette propriété. Nous suivrons successivement les os longs, les os plats et les os courts.

§ I. — De la régénération des os longs.

Les os longs sont ceux sur lesquels on a le plus expérimenté jusqu'ici ; on les a même pris le plus souvent pour type dans les descriptions des phénomènes de régénération : aussi y a-t-il un certain nombre de points mis hors de toute contestation par les travaux de nos devanciers. Mais, comme il en est un certain nombre d'autres, dont l'intérêt ne s'est développé que depuis les applications récentes à la chirurgie, nous devons nous attacher à les éclairer par de nouvelles expériences.

Dans le précédent chapitre, nous avons pris nos exemples parmi les os longs; c'est là que les résultats étaient le plus évidemment démonstratifs en faveur du périoste, par la facilité avec laquelle on pouvait analyser les sources de l'ossification. Mais ces premières observations expérimentales ayant été faites en majeure partie sur le lapin, nous aurons soin dorénavant de les emprunter à des animaux plus gros et plus rapprochés de l'homme, pour les rendre plus comparables aux résultats cliniques que nous exposerons plus tard.

Les os longs ne se reproduisent pas avec la même facilité dans toutes leurs parties, et comme c'est spécialement sur la diaphyse qu'a été fait jusqu'ici le plus grand nombre d'expériences, il règne assez d'incertitude sur la reproduction des extrémités articulaires et des épiphyses.

1° Régénération de la diaphyse.

Nous ne nous occuperons pas spécialement de la reproduction après les résections latérales ou longitudinales de la diaphyse. Quand on ne fait qu'enlever une des parois de l'os, ou même quand on enlève à la fois une partie de la circonférence du cylindre avec la moelle qu'il contient, la reconstitution de l'os s'opère plus facilement que dans les cas où l'on ne conserve que le périoste. Étudiés avant nous par Klencke (1),

____

(1) *Loc. cit.*, et Wagner, traduction anglaise, p. 145.

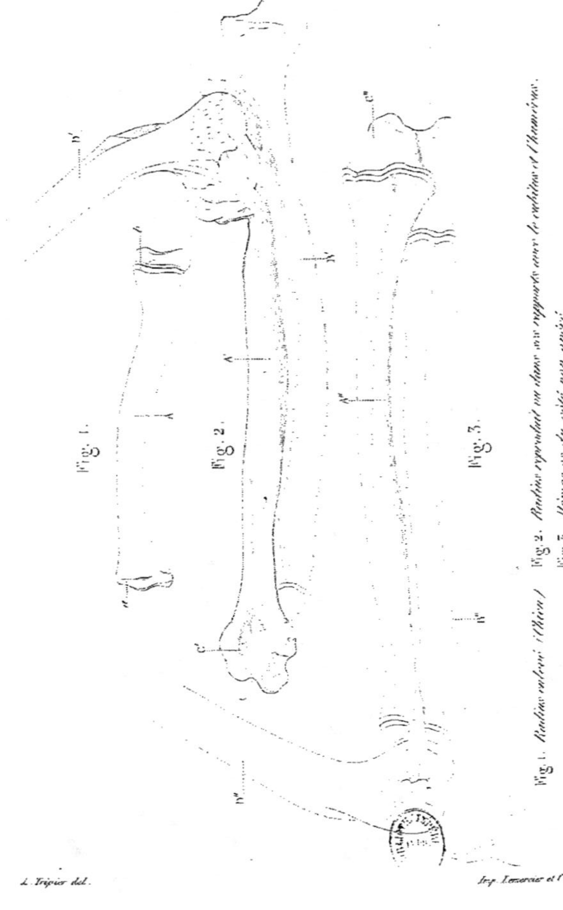

L. Tripier del.

Imp. Lemercier et Cie

Fig. 1. *Radius enlevé (Chien)* Fig. 2. *Radius reproduit ou dans ses rapports avec le cubitus et l'humérus.*
Fig. 3. *Mêmes os du côté non opéré.*

Heine, etc., ces cas ne laissent pas de doute sur le mode de réparation. Lorsqu'une face de la diaphyse a été seulement détruite, la réparation s'opère, ou au moyen de l'ossification de la moëlle ancienne, ou au moyen de la réplétion du canal médullaire par une moelle nouvelle qui s'ossifie plus tard. Lorsqu'il ne reste qu'une languette osseuse, le périoste qui la recouvre produit des couches nouvelles, mais l'os reste toujours plus faible à ce niveau. C'est seulement lorsque la totalité de la gaîne périostique a été conservée avec cette languette osseuse que la reproduction s'opère d'une manière complète.

Dans ce dernier cas, la reproduction est plus belle que lorsque toute la substance osseuse a été enlevée ; outre qu'il y a moins de tissu osseux à reproduire, la languette osseuse sert d'attelle pour tendre la gaîne périostique ; elle agit comme un centre d'ossification qui augmente le processus réparateur. Aussi, dans les opérations chirurgicales, s'il était possible de la conserver, il faudrait la ménager avec soin ; mais nous verrons plus tard combien l'application de cette idée théorique aux cas cliniques est limitée. Les plaques osseuses développées dans la substance du périoste autour d'un os enflammé agiront de la même manière.

Quand toute l'épaisseur de la diaphyse a été enlevée, la régénération s'opère, et il se produit un os de forme analogue à l'os enlevé. Nous représentons, dans la planche V, un cas de reproduction du radius chez le chien.

Expérience XXXIV. — *Ablation de la totalité de la diaphyse et de l'épiphyse supérieure du radius chez le chien. — Reproduction de l'os.* — Sur un jeune chien de trois mois, la presque totalité du radius fut enlevée par la méthode sous-périostée. On ne laissa en place que l'épiphyse inférieure. La plus grande partie du cartilage de conjugaison inférieur fut détachée avec la diaphyse. Quant à l'extrémité supérieure de l'os, elle fut enlevée avec une couronne de périoste. Réunion par première intention. — Au bout de deux mois, on sentait manifestement un nouveau radius ; l'animal ne se servait pas encore de son membre pour la progression. Il ne s'appuya qu'au bout de trois ou quatre mois. — A l'autopsie, faite huit mois après l'opération, on constate l'état représenté dans la planche V. Le radius enlevé est reproduit. L'os nouveau est plus long de 15 millimètres que l'os enlevé, mais plus court de 32 millimètres que l'os sain du côté opposé, qui a continué de s'accroître. Nous constatons sur l'humérus du côté opéré un allongement de compensation; il est plus long, mais plus grêle que celui du côté sain : il a 4 ou 5 millimètres de plus, selon le point où on le mesure; il est aussi moins tordu et plus droit. L'épiphyse inférieure du radius du côté opéré est soudée complétement à l'os nouveau; celle du côté sain est encore indépendante. C'est ce qui explique en partie le raccourcissement. L'os nouveau a les apparences extérieures d'un os ancien, par son poli et la régularité de sa substance compacte; dans sa moitié supérieure il est cependant encore inégal. A la coupe, on voit qu'il est formé d'une couche compacte très-dure, et à son centre d'un tissu spongieux à aréoles peu serrées, mais qui ne forment pas encore cependant une cavité médullaire.

Des portions d'os de 3 à 4 centimètres se reproduisent mieux encore; on observe souvent chez les jeunes chiens des ossifications exubérantes : la portion reproduite peut être double en épaisseur de la portion enlevée.

Quand on enlève la totalité de la diaphyse, la masse osseuse reproduite est plus épaisse vers ses extrémités. Souvent même, la reproduction manque ou s'opère très-lentement au milieu. C'est au niveau de la portion juxta-épiphysaire de la diaphyse, que la quantité de matière osseuse nouvelle est plus considérable; là, en effet, l'os est normalement plus épais, et le périoste plus riche en éléments ossifiables, en raison de la plus grande croissance de l'os en épaisseur à ce niveau.

L'expérience XXIX, pratiquée sur le chat, nous a déjà montré un radius reproduit dans toute sa longueur, excepté au milieu de la diaphyse. Sur un lapin de quinze mois environ, dont les épiphyses étaient déjà soudées, nous avons aussi constaté, au bout de trois mois, que la portion juxta-épiphysaire était reproduite, tandis que le centre de la diaphyse était tout à fait fibreux.

2° Régénération des épiphyses. — *Points de réossification.*

C'est ici un des sujets sur lesquels il nous a paru le plus nécessaire d'expérimenter, à cause de l'incertitude qui règne encore dans la science. Nous venons de voir que dans la reproduction de la diaphyse, la portion juxta-épiphysaire est plus épaisse que le centre ; elle peut donc déjà servir de tête articulaire et simuler la reproduction de l'épiphyse. Mais cette reproduction est une réalité, comme vont le démontrer les observations suivantes. Il y a même à considérer, dans ce processus, un des faits les plus intéressants que nos recherches sur les régénérations osseuses nous aient permis de reconnaître. Il se reforme un véritable cartilage de conjugaison temporaire, qui sépare pendant un certain temps l'épiphyse de la diaphyse, et qui permet ainsi un léger accroissement de l'os. Ce cartilage, séparant l'épiphyse nouvelle de la diaphyse, ne laisse aucun doute sur la réalité de la reproduction épiphysaire.

EXPÉRIENCE XXXV. — *Ablation sous-périostée de l'extrémité inférieure du radius (diaphyse et épiphyse) chez le chat. Reproduction d'une épiphyse distincte, séparée de la portion juxta-épiphysaire de la diaphyse. — Ablation comparative d'une égale partie de la diaphyse du radius du côté opposé.* — Le 17 novembre 1862, sur un jeune chat de trois mois, nous avons enlevé le même jour : à droite, le tiers inférieur de l'os, comprenant toute l'épiphyse, le cartilage de conjugaison et une portion de la diaphyse ; à gauche, une longueur d'os égale à la précédente, mais portant complétement sur la diaphyse. Le périoste fut conservé avec soin dans l'un et l'autre cas. La plaie fut réunie par des points de suture nombreux. Il n'y eut pas de suppuration, malgré une tuméfaction assez considérable des membres. Dix jours après, tout était réuni. L'animal fut tué quarante-six jours après. Voici ce que nous constatâmes à l'autopsie :

A droite, du côté où l'épiphyse a été enlevée, la plaie est parfaitement cicatrisée ; il n'y a plus de tuméfaction des parties molles. La portion enlevée est remplacée par une masse osseuse presque aussi volumineuse que la portion correspondante du radius du côté opposé. Elle a une surface inégale; on y distingue des gouttières pour le glissement des tendons. En le partageant par une section longitudinale, on voit que cette masse osseuse de nouvelle formation se compose de trois parties distinctes : l'une, continuant la diaphyse, formée de tissu encore compacte, avec quelques vacuoles centrales indiquant le canal médullaire qui se serait formé plus tard; les deux autres, représentant l'épiphyse, unies entre elles par un tissu fibro-cartilagineux. Ces deux derniers noyaux osseux sont séparés de la portion qui continue la diaphyse par un véritable cartilage, ressemblant par la couleur, qui est opaline bleuâtre, au cartilage de conjugaison normal. Ce cartilage présente au microscope des cavités de cartilage parfaitement accusées, offrant même la disposition en séries qu'on observe dans le cartilage de conjugaison normal.

A gauche, la portion de la diaphyse retranchée est complétement reproduite; il y a une masse osseuse à surface encore rugueuse, à direction un peu sinueuse, aussi large que la diaphyse elle-même, quoique un peu moins épaisse, mais unissant solidement les deux bouts l'un à l'autre. L'animal s'appuyait sur ses membres au moment où nous l'avons sacrifié. Du côté où l'épiphyse a été enlevée, la patte était seulement un peu infléchie; elle formait un angle de 160 degrés avec le bord radial du membre. On n'avait pas mis d'appareil au membre après la résection.

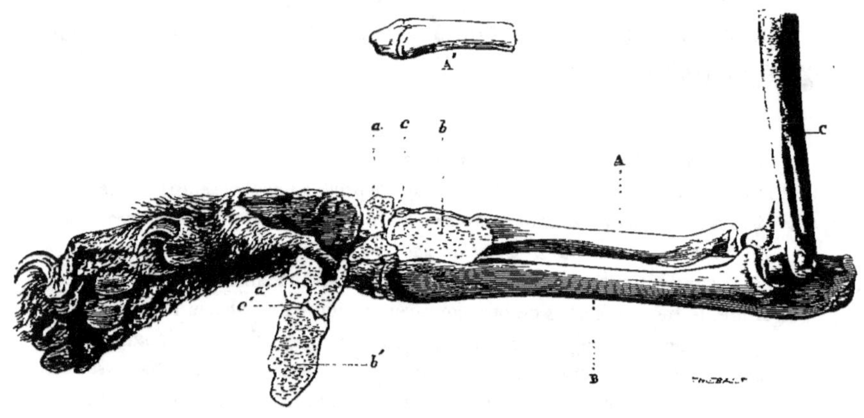

FIG. 16.

Cette figure représente la portion du radius enlevée et la portion reproduite. — La portion enlevée est au-dessus de l'autre.

A. Portion du radius non enlevée. — B. Cubitus. — C. Humérus. La partie reproduite a été sciée longitudinalement; une des moitiés a été renversée en bas. — a a'. Portion épiphysaire reproduite. — b b'. Portion diaphysaire. Ces deux portions sont séparées par une couche de cartilage c, c' plus épaisse que ne l'indique la figure. La pièce a été dessinée après avoir été desséchée.

Nous avons constaté le même fait chez le chien, à l'extrémité supérieure et inférieure de l'humérus. Au bout de six mois dans un cas, ce nouveau cartilage, séparant des noyaux épiphysaires distincts, persistait encore.

Expérience XXXVI. — *Résection sous-périostée de la moitié supérieure de l'humérus chez le chat.* — *Reproduction de l'os avec points osseux épiphysaires distincts.* — Sur un chat âgé de dix mois, nous enlevâmes la moitié supérieure de l'humérus, en conservant le périoste, la capsule et toutes les parties fibreuses s'insérant sur l'os. Opération faite le 25 juin 1865. Bandage à attelles et bandelettes de diachylon. Suppuration légère, mais persistante à la partie inférieure de la plaie. Au bout d'un mois, l'animal s'appuyait sur son membre, tout en boitant. La marche devenait de jour en jour plus normale.

A l'autopsie, pratiquée dans les premiers jours de septembre, on trouve une masse osseuse reproduite, dont la figure 13 indique exactement les dimensions. Il n'y a pas de calotte humérale; ces masses recouvertes de cartilage ne se reproduisent pas, mais l'extrémité osseuse nouvelle en tient lieu, puisque tous les mouvements étaient rétablis. Du tissu fibreux remplit la cavité glénoïde et se moule sur sa concavité. Il y a de nouvelles tubérosités

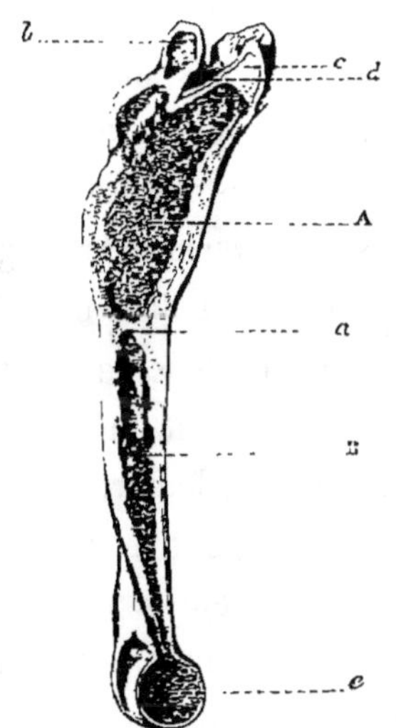

Fig. 17.

A. Portion diaphysaire reproduite, commençant à se médulliser à son centre. — B. Moitié inférieure de l'humérus non intéressée dans l'opération. — b. Noyau épiphysaire séparé de la masse principale reproduite par une couche de cartilage. — c. Masse chondroïde contenant un point osseux qui ne se voit pas dans la coupe. C'est sur l'autre coupe qu'on le voit, il est beaucoup plus volumineux que celui qui a été dessiné en b. — d. Gouttière du biceps. — a. Limite de la portion diaphysaire nouvelle.

dues à des points épiphysaires de réossification, et séparées de la masse diaphysaire principale par un cartilage de conjugaison de nouvelle formation.
Le tendon du biceps glisse dans une gouttière profonde. Les insertions musculaires se font dans leurs rapports normaux sur l'extrémité reproduite. Un
petit point de la surface de section de l'os ancien s'était nécrosé, et c'était
là la cause de la suppuration. La longueur de la partie enlevée est de
35 millimètres, celle de la partie reproduite de 31.

Ces noyaux osseux épiphysaires de formation nouvelle que
nous désignons sous le nom de *points de réossification*, rappellent
les points d'ossification normaux ; mais ils sont généralement plus
nombreux. Ils forment d'abord des groupes de petits noyaux distincts finissant par se fusionner ensemble ; à l'extrémité supérieure de l'humérus, on les rencontre au niveau des tubérosités ;
au coude, au niveau des condyles : il n'y a cependant que les saillies épiphysaires entourées de périoste qui se reproduisent ainsi.
Les portions de l'épiphyse recouvertes de cartilage, comme la
calotte humérale, ne sont pas reproduites ; le périoste n'a pas de
rapports immédiats avec elles, et le périoste ne peut reproduire
que ce qu'il recouvre. Il se forme cependant en pareil cas une
extrémité articulaire, mais elle est un produit complexe de la
capsule et des tissus provenant de la gaîne périostique. C'est
une masse ostéo-fibreuse ou fibro-chondroïde qui se moule sur
la concavité de la cavité glénoïde, et qui tient lieu de la tête
humérale osseuse. Il en est de même pour la tête du fémur et
pour la cupule du radius ; le périoste ne revêt pas ces parties,
et, nous le répétons, il ne peut reproduire que ce qu'il recouvre.

La diaphyse étant souvent reproduite par plusieurs noyaux
primitivement isolés, on pourra observer une couche cartilagineuse pendant un temps plus ou moins long entre ces centres
d'ossification diaphysaire. Nous avons constaté deux fois sur
l'humérus, une fois chez le chien et une fois chez l'homme, la
mobilité de l'ossification nouvelle sur la partie ancienne de la
diaphyse trois mois après l'opération (voy. chapitres IX et X).

3° De la direction vicieuse de certains os reproduits.

L'impossibilité de maintenir dans une bonne position les membres opérés est la cause du changement de forme et de direction qu'on observe sur certains os reproduits. Outre la diminution de longueur, il y a une déformation considérable quand les animaux n'ont pu supporter aucun appareil efficace. La figure 18 va nous en donner une juste idée ; elle nous montrera en même temps que la gaîne périostique est le siége d'une production osseuse abondante, malgré la déviation qu'elle a subie.

EXPÉRIENCE XXXVII. — *Résection de la moitié supérieure du fémur chez le chien. — Impossibilité d'une contention exacte du membre. — Production d'une masse osseuse nouvelle à direction vicieuse.* — Sur un jeune chien de six ou sept mois, nous enlevâmes la moitié supérieure du fémur en conservant le périoste et la capsule articulaire. Nous pénétrâmes par une incision unique faite au niveau de la partie saillante du grand trochanter. Avec la sonde rugine on détache les insertions capsulaires et tendineuses. Opération faite le 22 juin. L'animal fut assez éprouvé par l'opération : perte d'appétit, fièvre, suppuration au niveau de la plaie. Plusieurs abcès furent successivement ouverts. Les appareils (attelles de bois flexibles et bandelettes de diachylon) exercèrent une contention illusoire. On les réappliquait tous les quatre ou cinq jours ; mais, malgré ces précautions, le membre était mal contenu. L'animal le relevait instinctivement contre le tronc.

Le 11 août, l'animal fut tué, et voici l'état du membre. La suppuration n'est pas encore tarie, au fond de l'abcès on aperçoit au milieu des muscles l'extrémité réséquée ; elle est dénudée, nécrosée et déjà mobile sur le reste de l'os ; mais la suppuration, limitée autour de cette portion osseuse, n'a pas envahi la gaîne périostique ; il n'y a pas du moins de pus au niveau d'une masse osseuse nouvelle coupant à angle droit la portion ancienne. Cette masse de nouvelle formation, beaucoup plus grosse que le fémur normal, n'est autre que la gaîne périostique ossifiée ; elle va de l'os ancien à la cavité glénoïde, à laquelle elle est unie par des trousseaux fibreux dus à la capsule épaissie. Elle engaîne l'os ancien comme le faisait l'étui périostique lui-même. L'os nécrosé fait ainsi saillie à travers l'os nouveau. La masse osseuse nouvelle est bosselée, à surface très-irrégulière, mais elle est très-solide et se termine par une extrémité en forme de tête aplatie, formée par un noyau indépendant. Le changement de direction est dû évidemment à la contraction musculaire qui a remonté en haut le fragment inférieur, et qui s'est exercée tant que la gaîne périostique a été souple et fibreuse. La figure 18 représente la pièce.

Cette pièce nous paraît on ne peut plus démonstrative. La partie reproduite est informe, mais elle a une masse aussi considérable que la portion enlevée. On comprend que si cette masse se fût formée dans un moule régulier, elle serait suffisante pour remplacer comme forme et comme fonction l'os ancien. Nous avons observé le même fait à l'humérus; la portion nouvelle faisait cependant un coude moins prononcé avec la portion ancienne; les fonctions du membre étaient rétablies parce que les muscles s'inséraient dans leurs rapports réciproques sur l'os nouveau. La persistance de la capsule avait en outre maintenu contre la cavité glénoïde le bout supérieur de la masse reproduite. Chez l'homme, cette déviation sera facilement évitée par un appareil.

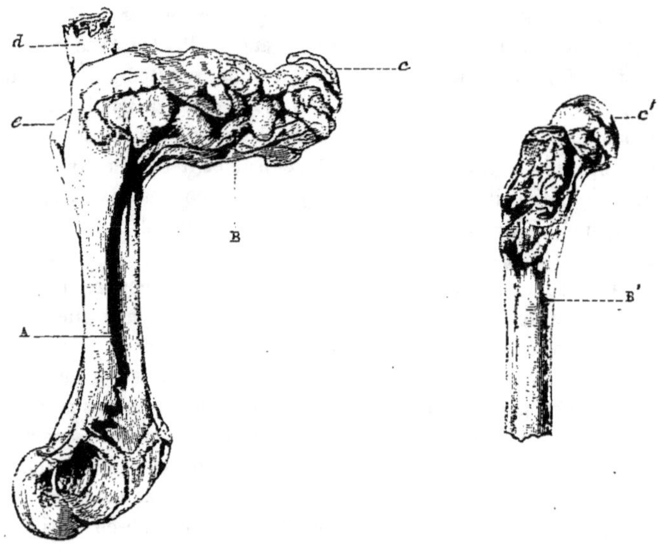

Fig. 18.

La première figure, à droite, représente la partie reproduite. — La deuxième figure, la partie enlevée.
PREMIÈRE FIGURE. — A. Moitié inférieure de la diaphyse du fémur. — B. Masse osseuse nouvelle reproduite dans la gaîne périostique ; elle est coudée à angle droit sur la portion ancienne. —c. Extrémité de cette portion reproduite, représentant la tête, formée par un noyau osseux indépendant.— d. Extrémité de la diaphyse ancienne nécrosée, faisant saillie à travers l'ossification nouvelle qui l'engaîne en c.
DEUXIÈME FIGURE. — B'. Corps du fémur. — c'. Tête.

4° Des ablations complètes des os longs.

Nous en avons déjà relaté plusieurs exemples dans le chapitre précédent, mais nous devons citer ici les expériences analogues que nous avons faites sur le chien. Elles sont d'accord avec celles de Heine dont nous avons visité les pièces tout récemment au musée de Wurzbourg (1). La reproduction des os enlevés complétement se fait par la gaîne périostique, quand celle-ci a été conservée. L'os reproduit est toujours plus petit, plus grêle que l'os enlevé, à moins qu'il ne s'agisse d'un animal très-jeune; mais il est encore utile pour la forme et certaines fonctions des membres.

Nous avons expérimenté sur le radius et l'humérus, et nous avons obtenu les résultats suivants. La reproduction s'opère d'une manière très-inégale sur toute la longueur de l'os. Les

(1) Parmi les pièces obtenues par Heine, plusieurs méritent d'être signalées. Sédillot (*De la régénération des os*, Strasbourg, 1864) a donné la description des plus importantes. Après l'ablation complète du fémur et de l'humérus, il s'est reproduit des masses osseuses longitudinales, égalant à peu près, dans ce sens, la moitié de l'os enlevé. Plusieurs sont constituées par une série de noyaux indépendants. On constate quelques rudiments de tête articulaire. L'os le mieux reproduit sous le rapport de la longueur est un tibia, qui ne figure pas parmi les pièces décrites par Sédillot. Le tibia reproduit mesure 165 millimètres, celui du côté sain 201. La direction rectiligne de cet os a été favorisée par la persistance du péroné. Son extrémité supérieure est mince et étalée en forme d'éventail; mais, malgré ce défaut dans la configuration et l'absence de tête articulaire, le fait nous paraît intéressant parce qu'il s'agit d'un chien de huit ans. Heine a fait beaucoup d'expériences sur des animaux adultes, c'est ce qui explique le peu d'abondance de l'ossification nouvelle dans certains cas. Les plus belles reproductions ont eu lieu après l'ablation de l'omoplate et des côtes. — Heine a fait en outre quelques expériences comparatives qui, sans être suffisamment analytiques, démontrent très-clairement l'importance du périoste pour la reconstitution du nouvel os. La description des pièces se trouve dans l'*Atlas* de Feigel; les notices très-précieuses qui y sont jointes dans le musée de Wurzbourg manquent, pour la plupart, d'une indication importante, l'âge de l'animal.

35

extrémités de l'os se reproduisent mieux que la partie moyenne ; on rencontre même le plus souvent, au début, deux centres principaux d'ossification, l'un à chaque extrémité. De ces deux extrémités, c'est celle que nous démontrerons plus tard être le siége du plus grand accroissement, qui est la mieux reproduite : c'est aussi celle qui est la plus grosse normalement. A l'humérus, l'extrémité supérieure se reproduit mieux que l'inférieure. Cette différence est surtout sensible dans les ablations totales de l'os, car, après les ablations partielles, l'extrémité inférieure se reproduit très-bien (voy. planche VI).

EXPÉRIENCE XXXVIII. — *Ablation sous-périostée complète de l'humérus chez le chien ; l'os enlevé a 10 centimètres de long.—Reproduction d'un os de 5 centimètres, formé de deux masses distinctes sur lesquelles tous les muscles s'insèrent dans leurs rapports normaux.* — Le 25 janvier 1865, nous enlevâmes la totalité de l'humérus sur un chien de six mois, en conservant le périoste et les attaches ligamenteuses et musculaires. Après l'ablation de l'os, qui mesurait 7 centimètres, le bras se rétracta considérablement, et l'espace entre l'acromion et la surface articulaire du cubitus fut réduit à 3 centimètres et demi. Application d'un bandage de diachylum et de poix que l'animal supporta très-mal et se mit à déchirer les jours suivants, à cause probablement de la coulure de la poix mise en trop grande abondance. Il fut très-souffrant pendant les premiers jours, il n'y eut cependant pas de suppuration. Le chien fut tué le 11 juillet. Il ne se servait pas de son membre pour la progression, mais l'avant-bras n'était pas pendant, l'animal le soulevait quand on lui demandait la patte ; celle-ci était repliée sous l'avant-bras, par suite de la rétraction des fléchisseurs.

L'os reproduit mesure une longueur de 52 millimètres, en comprenant le tissu fibreux intermédiaire qui n'est pas encore ossifié. Au premier abord, l'extrémité inférieure semble même manquer. L'extrémité supérieure est remarquable par son volume ; elle est presque aussi épaisse que celle qui avait été enlevée. Le corps de l'os présente, quoique très-court, la gouttière de torsion. Mais ce qu'il y a de remarquable, c'est que toutes les attaches musculaires sont conservées dans leurs rapports normaux. Les insertions des muscles sus-épineux, sous-épineux, deltoïde, petit rond, sous-scapulaire, grand rond, coraco-brachial, vaste externe et vaste interne, se remarquent à leur place habituelle. Le biceps est très-renflé au centre ; son tendon glisse dans sa gouttière ; le brachial antérieur s'enroule autour de l'humérus comme à l'état normal. On voit, à 15 millimètres au-dessus du cubitus, un petit noyau osseux qui se trouve entre le biceps et le brachial antérieur, et sur lequel prend insertion la portion dite claviculaire du deltoïde. L'extrémité inférieure de l'humérus n'a pas été régulièrement reproduite; elle se trouve même mobile sur la partie supérieure, probablement à cause de la mauvaise contention du membre. Quant aux muscles de l'avant-bras ils s'attachent tous à une petite tête qu'on ne distingue bien qu'à la dissection. On voit que ces muscles s'insèrent comme à l'état normal sur les condyles de cette tête rudimentaire. Tous ces muscles sont pâles et plus ou moins atrophiés.

Structure et connexions. — L'extrémité supérieure est creusée d'une gouttière parfaitement marquée pour le biceps, en dehors de laquelle se trouve une saillie représentant le grand trochanter. L'os, ayant été scié, présente un commencement de raréfaction centrale de son tissu, rudiment du canal médullaire qui se serait formé plus tard. Il y a encore plusieurs noyaux indépendants non soudés au corps de l'os. Deux existent au niveau du grand trochanter: l'inférieur est réuni au corps de l'os par un cartilage intermédiaire opalin. Quant aux surfaces articulaires, le cartilage diarthrodial du côté de l'omoplate paraît violacé par transparence; il est érodé en plusieurs points. La face interne de la capsule est recouverte par un tissu rougeâtre, tomenteux, présentant des villosités et quelques prolongements flottants de 1 à 2 millimètres. La surface articulaire de l'os reproduit est constituée par une couche fibro-celluleuse plus blanche et plus consistante que les prolongements synoviaux déjà signalés, et parsemée de quelques points de consistance cartilagineuse; mais il n'y a pas de cartilage diarthrodial reproduit. Cette couche n'adhère pas sur toute la surface de l'os nouveau; elle en est séparée en certains points par des cavités qui sont comme un acheminement à la formation d'un ménisque interarticulaire. A l'examen microscopique, le nouveau cartilage de conjugaison situé entre les deux points d'ossification présente de magnifiques séries de cellules de cartilage. On distingue des cavités qui en renferment de vingt à trente. La teinture d'iode permet de les examiner à l'abri de toute cause d'erreur. La couche fibro-celluleuse qui recouvre la nouvelle tête humérale est formée d'un tissu conjonctif serré, au centre duquel on voit de loin en loin quelques cavités de cartilage. Le tissu du cartilage diarthrodial de la cavité glénoïde présente la dégénérescence granulo-graisseuse.

Cette pièce est encore intéressante à un autre point de vue : les os de l'avant-bras du côté opéré sont plus longs que ceux du côté opposé. Le cubitus a 9 millimètres de plus, 154 contre 145; mais cet allongement ne s'étend pas au-dessous de l'avant-bras. Les os métacarpiens sont plus courts du côté opéré que du côté sain : 45 millimètres du côté sain contre 39 du côté opéré pour le deuxième métacarpien.

L'humérus du côté non opéré a grandi notablement pendant la durée de l'expérience : il mesure 12 centimètres.

Quelque imparfait que soit l'os reproduit, il est remarquable en ce que tous les muscles s'insèrent sur lui dans leurs rapports normaux. Malgré le raccourcissement du membre, un pareil résultat serait inappréciable chez l'homme, si on se décidait à enlever la totalité d'un humérus. Les usages de la main seraient en partie conservés, et tous les mouvements possibles jusqu'à un certain degré. Au membre inférieur, le même résultat serait tout à fait insuffisant, et aurait de tout autres conséquences au point de vue des fonctions de l'organe.

Il faut, du reste, se rappeler qu'en pareil cas, si l'on enlève la totalité du périoste, on n'obtient pas l'ombre de régénération.

5° Du rôle du cartilage de conjugaison dans la régénération de la diaphyse et de l'épiphyse.

Bien que cette question doive surtout nous occuper plus tard, à propos de l'accroissement des os mutilés et des os reproduits, nous indiquerons ici comment participe ce cartilage à la reconstitution de l'os, quand la diaphyse ou l'épiphyse ont été détachées à son niveau. Son activité est plus ou moins troublée par le traumatisme de l'expérience; mais il continue à fournir cependant des couches osseuses nouvelles, comme nous l'avons vu dans les décollements épiphysaires (p. 201). Quand il est enlevé avec la diaphyse, et que son périchondre est conservé, on peut voir se reproduire une masse cartilagineuse nouvelle, chez les jeunes animaux, comme nous venons de le constater; mais ce cartilage ne peut jamais remplacer l'ancien pour l'accroissement ultérieur de l'os.

La proportion de substance osseuse nouvelle due au cartilage de conjugaison laissé en place peut être considérable, s'il s'agit d'un très-jeune animal. Mais cette substance osseuse se développe dans le cartilage de conjugaison lui-même; elle est due à l'ossi-

fication successive de ses diverses couches de cellules; elle ne
végète pas et ne s'avance pas du côté de la diaphyse; elle ne
peut pas combler la perte de substance diaphysaire, à moins que
l'épiphyse ne soit rapprochée par les contractions musculaires
du reste de la diaphyse. Pour que la portion déjà ossifiée de la
diaphyse se reproduise réellement après son ablation, le périoste
est indispensable. Quand une épiphyse a été enlevée seule,
sans le cartilage de conjugaison, il se produit du côté de l'articulation une lamelle osseuse plus ou moins épaisse par l'ossification des couches de cartilage les plus voisines de la surface
de section. Mais ici, comme après l'ablation de la diaphyse, ce
n'est pas une reproduction; c'est la continuation du développement d'un tissu qui est normalement destiné à s'ossifier.

§ II. — De la régénération des os plats.

Malgré la similitude de composition qu'ils présentent, les os
plats peuvent être divisés en trois catégories au point de vue de
la structure de l'organe reproducteur du tissu osseux. Tantôt le
périoste offre les mêmes dispositions que dans les os longs, c'est-
à-dire qu'il est entouré de tous côtés par des muscles ou du tissu
cellulaire (omoplate, os coxal); tantôt il se confond avec une muqueuse, de manière à être pris pour le derme de cette muqueuse
(maxillaire supérieur, os des cavités de la face); tantôt il constitue le feuillet externe d'une membrane fibro-séreuse (os du
crâne), et présente au point de vue anatomique des caractères qui
ont pu faire méconnaître ses usages véritables.

Les os plats sont de forme très-variable, aussi se reproduisent-
ils d'une manière très-inégale. Comme pour tous les os, les
résections se réparent mieux proportionnellement que les ablations complètes. Les os dont le périoste reste fixe et tendu se
réparent d'une manière assez régulière; ceux dont le périoste est

sollicité en divers sens par l'action musculaire ou d'autres causes mécaniques ne peuvent, en l'absence d'appareil contentif, que donner lieu à des reproductions informes, à moins qu'il n'y ait équilibre entre les tractions musculaires opposées. Aussi le procédé de nécrose artificielle conviendrait-il mieux pour avoir des régénérations régulières. Mais l'absence de canal médullaire dans les os plats ne permet pas de l'employer, et les destructions partielles par le broiement, les caustiques ou un procédé quelconque, amènent tout au plus la nécrose de la partie directement lésée.

1° **Régénération des os plats intermusculaires.** — Lames ou pointes osseuses irrégulières dues aux tiraillements de la gaîne périostique par les muscles qui s'y attachent.

Les os de cette espèce sur lesquels nous avons expérimenté sont l'omoplate, l'ilium et le sternum. Nous pouvons y joindre les côtes, qui, malgré leur longueur et leur étroitesse, sont plutôt des os plats que des os longs par leur structure, et en particulier à cause de l'absence de canal médullaire. Flourens a beaucoup expérimenté sur les côtes : il enlevait des fragments de 3 à 5 centimètres, et l'on peut voir, par les planches de son livre, que la régénération de la portion enlevée s'effectuait parfaitement. Heine a enlevé des côtes entières, et obtenu des reproductions très-remarquables. Nos expériences pratiquées sur les moutons et les chiens confirment de tous points les résultats de ces expérimentateurs.

Les résections des os plats nous montreront encore ce que nous avons déjà signalé à propos des os longs. Ce sont les parties les plus épaisses normalement qui se reproduisent le mieux ; les saillies et les arêtes mieux que les fosses et les dépressions ; les bords épais mieux que le centre, quand celui-ci est réduit à une lamelle compacte, comme à l'omoplate.

La partie reproduite ne représente pour la forme la partie enlevée que lorsque la gaîne périostique est maintenue tendue ou
immobile. Le périoste, sollicité en divers sens par l'action musculaire, s'ossifie dans la situation où il est immobilisé. L'os est
quelquefois dédoublé, comme nous l'avons vu au sternum des
poules ; chaque paroi de la gaîne périostique étant tirée en
dehors par les muscles pectoraux, nous avons eu un double
feuillet osseux délimitant une large gouttière. La crête iliaque,
chez les lapins, se ramasse sur elle-même. Les lambeaux du
périoste de l'omoplate, le plus mobile et le plus soumis à l'influence musculaire parmi les os de ce genre, se dirigent en
divers sens lorsqu'ils ont été séparés du reste de l'os par des
incisions multiples. De là des pointes ou des lames irrégulières
qui, malgré leur forme bizarre, ont toujours pour avantage de
servir d'insertion aux muscles et de régulariser leur action.

Quand on a pratiqué l'ablation complète de l'omoplate par
une seule incision faite le long de l'épine, toutes ces forces musculaires se font équilibre, et elles empêchent la gaîne de revenir
complétement sur elle-même ; elles permettent alors à l'os de se
reproduire avec une forme rappelant assez exactement la forme
de l'organe enlevé, malgré le défaut de symétrie et les saillies
multiples de l'omoplate normale. La figure 1 de la planche VII,
représentant une omoplate reproduite chez le chien, le démontrera mieux que toutes les descriptions. Voici cependant l'observation de ce fait, intéressant à plus d'un titre.

Expérience XXXIX. — *Ablation complète de l'omoplate chez le chien. —
Retour parfait des usages du membre. — Reproduction d'une omoplate nouvelle.*
— Sur un chien de six mois nous enlevâmes, le 30 juin, l'omoplate
gauche. L'ablation de la portion osseuse fut complète ; on ne laissa que le
cartilage marginal du bord postérieur ; on pénétra en avant dans l'articulation scapulo-humérale, et toute cette extrémité fut enlevée, os et cartilage
diarthrodial. On enleva cet os par une incision principale pratiquée au
niveau de l'épine, avec deux petites incisions de dégagement en avant et en

arrière. L'os enlevé est représenté dans la planche VI. L'animal supporta très-bien cette opération ; il y eut un peu de suppuration cependant, mais il commença bientôt à s'appuyer sur sa patte. Le 23 juillet, on sent déjà une portion reproduite ; en avant de l'os, on distingue nettement la forme de l'épine. Au 31 juillet, l'ensemble de l'os a sa forme normale ; l'animal ne boite pas. Il est sacrifié le 2 septembre, après avoir été en proie dans le dernier mois à une maladie parasitaire qui l'avait fait maigrir beaucoup.

L'os reproduit est plus gros, mais plus court que l'os enlevé. Son extrémité articulaire, son col et son épine sont surtout d'une épaisseur remarquables. Les fosses sont beaucoup moins bien reproduites : il existe au niveau de la fosse sus-épineuse un espace vide comblé seulement par une lamelle fibreuse. Le nouvel os est uni à l'humérus par une capsule très-solide, qui n'est du reste que la capsule primitive épaissie. Tous les muscles s'insèrent sur le nouvel os à leur place normale ; c'est ce qui explique l'absence de claudication et la conservation de tous les usages du membre supérieur.

L'omoplate du côté sain est plus grande que l'omoplate reproduite ; elle a 28 millimètres de plus en longueur au niveau de son bord postérieur. Elle avait grandi depuis l'opération, tandis que l'accroissement de l'os nouveau, malgré la persistance du cartilage marginal, avait été arrêté, ou du moins considérablement retardé.

Cette observation démontre clairement ce que nous avons déjà dit sur l'inégalité de la reproduction dans les diverses parties d'un os ; elle démontre encore que les portions épaisses, dans lesquelles on ne peut faire intervenir que le périoste comme organe régénérateur, col, épine, se reproduisent parfaitement et avec exubérance même.

Chez le chat, on obtient des résultats semblables, et nous reproduisons ici des figures se rapportant à un cas d'ablation de la totalité de l'omoplate pratiquée par Léon Tripier. L'ablation avait été cependant moins radicale que dans le cas précédent ; le cartilage diarthrodial de la cavité glénoïde avait été conservé et l'on n'avait pas pénétré dans l'articulation. L'omoplate reproduite a la forme de l'os normal ; on remarque toujours une épine forte et épaisse ; il y a aussi un manque de substance osseuse au niveau de la fosse sous-épineuse. Nous avons mis en présence l'os enlevé, l'os reproduit, et l'os du côté non opéré, qui s'était considérablement accru pendant es six mois écoulés entre l'opération et la mort de l'animal (voyez fig. 19.)

Ici encore l'os reproduit représente une masse osseuse plus considérable que la portion enlevée, mais elle n'a pu suivre dans son accroissement l'os du côté sain. Le chat, cependant, se servait également de ses deux membres; il sautait très-agilement et ne boitait pas.

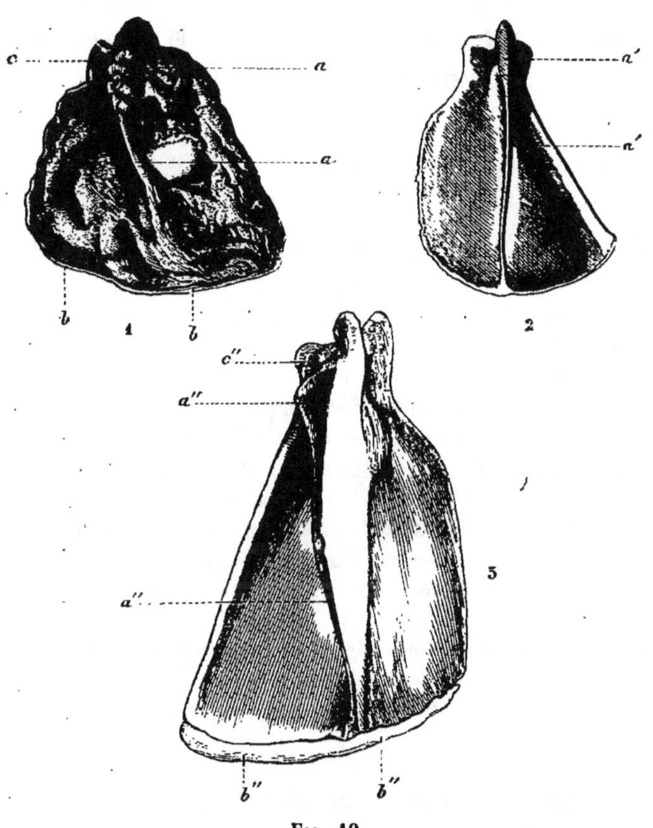

FIG. 19.

La figure 1 représente l'omoplate reproduite. — La figure 2, l'omoplate enlevée.
La figure 3, l'omoplate du côté non opéré.

aa, a'a', a''a''. Épine de l'omoplate. Sur l'os reproduit elle est très-épaisse. — c, c''. Cavité glénoïde. — bb, b''b''. Cartilage marginal qui a été laissé avec le périoste. — Au niveau de la fosse sus-épineuse de l'os nouveau, la reproduction osseuse fait défaut, il y a un trou comblé par une membrane fibreuse.

2° Reproduction des os plats à périoste fibro-muqueux.
Voûte palatine.

L'intérêt tout particulier qui s'attache à la restauration chirurgicale de la voûte palatine rend nécessaires des connaissances précises sur la propriété de régénération des os qui la constituent.

Nous avons fait nos expériences sur le chien et sur le chat, et les résultats nous ont montré que la voûte palatine était parfaitement susceptible d'être reproduite par la réunion des deux périostes qui la recouvrent. Nous avons aussi constaté un fait de la plus grande importance au point de vue de l'ostéoplastie périostique, c'est la reproduction de la voûte palatine osseuse par le périoste palatin seul; le périoste nasal avait été enlevé en même temps que l'os. Examinons successivement ces deux cas.

EXPÉRIENCE XL. — *Résection d'une portion de la voûte palatine chez un chien. — Reproduction au bout de vingt-huit jours.* — Sur un jeune chien de trois à quatre mois, très-bien portant et qui fut tenu dans de bonnes conditions hygiéniques, nous enlevâmes une portion de la voûte palatine sur une étendue de 18 millimètres en longueur et 10 millimètres en largeur maximum. Réunion de la muqueuse palatine par des points de suture métallique. Au bout de vingt-huit jours, reproduction parfaite. La reproduction n'est pas due aux bords de la plaie osseuse, puisque la perforation est comblée par une pièce osseuse indépendante, résultat de l'ossification du périoste, ou plutôt des deux périostes réunis. Cette pièce n'est pas encore confondue avec l'os ancien; elle lui est unie comme par une suture harmonique. Le pourtour de l'os ancien a seulement participé à la régénération par un petit liséré osseux qui le borde. Du reste, sur des pièces moins avancées, nous avons vu l'ossification procéder par petits points isolés.

La rapidité de la reproduction s'explique ici par l'âge et par les bonnes conditions de santé de l'animal. Il y a beaucoup de lenteur dans le processus réparateur quand le sujet est adulte, quand la perte de la substance est plus considérable, et quand le travail est entravé par des influences pathologiques.

EXPÉRIENCE XLI. — *Large perte de substance pratiquée à la voûte palatine d'un chien âgé de deux ans au moins.* — *Reproduction incomplète. (Expérience faite par Chauveau et Viennois.)* — Sur un chien écossais, deux ans au moins, bien portant au moment de l'expérience, on enleva une portion ellipsoïde de la voûte palatine sur une étendue de 43 millimètres en longueur et de 20 millimètres en largeur maximum. Opération faite le 16 mars; animal tué le 22 octobre, plus de sept mois après. La perte de substance est réparée dans les deux tiers de son étendue; une partie de l'os nouveau est confondue avec l'ancien, qui est rugueux et hypertrophié. On distingue encore des points osseux développés dans le périoste, et qui ne se sont pas soudés avec l'os ancien. Dans les trois derniers mois de sa vie, l'animal avait été tenu dans des conditions hygiéniques mauvaises.

Bien que la restauration de la voûte n'ait pas été ici complète, elle est cependant très-avancée, et il est probable que si l'on eût attendu quelques mois de plus, la masse osseuse régénérée eût été plus abondante. Les petites pertes de substance de 4 ou 5 millimètres carrés se réparent beaucoup mieux et beaucoup plus rapidement.

Lorsqu'un seul périoste a été conservé, la reproduction s'effectue encore, mais la lame osseuse est beaucoup moins épaisse. On ne trouve qu'une cloison en partie osseuse, en partie fibreuse, s'il y a une large perte de substance. Le périoste se trouve ici dans de mauvaises conditions; il est tendu et exposé à l'air dans une cavité constamment parcourue par ce fluide; il suppure par conséquent, mais il ne perd pas complétement ses propriétés ostéogéniques. Il se forme à sa surface une couche de bourgeons charnus qui fournit du pus, et c'est sous cette couche bourgeonnante, dans l'épaisseur du périoste, que se forment consécutivement les éléments osseux. Cette reproduction est plus lente que dans le cas où les deux périostes sont réunis, voilà pourquoi il faut un temps plus long avant de déclarer terminé le travail réparateur. Chez les adultes, on ne doit s'attendre qu'à une lame fibreuse plus ou moins épaisse. Dans deux cas, au bout de trois mois, nous n'avons trouvé que de petits grains osseux disséminés sur la cloison fibreuse qui bouchait la perte de substance; mais ces grains osseux étaient dus au périoste lui-même, et c'est le point important à constater. On ne peut pas demander que le périoste palatin ainsi isolé donne lieu à une masse osseuse de l'épaisseur du radius ou de l'humérus. Il fournit une lamelle osseuse très-mince, papyracée, le plus souvent incomplète; et c'est tout ce qu'on peut attendre à priori, d'après la théorie générale que nous avons exposée sur la production de la substance osseuse. Voici un fait où la reconstitution de la voûte a été rapide, grâce à l'âge de l'animal.

EXPÉRIENCE XLII. — *Résection de la voûte palatine et ablation du périoste nasal. — Reproduction d'une lame osseuse fournie par le périoste palatin seul.* — Sur un chien de trois ou quatre mois, nous enlevâmes une portion de la voûte palatine de 12 millimètres de long sur 13 de large. Après avoir enlevé l'os, nous détruisîmes le périoste nasal sur une étendue plus large que la perforation osseuse elle-même. Réunion de la muqueuse palatine par des points de suture métallique. Deux mois et demi après, l'animal est sacrifié, et nous trouvons la perte de substance comblée dans sa plus grande étendue par une lame osseuse continue, plus mince que la voûte palatine normale. Un cinquième seulement reste encore à combler. C'est sur le côté gauche, près du rebord alvéolaire, que le périoste est resté fibreux; sur tous ces autres points il y a du véritable tissu osseux. Du côté des fosses nasales, une membrane mince, mais isolable, remplace la muqueuse. Elle est plus pâle et moins résistante.

Lorsque la reproduction ne se fait pas directement par le périoste, la perte de substance est diminuée par la matière osseuse qui se dépose sur les bords de l'ouverture, et qui semble, au premier abord, être une expansion de ces bords; mais elle se forme sur place, et l'on comprend qu'elle se dépose plus facilement en ce lieu, le périoste restant en contact avec l'os, et se trouvant par cela même plus apte à s'ossifier.

Nous avons fait aussi des expériences semblables sur les os des fosses nasales. Après avoir enlevé la totalité d'un os propre du nez sur un lapin, avec le périoste sous-cutané qui le recouvre, nous avons trouvé, au bout de huit mois, la perte de substance comblée par un tissu ostéo-fibreux ; la matière osseuse s'étendait en couche très-mince et interrompue çà et là sur la membrane fibreuse formée par le périoste nasal que nous avions laissé en place, et qui représentait le seul organe de reproduction. Les os voisins n'avaient pas fourni un liséré périphérique, comme nous l'avons constaté dans les cas de résection partielle et centrale de la voûte palatine. Sur un mouton auquel nous avons enlevé avec le trépan une pièce circulaire doublée de son périoste muqueux, nous n'avons observé qu'une régénération très-incomplète au bout de deux mois et demi; il n'y avait qu'un étroit liséré périphérique, sans le moindre îlot d'ossification sur la membrane obturatrice.

Quant à la reproduction des cornets ou autres os papyracés, nous ne l'avons pas constatée dans nos expériences; nous la croyons ou nulle, ou très-douteuse.

3° Des os plats à périoste doublé d'une séreuse. — Os du crâne.

Ce sujet a été déjà étudié par Köler, Heine, Flourens, Dubreuil (de Montpellier), etc. Il ressort de leurs expériences, que les pertes de substance du crâne peuvent se réparer, mais le plus généralement d'une manière incomplète. On a attribué la reproduction à une triple source : dure-mère, péricrâne et diploé. On a même considéré la présence de ce dernier élément comme indispensable à la reproduction. La réparation manque souvent en effet quand on trépane sur des parties minces dépourvues de diploé; nous avons déjà vu que le pouvoir régénérateur du périoste est en raison directe de l'épaisseur de l'os qu'il recouvre. Dans le cas présent, le diploé sert à l'ossification par les expansions médullaires qu'il envoie vers le centre de la perte de substance et qui s'y ossifient.

Depuis nos expériences sur la transplantation, il ne nous paraît pas possible de nier les propriétés ostéogéniques de la dure-mère. Cette membrane forme de l'os comme un véritable périoste ; aussi n'insisterons-nous pas sur sa participation active à la régénération. Quand on a enlevé une portion d'os du crâne, la dure-mère intervient directement dans la réparation, comme le prouvent les noyaux osseux disséminés sur sa surface au début du processus.

La plupart des expérimentateurs accordent plus d'importance à la dure-mère qu'au péricrâne pour la régénération des os. Cela est vrai, mais non pas d'une manière absolue. Nous avons vu que chez certains animaux (lapins) le péricrâne déplacé jouissait d'une propriété ostéogénique très-faible ; mais aussi nous avons fait remarquer qu'il n'en était pas de même dans toutes les espèces, et que le péricrâne du chat fournissait de très-belles ossifications : l'expérimentation spéciale est donc nécessaire pour résoudre la question lorsqu'il s'agit d'un animal déterminé.

Malgré la réunion des trois sources d'ossification, dure-mère, péricrâne et bords de l'os, il arrive très-souvent que la perte de substance ne se comble pas. Heine n'avait même jamais obtenu de reproduction complète : il est probable qu'il opérait sur des chiens trop vieux. Il avait vu que les pertes de substance triangulaires se comblaient mieux que les pertes de substance circulaires, et que les plaies linéaires se comblaient plus facilement encore. On peut exprimer ce fait d'une manière plus générale, en disant que plus la plaie est étroite, plus facilement elle se comble. Heine a vu également que la masse osseuse nouvelle était plus considérable quand on enlevait la totalité de l'épaisseur de l'os, que lorsqu'on laissait la table interne intacte. Ceci nous paraît s'expliquer par le défaut d'irritation de la dure-mère. Si elle n'est pas lésée ou irritée directement, elle ne s'ossifie pas, ou du moins s'ossifie plus rarement.

D'après les expériences qu'il a pu analyser, Wagner (1) admet que, lorsqu'on trépane sur une suture, la partie reproduite ne présente pas une division analogue; elle forme une masse continue. Ceci ne nous paraît pas exact. Il peut y avoir une suture à plusieurs branches lorsqu'il se développe plusieurs noyaux osseux indépendants qui se comportent alors comme des os wormiens. Mais souvent il se forme sur chaque moitié de la perforation deux masses osseuses indépendantes qui se réunissent sur la ligne médiane en délimitant une suture moins sinueuse que l'ancienne, mais dans la même direction.

EXPÉRIENCE XLIII. — *Trépanation du crâne sur un mouton, au niveau de la suture médiane, à la hauteur des cornes. — Reproduction complète de la rondelle enlevée et persistance de la suture.* — Sur un jeune mouton nous appliquâmes une couronne de trépan sur la ligne médiane, après avoir écarté le péricrâne. La rondelle osseuse enlevée, on réunit la plaie en comprenant le péricrâne dans les points de suture (16 mars 1865). L'animal est tué trois mois et demi après, et l'on constate une reproduction parfaite. La partie reproduite est presque aussi épaisse que la partie enlevée (3 millimètres); on retrouve sur cette partie une véritable suture qui ne diffère de la suture normale que par une direction moins sinueuse. Sans cette circonstance, on ne pourrait pas croire qu'il s'agit d'une partie reproduite.

Sur le même mouton nous avions enlevé, le même jour, une seconde couronne au niveau des os du nez; nous détruisîmes le périoste muqueux en dessous, et ne laissâmes que le périoste extérieur. Il n'y eut qu'une zone périphérique de reproduite.

Les os du crâne nous paraissent perdre de bonne heure la propriété d'être régénérés par leurs membranes d'enveloppe; c'est pour cela sans doute que les résultats diffèrent beaucoup selon les expérimentateurs, quant au degré de la régénération.

§ III. — De la régénération des os courts.

Les os courts sont ceux sur lesquels on a le moins expérimenté. Ces os ont beaucoup de rapport, quant à leur structure,

(1) *Loc. cit.*, p. 210, traduction anglaise de Holmes.

avec les épiphyses des os longs. Ils ont des surfaces articulaires très-étendues et recouvertes de cartilage (os du carpe, du tarse); dans d'autres cas, ils sont entourés de périoste sur la plus grande partie de leur étendue (sacrum, calcanéum).

Les faits de régénération des os courts à la suite des nécroses spontanées sont très-rares. Vigarous n'en avait pas recueilli au siècle dernier, et il regardait cette régénération comme impossible. Cette opinion a été à peu près généralement admise; on n'a, du reste, que rarement cherché à la contrôler par l'expérimentation.

Heine a fait vingt-quatre résections des vertèbres sur le chat, et dix sur le chien; ses animaux ont tous succombé. Il n'aurait réussi que deux fois sur le chien en dehors des dix cas de la précédente série (1). Dans une de ces deux expériences, il y aurait eu ablation de la dure-mère et même d'une portion de la moelle. Dans les deux cas, il ne trouva que du tissu fibreux solide à la place de la portion osseuse enlevée.

Après l'ablation complète du calcanéum chez le chien, Heine constata la régénération de l'os enlevé. Le membre exécutait toutes ses fonctions; le tendon d'Achille s'implantait sur le nouvel os. Cette reproduction, que l'on peut voir au musée de Wurzbourg, est très-belle, bien que le nouvel os représente à peine par sa masse les deux tiers de l'ancien.

Nous avons expérimenté sur le calcanéum des lapins, et nous avons obtenu une régénération exubérante, après l'ablation sous-périostée des deux tiers et des trois quarts postérieurs de l'os.

EXPÉRIENCE XLIV. — *Résection sous-périostée des deux tiers postérieurs du calcanéum.* — *Reproduction exubérante.* — *Pseudarthrose au milieu de la portion reproduite.* — Le 13 décembre 1862, sur un lapin de trois à quatre mois, nous enlevâmes un peu plus des deux tiers postérieurs du calcanéum, en conservant le périoste et en le laissant se continuer avec le tendon d'Achille; de

(1) Alb. Wagner, *loc. cit.*, p. 157.

sorte que ce tendon se prolongeait au moyen de ce périoste jusque sur la portion d'os restante. La plaie, quoique réunie par des points de suture, suppura pendant plusieurs semaines. On observa même pendant six mois, à ce niveau, une surface saignante et ulcérée. A la fin, l'animal se servait parfaitement de sa patte pour sauter et courir.

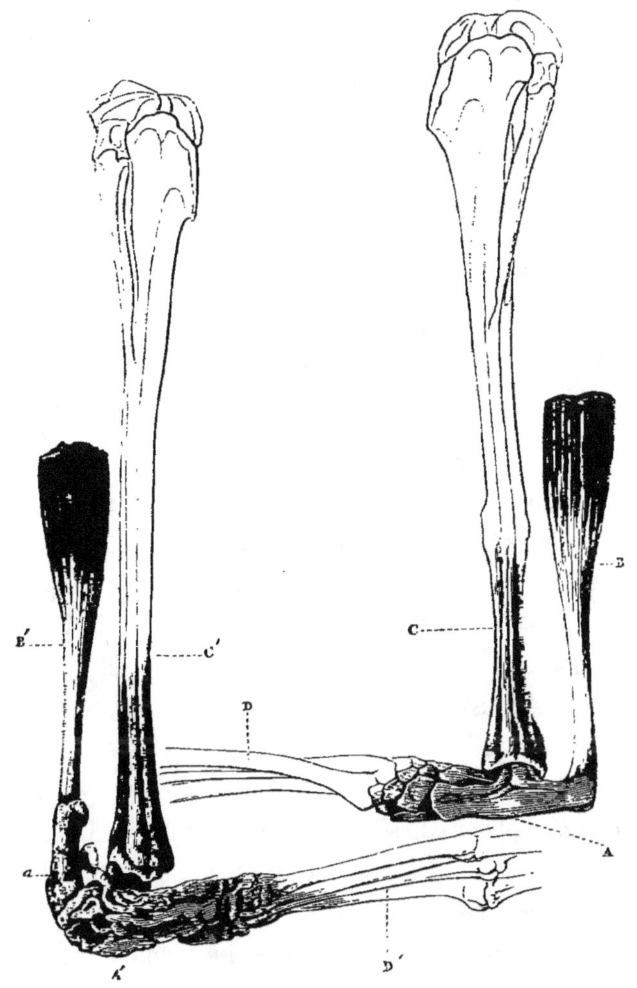

Fig. 20.

La figure à droite représente le côté non opéré ; celle à gauche représente l'os reproduit.

A. Calcanéum du côté non opéré. — B. Triceps sural. — C. Tibia présentant sur la diaphyse un renflement dû à une dénudation antérieure. — D. Os du métatarse.

A. Calcanéum reproduit. — a. Portion reproduite non encore soudée à la masse principale. — B. Triceps sural. — c'. Tibia. — d'. Os du métatarse

Il fut sacrifié six mois et demi après l'opération. A la place de la partie enlevée, nous trouvâmes une production osseuse de nouvelle formation, beaucoup plus grosse que la partie saine correspondante du côté opposé. Cette portion reproduite est rugueuse, renflée à sa partie moyenne, et se confond en avant avec l'extrémité antérieure du calcanéum que nous avions laissée en place. Par sa forme et ses dimensions, elle remplace parfaitement la partie enlevée. Le tendon d'Achille s'insère sur elle et présente au niveau de son insertion de petits grains et un prolongement osseux s'enfonçant de 5 à 6 millimètres dans sa substance propre. La masse osseuse reproduite n'est pas homogène; elle est formée de deux gros noyaux, l'un antérieur, l'autre postérieur, qui ne sont pas encore complétement soudés. Ils sont unis par du tissu fibreux serré, qui permet cependant une certaine mobilité. Il y a comme une pseudarthrose entre ces deux masses osseuses qui ont procédé par noyaux primitivement indépendants. L'extrémité antérieure de l'os qui n'avait pas été touchée est un peu hypertrophiée; les articulations voisines présentent quelques signes d'arthrite. L'irritation occasionnée par l'opération et entretenue par la marche explique cette particularité. La figure 20 représente cette reproduction.

Dans cette observation, la reproduction du calcanéum est non-seulement évidente, mais exubérante. Il s'est produit une masse de tissu osseux notablement plus considérable que l'os sain du côté opposé. Cette masse se prolonge jusque dans le tendon d'Achille par une aiguille osseuse. Elle présente une particularité à sa partie moyenne, c'est une interruption comblée par des tissus fibreux; il y a ainsi à ce niveau une fausse articulation qui permet aux deux noyaux osseux contigus de jouer l'un sur l'autre. Nous avons aussi extirpé la totalité du calcanéum, et deux fois nos animaux sont morts. Dans une autre expérience, nous n'avions enlevé que le tiers antérieur de l'os; il y a eu une certaine quantité de matière osseuse reproduite, et en outre une hypertrophie notable du reste du calcanéum, ce qui contribuait à combler la perte de substance. Chez les lapins, le calcanéum est très-allongé : il a les apparences et presque la texture des os longs; il contient un canal médullaire très-distinct; il n'est recouvert de cartilage que dans une petite

étendue de sa surface, au niveau de son extrémité antérieure ;
il ne peut donc par lui-même nous fournir des inductions
parfaitement applicables aux os courts du carpe et du tarse qui
ont leur surface cartilagineuse aussi étendue que leur surface
périostale. Nous avons dû expérimenter sur d'autres os, et sur le
cuboïde en particulier.

EXPÉRIENCE XLV. — *Ablation sous-périostée du cuboïde; reproduction.* —
Sur un jeune lapin de trois mois et demi, nous avons enlevé la totalité du
cuboïde en conservant le périoste. Cette opération est difficile et demande
les plus grandes précautions à cause de la petitesse de l'os. On la pratique
cependant sans faire trop de désordres. La réunion eut lieu par première
intention ; l'avant-pied s'infléchit sur son bord externe, mais l'animal s'en
servait comme du pied sain.

Il fut sacrifié six mois et trois jours après l'opération. Nous trouvâmes
alors à la place du cuboïde enlevé un os indépendant, c'est-à-dire s'articu-
lant avec les os contigus, sans s'être fusionné avec eux. Cet os est deux fois
plus gros que le cuboïde enlevé six mois auparavant. Comparé au cuboïde
sain du côté opposé, il est plus large dans son diamètre transversal et moins
profond dans son diamètre antéro-postérieur. Il est formé de plusieurs
grains osseux soudés ensemble, et qui probablement ont été primitivement
indépendants. Son poids est de 13 centigrammes, à l'état sec; celui du
cuboïde sain du côté opposé est de 14 centigrammes (voyez la figure 21).

Cette dernière expérience prouve donc que, pour les os qui sont
dans les conditions les moins favorables, la reproduction peut
encore avoir lieu au moyen du périoste. On ne réussit pas toujours aussi bien. Dans d'autres cas, nous n'avons eu qu'un tissu
fibreux à la place de l'os enlevé. Il est vrai que nous avions

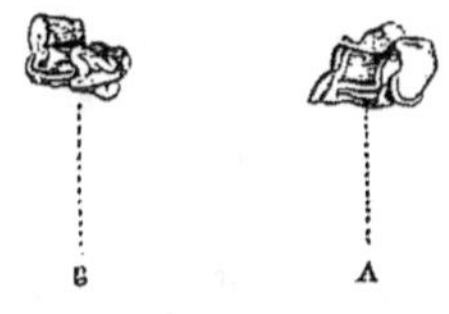

FIG. 21.

A. Cuboïde enlevé. — B. Cuboïde reproduit.

sacrifié l'animal au bout de vingt-cinq jours et un mois. Il eût fallu attendre plus longtemps pour apprécier les résultats définitifs. La reproduction est souvent très-lente pour les os courts comme pour les os plats. L'os nouveau ne se confond pas avec les os voisins, grâce surtout au cartilage dont ces derniers sont revêtus. Dans les cas où l'on pratique des résections partielles sur les os courts, l'hyperostose de la partie restante et les végétations osseuses qui partent de la surface de section peuvent réparer la perte de substance.

Nous n'avons pas cherché à nous éclairer par des expériences personnelles sur la régénération des vertèbres, mais il est probable qu'elles se réparent comme les autres os courts. Nous devons à l'obligeance de Brown-Séquard une pièce démontrant parfaitement la reproduction de la partie postérieure de quatre vertèbres qu'il avait reséquées sur un cobaye, dans le but d'étudier les propriétés de la moelle. Les arcs vertébraux étaient soudés ensemble, mais le canal vertébral était complétement reformé.

Sédillot (*Comptes rendus de l'Académie des sciences*, 13 juin 1864) et Marmy (*loc. cit.*) ont, dans ces derniers temps, étudié le mode de réparation des os longs après les résections longitudinales et les évidements, c'est-à-dire après l'ablation d'une partie du cylindre diaphysaire, sans interruption dans la longueur de l'os et avec ablation de la moelle centrale. Nous nous plaisons à constater sur ce point la concordance de nos résultats avec ceux obtenus par ces expérimentateurs ; nous en tirons seulement des conséquences un peu différentes. L'os se répare très-bien après ces résections, mais le périoste n'est pas directement intéressé. Nous avons même fait remarquer plus haut que la reproduction d'un os long s'opère mieux lorsqu'on a conservé une étroite lame de l'ancien os sur toute sa longueur; à plus forte raison si l'on n'a enlevé qu'une partie, le tiers ou le quart de l'épaisseur de l'os. Mais il nous semble que c'est donner au mot régénération un sens peu rigoureux que de l'appliquer, comme le fait Sédillot, à la réparation d'un os qu'on n'enlève pas, ou dont on laisse la plus grande partie.

Marmy a fait aussi des expériences analogues, et commis la même confusion en comparant les résultats de ces évidements avec ceux des résections sous-périostées; il enlevait le tiers du cylindre diaphysaire. Nous répéterons encore qu'il n'y a pas de doute possible sur ce point : un os se réparant nécessairement d'autant mieux qu'il a été moins endommagé.

De Cristoforis (*loc. cit.*) a pratiqué aussi en 1861 des évidements (*svuotamenti*) des os longs, en enlevant le tiers de la paroi diaphysaire et la moelle contenue dans la cavité centrale de l'os. Il a constaté que la réunion se faisait tantôt par première intention, tantôt après suppuration, et que le résultat définitif était la réparation de la portion enlevée. Le canal médullaire se comblait par une substance osseuse nouvelle.

Tous les expérimentateurs sont donc d'accord sur cette question.

CHAPITRE IX.

DE LA RECONSTITUTION DES NOUVELLES ARTICULATIONS ENTRE LES EXTRÉMITÉS ARTICULAIRES REPRODUITES.

SOMMAIRE. — Importance du sujet au point de vue chirurgical. — De la reconstitution des articulations envisagée d'une manière générale. — Différence dans les résultats selon que les parties fibreuses de l'ancienne articulation ont été conservées ou enlevées. — Reproduction des extrémités articulaires. — Reconstitution des moyens d'union périphériques et intra-articulaires. — Des insertions musculaires autour des articulations nouvelles. — Reconstitution des diverses articulations en particulier, après l'ablation isolée ou simultanée des extrémités osseuses qui les constituent. — Reconstitution des ginglymes : coude, genou. — Reconstitution des énarthroses : épaule, hanche. — Reconstitution des arthrodies ou articulations à surface plane.

Le sujet que nous allons traiter dans ce chapitre est un des plus importants pour les applications chirurgicales. Les lésions des extrémités osseuses avec suppuration articulaire constituant, en dehors des accidents traumatiques, la grande majorité des cas dans lesquels les résections sous-périostées nous paraissent devoir être pratiquées chez l'homme, nous devons apporter une attention toute spéciale au mode de reproduction des articulations. Nous devons d'autant plus avoir recours à l'expérimentation, que l'observation clinique a été jusqu'ici insuffisante pour nous éclairer sur cette question.

Les travaux des expérimentateurs qui nous ont précédé,

quoique très-remarquables et très-exacts, laissaient dans l'incertitude un grand nombre de points; ils ne pouvaient, d'ailleurs, avoir été entrepris en vue de la solution des différentes questions que les besoins de la chirurgie ont soulevées dans ces dernières années. Les faits que nous avons rapportés dans les précédents chapitres pourraient, pour la plupart, être invoqués, puisque les articulations étaient ouvertes et les extrémités articulaires enlevées. Mais pour mieux analyser les éléments de la reproduction et le mécanisme du rétablissement des mouvements, nous croyons de nouvelles observations nécessaires.

§ I. — De la reconstitution des articulations envisagée d'une manière générale.

La reconstitution des articulations doit être étudiée au triple point de vue de la forme des extrémités osseuses, de leurs moyens d'union, et enfin de l'insertion des muscles qui doivent mouvoir l'articulation nouvelle.

Ces trois éléments sont indispensables pour déterminer le degré de la reproduction et se faire une juste idée du résultat de l'expérience. On peut obtenir des articulations nouvelles de même type que les articulations enlevées, quelle que soit la complexité de ces dernières. Les ginglymes eux-mêmes, contrairement à l'opinion de Chaussier et des expérimentateurs qui l'ont suivi, peuvent se reproduire avec leur forme et leurs mouvements. Mais il est pour cela une condition indispensable, il faut conserver le périoste des extrémités osseuses et la capsule articulaire avec les ligaments qui la renforcent; en d'autres termes, il faut conserver les éléments de l'articulation elle-même. Quand on enlève toute l'articulation, c'est-à-dire les extrémités osseuses avec les ligaments qui les unissent, il ne se rétablit qu'une articulation très-imparfaite. Les os peuvent être unis par des trousseaux fibreux plus ou moins forts, mais il n'y a pas une articulation à type défini ; c'est souvent une articulation à distance qui se produit, c'est-à-dire une simple méningose. Les os sont flottants l'un sur l'autre ; les moyens d'union n'ont pas assez de régularité pour permettre des mouvements déterminés ; la plupart des muscles s'insèrent de manière à se contrarier mutuellement, et leur action est annihilée ou pervertie.

1° Différences dans la reconstitution des articulations, selon que le périoste et la capsule ont été conservés ou enlevés.

Nous avons fait, en 1858, quelques expériences sur les articulations métatarso-phalangiennes des lapins pour démontrer le mécanisme du rétablissement des articulations. Voici la relation que nous en avons publiée à cette époque (1) :

« Nous nous sommes attaché surtout à pratiquer des résections sous-capsulo-périostées, c'est-à-dire que nous avons laissé le périoste de l'os se continuer de part et d'autre avec les ligaments et la capsule articulaire. De cette manière, nous avions entre les deux bouts des os réséqués un canal continu et unique, formé au centre par la cavité articulaire persistante, et aux extrémités par deux portions de périoste appartenant chacune à un os différent. Il nous paraissait intéressant de savoir si, en pareil cas, l'articulation se conserverait avec sa mobilité normale, ou bien si les productions du périoste allant au-devant, l'une de l'autre, formeraient un tout continu, c'est-à-dire une ankylose osseuse. Nous avons reconnu que ces productions restaient indépendantes et qu'une véritable articulation se reproduisait entre elles.....

» Afin d'empêcher le contact des surfaces de section, nous enlevions près de la moitié de la longueur du métatarsien et un

<hr>

(1) *Journal de la physiologie* de Brown-Séquard, avril 1859.

tiers de la phalange. De cette manière, quelle que fût la rétraction musculaire, les bouts des os ne venaient jamais au contact.

» Voici ce que nous avons observé :

» Dans les résections sous-capsulo-périostées : reproduction des têtes osseuses; persistance de l'articulation; indépendance des extrémités contiguës, ou du moins union au moyen d'un tissu cellulaire lâche, lamineux, dans les mailles duquel on reconnaissait les rudiments d'une synoviale. — Dans un cas, ces filaments se réunissaient vers le centre, de manière à former une espèce de ménisque interarticulaire, comme l'ont observé dans certaines circonstances Textor, Heine et Wagner.

» Lorsque nous avions opéré par la méthode ordinaire, c'est-à-dire, que nous avions enlevé le périoste et la capsule, il n'y avait pas de reproduction des extrémités osseuses enlevées; il n'y avait pas non plus de cavité articulaire entre les deux bouts reséqués; ils étaient unis par un faisceau fibreux plus ou moins épais qui s'implantait sur leur surface de section. L'orteil était rétracté d'un centimètre de plus que dans les cas où, par suite de la conservation du périoste, il y avait eu reproduction osseuse. Dans ces derniers cas, du reste, il est bon de faire observer que la partie reproduite n'égalait pas les fragments enlevés à cause de la rétraction primitive de l'orteil...

» Ces expériences démontrent qu'en conservant dans les résections articulaires la continuité de la capsule avec le périoste de l'os inférieur et de l'os supérieur, on fait reproduire les os isolément. L'articulation persiste et assure l'indépendance et la mobilité des parties osseuses régénérées. Les productions fournies par le périoste s'organisent isolément, bien qu'elles soient formées dans le même conduit fibreux. Lorsqu'on n'a pas conservé les parties constituantes de l'articulation, il se forme entre les deux os un cordon fibreux s'implantant directement sur chaque bout; si ces bouts étaient très-rapprochés ou en contact, il se produirait probablement une ankylose osseuse, pourvu que le membre fût condamné au repos. »

Tels étaient les résultats de nos premières expériences. Celles que nous avons faites depuis lors sur de plus grands animaux et de plus importantes articulations n'ont fait que les confirmer; mais nous devons les exposer ici parce qu'elles nous ont apporté des notions que notre première série ne pouvait nous fournir. Elles sont d'ailleurs plus précises et plus rigoureuses.

2° Reproduction de la forme des extrémités osseuses.

Nous avons déjà fait remarquer l'influence du moule organique sur la forme de l'os reproduit. Bien qu'il n'y ait pas de suc osseux épanché, le tissu est d'abord souple et flexible, et se trouve par cela même modifié par les tiraillements auxquels il est soumis. Quand deux masses osseuses se trouvent en présence au moment de leur formation, elles s'influencent réciproquement par la pression qu'elles exercent l'une contre l'autre, et leur forme définitive en est modifiée. Quand, au contraire, deux fragments osseux se cicatrisent au milieu des chairs, leur surface s'arrondit ou s'effile, selon qu'il y a plus ou moins de substance nouvelle surajoutée. Ces fragments, toutefois, ne restent jamais complétement indépendants; il y a toujours quelques liens fibreux qui les unissent; mais on ne peut pas dire qu'il y ait là une véritable articulation.

Dans les cas où l'on a pratiqué une résection sous-capsulo-périostée, la capsule et les ligaments de l'articulation primitive servent de guide et de moule aux productions périostiques. Si une seule des surfaces articulaires a été enlevée, la masse osseuse nouvelle correspond à la surface articulaire restante, et sa forme est par cela même déterminée. Si les deux surfaces ont été enlevées, la forme définitive de la masse reproduite est déterminée, d'abord par le mode de production de la masse osseuse, puis par les pressions réciproques. Nous avons vu que des points de réossification correspondant approximativement aux anciens points d'ossification, pouvaient s'organiser et dessiner, par là, une forme spéciale à la masse osseuse nouvelle; mais d'une manière générale, c'est le périoste diaphysaire qui fournit la plus grande partie de l'extrémité osseuse reproduite. C'est au niveau des portions juxta-épiphysaires des diaphyses que les propriétés ostéogéniques sont le plus prononcées, comme nous l'avons souvent constaté, et il se produit là une masse osseuse renflée, plus large que le centre de la diaphyse, pouvant servir d'extrémité articulaire, dans le cas où la reproduction épiphysaire n'a pas lieu. La présence entre les deux masses nouvelles des parties fibreuses qui n'ont guère de tendance à s'ossifier, assure leur indépendance et conserve leur mobilité; l'ankylose ne se produit pas.

Quelle que soit, du reste, la théorie qu'on adopte, les extrémités articulaires peuvent se reproduire avec une forme qui rappelle leur configuration primitive, et pour en avoir une idée exacte, on n'a qu'à se reporter à la planche VI; on y voit en présence les parties enlevées et les parties reproduites. Nous appelons surtout l'attention sur la reproduction du coude (fig. 1). La poulie est parfaitement reconstituée. Dans ces expériences, dont le détail est rapporté plus bas, un tiers de la longueur de l'os a été enlevé. La portion reproduite n'est pas aussi longue que la partie enlevée; il y a toujours un certain raccourcissement du membre, mais les fonctions sont conservées dans leurs éléments essentiels.

Ce résultat ne s'obtient que lorsque les os ont été maintenus l'un contre l'autre par les parties fibreuses de l'articulation ancienne; lorsque ces parties ont été coupées ou enlevées, les os glissent l'un sur l'autre, et alors, ou ils restent indépendants, ou ils s'articulent d'une manière vicieuse. Au coude, par exemple, l'humérus glisse en avant sur le cubitus et le radius, qui sont portés en arrière. Les insertions relatives des muscles sont changées et leur action pervertie.

3° Des moyens d'union des articulations nouvelles.

La persistance des anciens moyens d'union n'assure pas seulement la fixité des os dans certains sens déterminés, elle a d'autres avantages. Dans le processus réparateur, ces parties fibreuses ne restent pas inactives, elles s'épaississent ; du côté de l'articulation, elles envoient des prolongements cellulo-vasculaires qui se constituent en ménisques ou en replis synoviaux. Quand on dissèque une articulation reproduite, les ligaments paraissent, au premier abord, confondus entre eux, mais on les retrouve toujours plus ou moins, et ils sont dans tous les cas infiniment plus utiles que ces tractus fibreux irréguliers qui se forment lorsqu'on a enlevé l'articulation tout entière.

Dans ce dernier cas, le membre étant condamné à une immobilité complète, ces tractus pourraient se constituer régulièrement, grâce au moule qui leur serait fourni par les gaînes musculaires ; mais il est impossible chez les animaux et très-difficile chez l'homme de garder un repos suffisant. Ce qu'on observe en pareil cas, et ce que nous avons surtout constaté chez des chiens à qui nous avions enlevé toute l'articulation du coude ou du genou, c'est une mobilité complète. Quatre mois après l'opération, le membre pendait comme un battant de cloche ; tandis que d'autres sujets à qui nous avions reséqué les mêmes parties par la méthode sous-capsulaire avaient un membre solide et relativement utile. La différence entre ces animaux était frappante ; et en les voyant marcher, il n'était pas

possible de mettre un seul instant en doute l'utilité de la conservation des parties fibreuses de l'articulation.

La reproduction des moyens d'union intra-articulaire ne
s'opère jamais régulièrement. On constate entre les surfaces
osseuses des tractus cellulo-fibreux plus ou moins épais, plus
ou moins lamellaires, mais rien de fixe ni de régulier. Parfois
ces productions fibreuses sont tassées entre les deux extrémités
osseuses, et représentent un ménisque interarticulaire plus ou
moins complet ; d'autres fois réunies en faisceaux épais, elles
peuvent simuler des ligaments croisés : au genou, par exemple,
on pourrait croire à la reproduction de ces ligaments ; mais il
n'y a rien de constant, et, si l'on a enlevé les cartilages semi-
lunaires, on ne doit jamais s'attendre à trouver de véritables
ligaments croisés. Ce sont, nous le répétons, des faisceaux
irréguliers, dus à des expansions du périoste, de la capsule et
des ligaments anciens, qu'on peut comparer, par une analogie
un peu forcée, aux éléments normaux, mais dont la forme ne
nous paraît déterminée que par la rencontre accidentelle des
surfaces osseuses nouvelles. Entre ces tractus existe la cavité
synoviale, le plus souvent multiloculaire au début, mais qui
tend à se limiter et à se régulariser de plus en plus.

4° Des insertions musculaires autour des articulations nouvelles.

La différence est encore aussi grande entre les deux méthodes
de résection relativement au mode d'insertion des muscles péri-
articulaires.

Quand on a laissé le périoste se continuer avec la capsule, les
ligaments et les tendons, et qu'on a détaché les parties sans
les couper, les muscles gardent leurs rapports réciproques, et
ils pourront toujours dans l'avenir se mouvoir avec synergie.

Il n'en est pas de même quand on a enlevé l'articulation

entière et coupé les attaches musculaires. Les muscles coupés se ressoudent entre eux, mais en désordre ; les extenseurs se réunissent aux fléchisseurs, et il en résulte une action complexe dans leur rétraction involontaire et une action désordonnée dans leur contraction volontaire.

Nous verrons, au coude, le triceps soudé à la fois aux muscles fléchisseurs et extenseurs des doigts, et inséré seulement sur l'extrémité inférieure de l'humérus ; le membre est alors tout à fait inutile. Dans d'autres cas, les muscles s'interposent entre les os, et constituent par là le mode d'articulation ou plutôt de pseudarthrose le plus nuisible.

Un des fragments se fait jour quelquefois à travers un groupe de muscles qui devrait normalement le recouvrir : nous avons vu ainsi l'humérus faire saillie entre le triceps, le brachial antérieur et les muscles épitrochléens. Cette condition, jointe à l'absence de liens fibreux réguliers, explique le défaut de solidité et l'inutilité du membre. Au point de vue des organes actifs du mouvement, comme à celui des organes passifs, la différence est frappante entre les résultats de la résection, selon qu'on a conservé ou enlevé les parties fibreuses de l'articulation.

§ II. — Reconstitution des articulations en particulier.

Les articulations des mammifères sur lesquelles nous avons expérimenté sont assez semblables à celles de l'homme par leur configuration générale, pour qu'on puisse en tirer des déductions utiles à la chirurgie humaine. Nous n'étudierons pas toutes les articulations en détail ; nous prendrons les trois principaux types, les ginglymes, les énarthroses et les arthrodies, et nous examinerons les mécanismes de leur reconstitution. La première espèce, le ginglyme, a été considérée jusqu'ici, par les expérimentateurs, comme ne pouvant pas se reproduire. Chaussier s'était même appuyé sur ses expériences pour repousser les résections du coude et du genou qu'on essayait alors, à l'exemple de Park et de Moreau, de faire accepter par les chirurgiens ; il disait que ces articulations ne pouvaient pas se reconstituer après leur ablation (1).

L'expérimentation avait ici conduit à des conclusions erro-

(1) Nous ne saurions mieux faire que de mettre en regard de nos expériences le résultat de celles de Chaussier :

« Le citoyen Chaussier nous apprend aussi que Park alla plus loin encore, et qu'il proposa, dans les maladies du coude et du genou, de conserver l'avant-bras et la jambe, en se bornant à emporter les extrémités malades des os, espérant qu'en rapprochant les surfaces divisées par l'opération, les os, ainsi que les chairs, se réuniraient par une cicatrice solide, qui pourrait permettre au malade de retirer encore quelque utilité du reste du membre.

» C'est pour déterminer d'une manière précise les avantages que l'on pouvait attendre de ces méthodes opératoires, et en même temps pour connaître les moyens que la nature emploie dans la formation des articulations nouvelles, que l'auteur a fait depuis quinze ans, et sur différents animaux, un grand nombre d'expériences qu'il a souvent répétées dans ses leçons publiques d'anatomie et dont nous présentons ici les résultats.

» 1° Après avoir découvert, par des incisions convenables, l'extrémité coxale (supérieure) du fémur, on a fait sortir la tête de l'os de son articulation, et l'on a scié plus ou moins bas au-dessous du trochanter, de manière à emporter un huitième, un sixième et même un quart de la longueur totale de l'os. Après avoir rapproché les chairs et les avoir maintenues en situation par quelques points de suture, on a abandonné aux soins de la nature les animaux opérés. Les plaies se sont fermées sans suppuration, sans exfoliation apparente : la cicatrice a été complète vers le dixième ou au plus vers le quinzième jour. A la fin du mois, les animaux commençaient à se servir de leur patte pour quelque mouvement.

» En examinant, à des époques plus ou moins éloignées, l'état des parties soumises à l'opération, on a reconnu que les muscles avaient rapproché par leur contraction l'extrémité du fémur sur un des points de l'ischium ; que l'extrémité amputée était arrondie, encroûtée d'une substance cartilaginiforme ; que le point de l'ischium sur lequel elle appuyait, avait pris aussi l'apparence cartilagineuse, et présentait quelquefois une fossette articulaire plus ou moins profonde ; que le tissu cellulaire formait autour de cette articulation nouvelle une sorte de capsule membraneuse dans laquelle était connées; c'est par l'expérimentation elle-même que nous allons les combattre.

1° Reproduction des ginglymes.

Pour rendre nos expériences plus démonstratives, nous enlevons non-seulement la totalité des surfaces articulaires, mais un

tenu un fluide séreux plus ou moins abondant ; enfin, que la cavité cotyloïde se remplissait peu à peu de tissu cellulaire qui en diminuait la profondeur.

» 2° Comme il importait de connaître quels changements la suppuration pourrait apporter dans l'état des parties, on répéta la même expérience sur un chien ; mais au lieu de permettre l'agglutination ou le premier mode de cicatrisation des chairs, on détermina la suppuration en irritant la plaie de diverses manières.

» L'animal souffrit beaucoup : il eut divers dépôts qui s'ouvrirent successivement. Enfin, après deux mois, il fut complétement guéri, et il se servait très-bien de sa patte. Après avoir conservé cet animal, plus de quatre ans, on a vu que l'extrémité du fémur était attachée à l'ischium par une substance ligamento-cartilagineuse, qui la fixait sur cet os, et lui permettait la mobilité en différents sens. Il s'était aussi formé, à l'extrémité du fémur, une apophyse qui donnait attache à différents faisceaux musculaires et qui tenait lieu de trochanter.

» 3° Cette opération, faite à l'extrémité scapulaire (supérieure) de l'humérus, a eu le même succès et a présenté à peu près les mêmes résultats que les précédentes.

» 4° Le citoyen Chaussier a fait la même expérience à l'extrémité tibiale du fémur, à l'extrémité cubitale de l'humérus, à l'extrémité tarsienne (inférieure) du tibia ; il a même emporté à différents animaux, comme Park l'avait indiqué, des articulations entières du coude et du genou. Mais, quoique aucun des animaux soumis à ces expériences ne soit mort, l'opération a toujours été sans succès : les chairs coupées, ainsi que les os, se sont bien cicatrisés ; mais, au lieu de former une articulation nouvelle, les extrémités des os étaient éloignées les unes des autres, et la partie au-dessous de l'articulation ne formait qu'une masse pendante, entièrement inutile aux mouvements de l'animal. D'ailleurs, ces opérations sur les articulations ginglymoïdes sont très-difficiles, très-dangereuses, à cause des ramifications vasculaires, et ne peuvent promettre aucun succès, parce qu'elles ne sont pas recouvertes et environnées d'une assez grande quantité de chairs. » — (*Précis d'expériences sur l'amputation des extrémités articulaires des os longs, par le professeur Chaussier. Paris, an VIII.* — *Mémoires de la Société médicale d'émulation.*)

tiers de la longueur des os qui prennent part à l'articulation. Quand on n'enlève que les surfaces recouvertes de cartilages, l'articulation se reproduit facilement, mais c'est là un fait connu et bien interprété d'après les autopsies sur l'homme et les expérimentations antérieures. Les os n'ont qu'à ne pas se réunir, et l'articulation est rétablie; elle se forme entre deux surfaces osseuses anciennes. En enlevant, au contraire, une grande longueur d'os, c'est entre les surfaces osseuses reproduites que se reconstitue l'articulation; elle doit se reformer de toutes pièces. Cette distinction est de la plus haute importance, et nous ne saurions trop le faire remarquer aux observateurs qui voudront comparer nos expériences à celles qui ont été déjà faites sur les résections articulaires.

Coude. — C'est chez le chien que nous avons spécialement étudié la résection du coude. Sur de très-jeunes animaux de cette espèce, âgés de quinze jours à un mois, nous avons enlevé la totalité de l'articulation, et, malgré les conditions d'âge en apparence les plus favorables, le coude est resté tout à fait inutile; l'avant-bras pendait au bout de six mois, flottant et atrophié.

En conservant la capsule, les ligaments et le périoste, nous avons obtenu, chez des chiens de cinq à dix-huit mois, une articulation solide dans le sens transversal, et mobile dans le sens antéro-postérieur.

EXPÉRIENCE XLVI. — *Résection sous-périostée de tous les os du coude avec conservation de la capsule articulaire et des ligaments. — Reproduction d'une poulie articulaire très-régulière.* — Chien de cinq mois et demi. — Résection totale du coude, pratiquée le 2 février 1865. — L'humérus est enlevé sur une longueur de 37 millimètres; le cubitus, sur une longueur de 35 millimètres à partir de la pointe de l'olécrâne; le radius, sur une longueur de 9 millimètres. Ces portions étaient considérables relativement à la taille de l'animal : pour l'humérus un tiers de la diaphyse avait été enlevé. — La plaie suppura à peine et fut vite cicatrisée. Le membre étant mal contenu,

Fig. 1.

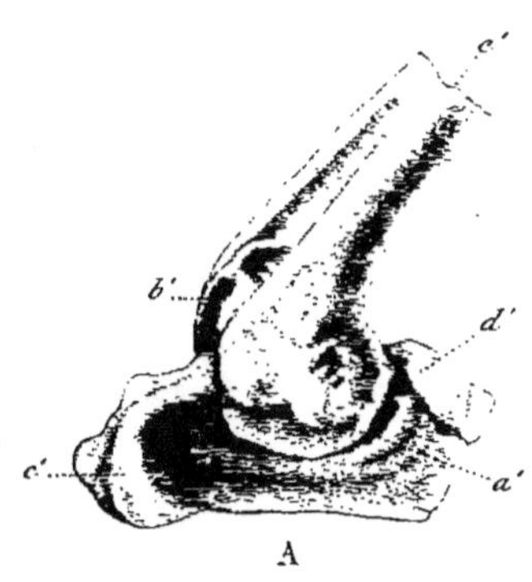

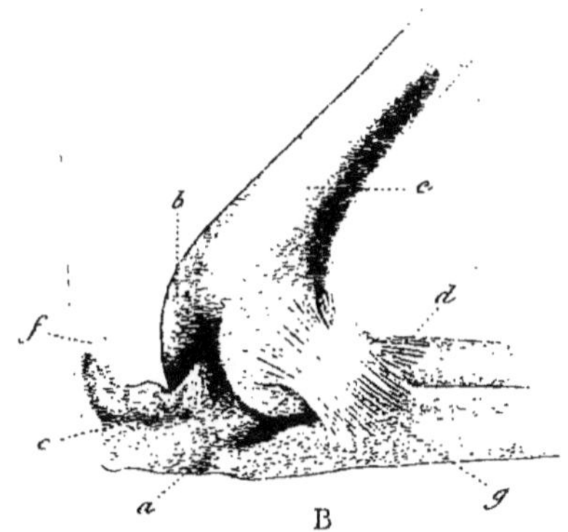

Fig. 2.

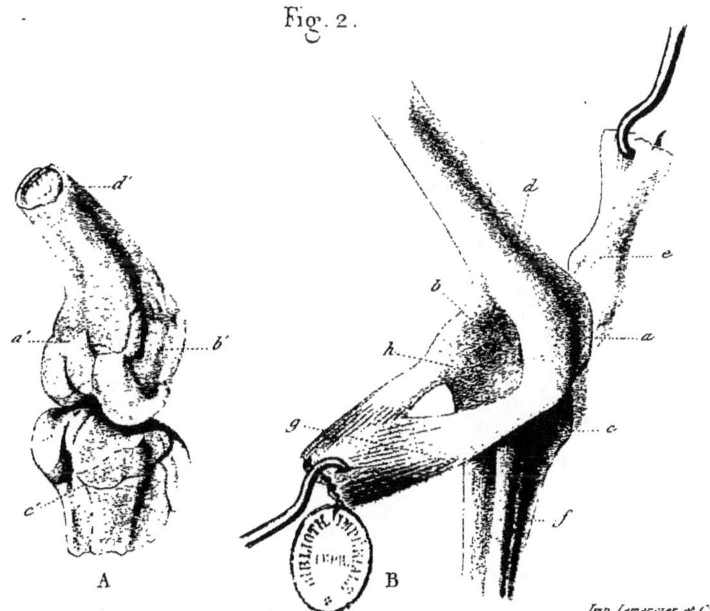

Fig. 1. *Résection totale du coude chez le Chien.* — A *Portions enlevées.* — B *Articulation reproduite.*

Fig. 2. *Résection totale du genou.* — A *Portions enlevées.* — B *Articulation reproduite.*

les os se rapprochèrent et la patte se fléchit sur l'avant-bras; rotation en dedans. Au bout d'un mois cependant, l'animal s'y appuyait un peu dans certains moments, et la levait en faisant fléchir la nouvelle articulation du coude. Au bout de deux mois, il marchait encore sur trois pattes, mais il s'appuyait sur le membre opéré pour courir et pour fixer les os qu'il rongeait. Il est sacrifié le 16 avril, c'est-à-dire deux mois et demi après l'opération.

Examen des parties reproduites. — Ce qui frappe à l'examen du membre, c'est la reconstitution d'une poulie humérale très-bien marquée. Il y a une rainure intercondylienne très-profonde et deux masses condyliennes latérales très-régulières, à peu près égales entre elles. Le diamètre bicondylien est plus large que dans l'articulation normale. Les os de l'avant-bras ont été un peu tirés en arrière par le triceps. L'olécrâne reproduit a la forme d'un crochet plus recourbé qu'à l'état normal; l'ossification se prolonge dans le tendon du triceps. L'extrémité du radius est entourée de tissu fibreux se confondant avec la capsule; la cupule articulaire ne s'est pas reproduite. La masse des nouveaux condyles de l'humérus est osseuse dans sa plus grande étendue, ostéo-fibreuse ou fibro-chondroïde en bas; leur surface est recouverte de fines lamelles de tissu cellulaire, mais ce tissu lamelleux enlevé, elle a un aspect lisse et très-régulier. Une coupe partageant le condyle interne fait voir un noyau osseux épiphysaire indépendant, beaucoup plus petit, du reste, que le noyau épiphysaire normal.

Les surfaces articulaires sont unies par une capsule épaisse, dans laquelle on retrouve des ligaments latéraux très-forts. Les muscles s'insèrent tous dans leurs rapports normaux. Mouvements de flexion et d'extension rétablis; le mouvement d'extension est limité par la trop grande courbure du crochet olécrânien. La patte était fléchie sur l'avant-bras par la rétraction des fléchisseurs. (Voyez pl. VI, fig. 1.)

Cette observation nous paraît on ne peut plus démonstrative. On voit très-manifestement la reproduction d'une poulie antéro-postérieure et de deux condyles latéraux. Ces condyles ou ces tubérosités latérales ont même plus de régularité et de symétrie qu'à l'état normal; mais c'est là une infériorité vis-à-vis des surfaces enlevées qui ont une configuration plus accidentée.

La plus grande partie de la masse osseuse nouvelle revient, comme toujours, au périoste de la diaphyse. Et à ce sujet, nous répétons encore, que les saillies articulaires revêtues de cartilage ne sont pas reproduites par le périoste; le périoste ne les recouvre pas, et il ne peut reproduire que ce qu'il recouvre.

Il a reproduit, dans le cas présent, une masse renflée, moins longue que la portion enlevée, mais beaucoup plus épaisse que le centre de la diaphyse. Cette masse a été étalée en dehors et en dedans par les tractions exercées par les muscles épicondyliens ou épitrochléens, et deux petits noyaux de réossification épiphysaire s'y ajoutant, les tubérosités nouvelles ont été formées. Dans la pièce, l'un de ces noyaux épiphysaires est encore indépendant. Quant à la rainure médiane, elle a été déterminée probablement par la pression de la gaîne périostique du cubitus tirée en haut par le tendon du triceps.

D'où nous concluons qu'une masse osseuse épaisse étant produite par le périoste diaphysaire principalement, et par le périoste épiphysaire accessoirement, sa forme est déterminée par les trois conditions suivantes : moule fibreux primitif, tractions divergentes des muscles insérés sur la gaîne périostique ou capsulaire, pression des os contigus ou des tendons qui glissent sur l'ossification nouvelle.

Ainsi comprise, la reproduction des articulations n'a plus rien de merveilleux ; elle est d'accord avec tous les faits que nous avons exposés jusqu'ici.

La même opération faite sur un chien de deux ans environ nous a donné les mêmes résultats, au point de vue des insertions musculaires. La reproduction osseuse était beaucoup moins belle, à cause de l'âge de l'animal. A la place des condyles, il y avait une masse de formation nouvelle élargie transversalement, mais sans rainure intercondylienne et sans tubérosités distinctes. Au bout de six semaines, le chien levait facilement la patte, et au bout de deux mois il s'appuyait dans certains mouvements. La capsule articulaire était plus lâche et les os moins solidement fixés que dans le cas précédent ; le cubitus et le radius avaient été un peu portés en dedans et en arrière ; mais quelque imparfait qu'il soit, le résultat est incomparablement supérieur à celui que nous avons obtenu dans les mêmes conditions d'âge, en enlevant la totalité de l'articulation.

Mettons ces divers cas en présence :

EXPÉRIENCE XLVII. — *Résection complète du coude sans conservation du périoste et des parties fibreuses de l'articulation.* — *Avant-bras pendant; distance de 15 millimètres entre les extrémités reséquées.* — *Changement dans les insertions musculaires.* — *Inutilité du membre.* — Jeune chien de quatre à cinq mois. — Résection des trois os constituant l'articulation du coude sur une longueur de 26 millimètres pour l'humérus ; 32 pour le cubitus à partir de la pointe de l'olécrâne, et 9 pour le radius. — Réunion de la plaie par première intention; animal vigoureux, santé excellente. — Avant-bras pendant, sans fixité; patte fléchie, regardant en dedans. — Opéré le 21 mai, tué par accident le 26 juin.

A l'autopsie, nous constatons les désordres suivants : Un seul des muscles qui s'insèrent normalement autour de l'articulation a conservé ses rapports, c'est le biceps. Mais ce qui explique cette exception, c'est que l'attache radiale de ce muscle n'avait pas été complétement détruite par l'opération ; nous avions reséqué immédiatement au-dessus. L'attache cubitale avait été enlevée, mais non l'attache radiale qui se prolonge en bas. Quant au tendon du triceps, il se confond inférieurement avec le tissu fibreux intermédiaire aux deux os ; il n'a de rapports qu'avec l'humérus. Lorsqu'on tire sur lui, on agit sur l'humérus, et non sur les os de l'avant-bras; il se confond avec les muscles épitrochléens. Quant au vaste externe, il se continue par la partie inférieure de son bord antérieur avec les muscles épicondyliens.

Les extrémités osseuses sont distantes de 15 millimètres, et cet espace est comblé par un tissu fibreux, lâche et irrégulièrement disposé. Les extrémités sont donc tout à fait isolées; elles sont chacune le siége de très-petites végétations ostéophytiques. Ce qu'il y a en outre d'intéressant, c'est qu'elles sont coiffées l'une et l'autre d'une espèce de bourse séreuse qui leur sert de capsule; mais on ne constate pas de ligament distinct qui aille de l'une à l'autre.

Cette observation peut être rapprochée de la précédente, à cause de l'âge de l'animal et de l'étendue des parties enlevées; le temps eût pu rendre les os moins mobiles, mais rien n'eût fait changer les rapports musculaires. Dans un autre cas que nous citons pour compléter le parallèle, il s'agissait d'un chien de deux ans environ; on avait attendu deux mois et demi pour le sacrifier, et le membre était aussi peu fixe, aussi flottant, et aussi inutile que sur le sujet de l'expérience XLVII. Les muscles s'inséraient de la même manière; la même description pourrait leur être appliquée.

Le triceps et la masse des muscles épitrochléens étaient réunis bout à bout par du tissu fibreux et n'avaient aucun rapport avec les extrémités osseuses; le triceps seulement s'insérait sur l'humérus et n'exerçait aucune action sur les os de l'avant-bras.

Une autre résection de ce genre pratiquée sur un chien de trois semaines nous a donné un résultat aussi mauvais au point de vue de la solidité et des usages du membre. Au bout de trois mois, l'avant-bras pendait flottant et atrophié.

Nous signalons ce fait, parce qu'il prouve que, même à un âge où les propriétés réparatrices des tissus sont portées à un très-haut degré, une véritable articulation ne peut pas se reproduire quand on a enlevé sans ménagement et dans leur intégrité les éléments de l'articulation ancienne.

Genou. — L'étendue des surfaces articulaires, les dimensions des extrémités osseuses, ont fait considérer cette articulation comme incapable de se régénérer; nous ne connaissons pas d'expériences de Heine à ce sujet.

Quant à celles de Chaussier, elles ne se rapportent qu'à la résection de l'extrémité inférieure du fémur ; même dans ce cas, elles avaient donné des résultats tellement mauvais au point de vue de la forme et des fonctions du membre, que Chaussier avait condamné une pareille opération chez l'homme.

Chez les jeunes chiens, nous avons obtenu des résultats aussi remarquables que sur le coude, au point de vue de la forme de l'articulation. Dans un cas, le rétablissement des mouvements avait été si rapide, qu'au bout de vingt jours l'animal s'appuyait sur son membre en courant. On sentait deux condyles plus gros que ceux du côté sain. Il s'agissait d'un chien de trois mois. Le résultat a été plus beau que celui représenté dans la planche VI, qui montre déjà cependant d'une manière très-satisfaisante la reproduction des masses condyliennes.

EXPÉRIENCE XLVIII. — *Résection sous-capsulo-périostée de toute l'articulation du genou. Ablation du tiers inférieur du fémur et du quart supérieur du tibia. — Reproduction de l'articulation et en particulier des condyles fémoraux. — Articulation nouvelle solide et de type ginglymoïdal.* — Chien de huit mois environ. — Résection sous-périostée de la totalité de l'articulation fémoro-tibiale faite, d'après les principes généraux de la méthode, par une incision unique. On ménage toutes les insertions tendineuses et ligamenteuses de manière à avoir un canal périostéo-capsulaire, périostique à ses deux extrémités, capsulaire à son centre. — Le fémur est enlevé sur une longueur de 40 millimètres, le tibia sur une hauteur de 19; le péroné est coupé au même niveau. On enlève les ligaments croisés, ainsi que les cartilages semi-lunaires; la capsule seule et les ligaments latéraux sont conservés. — Opéré le 4 avril, tué le 6 juin. L'animal ne s'appuyait qu'exceptionnellement sur son membre, mais on faisait exécuter à l'articulation des mouvements étendus d'extension et de flexion; il y avait une grande solidité dans le sens latéral. Un vaste abcès périarticulaire s'était formé dans les premiers jours.

Examen de l'articulation. — L'extrémité du fémur reproduite est remarquable par sa forme; les deux condyles sont très-nettement accusés, ils sont séparés par une rainure intercondylienne profonde. Le condyle externe est plus épais et plus saillant en avant que l'interne, celui-ci se dirige en dehors et en arrière. Les tendons des jumeaux s'insèrent à la face postérieure de chacun de ces condyles, et contiennent dans leur tendon un noyau sésamoïde, qui n'est pas de production nouvelle, mais qui se trouve comme à l'état normal, indépendant du condyle. L'extrémité supérieure du tibia est reproduite, mais aplatie d'avant en arrière; la crête est très-accentuée. L'extrémité du péroné n'est pas aussi bien reproduite; cette portion, recouverte en partie de cartilage et non ossifiée au moment de l'expérience, n'avait pas par cela même de gaîne périostique régulièrement isolable. Sous la rotule, au devant du condyle interne, était étalée une vaste cavité synoviale.

Entre les surfaces articulaires existent des lamelles lâches de tissu cellulaire; en arrière, au niveau des ligaments croisés, est un trousseau fibreux très-fort. La capsule périphérique ainsi que les ligaments sont épaissis. Les muscles s'insèrent dans leurs rapports normaux.

Le fémur opéré est de 4 centimètres plus court que celui du côté sain; il n'a pu suivre ce dernier dans son accroissement; de plus, l'imperfection de la contention avait produit un raccourcissement du membre considérable dû au rapprochement des surfaces de section. On avait enlevé les os sur une hauteur de 65 millimètres, et les portions reproduites mesurent dans leur ensemble 33 millimètres.

Dans cette observation, comme dans celles que nous avons relatées à propos de la résection du coude, la hauteur de la partie reproduite est à peine la moitié de la partie enlevée.

La mauvaise position que prend instinctivement l'animal et l'impossibilité de lui faire garder un appareil efficace expliquent ce raccourcissement du membre. Mais, malgré ce raccourcissement, un véritable genou a été reconstitué, tandis que lorsqu'on pratique la résection sans ménager le périoste, les attaches musculaires et les ligaments, on a un membre pendant et tout à fait inutile.

Sur de très-jeunes chiens de quinze jours à un mois, nous avons pratiqué les résections totales de l'articulation par la méthode ancienne, et nous n'avons obtenu, au bout de trois mois, qu'un membre aussi défectueux et aussi inutile que dans les expériences de Chaussier. Le fémur et le tibia étaient restés distants de plus d'un centimètre; ils étaient unis par un tissu fibreux lâche; les muscles étaient pâles, atrophiés; à la jambe, on ne les retrouvait plus distinctement.

2° Reproduction des articulations orbiculaires.

C'est sur ces articulations qu'on a le plus souvent expérimenté, et les résultats ont été moins défavorables que pour les gin-glymes, quelque imparfaite que fût la méthode opératoire. Lorsqu'on n'enlève que l'extrémité supérieure de l'humérus ou du fémur, sans toucher aux cavités glénoïde ou cotyloïde, comme le faisaient Chaussier et Wachter, le segment inférieur de l'os est remonté contre le plan osseux de l'omoplate ou du bassin. Il s'y fixe plus ou moins régulièrement, mais toujours assez solidement pour rendre possibles les principaux mouvements du membre. Ici encore la conservation du périoste et des éléments fibreux articulaires donne une perfection de résultats qu'on n'atteint jamais par la méthode ordinaire. Malgré la difficulté de fixer le membre par des appareils, on obtient à l'épaule le rétablissement parfait des fonctions; l'animal se sert aussi bien du membre opéré que de l'autre, soit pour courir, soit pour sauter.

EXPÉRIENCE XLIX. — *Reconstitution de l'articulation de l'épaule à la suite de l'extirpation sous-périostée de plus de la moitié supérieure de l'humérus. — Rétablissement parfait des fonctions, malgré un raccourcissement notable du membre.* — Sur un chien de neuf mois, nous enlevâmes les trois cinquièmes supérieurs de l'humérus. La portion enlevée représentait 6 centimètres et demi. Le périoste, les ligaments et toutes les attaches musculaires furent conservés; le biceps, tiré hors de sa gouttière par un crochet mousse, fut ménagé avec soin. — Opération faite le 2 février 1865. — Pendant quelques jours, écoulement par la partie supérieure de la plaie d'un liquide séro-purulent. Malgré un bandage contentif, le membre se trouva raccourci de 2 centimètres et demi au dixième jour, et resta dans cet état. Les fonctions du membre se rétablirent peu à peu. — Au bout de deux mois, le chien s'appuyait sur sa patte, et le 1er mai, c'est-à-dire trois mois après, il courait, sautait comme s'il n'avait pas subi d'opération. C'est un des plus beaux résultats que nous ayons eus à ce point de vue. Le membre était cependant de 3 centimètres et demi plus court que l'autre; car le membre sain s'était accru pendant ce laps de temps.

A l'autopsie, faite le 17 mai, cent dix-huit jours après l'opération, nous constatons la reproduction d'une masse osseuse de 48 millimètres de longueur, renflée à sa partie supérieure, et remplaçant comme forme et comme fonction la partie enlevée. L'humérus joue dans la cavité glénoïde, dans tous les sens, bien que certains mouvements soient encore limités. Tous les muscles se retrouvent sur la pièce avec leurs rapports normaux, ils sont seulement plus petits et moins colorés que sur le membre sain. Le biceps glisse dans une coulisse profonde. Autour de l'articulation est une capsule très-forte; la calotte humérale n'est nullement reproduite en tant que partie recouverte de cartilage, mais elle est remplacée par une masse ostéo-fibreuse qui est unie au cartilage de la cavité glénoïde par des tractus fibreux assez épais et qui forment là comme une espèce de ligament rond;

Nous ferons remarquer, à propos de cette observation, que tous les muscles ont été disséqués avec soin. Ils étaient, dans leur ensemble, pâles et encore atrophiés, relativement à ceux du côté sain, mais leurs rapports réciproques étaient parfaits ; aussi toutes les nuances du mouvement paraissaient-elles conservées, malgré un raccourcissement du membre dû au défaut d'accroissement de l'os reproduit. Chez l'homme, nous avons obtenu un résultat aussi beau au point de vue de la fonction des muscles, et plus complet au point de vue de la reproduction osseuse ; notre malade avait parfaitement supporté des appareils contentifs, tandis que le chien n'avait pu tolérer que des bandages inefficaces. Pour la résection de l'extrémité supérieure du fémur, nous renvoyons à l'expérience XXXVII.

Nous ne parlons pas spécialement des articulations condyliennes, on n'a qu'à se reporter aux diverses expériences d'ablation ou de résection du radius, que nous avons déjà rapportées ; il y a eu reproduction de l'articulation et de la forme des extrémités articulaires, mais déviation de la patte sur le bord radial du membre, due à la marche trop hâtive de l'animal. Beaucoup moins marquée que dans les résections par la méthode ordinaire, cette déviation eût été évitée, si l'animal eût pu tolérer un appareil contentif. C'est dans ces expériences sur l'articulation radio-carpienne que nous avons pu le mieux observer les résultats définitifs des résections articulaires, nos animaux ayant été conservés très-longtemps, six mois et un an après l'opération. Nous avons vu que la mobilité devenait de plus en plus marquée ; les moyens d'union s'assouplissaient, et les surfaces articulaires glissaient de mieux en mieux.

Le temps perfectionne les usages des membres réséqués, mais jamais il n'efface cette différence que nos précédentes expériences nous ont montrée entre les deux méthodes de résection. Ce n'est que lorsqu'on a pratiqué des ablations ou des résections superficielles des surfaces osseuses, que les membres opérés par la méthode ancienne peuvent reprendre leurs fonctions.

3° Reconstitution des articulations à surface plane ou arthrodies.

Ces articulations exécutant peu de mouvement, c'est surtout au point de vue de la solidité des moyens d'union et des déviations des os voisins que leur reproduction intéresse. C'est d'après quelques expériences sur les os courts du tarse et du carpe que nous avons pu nous en rendre compte. Quand on a enlevé un de ces os sans conserver le périoste et les ligaments dorsaux, le vide se comble par du tissu fibreux et en grande partie par le rapprochement des os contigus, qui se déforment pour arriver en contact; l'union est solide, mais la déformation considérable. Quand on a conservé toutes les parties fibreuses, comme dans le cas d'ablation du cuboïde que nous avons cité, la reproduction osseuse peut s'effectuer, et bien qu'il y ait toujours une déviation consécutive, elle est bien moindre que dans le cas précédent. La déviation s'opère à mesure que le squelette s'accroît, l'os nouveau ne pouvant suivre les os voisins dans leur accroissement.

Quand on intéresse plusieurs de ces petits os dans une résection, ils se soudent par un cal osseux ; c'est ce que nous avons constaté aux vertèbres et au carpe.

Aucun expérimentateur n'ayant dirigé ses recherches dans le même sens que nous, nous ne pouvons invoquer que nos propres expériences en faveur de notre opinion. Heine a fait cependant de nombreuses résections articulaires; et bien qu'il ne paraisse pas s'être préoccupé de la conservation intégrale des tissus fibreux; il est impossible qu'il n'en ait pas ménagé une partie par la conservation seule du périoste. Les pièces qui existent actuellement à Wurtzbourg ne nous ont pas paru concluantes à cet égard.

Sédillot les juge peu favorablement. Il dit : « Jamais les surfaces articulaires ne se sont régénérées. Nous avons bien signalé des rudiments de têtes osseuses, une sorte de bifurcation osseuse, en forme de condyles, mais ce n'étaient pas de véritables os, et les usages en étaient abolis et insuffisants. » (*Loc. cit.*, page 16.) Pour nous, nous pensons que si les résultats de Heine ont été imparfaits au point de vue de la reproduction des extrémités articulaires, c'est qu'il opérait sur des animaux trop vieux.

Heine a fait des ablations entières d'articulations au coude, à l'épaule, à la hanche; voici, d'après Wagner, le résultat de ces expériences :

« Après l'extirpation du coude, on a trouvé que l'animal était incapable de se servir du membre réséqué quatre-vingt-quatre jours après l'opération. Des masses osseuses de nouvelle formation, disposées en noyaux irréguliers, s'étaient produites sur les extrémités réséquées. L'une d'elles, correspondant au condyle externe de l'humérus, donnait attache aux muscles extenseurs; une autre sur le cubitus, aux muscles fléchisseurs; une troisième sur le radius, aux muscles de la patte. Le trajet du biceps était essentiellement changé; il était adhérent au rond pronateur, aux fléchisseurs de la patte, et s'insérait sur la partie postérieure du radius. L'union des extrémités des os s'effectuait en partie par les restes de la capsule, en partie par les muscles entourant l'articulation qui étaient soudés ensemble. »

Après les ablations complètes de l'articulation de l'épaule ou de la hanche, faites comme les précédentes sur les chiens, l'union des os s'opérait par une forte capsule fibreuse renforcée par les muscles périphériques.

Steinlin et Wagner, qui ont analysé les processus réparateurs après les résections articulaires, et très - exactement décrit les modifications des tissus fibreux et musculaires autour de l'articulation nouvelle, ne se sont pas préoccupés de la conservation régulière et méthodique des parties fibreuses de l'articulation. Wagner insiste sur la nécessité de conserver intact le tendon du biceps dans la résection de la tête de l'humérus, mais il coupait les autres tendons qui s'insèrent sur les tubérosités du même os. Aussi signale-t-il dans ses descriptions des rapports variables entre les muscles qui entourent la nouvelle articulation. Son procédé opératoire consistait en une incision longitudinale à travers les muscles, pour mettre à nu la capsule. Celle-ci était incisée transversalement; puis on coupait ras les muscles attachés à la petite tubérosité de l'humérus, et l'on séparait ceux de la grande tubérosité. (*Loc. cit.*, p. 159.)

CHAPITRE X.

MODE DE DÉVELOPPEMENT ET STRUCTURE DES OS REPRODUITS ET DES ARTICULATIONS NOUVELLES.

Sommaire. — Mode de développement des os reproduits. — Analogie des processus de cicatrisation et de régénération. — Périodes successives de la formation de l'os nouveau. — Ossification directe du périoste. — Formation cartilagineuse. — Influence des portions osseuses ou cartilagineuses laissées adhérentes au périoste. — Multiplicité des points osseux nouveaux ou points de réossification. — Couche cartilagineuse intermédiaire remplaçant temporairement le cartilage de conjugaison normal. — Arrêt d'accroissement des os reproduits; leurs modifications ultérieures; changements survenus dans les organes voisins. — Mode de réparation des articulations. — Changements dans les cartilages diarthrodiaux.—Reconstitution des nouvelles surfaces articulaires; tissu fibreux d'aspect chondroïde remplaçant l'ancien cartilage. —Formation des moyens de glissement.

Après les détails dans lesquels nous sommes entré sur le mode de développement des os hétérotopiques et la formation du cal, nous n'insisterons pas sur le processus de la régénération osseuse. Il est inutile de démontrer une fois de plus l'analogie qui existe entre les faits de régénération et de cicatrisation ; ce sont toujours les mêmes éléments mis en jeu, et les mêmes phénomènes histogéniques.

Nous avons cependant à étudier certaines particularités, et à signaler des faits qu'il est important de constater directement. Ce qu'il y a, en outre, d'utile à connaître, ce sont les modifications ultérieures de l'os reproduit, son mode de nutrition et d'accroissement, sa structure définitive et ses rapports avec les os et autres organes voisins.

§ I. — Mode de développement et structure des os reproduits.

1° Périodes successives de la formation de l'os nouveau.

Quand une portion d'os a été retirée de sa gaîne périostique et que la plaie a été exactement réunie, il se passe les phénomènes suivants : La gaîne s'affaisse sur elle-même, le canal qu'elle formait lorsqu'elle était remplie par l'os, s'efface, et les parois opposées viennent en contact. Mais comme ce contact ne peut pas être toujours parfait à cause de la résistance des parties extérieures, il se fait un épanchement de sang pour remplir le vide. Ce sang se coagule, et est, d'une manière générale, très-rapidement résorbé, à moins que l'épanchement n'ait été très-abondant. Le périoste et les parties molles voisines se tuméfient, s'infiltrent de sérosité à un degré d'autant plus marqué, que des délabrements plus considérables ont dû être faits pendant l'opé-ration. Le périoste s'épaissit, sa couche profonde prolifère; il perd son élasticité, acquiert une consistance de plus en plus grande. La cavité qu'il circonscrit se remplit non pas d'un suc épanché, mais d'un tissu dû à la prolifération de la couche ostéogène. Ce tissu se transforme en cartilage, et enfin s'ossifie. C'est là le cas le plus simple, celui que l'on constate le plus sou-vent chez les jeunes animaux (chien, chat, lapin) bien portants; mais si, pour une cause ou une autre, il y a suppuration, du pus s'amasse soit en dedans de la gaîne périostique, soit en dehors. Ce dernier cas, qui est encore le plus fréquent, car les faces opposées du périoste ont la plus grande tendance à se réunir, ne trouble guère le processus fondamental ; mais l'in-flammation profonde de la gaîne périostique le modifie d'une manière plus marquée.

Les éléments de la couche ostéogène, au lieu de s'organiser en tissu cartilagineux, se transforment en pus, et la réparation ne peut commencer d'une manière efficace, tant que le processus n'a pas repris sa direction première. Si la suppuration se pro-longe, la couche profonde du périoste se détruit peu à peu; elle bourgeonne, mais d'une manière stérile pour l'ossification. Le périoste se décolle plus ou moins loin sur les bouts de l'os restants, et une nécrose annulaire de ces bouts en est la suite presque nécessaire (voy. fig. 18, et page 271). Quand la suppuration s'arrête, l'ossification s'effectue, mais les cellules du périoste ne se transforment pas en cavités cartilagineuses, elles s'ossifient directement.

Si une inflammation vive et une suppuration prolongée sont redoutables, une inflammation légère et une suppuration passagère sont au contraire des conditions favorables dans certaines conditions. Les tissus ossifiables prennent sous cette influence une nouvelle activité, et la masse osseuse définitive n'en est que plus considérable.

Comme l'os hétérotopique obtenu par la transplantation du périoste, comme le cal, l'os nouveau reformé dans la gaîne périostique ne passe pas nécessairement par la période cartilagineuse; mais cependant cette période est à peu près constante chez les jeunes animaux et dans les circonstances où la formation d'une masse osseuse considérable doit avoir lieu. Les parties molles jouent ici un rôle analogue à celui que nous avons constaté dans le cal, mais beaucoup moins prononcé; ce n'est qu'au niveau du bout de l'os reséqué, ou autour des restes de l'os ancien, que l'on constate des ossifications des parties fibreuses extérieures. Dans les cas d'ablation totale d'un os, nous le répétons, elles font défaut.

2° Influence des portions osseuses ou cartilagineuses laissées dans la gaîne périostique.

Quand on laisse persister dans la gaîne périostique des portions cartilagineuses non encore ossifiées et des portions osseuses dont les adhérences avec le périoste n'ont pas été rompues, elles deviennent des centres d'ossification, autour desquels le dépôt de substance osseuse se fait plus rapidement et avec plus d'abondance. Sur un jeune chien auquel nous avions enlevé les deux tiers supérieurs de l'humérus, en laissant dans la gaîne quelques plaques osseuses dues à la couche superficielle de l'os que la sonde-rugine avait entamée, nous avons trouvé, au huitième jour, ces plaques osseuses considérablement augmentées par l'ossification du périoste périphérique, tandis que les autres parties de la gaîne étaient seulement épaissies et de consistance cartilagineuse. Ces faits nous aident à comprendre pourquoi, après les ablations totales, la régénération est proportionnellement moins abondante qu'après les ablations partielles; ils nous font voir aussi la double utilité de la conservation d'une lamelle osseuse dans la gaîne périostique. Quelque étroite que soit cette lamelle, elle agira comme une attelle qui maintiendra tendue la gaîne périostique ; elle constituera de plus un centre autour duquel la substance osseuse se formera plus abondamment.

3° Multiplicité des points osseux nouveaux ou points de réossification. — Couche cartilagineuse intermédiaire remplissant temporairement le rôle d'un cartilage de conjugaison normal.

Nous avons déjà vu, par l'exposé de certaines expériences, qu'il se développait des points osseux multiples dans la masse cartilagineuse ou chondroïde qui doit former le nouvel os. Nous avons constaté des points de réossification répondant approximativement aux points d'ossification primitifs, et nous avons signalé la persistance d'une masse cartilagineuse entre la masse diaphysaire et les noyaux épiphysaires.

Nous y revenons encore ici, car ce cartilage temporaire présente un intérêt tout particulier au point de vue de l'accroissement ultérieur de l'os.

C'est le seul moyen d'accroissement en longueur que possède l'os nouveau. Reste de la première formation cartilagineuse qui s'est développée dans la gaîne périostique, cette couche cartilagineuse persistante ne s'ossifie pas aussi régulièrement que le cartilage de conjugaison normal. Sur l'humérus du lapin, nous l'avons cependant constaté sous la forme d'une couche régulière de 7 dix-millièmes de mètre d'épaisseur. Cette couche se trouve juste au point qu'occupait le cartilage de conjugaison normal. Elle nous paraît due au périchondre qui entoure ce cartilage. Les cavités cartilagineuses dont elle est composée, sont disposées en séries ; c'est donc un vrai cartilage de conjugaison au point de vue de la structure ; mais ses éléments ne sont pas doués d'une prolifération très-active, et pendant le temps qu'il persiste, il ne fournit pas une couche comparable à celle que produit l'os sain. Mais quelque insuffisant que soit ce cartilage de conjugaison, il importait de le signaler, non-seulement comme fait nouveau, mais parce qu'il nous fournit la seule explication des différences que présentent les os reproduits dans leur accroissement. Lorsqu'il ne se constitué pas ou disparaît de bonne heure, l'os nouveau n'a que la longueur de la gaîne périostique ; lorsqu'il persiste pendant un temps suffisant, l'os nouveau devient plus long que l'os enlevé. La figure 10 (page 247) nous montre un radius de nouvelle formation, reproduit de toutes pièces, et de près d'un centimètre plus long que l'os enlevé. Ce n'est que chez les jeunes animaux dans le premier tiers de la période de croissance, ou tout au plus dans la première moitié, que nous avons pu constater le rôle efficace de ce cartilage temporaire. Plus tard il a peu d'importance.

Les os reproduits chez les jeunes animaux continuent à croître en épaisseur, quand leur accroissement en hauteur est arrêté. Il se dépose de nouvelles couches sous le périoste, surtout lorsqu'il n'y a eu qu'une ablation partielle ; mais, dans ce sens encore, l'accroissement n'atteint pas les proportions du même os du côté sain ; l'os reproduit est plus mince et plus grêle. Nous devons excepter toutefois les cas dans lesquels il y a eu une reproduction exubérante, et où la partie reproduite se trouve, dès le début, plus grosse que la partie enlevée.

Le mode de développement de l'os reproduit nous rappelle ainsi, jusqu'à un certain point, le mode de formation de l'os normal : masse cartilagineuse, moins homogène cependant que dans l'os primitif; points de réossification analogues aux points d'ossification normaux. Ceci ne s'observe que dans les os qui dérivent du squelette cartilagineux primitif; nous n'avons pas observé de cartilage après la résection des os du crâne. Ces os se réparent comme ils se forment, c'est-à-dire sans passer par la période cartilagineuse. Faisons remarquer cependant, à ce sujet, que si ces derniers ne procèdent jamais du cartilage, les autres, comme nous l'avons vu plus haut, sont loin d'en provenir toujours.

Ce qui rend compte de la multiplicité des points d'ossification au début de la reconstitution de l'os, c'est l'activité inégale de la surface du périoste considéré dans une certaine étendue. Cette activité n'est pas physiologiquement la même sur les diverses régions de l'os. Dans une résection, elle est d'abord altérée en certains points par la destruction plus ou moins complète de la couche ostéogène. Quelque méthodique que soit la séparation du périoste, elle ne peut pas être également régulière partout. La reproduction de la matière osseuse est, en outre, plus rapide sur les parties plus vasculaires, le long des vaisseaux. A la voûte palatine, au crâne, là où la membrane périostique est tendue et permet d'analyser le processus, nous avons constaté que les premiers linéaments de l'ossification suivaient la direction des artères. Bien que le vaisseau n'ait, en principe, aucune action spéciale sur la nature du processus, il n'en est pas moins utile pour son rapide accomplissement. Plus le périoste est vasculaire, plus marquées sont ses propriétés ostéogéniques.

4° Modifications ultérieures des os reproduits; structure et aspect extérieur.
Moyens de distinguer la partie reproduite de l'os ancien.

L'os nouveau conserve pendant longtemps des caractères qui le distinguent des os normaux du squelette. Il est entouré d'un périoste plus épais; sa surface extérieure est rugueuse; à l'intérieur, il est compacte ou irrégulièrement médullisé.

L'épaisseur du périoste et la tuméfaction des parties molles extérieures donnent aux os reproduits l'apparence d'un volume plus grand que celui qu'ils possèdent en réalité. A mesure que ces os s'éloignent du moment de leur formation, ils paraissent devenir plus minces; cette diminution de volume nous paraît due surtout à la disparition de l'infiltration des tissus voisins. Il peut se faire cependant, comme dans le cal, des résorptions partielles sur la surface de l'os; les aspérités disparaissent et la substance compacte extérieure s'égalise. On voit quelquefois des pointes ou aiguilles osseuses s'enfoncer dans les ligaments ou les tendons qui s'implantent sur l'os nouveau.

L'aspect rugueux de l'os nouveau se continue sur l'os ancien, jusqu'à une certaine distance de la surface de section; elle est due à l'irritation du périoste, qui se propage plus ou moins loin. Cette circonstance fait qu'on ne peut pas toujours extérieurement reconnaître les limites des deux portions osseuses; c'est une cause d'erreur dans la détermination du degré de la reproduction. Pour s'en faire une juste idée, il faut scier l'os longitudinalement, et l'on voit alors les véritables limites de la substance osseuse ancienne. Celle-ci est plus blanche et plus compacte, et on la distingue des dépôts périostiques surajoutés et de la masse osseuse nouvelle, qui remplace réellement la partie enlevée.

Cette distinction n'est pas cependant toujours possible.

Lorsque l'os reproduit date déjà d'un certain temps, de trois mois chez les jeunes lapins, de six à huit mois chez les jeunes chiens, la substance osseuse ancienne se modifie sur les limites de la section ; elle se médullise et disparaît peu à peu par résorption. C'est alors qu'on éprouve les plus grandes difficultés à fixer les limites de l'os nouveau ; et si l'on n'a pas pris des mensurations exactes de la partie conservée au moment de l'opération, si l'on n'a pas calculé ses chances d'accroissement par l'épiphyse laissée en place, on peut être induit en erreur. On peut croire que la portion reproduite est plus longue que la portion enlevée, tandis qu'il y aura eu seulement dépôt de couches osseuses nouvelles, autour des bouts de l'os ancien, soit sous le périoste, soit encore à l'intérieur du canal médullaire. Par l'examen microscopique, nous constatons, entre la substance osseuse nouvelle et l'ancienne, les différences que nous avons déjà signalées à propos de la structure des os hétérotopiques.

La médullisation de la substance osseuse nouvelle met un temps très-variable à s'accomplir. Elle est rapide chez les lapins, mais beaucoup plus lente chez les chiens. L'os de lapin représenté dans la figure 10 présente un canal médullaire très-large et très-régulier, bien qu'il n'ait que cinq mois, tandis que l'os de chien représenté dans la planche V est encore presque partout compacte au bout de sept mois et demi.

Lorsqu'il n'y a pas eu de reproduction de la partie enlevée, les bouts de l'os s'arrondissent d'abord ; il se dépose de la matière osseuse, soit sous le périoste, soit dans le canal médullaire, jusqu'à une certaine profondeur, et ces bouts sont réunis par une bande fibreuse dans laquelle l'ossification peut se prolonger en pointe.

5° Modifications survenues dans les os voisins et les tissus mous
périphériques.

L'irritation, se propageant plus ou moins loin du foyer de la
résection, altère les os voisins, et surtout les os parallèles, s'il
s'agit d'un segment de membre à pièces osseuses multiples.
Après la résection du radius, le cubitus présente des ostéophytes
et quelquefois une hyperostose générale; il y a même des signes
d'arthrite dans les articulations du coude et radio-carpienne;
les tendons qui s'implantent au voisinage peuvent présenter
quelques grains osseux ou seulement des noyaux calcifiés; les
muscles, un moment englobés dans un tissu cellulaire épaissi et
hypertrophié, se dégagent bientôt et reprennent leur structure
et leur action.

Nous étudierons dans le chapitre XIII ce qui a trait à
l'accroissement des os situés au-dessus ou au-dessous de la
résection; signalons seulement quelques points.

Les déformations consécutives aux résections ont souvent
leur explication dans l'absence d'appareil contentif et le fonctionnement trop hâtif du membre. Les chiens et les chats auxquels on resèque un des os de l'avant-bras se font très-souvent
une fracture de l'os restant. Si cet os ne se fracture pas, il
s'incurve sous le poids du corps, et la forme du membre est
complétement changée; mais cela arrive plus fréquemment encore
lorsqu'il n'y a pas de régénération. Le membre réduit à un
seul os est trop faible, et l'os restant se courbe et se brise.

Après les ablations de la partie moyenne de la diaphyse du
radius, les bouts restants se soudent séparément au cubitus.
L'avant-bras a alors trois portions : une portion supérieure à
deux os, une portion centrale à un os, une portion inférieure
à deux os.

On observe, dans ces divers cas, l'hypertrophie du cubitus;

mais, comme cette hypertrophie manque souvent, il faut en rechercher la cause. Lorsque le membre n'agit pas, ou du moins lorsqu'il agit peu, le cubitus ne s'hypertrophie pas; il reste grêle et atteint à peine la grosseur de celui du côté sain. Au contraire, lorsque le membre remplit ses fonctions, lorsqu'il supporte le poids du corps et que ses muscles agissent, la nutrition du squelette est activée, et le cubitus présente un certain degré d'hypertrophie qui peut être poussée très-loin, si son périoste a été déjà excité par l'opération pratiquée dans le voisinage. Les frottements répétés sont, en pareil cas, une cause d'hyperostose; c'est ce que nous avons observé au calcanéum, sur un lapin qui s'agitait et sautait continuellement après une résection pratiquée sur cet os. Ainsi donc, irritation propagée aux os voisins, fonctionnement du membre : telles sont les deux causes qui favorisent, après une résection, l'hypertrophie des os parallèles restants.

Quant aux tissus mous périphériques, après être restés longtemps englobés dans un tissu conjonctif infiltré ou hypertrophié, ils finissent par reprendre leur souplesse et leur indépendance. Les muscles restent longtemps atrophiés, en raison du repos plus ou moins prolongé qu'a dû garder le sujet.

§ II. — Mode de formation des articulations nouvelles.

Les exemples que nous avons cités dans le chapitre précédent nous montrent avec la plus grande évidence l'utilité de la conservation des parties fibreuses de l'ancienne articulation pour la reconstitution de l'articulation nouvelle; mais ces parties qui constituent le centre du canal périostéo-capsulaire, ne servent pas seulement de moule à la substance osseuse reproduite, elles participent activement au processus.

1° Modifications survenues dans la capsule et les ligaments conservés.

Le tissu fibreux, quoique peu vasculaire, ne tarde pas à
éprouver des changements dans sa structure. Il s'épaissit, se
vascularise ; ses éléments plasmatiques prolifèrent ; la substance
intercellulaire se modifie et se ramollit. Les ligaments, la capsule, peuvent acquérir une grande épaisseur ; leur surface libre
ou dénudée devient le point de départ de bourgeons vasculaires
qui envoient des expansions vers le centre de l'articulation. Ces
expansions se durcissent et prennent même, en certains points,
l'aspect et la consistance du cartilage, mais sans jamais présenter la structure du tissu cartilagineux. Elles se confondent
avec les bourgeonnements des restes de la synoviale.

Comme pour le tissu osseux proprement dit, ces changements sont d'autant plus rapides, que le sujet est plus jeune ;
le temps nécessaire à leur accomplissement est par cela même
très-variable. Que la plaie suppure ou ne suppure pas, le
résultat définitif est à peu près le même, comme l'ont déjà
constaté Chaussier, Steinlin et Albrecht Wagner.

Les expansions cellulo-vasculaires s'organisent, soit en ligaments interarticulaires qui s'implantent plus ou moins obliquement sur les surfaces osseuses, soit sous forme de ménisques ou
ligaments semi-lunaires incomplets. Nous avons souvent examiné
au microscope ces nouvelles formations, et malgré leur coloration blanchâtre opaline, nous n'avons constaté que des éléments
plasmatiques, à matière intercellulaire fibroïde et plus ou moins
consistante, sans cavités cartilagineuses. Par les mouvements
de la nouvelle articulation, il se forme d'abord des espaces irréguliers, cloisonnés en divers sens, à surface humide et lisse,
qui représenteront plus tard une cavité synoviale, ou plutôt une
cavité analogue aux bourses séreuses accidentelles, car nous

n'avons pu que rarement y constater une couche épithéliale. Les cellules qui constituent cette couche ne forment pas un revêtement continu; elles sont petites, peu serrées et ne se produisent que tardivement. Quant au liquide qui les lubrifie, il est trop peu abondant pour qu'on puisse en recueillir une quantité appréciable; les surfaces glissent cependant très-bien l'une sur l'autre. Dans le cas où une des surfaces articulaires a été conservée, à l'épaule, par exemple, après la résection de la tête de l'humérus, nous avons constaté un peu de liquide analogue à la synovie. C'est à leurs points d'implantation sur l'os que les ligaments et les capsules commencent à se vasculariser et à bourgeonner.

2° Reconstitution et structure des nouvelles surfaces articulaires. — Corps flottants cartilagineux intra-articulaires.

Les surfaces articulaires nouvelles ne sont jamais recouvertes d'un vrai cartilage. Sur leur partie libre, là où ne s'implantent pas les tractus fibreux qui les unissent à la capsule ou à la surface articulaire opposée, elles finissent par prendre un aspect lisse. Dans certains cas, c'est un tissu osseux poli, éburné comme dans l'arthrite sèche; dans d'autres, c'est une couche chondroïde qui se laisse pénétrer par la pointe du scalpel, mais qui n'est pas formée par du tissu cartilagineux, on y trouve un tissu fibreux plus ou moins dur. Chez les très-jeunes animaux, les portions du cartilage diarthrodial, qu'on laisse adhérer à la capsule, peuvent se souder aux tissus fibreux de nouvelle formation, et la surface articulaire n'en est que plus rapidement et plus complétement reconstituée; mais elles se transforment généralement en tissu fibreux ou chondroïde.

Dans les cas où l'on n'a réséqué qu'une des surfaces articulaires, il est intéressant d'étudier les modifications que subit la surface cartilagineuse restante. Elle perd peu à peu son poli, subit la transformation fibreuse, se vascularise quand la plaie suppure et se nécrose alors en partie. Elle commence à subir des modifications par sa partie profonde ou adhérente à l'os; c'est là que la transformation fibreuse s'opère. On constate souvent l'altération velvétique de toute l'épaisseur du cartilage. D'autres fois la moitié profonde seule se modifie, et la moitié superficielle se détache sous la forme d'une lame continue ou de petites plaques discoïdes, qui tombent dans la cavité de l'articulation. On les y retrouve sous la forme de corps flottants complétement libres ou encore adhérents par quelque point.

Mais ces corps flottants peuvent avoir une autre origine; ils sont, dans certains cas, dus aux expansions de la capsule, qui, devenues dures et fibreuses, ont été peu à peu pédiculisées et détachées par les mouvements articulaires. C'est ainsi que se forment les corps flottants pathologiques observés sur l'homme.

Ces deux variétés de corps flottants ont une structure toute différente : les premiers, ceux qui sont dus à la séparation d'une lamelle de l'ancien cartilage, ont conservé leur structure caractéristique; les seconds, ceux qui proviennent des expansions de la capsule, n'ont que l'aspect du cartilage; ils sont formés de tissu fibreux dur, à substance intercellulaire très-serrée.

L'irritation qu'ont éprouvée les parties fibreuses de l'ancienne articulation peut les conduire jusqu'à l'ossification. Il se forme alors des grains osseux multiples le long des ligaments, ou de petites plaques dans la capsule. Nous avons constaté souvent que ces grains d'apparence osseuse étaient simplement calcifiés; le processus de l'ossification n'était pas complet et semblait s'arrêter en chemin. C'est, du reste, une question de temps.

La présence de ces noyaux osseux dans les ligaments de l'articulation nouvelle, jointe aux ostéophytes qui se produisent autour de la tête osseuse reproduite, et à un certain degré de

déplacement des surfaces articulaires, inévitable chez les animaux, qui ne peuvent pas supporter d'appareil, contribue à
expliquer la roideur en certains sens de quelques articulations
nouvelles. Au coude, en particulier, l'extension est gênée par
une trop grande courbure de l'olécrâne reproduit; mais les
parties saillantes s'usent peu à peu par le jeu de l'articulation.
Nous signalerons plus tard chez l'homme des résultats semblables.

CHAPITRE XI.

DES CONDITIONS GÉNÉRALES ET LOCALES
DE LA RÉGÉNÉRATION DES OS,
ET DES MOYENS ARTIFICIELS D'AUGMENTER LA MASSE
OSSEUSE REPRODUITE.

SOMMAIRE. — Les causes perturbatrices des opérations expérimentales sont à peu près
les mêmes que celles des opérations chirurgicales. — Des conditions opératoires pour
obtenir la régénération par le périoste. — Moyens d'immobiliser les parties opérées
et de favoriser la régularité du nouvel os. — Des conditions physiologiques et pathologiques. — Influence de l'âge. — Influence des troubles généraux et en particulier
de l'état fébrile ; suppuration de la gaîne périostique. — Du temps nécessaire à la
régénération. — Influence de l'espèce.

Des moyens artificiels d'augmenter la masse osseuse reproduite : Irritation préalable du
périoste dans le but d'exciter ses propriétés ostéogéniques. — Replacement de l'os
ancien dans la gaîne périostique. — Remplacement de l'os par un corps étranger de
même forme. — Irritation artificielle de l'os en voie de se reproduire.

Pour obtenir des régénérations osseuses sur les animaux, il
ne suffit pas de conserver le périoste; il faut encore mettre le
sujet à expérience dans des conditions favorables à l'accomplissement du processus réparateur. Ces conditions sont importantes à étudier, pour nous faire apprécier plus tard les circonstances qui favorisent ou empêchent la reproduction des os
chez l'homme. Les causes perturbatrices des opérations expérimentales sont à peu près les mêmes que celles des opérations

chirurgicales ; l'analyse des unes conduit à l'interprétation des autres, et quelques influences épidémiques peuvent être même accidentellement démontrées dans les expériences.

§ I. — Des conditions générales de la régénération des os.

Les conditions nécessaires à la régénération des os, que l'on peut déjà prévoir, du reste, d'après ce que nous avons dit sur le cal et la formation des os hétérotopiques, doivent être envisagées à un double point de vue : au point de vue opératoire ; au point de vue de l'état physiologique ou pathologique du sujet.

1° Conditions opératoires. — Difficulté d'obtenir chez les animaux l'immobilité nécessaire à la constitution régulière du nouvel os.

La première condition pour réussir dans une expérience, c'est de faire une opération régulière, avec toutes les précautions qu'exige la délicatesse de l'organe à ménager. Si l'on détruit le périoste en voulant le séparer de l'os ; si on le détache à la fois des parties périphériques et de l'os qu'il recouvre, on l'expose à être détruit par la suppuration ou la gangrène.

Mais nous n'insisterons pas sur les règles générales du manuel opératoire : cette question sera traitée avec détail dans notre seconde partie ; ce serait faire double emploi que de nous en occuper ici.

Le traitement consécutif de ces opérations expérimentales est très-simple ; on ne peut même pas en faire du tout chez certains animaux, qui ne supportent pas d'appareil et se révoltent contre toute tentative d'immobilisation (1).

(1) Albrecht Wagner avait remarqué que les lapins qu'il avait voulu immobiliser lui avaient fourni une très-grande mortalité.

L'immobilité est cependant une condition importante pour la régularité du processus réparateur. Les animaux prennent, autant que possible, une position dans laquelle ils puissent garder le membre opéré immobile. Ils ne s'appuient pas sur lui, et ils le retirent contre le tronc, de manière à le protéger contre les objets extérieurs. Mais cette position, favorisée ou commandée par l'absence de support osseux, a les plus grands inconvénients, au point de vue de la régularité de l'os reproduit. Les muscles se rétractent peu à peu, augmentent cette déviation jusqu'à ce que l'os nouveau soit assez solide pour leur résister. La gaîne périostique peut même s'effacer complétement par ce mécanisme ; les fibres élastiques que contient le périoste contribuent aussi, par leur rétractilité propre, aux mauvais effets de l'action musculaire. C'est pour cela que, chez les animaux, les segments des membres à un seul os ne sont pas favorables pour la régénération, après les ablations sous-périostées ; c'est par la nécrose artificielle seulement qu'on peut faire reproduire l'os avec sa longueur primitive.

Les segments des membres à plusieurs os sont plus favorables. Les os restants servent d'attelle et maintiennent la longueur de la gaîne périostique qui doit servir de moule au nouvel os. Nous avons vu que dans les transplantations de périoste, il fallait fixer par un point de suture les deux bouts du lambeau, si l'on voulait avoir un os long et de forme régulière. Il en est de même après les résections ; si un appareil ou des connexions naturelles ne fixent pas la gaîne périostique, on aura un os difforme, irrégulier, et ne rappelant que très-imparfaitement l'os enlevé (1).

<hr>

(1) Après plusieurs essais avec différentes substances, nous nous sommes arrêté, pour contenir les membres de nos animaux en expérience, au procédé suivant : Nous faisons un bandage avec des bandelettes de diachylon enroulées en plusieurs couches, de manière à former une cuirasse épaisse

2° Conditions physiologiques et pathologiques. — Age, gestation, état fébrile.

La plupart de nos expériences ont fait ressortir l'influence de l'âge sur la régénération des os, et, d'une manière plus générale, sur la production artificielle du tissu osseux.

C'est chez les jeunes animaux qu'on obtient de belles régénérations; la moindre irritation du périoste surexcite alors ses propriétés ostéogéniques. Mais il y a encore une autre raison à invoquer : la régénération n'est, en quelque sorte, que la continuation de l'action physiologique du périoste; c'est la mise en activité des éléments que le périoste tient en réserve pour l'accroissement futur de l'organe. Aussi, d'une manière générale, la régénération est-elle d'autant plus abondante que le sujet est plus jeune; mais il ne faudrait pas prendre cette proposition dans un sens trop absolu. Les animaux trop jeunes supportent mal les opérations, et, malgré la rapidité de la cicatrisation des fractures survenues peu de jours après la naissance, il semble que le périoste isolé de l'os ne soit pas susceptible

et imperméable. Nous plaçons d'abord une ou deux couches de bandelettes sur le membre nu ou préalablement garni de coton cardé; puis, en faisant tirer le membre par un aide, nous adaptons de petites attelles de bois flexibles, d'un millimètre d'épaisseur; nous remettons par-dessus de nouvelles couches de bandelettes, et nous avons ainsi un bandage que l'humidité n'altère pas, que les animaux ne peuvent pas défaire. Du reste, contrairement à ce que nous avions observé après nos premières expériences, nous voyons rarement les animaux déchirer leurs bandages; quand l'appareil est bien fait, l'animal le tolère très-bien. Il est cependant des os qu'il est impossible de fixer, le fémur et l'humérus, par exemple; le membre, quoi qu'on fasse, remonte toujours, et la patte se rapproche du tronc. Nous avons fait construire des cuirasses en fil de fer pour envelopper tout le tronc de l'animal et recevoir le membre réséqué; mais les chats se débattent jusqu'à ce qu'ils en soient débarrassés; les chiens ne les supportent guère mieux. Les appareils plâtrés sont trop lourds et résistent moins bien que les cuirasses de diachylon.

de fournir des ossifications aussi considérables que dans un âge plus avancé. L'os reproduit paraîtra d'autant plus petit, que l'animal aura grandi davantage après l'expérience. C'est un peu plus tard, et dans le tiers moyen de la période d'accroissement, de quatre à huit mois chez les chiens, vers les troisième et quatrième mois chez les lapins, que nous avons obtenu les reproductions les plus belles; cet âge correspond à celui de huit à quinze ans chez l'homme. C'est alors que l'on constate non-seulement des reproductions complètes, mais des reproductions exubérantes (1).

Ces reproductions exubérantes n'arrivent jamais, nous le répétons, après les ablations totales, quelque favorables que soient les conditions d'âge du sujet. Si l'os reproduit peut être exubérant relativement à l'os enlevé, il est toujours inférieur à l'os du côté sain qui a continué de se développer.

Une fois l'accroissement du squelette terminé, la régénération devient de plus en plus difficile. Sur les vieux animaux, elle est insuffisante, rudimentaire, et manque tout à fait, s'il s'agit d'une ablation complète de toute la longueur de l'os; il faut attendre beaucoup plus longtemps pour obtenir un os qui restera toujours très-imparfait de forme et insuffisant au point de vue fonctionnel.

Nous verrons bientôt le moyen de prolonger la période pen-

(1) Les mots régénération complète et régénération exubérante pourraient donner lieu à de fausses interprétations, s'ils étaient pris dans un sens trop absolu. Il faut envisager toute régénération à trois points de vue : au point de vue de la forme de l'os, au point de vue du fonctionnement du membre, et au point de vue de l'accroissement ultérieur de l'organe enlevé. Or, d'après tout ce que nous avons dit, on voit qu'une régénération rigoureusement complète ne s'opère jamais, lorsqu'il s'agit de l'ablation d'un os entier ou d'une portion osseuse considérable. C'est pour éviter toute confusion, que nous avons représenté dans plusieurs figures l'os enlevé, l'os reproduit et l'os analogue du côté sain.

dant laquelle les os sont susceptibles d'être régénérés plus efficacement.

Relativement à la gestation, nous ne pensons pas que cet état physiologique soit par lui-même un obstacle. Nous avons observé quelques faits contradictoires; mais dans les faits négatifs, il y avait d'autres causes à invoquer, et entre autres l'âge de l'animal.

Une bonne santé générale constitue une condition indispensable pour la perfection du travail réparateur. Sur un animal vigoureux, sain d'origine et parfaitement portant, la réparation se fait plus vite que sur un animal déjà affaibli au moment de l'opération, ou qui le devient par le fait de l'opération elle-même. Une maladie intercurrente arrête le travail réparateur et le fait même rétrograder. Nous aurions à répéter ici ce que nous avons déjà dit à propos des altérations du cal.

Constatons seulement que l'état fébrile peut faire résorber et disparaître une ossification déjà commencée. Plusieurs fois nous avons senti des noyaux durs, de consistance cartilagineuse ou ostéoïde, se ramollir, se résorber peu à peu, et disparaître même entièrement sur de jeunes chiens, que la maladie propre à leur âge avait profondément amaigris. Il arrivait alors qu'à l'autopsie on ne trouvait plus rien.

C'est pour cela que, lorsqu'on veut juger la question de la régénération des os, comme celle de la formation du cal, il faut se fonder sur des autopsies d'animaux tués, et non pas sur des autopsies d'animaux morts de maladie. Chez ces derniers, on ne trouve rien au bout du même laps de temps, soit qu'il n'y ait pas eu de régénération sous l'influence de la fièvre, soit que le tissu qui se trouvait en voie de régénération se soit résorbé sous cette même influence.

On ne peut pas expérimentalement étudier l'influence des diathèses et des divers états morbides généraux que l'on a à constater chez l'homme, mais nous avons pu observer cependant l'action d'une épizootie sur la reproduction des os. Nous avions trente-cinq à quarante lapins réunis dans le même local; la plupart avaient eu des résections ou des ablations sous-périostées. Tout à coup il se développa, autour des plaies en voie de suppuration, une tuméfaction œdémateuse qui envahit tout le membre, fut suivie d'amaigrissement rapide, et enfin de la mort de l'animal.

A l'autopsie, fusées purulentes et foyers multiples dans les différents viscères. La moindre opération, même la plus innocente, dans d'autres circonstances, était suivie des mêmes accidents. Nous avions à cette époque de nombreux érysipèles dans nos salles de l'Hôtel-Dieu; était-ce la même affection? Nous n'oserions l'affirmer, mais la chose ne nous paraît pas impossible cependant. Dans tous les cas, nous n'eûmes que des régénérations très-imparfaites, même chez les animaux qui survécurent.

3° Importance des soins hygiéniques.

Nous pratiquâmes sur trois chiens de même âge une résection de la voûte palatine, sur une étendue de 16 à 18 millimètres en longueur, et de 9 à 11 en largeur maximum.

De ces trois chiens, l'un était choréique, amaigri, mal portant, en un mot, au moment de l'opération. Il a été ensuite tenu dans de mauvaises conditions hygiéniques. Il est crevé au vingt-troisième jour. Il n'y a pas eu de reproduction de la partie enlevée; à peine un point osseux, comme la moitié de la tête d'une épingle au milieu de la membrane périostique.

Le deuxième chien, assez bien portant, quoique chétif au moment de l'expérience, a été mal soigné après son opération, mal nourri; il est tombé malade au bout de huit ou dix jours, et est crevé au vingtième jour. Sur cet animal, il n'y a aussi qu'un commencement de reproduction. Une traînée osseuse de 2 millimètres de large sur 6 de long, et de plus un liséré périphérique, très-peu marqué, du reste, sur les bords de la perte de substance.

Le troisième animal était gras et bien portant au moment de l'expérience. Il a été aux petits soins après son opération ; on l'a tenu dans les meilleures conditions hygiéniques ; puis on l'a sacrifié au vingt-huitième jour. Aussi y a-t-il eu une reproduction complète. C'est le sujet dont il a été question dans l'expérience XXXV.

Il ne s'agit pas ici d'un simple accident d'expérimentation ; nous pourrions citer un grand nombre de faits de ce genre, mais nous en avons peu rencontré cependant d'aussi démonstratifs (1).

4° Du temps nécessaire à la reproduction.

Ce que nous venons de dire fait comprendre pourquoi le temps nécessaire à la reproduction d'un os est très-variable. Le processus est subordonné à tant de circonstances locales et générales, qu'il faut faire d'avance la part de chacune d'elles, si l'on veut calculer approximativement le temps nécessaire pour un cas donné.

D'une manière générale, nous dirons : plus la reproduction commence tôt, plus elle sera complète. Si le travail de la régé-

____

(1) Chez les animaux en expérimentation, une fois la fièvre et l'inflammation locale disparues, il faut se mettre en garde contre la viciation chronique de la nutrition par alimentation insuffisante ou défaut d'aération ; il faut ne pas les enfermer dans des réduits étroits et obscurs. Aussi recommanderons-nous aux expérimentateurs qui voudront vérifier nos résultats de tenir le plus grand compte des conditions hygiéniques, qu'il est souvent difficile d'obtenir dans une grande ville, et qu'on réalise si facilement à la campagne.

nération ne s'établit pas de bonne heure, ou du moins après la cessation des symptômes inflammatoires, il est à craindre qu'il ne s'effectue incomplétement plus tard. On ne doit pas espérer une véritable régénération, s'il ne s'est pas formé quelques masses osseuses dans les trois premiers mois. S'il n'y a alors qu'une membrane ou un cordon uniquement fibreux, il est probable que l'ossification ne s'opérera pas.

Nous sommes cependant moins absolu sur ce point que nous ne l'étions à l'époque où nous avons publié nos premières expériences (1). Nous avions constaté alors sur plusieurs animaux que l'ossification, troublée dans les premiers temps de l'expérience, n'avait pu se compléter plus tard. Mais depuis cette époque, nos expériences sur les os plats de la face ou du crâne, et plusieurs observations sur l'homme, nous ont montré qu'il fallait attendre plus longtemps avant de déclarer terminé le travail de reproduction. Chez les animaux qui ont bien supporté l'opération, et qui n'ont pas d'accidents consécutifs, la régénération commence immédiatement, et au cinquième ou sixième jour on trouve déjà de petits noyaux osseux de nouvelle formation dans la gaîne périostique. Les plus belles reproductions que nous ayons eues chez le chien, le lapin, le chat, etc., étaient déjà très-avancées au bout de six semaines ou deux mois. On peut le voir, du reste, d'une manière plus précise par la lecture des observations que nous avons rapportées. Dans quelques cas, au bout de vingt ou vingt-cinq jours, l'os paraît reconstitué, quand on l'explore à travers les parties molles qui l'entourent. Il a déjà sa forme, c'est-à-dire sa longueur et son épaisseur définitives; les modifications ultérieures qui se produiront, porteront surtout sur sa structure.

Une question importante se présente ici. Nous avons admis

____

(1) Journal de Brown-Séquard, 1859.

qu'une véritable régénération est impossible si le périoste n'a pas été conservé ; mais on pourrait nous demander si c'est bien un défaut de régénération qu'on observe en pareil cas, et s'il n'y a pas seulement un retard dans le travail reproducteur.

Nous avons déjà répondu à cette objection en signalant des faits dans lesquels nous avons attendu six mois, et près d'un an chez les lapins ; or, un pareil laps de temps est très-considérable, relativement à la durée de la vie de cet animal. Nous devons ajouter ici que nous n'avons pas trouvé plus de régénération au bout d'un an que nous n'en avions constaté après trois mois dans des cas analogues. Nous avons observé tout au plus quelques grains osseux disséminés dans les tendons, les ligaments, ou la corde fibreuse qui remplace l'os ; mais cela ne constitue pas une véritable régénération. Si l'ossification de la gaîne périostique peut dans certains cas se continuer et se compléter à la longue, les tissus conjonctifs qui la remplacent restent indéfiniment fibreux ; ils ne peuvent du moins subir qu'exceptionnellement et très-incomplétement le processus de l'ossification.

Nous ne pouvons donc pas partager l'opinion de Flourens (1), qui admet la régénération de l'os, même après

---

(1) *Théorie expérimentale*, p. 70 : « Les pièces 6 et 7 sont les deux moitiés d'un humérus de chien, et les pièces 8 et 9 les deux moitiés d'un humérus de chevreau. On a retranché sur chacune de ces pièces l'os et le périoste, et néanmoins on voit déjà sur chacune d'elles de l'os nouveau, des noyaux osseux. L'expérience a duré cinquante-quatre jours pour les pièces 6 et 7, et quatre-vingt-dix-sept jours pour les pièces 8 et 9. — *Le périoste détruit se reproduit donc, et une fois reproduit, il reproduit l'os.* »

Dans ces expériences, Flourens avait retranché la tête supérieure de l'humérus. Nous ne pouvons les apprécier que d'une manière incomplète, car elles manquent de détails ; il est probable cependant qu'on a enlevé l'extrémité articulaire de l'os avec le cartilage de conjugaison et la portion juxta-épiphysaire de la diaphyse. Nous avons fait des expériences semblables chez

l'ablation du périoste. D'après cet expérimentateur, l'extrémité supérieure de l'humérus pourrait être reproduite dans
ces conditions; la régénération serait seulement plus tardive
que dans les cas où le périoste a été conservé : ce ne serait
alors qu'une question de temps. Nous avons déjà, dans notre
introduction, fait remarquer que cette proposition diminuait
beaucoup l'importance chirurgicale de la conservation du
périoste; mais nous devons ici ajouter que toutes nos expériences lui sont contraires. Il n'y a, nous le répétons, que de
petites portions d'os qui puissent se reconstituer après que
le périoste a été complétement enlevé.

§ II. — Des moyens artificiels d'augmenter la masse osseuse reproduite.

Les moyens artificiels d'augmenter la production de l'os
par les gaînes périostiques ont leur raison d'être dans la théorie
que nous avons exposée dans le chapitre V, au sujet des ossifications d'origine traumatique.

Il s'agit de surexciter les propriétés ostéogéniques du périoste

les jeunes chiens, et nous n'avons eu aucune reproduction lorsque nous
avons tout enlevé, os et périoste.

Comparant les expériences précédentes à d'autres du même genre dans
lesquelles le périoste conservé avait donné lieu à des masses osseuses nouvelles au bout de huit, douze, quatorze et vingt jours, l'éminent secrétaire perpétuel de l'Institut fait bien sentir l'utilité de la conservation du périoste,
mais il fait une restriction qui nous paraît regrettable, en disant : « On voit
combien il importe de conserver le périoste pour la *prompte reproduction* de
l'os. » C'est de cette proposition que se sont emparés les adversaires de la
régénération des os par le périoste, pour battre en brèche les résections
sous-périostées. On lit en effet dans Sédillot (*De la régénération des os*, p. 13):
« Nous verrons que d'autres chirurgiens ont obtenu des résultats fort différents et conformes à cette importante proposition de M. Flourens : Enlevez
l'os et le périoste, ce dernier se reproduira et reproduira l'os. »

par l'irritation méthodique de son tissu, et de les ranimer lorsqu'elles se sont éteintes par l'effet de l'âge.

Les fractures se consolident à tous les âges, et des périostites exostosantes peuvent être développées artificiellement à toutes les périodes de la vie. C'est cette observation qui nous a conduit à irriter préalablement le périoste des animaux âgés avant de leur pratiquer des résections. L'ablation sous-périostée immédiate d'une portion osseuse, sur cette catégorie de sujets, n'étant suivie que d'une régénération insuffisante et rudimentaire, nous avons dû en rechercher la cause. Or, deux choses peuvent arriver : ou la plaie se réunit par première intention, et alors l'irritation formatrice du périoste est trop peu considérable; ou bien la plaie s'enflamme et suppure, et le périoste se détruit peu à peu ou se mortifie par la violence de l'inflammation.

En l'irritant préalablement par le grattage, les décollements ou des perforations multiples pénétrant jusqu'à la moelle, on le voit se vasculariser, se tuméfier et s'épaissir, prendre, en un mot, les caractères du périoste des jeunes sujets. La couche ostéogène elle-même se reforme par la prolifération des éléments plasmatiques les plus voisins de l'os, et le périoste se détache plus facilement. Si alors on pratique une résection, on constatera, comme résultat définitif, une plus grande abondance de substance osseuse qu'après l'ablation immédiate de la même longueur d'os faite sur un sujet du même âge. C'est pour la même raison que le périoste des os spontanément enflammés est plus propre à la reproduction que le périoste d'un os sain, qu'on isole par une résection pratiquée immédiatement après une lésion traumatique. Ce fait clinique, que nous vérifierons plus tard, est parfaitement d'accord avec notre théorie générale de l'irritation, et se trouve corroboré par les expériences suivantes :

EXPÉRIENCE L. — *Résections comparatives du radius pratiquées sur un vieux chien. — D'un côté, l'os n'a été reséqué qu'après irritation du périoste ; de l'autre, la résection a été pratiquée sans irritation préalable. — Dans le premier cas, formation d'une série de noyaux osseux contigus dans la gaîne périostique ; dans le second, le périoste reste complétement fibreux.* — Sur un vieux chien de taille moyenne, et dont il ne nous a pas été possible de donner l'âge exact (1), nous avons pratiqué, le 22 février 1865, la résection sous-périostée de la diaphyse du radius gauche, sur une étendue de 57 millimètres. Quand la plaie fut bien cicatrisée, le 21 mars, nous irritâmes le radius droit en décollant le périoste et en introduisant dans le canal médullaire un stylet flexible pour dilacérer la moelle. Dix jours après, nous enlevâmes sur cet os irrité une longueur égale à celle que nous avions enlevée sur le radius gauche le 22 février. L'irritation n'avait pas amené de suppuration ; le périoste était seulement plus épais et plus facile à décoller.

L'animal, ayant continué à marcher sur ses deux pattes, se fit une fracture au cubitus droit. Il fut tué le 5 mai.

Autopsie. — Du côté où le périoste n'avait pas été irrité préalablement, la résection n'a été suivie d'aucune reproduction, bien que l'opération date de soixante-douze jours. Il y a à peine un léger dépôt osseux au niveau des extrémités réséquées. Au contraire, du côté où le périoste a été irrité préalablement, on observe dans la gaîne périostique une traînée de noyaux osseux encore indépendants, mais démontrant manifestement l'influence efficace de l'irritation. L'un est gros comme un haricot ; ils sont englobés dans un tissu fibreux, dur, épais, qui se serait probablement ossifié, si l'on eût attendu plus longtemps. La fracture accidentelle qui a eu lieu sur le cubitus, ajoutant une nouvelle cause d'irritation, vient encore à l'appui de notre théorie. La résection avait été faite trente-sept jours après celle du côté gauche ; sur ce dernier, le périoste non irrité était resté exclusivement fibreux, malgré l'avantage que lui donnait la plus longue durée de l'expérience. Du côté où il n'y a pas eu de reproduction, le cubitus est devenu un peu plus gros par l'addition de substance osseuse sous le périoste.

____

(1) L'âge de tous les chiens dont nous avons rapporté les observations n'a pas toujours été rigoureusement établi. Les indications intéressées de notre pourvoyeur nous ont fait considérer quelques animaux comme plus jeunes qu'ils ne l'étaient en réalité. Mais s'il y a eu erreur, elle n'a pu être que dans ce sens, et l'expérience n'en devient que plus probante au point de vue de la régénération.

Nous citons cette expérience parce qu'elle nous fournit sur un même sujet deux résections parfaitement comparables. Nous avons vérifié le fait dans d'autres circonstances, soit sur le lapin, soit sur le chien.

2° De l'influence de la suppuration sur l'abondance de l'ossification.

Nous avons déjà, dans plusieurs circonstances, émis quelques propositions à ce sujet, et nous avons fait voir que la suppuration n'a pas par elle-même les dangers qu'on lui attribue. Mais nous devons ici nous expliquer plus catégoriquement, afin qu'il n'y ait pas d'incertitude sur cette question, qui est de la plus grande importance, au point de vue clinique.

La suppuration annihile les propriétés ostéogéniques dans les lambeaux du périoste transplantés; mais c'est parce qu'elle empêche la greffe et amène la destruction du lambeau lui-même. Le pus ne vient pas, dans ce cas, du périoste; il vient des tissus au milieu desquels il a été placé. Après les fractures compliquées, la suppuration retarde l'ossification, mais elle ne l'empêche pas; elle la surexcite secondairement, au contraire, puisque c'est dans ce cas-là qu'on observe les cals les plus volumineux.

La même chose a lieu dans les gaînes périostiques, après l'ablation de l'os. La suppuration n'empêche l'ossification que si le périoste a été détruit par la violence de l'inflammation. Dans le cas contraire, quand la suppuration est modérée et de courte durée, elle est sans influence fâcheuse; elle surexcite même l'activité formatrice du périoste, et le résultat final est souvent plus avantageux que celui qu'on observe après la réunion immédiate de la plaie.

C'est un fait qu'il était important de constater expérimentalement, car si la réunion immédiate était indispensable pour l'ossification de la gaîne périostique, il faudrait renoncer souvent à obtenir des reproductions osseuses sur l'homme, après des opérations qui réuniraient, d'ailleurs, toutes les autres conditions favorables.

Mais ici encore l'analyse expérimentale nous montre qu'il est très-facile de comprendre les effets divers qu'on observe après la suppuration.

EXPÉRIENCE LI. — *Résection comparative des deux radius sur le chat et le chien. — D'un côté, on tente la réunion immédiate ; de l'autre, on remplit la gaîne périostique de charpie. — Chez le chat, absence complète de l'ossification sur ce dernier côté trop violemment irrité. — Chez le chien, résultats douteux.* — La même expérience fut faite sur un jeune chien de trois à quatre mois et un chat du même âge. On soutint les membres par des attelles. La suppuration eut lieu des deux côtés, à cause probablement de l'état maladif des sujets, après cette double expérience.

Le chien creva onze jours après. On trouva peu de différence entre les deux radius ; on constata, de chaque côté, un petit noyau allongé dans la gaîne périostique. Les bouts de l'os étaient dénudés. Du côté où la charpie avait été laissée dans la gaîne, la dénudation s'était opérée sur une étendue un peu plus grande. Dans le cours de l'expérience, un accident vint égaliser, en quelque sorte, les conditions des deux membres. Le cubitus du côté non irrité par la charpie se fractura, et cette fracture augmenta par elle-même l'inflammation dans le membre.

Le chat se tua par accident dix-sept jours après l'opération ; il n'y avait eu qu'une suppuration superficielle et peu abondante du côté où l'on avait tenté la réunion immédiate. — A l'autopsie, on trouve de ce côté la gaîne périostique épaissie, et des dépôts osseux autour des deux bouts réséqués. Du côté où la charpie avait été laissée à demeure, la gaîne périostique est comme détruite par la suppuration ; on ne la retrouve plus distinctement ; les bouts de l'os sont dénudés et sans le moindre dépôt osseux, là où le périoste est encore adhérent.

On voit ici la suppuration provoquée empêcher complétement la formation osseuse ; mais c'est parce que l'inflammation a été trop intense et les conditions générales mauvaises. Voici d'autres faits, aussi rigoureusement comparables, qui montrent l'innocuité et même l'utilité de la suppuration de la gaîne périostique. Ces expériences ont été faites deux par deux sur les côtes d'un même sujet : elles n'ont pas troublé la santé générale de l'animal ; elles avaient à peine occasionné un état maladif pendant deux ou trois jours.

EXPÉRIENCE LII. — *Résections comparatives des côtes chez le chien. — D'un côté, réunion immédiate de la plaie ; de l'autre, introduction d'un corps étranger dans le foyer de la résection et suppuration consécutive. Reproduction plus avancée dans ce dernier cas sur l'un des deux animaux.* — Sur deux jeunes chiens de trois mois à peine, nous pratiquâmes deux résections sous-périostées des côtes, une de chaque côté. D'un côté, nous réunîmes la plaie exactement, et de l'autre nous introduisîmes, chez un chien, un morceau de caoutchouc de la longueur de l'os enlevé, et chez le second animal, un morceau de bois de la même longueur.

Chez le chien qui avait un morceau de bois à la place du fragment de côte, la plaie suppura abondamment pendant quatorze jours ; le morceau de bois fut éliminé par la suppuration, mais on ne sait quel jour. Du côté où l'on n'avait pas mis de corps étranger, la plaie suppura également, mais beaucoup moins abondamment ; elle fut fermée le huitième jour. A l'autopsie, faite quatre-vingts jours après, on constata que la reproduction était plus avancée, plus abondante et plus régulière du côté où l'on n'avait pas mis de corps étranger ; la reproduction était même exubérante ; la côte reproduite est plus grosse au niveau de l'os nouveau que sur le reste de sa longueur.

Chez le chien qui avait eu un morceau de caoutchouc à la place de la côte, et qui fut tué cinquante-deux jours après l'opération, le côté du caoutchouc suppura seul ; l'autre côté se réunit exactement par première intention. A l'autopsie, on trouva la reproduction plus avancée du côté du caoutchouc, qui, nous le répétons, avait suppuré pendant douze jours ; la continuité de la côte est rétablie par deux larges traînées osseuses, séparées longitudinalement par un intervalle fibreux. Du côté qui n'avait pas suppuré du tout, la reproduction s'est aussi opérée par deux bandes longitudinales, mais qui sont moins épaisses que de l'autre côté.

Dans ces expériences, la portion réséquée avait de 45 à 50 millimètres ; on l'avait extraite en deux fragments pour la commodité de l'opération.

De cette double expérience, il ressort d'abord un fait, c'est que la suppuration de la plaie n'empêche pas la reproduction de l'os. Sur le premier chien, la reproduction a été exubérante d'un côté, et il y avait eu une suppuration pendant huit jours. Sur le second, c'est du côté où la plaie a suppuré que la reproduction a été la plus abondante. Du reste, la suppuration

de la plaie ne se fait pas toujours dans la gaîne périostique;
elle provient des parties extérieures. Nous avons fait déjà
remarquer que les faces correspondantes du périoste peuvent
se recoller, plutôt que les autres parties de la plaie.

Quant à l'action du corps étranger, elle a été utile dans un
cas et nuisible dans l'autre. Cette variabilité d'action pouvait
tenir ici au séjour plus ou moins prolongé des corps étrangers
dans la gaîne périostique. Nous ne savons au juste quel jour
ils ont été entraînés par la suppuration; mais, dans d'autres
expériences, nous avons constaté qu'ils étaient nuisibles ou
utiles, selon l'intensité de l'inflammation qu'ils occasionnaient,
et selon la santé générale du sujet.

La conclusion à tirer de ces expériences, au point de vue de
la chirurgie, c'est qu'il ne faut pas renoncer à obtenir des
régénérations chez l'homme, quoique la réunion immédiate
ne puisse pas être obtenue. Nos faits cliniques le démontreront
mieux encore plus tard.

3° Influence du replacement dans la plaie de la portion osseuse reséquée.

L'abondance des ossifications périphériques qui se forment
au niveau des séquestres, et l'épaisseur de certains cals dans
la profondeur desquels on est obligé d'aller extraire des esquilles,
pouvaient faire penser que la présence d'un os mort a une
action efficace sur la nature des processus qui s'accomplissent
à son voisinage. On devait se demander si, à son contact, les
tissus conjonctifs voisins s'imprègnent plus facilement de sels
calcaires. Il est certain, et Heine l'a démontré par des expériences concluantes, que la réimplantation de l'os dans la gaîne
périostique augmente la masse osseuse produite dans cette
gaîne; mais il n'y a pas là d'action spéciale. Nous venons de
voir que d'autres corps étrangers produisent le même effet.

C'est toujours dans le degré d'irritation qu'il faut chercher l'action avantageuse ou nuisible de ces corps étrangers. Nous avons admis une action de présence pour expliquer l'ossification des tissus conjonctifs au voisinage de l'os ou du périoste, mais de l'os et du périoste vivants, et non pas de l'os et du périoste privés de vie. Ce n'est pas par sa nature chimique qu'un corps étranger agit; ou du moins, ce n'est pas parce qu'il contient des sels calcaires, qu'il favorise l'imprégnation des tissus environnants par la même substance inorganique. C'est une excitation des éléments conjonctifs voisins qui se produit en pareil cas, et qui se continue jusqu'à leur transformation en tissu osseux. C'est dans les cas où les portions osseuses réimplantées peuvent être greffées et reprendre vie, que l'ossification nous paraît spécialement surexcitée.

Il est très-difficile, du reste, de réaliser des conditions de milieu très-exactement semblables pour ces expériences, tant il y a de circonstances accidentelles qui peuvent faire suppurer une plaie et entretenir la suppuration. (Voy. 2ᵉ partie, chap. III.)

EXPÉRIENCE LIII. — *Résection de quatre côtes sur un jeune chien.* — *Réimplantation de la portion reséquée dans deux cas ; pansement ordinaire dans les deux autres.* — *Ossification beaucoup plus avancée du côté de la réimplantation.* — Sur un chien de six à huit mois, nous pratiquons, le 12 janvier, la résection de deux côtes : à droite, résection sous-périostée sans replacement de la côte ; à gauche, résection d'une même longueur d'os, 54 millimètres, en replaçant la partie reséquée dans la gaîne périostique, après en avoir retranché 3 millimètres à cause du rapprochement des bouts de la côte. A droite, il n'y a pas du tout de suppuration ; à gauche, du côté de la côte réimplantée, suppuration pendant huit jours : le fragment osseux est entraîné par la suppuration. — A l'autopsie, le 4 mars, on constata une reproduction plus avancée à gauche qu'à droite ; sur ce dernier côté le périoste est dur, mais non ossifié, excepté sur les points les plus rapprochés des bouts de l'os. Ainsi, du côté où il n'y a pas eu de suppuration, reproduction très-incomplète. Le chien avait été tenu dans des conditions hygiéniques imparfaites.

Le 8 février, nous avions fait sur le même chien une nouvelle résection comparative : à droite, réimplantation dans la plaie ; à gauche, résection sous-périostée simple. Aucune des plaies ne suppure. — Très-bonne santé

générale de l'animal, qui fut tenu dans de meilleures conditions hygiéniques.
— A l'autopsie, nous trouvons ce qui suit : Du côté de la réimplantation, les
deux fragments réimplantés se sont greffés dans la gaîne périostique ; ils
sont rosés, adhérents et en partie médullisés ; autour d'eux s'est formée une
production osseuse, abondante, due à la gaîne périostique. Du côté où il n'y
a eu qu'une résection sous-périostée, la côte s'est reconstituée ; mais l'ossification de la gaîne périostique est moins abondante que celle de l'autre côté.

Dans cette expérience, la réimplantation a été évidemment
efficace ; mais il n'en a pas été toujours ainsi : dans certains
cas, nous avons eu des suppurations abondantes et des résultats
comparables à ceux de l'expérience LI.

C'est pour cela que ce procédé, transporté dans la chirurgie
humaine, entraînerait les plus sérieux dangers. La présence
d'un corps putréfiable, comme un morceau de diaphyse garnie
de sa moelle, pourrait occasionner de graves accidents dans
une plaie récente.

Cette plaie expose déjà par elle-même le blessé à assez de
complications, surtout dans les hôpitaux, sans qu'on y ajoute
une nouvelle cause d'inflammation ou d'infection putride. Aussi
dans les cas que nous aurons à déterminer plus tard, préfére-
rons-nous des corps étrangers non putrescibles pour exciter
l'activité des gaînes périostiques.

Il y a toujours, du reste, pour le chirurgien la difficulté de
régler et de modérer l'irritation. L'expérimentation nous
montre combien il est quelquefois difficile de le faire sur des
animaux sains ; à plus forte raison, devra-t-on hésiter en présence d'un homme malade ou entouré d'influences morbides.

4° Influence de l'irritation répétée de l'os nouveau sur son accroissement
en épaisseur.

Si nous pouvions maîtriser et régler les processus qui suivent
l'irritation traumatique des tissus ossifiables, nous serions, en
réalité, maîtres absolus de l'ossification, et nous pourrions la
diriger à notre gré. Malheureusement, notre puissance est

loin d'aller jusque-là ; mais nous devons au moins marcher dans cette voie, et essayer de faire tourner à notre profit les irritations légères que nous pouvons produire sans danger.

En partant de ce principe, nous avons pratiqué sur des os nouveaux en voie de développement des irritations répétées au moyen d'un poinçon introduit par une piqûre à travers la peau.

Nous nous en servions pour perforer l'os de part en part, et pour dilacérer et décoller le périoste sur certains points. Ces irritations, répétées avec méthode et prudence, ont eu une influence sensible sur l'accroissement de l'os. Il est devenu plus épais, et, en certains points, a paru presque doubler de volume. Cette augmentation de l'os n'est parfois qu'apparente ; c'est peut-être même le cas le plus fréquent : car la tuméfaction du périoste et du tissu cellulaire ambiant peut faire croire à une augmentation de la substance osseuse, tandis que celle-ci est restée stationnaire. L'impossibilité de se rendre compte de l'état réel d'un os fait que ces appréciations ne peuvent pas être très-rigoureuses.

En variant le mode et le degré de l'irritation, on produirait probablement des effets aussi variables que pour l'irritation du cal. En dehors de l'hypertrophie périphérique qui est le résultat habituel, nous n'avons expérimentalement constaté qu'une autre modification. C'est une médullisation intérieure, au niveau des coups de poinçon, sur une extrémité supérieure de l'humérus en voie de se reproduire. Cette médullisation eût été certainement suivie plus tard d'une réossification plus énergique ; mais la possibilité de la résorption de la substance déjà ossifiée, et la crainte de la suppuration après une irritation trop violente, limiteront l'application de ce procédé à la chirurgie humaine ; nous verrons cependant qu'on peut en tirer un utile parti.

CHAPITRE XII.

DE L'ACCROISSEMENT DES OS EN GÉNÉRAL, ET DE LA LOI D'ACCROISSEMENT DES OS LONGS DES MEMBRES.

SOMMAIRE. — De l'accroissement des os en général. — Des divers procédés d'expérimentation ; étude micrographique des os colorés par la garance. — Démonstration expérimentale de la différence d'accroissement entre les parties molles et les parties osseuses. — Absorption modelante. — Loi d'accroissement des os longs des membres. — Rapport inverse entre les os du membre supérieur et ceux du membre inférieur. Opposition entre le coude et le genou, entre l'épaule et la hanche, entre le poignet et le cou-de-pied. — Rapport de l'inégalité d'accroissement avec l'ordre de soudure des épiphyses, et avec la direction des trous nourriciers. — Démonstration de l'inégalité d'accroissement par l'induction anatomique. — Application chirurgicale de la loi d'accroissement aux résections et aux amputations des membres. — L'extrémité d'élection pour l'accroissement physiologique est aussi l'extrémité d'élection pour les diverses lésions hyperplasiques.

Les questions que nous allons traiter dans ce chapitre et le suivant nous paraissent indispensables pour compléter notre étude de l'ostéogenèse artificielle. Outre l'intérêt tout particulier qu'offre, au point de vue chirurgical, l'accroissement des os mutilés et des os reproduits, il est indispensable de passer en revue certains points de l'accroissement normal des os, pour apprécier exactement les conditions et surtout le degré réel de la production artificielle de la substance osseuse dans la régénération des os.

§ I. — De l'accroissement des os en général.

Comparée aux autres tissus au point de vue de la vie cellulaire, c'est-à-dire au point de vue des modifications intimes de ses éléments anatomiques, la substance osseuse forme un tissu à part ; c'est ce que nous ont démontré les phénomènes du cal et de la régénération des os. Au point de vue de l'accroissement, la différence est tout aussi grande; elle procède, du reste, de la même cause, c'est-à-dire de l'inactivité des cellules osseuses renfermées dans leur enveloppe calcaire.

L'accroissement est, en effet, tout différent dans les tissus mous et dans la substance osseuse. Dans les premiers, il est interstitiel; en d'autres termes, il s'opère par l'interposition de nouveaux éléments anatomiques entre les éléments existants. Dans le second, au contraire, l'accroissement se fait par la superposition de nouveaux éléments; les ostéoplastes fixés à une distance déterminée par l'inextensibilité de la matière calcaire, ne s'écartent pas pour faire place à de nouveaux éléments; ceux-ci se déposent ou au dehors ou au dedans de la couche déjà formée. Nous exprimerons ce fait, en disant que l'accroissement de l'os est périphérique, en opposition à celui des parties molles, qui est interstitiel.

1° Divers procédés d'expérimentation. — Étude micrographique des os colorés par la garance.

Duhamel (1), Hunter (2), Flourens (3) ont fait des expériences analogues sur ce sujet; elles concordent sur les points fondamentaux : aussi ne peut-on conserver de doutes sur le mode général d'accroissement des os. Le tissu osseux ne

(1) *Histoire de l'Académie des sciences*, 1743.

(2) *OEuvres complètes de Hunter*, t. IV (traduction française de Richelot, 1840). — Les expériences de Hunter n'ont pas été publiées par lui-même; nous les devons à Everard Home, qui les recueillit dans les manuscrits de l'auteur. Cette circonstance explique le peu de rigueur de certaines expériences. Hunter répéta les expériences de Duhamel; mais il différa de son prédécesseur par l'explication qu'il donna de l'accroissement en largeur et de l'agrandissement du canal médullaire; il remplaça la théorie de l'extension par celle de l'absorption graduelle des couches internes de l'os.

(3) *Théorie expérimentale* et *Comptes rendus de l'Institut*, 1840 à 1842.

s'étend pas; il s'accroît par apposition extérieure. L'examen anatomique d'un os long en voie de croissance nous montre que les couches nouvelles se forment aux dépens du cartilage de conjugaison, sur les limites de la diaphyse, et aux dépens de la couche ostéogène, à la périphérie de l'organe. Mais pour apprécier quantitativement cette formation, il faut avoir recours à d'autres moyens. La coloration des os par la garance, qui a permis à Duhamel de faire ses belles expériences, est encore celui qui nous éclaire le plus, bien que pour l'accroissement en longueur, le procédé de l'implantation des clous fournisse seul des données rigoureuses. On a adressé de nombreuses objections à l'expérimentation par la garance (1). On a prétendu que tout l'os finit par se colorer, tant la substance osseuse ancienne que la substance osseuse nouvelle; mais en faisant concourir les divers procédés d'expérimentation, et en les contrôlant les uns par les autres, on reconnaît que les couches osseuses formées pendant le régime garancé sont seules manifestement et uniformément colorées. On trouve certainement dans la substance osseuse ancienne des points rouges, comme l'ont soutenu Serres et Doyère. Le fait est très-exact et doit être rapporté à la coloration des canaux de Havers; mais, en examinant le tissu osseux au microscope, on voit que ces parties colorées sont des couches osseuses nouvelles, déposées à l'intérieur des canalicules vasculaires. Ces

______

(1) On a beaucoup discuté sur cette question, et l'on trouvera d'importants documents dans les *Comptes rendus de l'Académie des sciences* pour 1842, où se trouvent les mémoires de Serres et Doyère, dirigés contre la théorie de Flourens. Le travail de Brullé et Hugueny (*Annales scienc. nat.*) contient un examen critique des recherches faites antérieurement sur la coloration des os au point de vue physiologique et chimique. En Allemagne, de nombreuses recherches ont été faites sur ce sujet; nous citerons, entre autres, celles de Bibra, dont les résultats s'accordent avec ceux de Serres, pour faire considérer la coloration comme liée à la distribution des vaisseaux.

canalicules, qui dérivent des espaces réticulés de la couche osseuse sous-périostale, se rétrécissent de plus en plus dans l'accroissement physiologique de l'os, par l'ossification des cellules médullaires. Ce travail est très-inégalement réparti; sur une même couche à un même niveau, on trouve un canalicule qui se rétrécit, un autre qui reste stationnaire, un troisième qui s'agrandit pour former un espace médullaire; voilà pourquoi la couche rouge sera très-inégale dans ces divers canaux. La substance fondamentale est seule colorée; les ostéoplastes ne le sont pas, quant à leur contenu du moins.

C'est en suivant ainsi l'accroissement des os, que nous avons pu nous convaincre que la moelle centrale des os longs formait sur certains points du canal médullaire des couches osseuses nouvelles. Ce sont des couches de renforcement, qui, sans être comparables par la quantité à celles que fournit le périoste, vont nous servir pour expliquer les changements de forme des diverses parties d'un même os pendant la période d'accroissement.

Nous nous rattachons donc, d'une manière générale, à la théorie émise par Duhamel, adoptée par Hunter, et développée par Flourens, Brullé et Hugueny, etc., relativement à la coloration des os par la garance. Comme ces expérimentateurs, nous croyons que ce procédé expérimental donne des résultats suffisamment rigoureux (1). En alternant le régime

(1) Ce n'est que sur des points secondaires que nous ferions des restrictions. Ainsi la partie rouge d'un os ne représente pas rigoureusement la partie formée au moment de l'expérience: la couche qui vient d'être formée avant le régime garancé est susceptible de se colorer légèrement; il n'y a pas de limite fixe entre ces deux portions. Les parties plus anciennes peuvent prendre même une légère teinte; mais cette teinte est si peu marquée, si contestable le plus souvent, que les parties nouvelles tranchent toujours nettement sur la portion ancienne, quand la quantité de garance administrée aux animaux a été assez abondante.

Nous avons expérimenté sur les porcs, les dindons et les poulets; les lapins supportent mal la garance, ils prennent la diarrhée et crèvent bientôt.

garancé avec le régime ordinaire, on trouve sur les divers os des couches concentriques rouges et blanches; les premières correspondant au régime garancé, les secondes au régime ordinaire. Le même procédé d'expérimentation, employé dans l'étude du cal et de la régénération des os, constitue un réactif pour distinguer la substance osseuse nouvelle de l'ancienne. Les parties nouvelles sont seules nettement colorées.

2° Démonstration expérimentale de la différence d'accroissement entre les parties molles et le tissu osseux. — Absorption modelante.

Duhamel, ayant planté une série de clous dans le tibia d'un pigeonneau, vit que les clous placés dans la partie complétement dure ne s'écartaient pas, tandis que ceux enfoncés dans les parties extrêmes s'éloignaient. Il en conclut que, dès que l'os est dur, il ne s'étend pas; et qu'il s'étend, au contraire, tant qu'il n'est pas complétement durci. Flourens fit des expériences plus nombreuses et plus rigoureuses, et reconnut que l'écartement des clous extrêmes est dû au dépôt de nouvelles couches, au niveau du cartilage de conjugaison, entre la diaphyse et l'épiphyse. Les clous plantés dans la diaphyse ne s'écartent jamais.

Nous avons fait de nombreuses expériences à ce sujet: nous voulions voir si, au début de sa formation, alors qu'elle a encore un peu de souplesse, la substance osseuse n'était pas susceptible d'une certaine extension, et nous avons planté des clous dans le tibia des lapins, pigeons, poulets, peu de jours après la naissance. Chez le lapin, nous avons eu des résultats tout à fait semblables à ceux de Flourens, et le dessin que nous reproduisons ici indique la fixité absolue des clous, bien que nous ayons attendu huit mois.

Bien que l'os ait triplé de longueur, le rapport des clous est exactement le même.

Mais sur les jeunes poulets nous avons eu des résultats un peu différents. En plantant les clous dans la portion spongieuse de la diaphyse, plus près du cartilage que dans la précédente expérience, nous avons observé, dans quelques cas, un écartement de 5 à 15 dix-millièmes de mètre. Ce résultat viendrait confirmer la restriction que faisait Duhamel en faveur de la substance osseuse non complétement durcie; mais, comme l'écartement n'a pas été constant, nous ne devons pas invo-

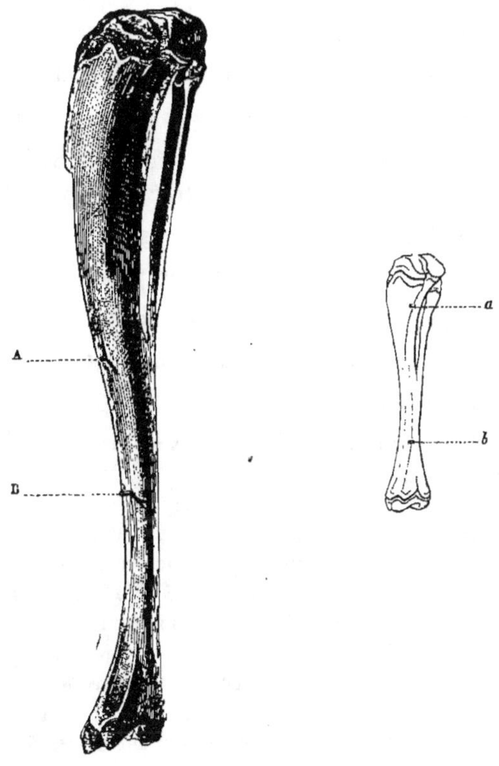

FIG. 22.

La petite figure représente le tibia d'un lapin de dix jours, c'est-à-dire du même âge que celui sur lequel deux clous a, b, ont été implantés dans la substance de la diaphyse.

La grande figure représente l'os opéré, dix mois après l'expérience. On voit que la distance entre les clous A, B, est exactement la même qu'entre les clous a, b.

quer cette petite différence, pour diminuer l'importance de la loi générale, qui est le non-allongement du tissu osseux (1).

Par opposition au tissu osseux, nous avons étudié expérimentalement le tissu cartilagineux au point de vue de l'accroissement, et en passant, dans plusieurs expériences, de petits anneaux métalliques dans l'oreille des lapins, nous avons pu reconnaître que ces anneaux s'écartaient graduellement les uns des autres : l'accroissement était interstitiel. Il en est de même pour tous les cartilages; l'observation anatomique démontre, du reste, qu'il ne peut pas en être autrement; la rapidité de la prolifération des cellules cartilagineuses nécessite une augmentation interstitielle du tissu. L'observation de la substance osseuse, au contraire, ne nous montre que des éléments momifiés, n'ayant aucune activité végétative.

Tout concourt donc à démontrer l'absence d'accroissement interstitiel dans la substance osseuse : examen anatomique, coloration par la garance, points de repère métalliques enfoncés dans l'os. Mais si tel est l'état normal, l'état pathologique amène d'autres conditions; et lorsqu'il se produit une diminution de consistance dans la substance fondamentale, l'accroissement interstitiel devient possible; de là les distensions

---

(1) Nous avons expérimenté également sur l'agneau, et nous avons eu des résultats semblables à ceux que nous venons de constater sur le lapin. Mais nous ne sommes pas autorisé à contredire les résultats de Duhamel, parce que cet expérimentateur avait opéré probablement sur des agneaux plus jeunes. Ayant perforé le tibia en deux points à la distance d'un pouce, il vit, au bout de seize jours, les trous écartés de deux lignes. Les agneaux sur lesquels nous avons expérimenté avaient trois ou quatre mois.

Nous ferons donc une réserve en faveur du tissu osseux des très-jeunes animaux. Mais cette propriété de s'accroître interstitiellement est très-passagère; elle n'existerait que dans les premiers jours de la vie, et pour des parties très-limitées des os, pour les parties seulement qui ne sont pas encore complétement ossifiées.

de la paroi de certains kystes osseux (1). Cet état se rapproche du premier stade de l'ossification, durant lequel il est probable que l'accroissement interstitiel s'opère dans une certaine mesure, à en juger par le groupement irrégulier et l'inégalité de formation des ostéoplastes. (Voy. pl. IV, fig. 2.)

Mais comment concilier avec cette passiveté de la substance osseuse les changements de forme que subit un os pendant son accroissement. Un os ne grandit pas proportionnellement sur tous les points et dans tous les sens : le maxillaire d'un adulte n'est pas seulement le maxillaire d'un enfant amplifié ; il a une autre forme. C'est pour expliquer ces changements, que J. Hunter avait invoqué l'*absorption modelante*, par laquelle la substance osseuse serait enlevée en un point pendant qu'elle se déposerait dans d'autres. En étudiant, à l'aide de la garance, l'accroissement du maxillaire inférieur et du col fémoral, Hunter constata l'inégalité du dépôt de la substance osseuse. Il vit qu'il se faisait seulement sur certains points à un moment donné. Il considéra le fait comme démonstratif de son hypothèse.

De nos jours, Brullé et Hugueny (2) ont repris cette idée, et montré qu'il se fait constamment à la périphérie de l'os, soit en dehors, soit en dedans, des additions et des soustractions de matière osseuse. Ils ont même vu une alternance entre

(1) La substance osseuse jouit aussi d'une propriété de rétraction insensible, lorsqu'elle n'est plus retenue par ses soutiens naturels. Un alvéole se rétrécit et s'oblitère ; la cavité orbitaire diminue après l'ablation de l'œil ; le bout d'un moignon osseux devient conique. Les pressions des parties molles voisines, les contractions musculaires, jouent le principal rôle dans ce phénomène. On ne sait si, dans ce resserrement de la substance osseuse, un certain nombre d'ostéoplastes disparaissent, ou bien s'ils se rapprochent.

(2) *Annales des sciences naturelles*, 1845, page 187. Voici les principales propositions relatives à la théorie du développement des os, d'après ces auteurs.

« 1. Il y a dépôt des parties osseuses nouvelles, soit à la face externe, soit la surface interne et la surface externe du canal diaphysaire. Lorsqu'il se fait en un point addition au dehors, il s'opère, d'après eux, une soustraction au dedans, et réciproquement. Par ce mécanisme, tous les changements de formes possibles deviennent explicables.

Cette théorie nous paraît indispensable pour comprendre le développement de certains os à forme accidentée ; tout démontre l'inégalité du dépôt osseux aux divers points de la surface. Aussi, bien que le mot d'*absorption modelante* ne soit pas irréprochable, devons-nous accepter la chose, et admettre que c'est par la résorption de la substance osseuse en certains points, et son accumulation dans d'autres, que les os changent de forme. Dans beaucoup de cas, l'inégalité seule du dépôt de substance osseuse suffit pour expliquer ces changements, sans qu'il soit nécessaire d'invoquer la résorption (1).

L'accroissement de l'os se faisant par le moyen du cartilage, dans le sens de la longueur, ou du périoste dans le sens de l'épaisseur, on trouve toujours un cartilage sur le bord ou l'extrémité qui doit prendre le plus grand accroissement. Dans certains cas (angle du maxillaire inférieur, bords des os du

à la face interne des os ; mais non pas sur toute l'étendue de chacune de ces deux faces à la fois.

» 2. Les régions de chacune des deux faces de l'os où ce dépôt ne se produit pas sont le siége de la résorption.

» 3. Ces faits se passent à la face interne comme à la face externe de l'os, mais de telle manière que, s'il y a résorption sur une des faces, il y a ordinairement dépôt sur la face opposée.

» 4. L'augmentation des os en diamètre a lieu par le dépôt des parties nouvelles à sa face externe, ainsi que l'ont remarqué Duhamel et M. Flourens, etc. »

(1) A ces causes il faut ajouter la flexibilité de la substance osseuse jeune, les changements de forme qu'elle subit sous la pression des organes contigus, et la rétractilité du tissu osseux. Dans l'amincissement des os du crâne, il est probable que la résorption préalable du diploé amène un rapprochement et une fusion des deux tables.

crâne), le cartilage est remplacé par un périoste épais ou un tissu fibreux d'aspect chondroïde. La quantité de ces éléments ossifiables, sur un point donné, est proportionnelle au développement que l'os doit acquérir en ce sens.

§ II. — Loi d'accroissement des os longs des membres.

Les os longs des membres formés par une diaphyse et deux épiphyses terminales ne croissent pas également par chaque extrémité. C'est là un fait que l'expérimentation nous a permis de constater, et qu'on n'avait soupçonné jusqu'ici que par l'induction anatomique (1).

(1) Nos expériences sur l'inégalité d'accroissement des deux extrémités des os longs des membres ont été communiquées à l'Institut, le 28 janvier 1861. Le mémoire qui en comprenait la relation détaillée et les principales applications chirurgicales fut déposé au secrétariat de l'Académie impériale de médecine de Paris, avant le 1er mars de la même année, pour le concours des prix, et couronné en décembre suivant (Prix Amussat). Nous rappelons ces détails, parce que peu de temps après nous, George Murray Humphry (de Cambridge) publia un travail dans lequel il arrivait aux mêmes conclusions. Ce travail, qui se trouve dans les *Medico-Chirurgical Transactions*, vol. XLIV, est indiqué comme ayant été reçu le 27 février 1861, et lu devant la Société royale de Londres le 9 mars suivant. Il est intitulé : *Observations on the growth of the long bones*. Un mémoire complémentaire fut publié l'année suivante dans le même recueil, sous le titre de : *On the Influence of paralysis, diseases of the joints, diseases of the epiphysial lines, excision of the knee, rickets, and some other morbid conditions upon the growth of bones*. Dans ce dernier mémoire, il est question de faits qui trouveront leur place dans le chapitre suivant.

En signalant la concordance de nos conclusions, nous leur donnons ainsi plus de poids. L'accord de deux auteurs qui ont observé et expérimenté à l'insu l'un de l'autre est la meilleure garantie de la réalité et de la justesse de leurs observations.

Les mémoires que nous avons publiés sur ce sujet se trouvent dans le Journal de Brown-Séquard (1861), et dans les *Mémoires de la Société des sciences médicales de Lyon* (1862 et 1863).

Comme ce fait nous paraît d'un grand intérêt au point de vue des opérations pratiquées chez les enfants, et en particulier au point de vue des diverses mutilations qui intéressent le squelette des membres, nous exposerons les diverses expériences que nous avons faites à ce sujet. Elles nous permettront d'apprécier les chances d'arrêt de développement qu'entraîne après elle telle ou telle opération, et nous rendront compte de certains faits qu'on a pu difficilement expliquer jusqu'ici. En recherchant la loi de cet accroissement des os des membres, nous sommes arrivé à une formule très-simple, facile à retenir, et qui pourra paraître par cela même utile à conserver.

Nous avons reconnu que les os analogues sont dans un rapport inverse au membre supérieur et au membre inférieur; que le fémur s'accroît à l'inverse de l'humérus, le radius et le cubitus à l'inverse du tibia et du péroné. Et en comparant ces divers os, nous avons vu qu'au membre supérieur, pour les os de l'avant-bras et du bras, c'est l'extrémité éloignée du coude qui s'accroît le plus, tandis qu'au membre inférieur, pour les os de la cuisse et de la jambe, c'est l'extrémité éloignée du genou qui s'accroît le moins. De là une opposition entre le coude et le genou que nous ne saurions trop faire ressortir.

1° Expériences sur l'accroissement des divers os longs des membres. — Rapports inverses entre les os du membre supérieur et ceux du membre inférieur.

Pour apprécier dans quel sens se fait principalement l'accroissement d'un os, nous déterminons le point correspondant au milieu de la diaphyse de cet os, et nous implantons un petit clou de plomb, que nous avons soin de fixer aussi solidement que possible. Nous choisissons de jeunes animaux, et deux ou trois mois après, plus tard même, selon que le sujet s'accroît plus ou moins rapidement, nous constatons la longueur dont cette diaphyse s'est agrandie à chacune de ses extrémités (1).

En étudiant l'accroissement des os en général, Duhamel (2) avait remarqué que l'extrémité supérieure du tibia s'accroît un peu plus que l'inférieure. Cent ans plus tard, Flourens (3) fit la même observation, sans se préoccuper de rechercher si les autres os présentent cette particularité. Il y avait cependant un fait depuis longtemps connu dans la science, qui pouvait faire soupçonner cette inégalité d'accroissement pour les extrémités des os longs. On savait que leurs épiphyses ne se soudent pas à la même époque; mais, hâtons-nous de le dire, cette observation ne pouvait pas conduire à la notion des faits que l'expérimentation nous a révélés: car c'est avant qu'aucune épiphyse soit soudée, que l'inégalité d'accroissement se prononce; elle commence dès les premiers jours de la naissance, et probablement durant la vie fœtale, dès que la diaphyse est ossifiée.

(1) Sur le vivant, cette mensuration est généralement difficile, surtout quand les extrémités de l'os sont cachées au milieu de masses musculaires épaisses. Au tibia, on peut découvrir aisément les deux cartilages de conjugaison, qui sont superficiels; mais à l'humérus et au fémur il n'en est pas ainsi. En étudiant préalablement l'anatomie de l'os sur lequel on veut expérimenter, on trouve son milieu d'une manière assez exacte, sans découvrir ses extrémités.

Les clous métalliques restent fixés dans le tissu osseux. Ils ont par cela même un avantage sur les points de repère organiques, insertions tendineuses, trous nourriciers, qui varient constamment dans une certaine mesure.

(2) *Histoire de l'Académie des sciences*, 1743. — Cette remarque a été faite aussi par Hales (*Statical Essays*) sur l'os de la jambe, probablement le métatarse de la poule.

(3) *Théorie expérimentale*, page 20. — A peu près à la même époque, Stanley (cité par Humphry) avait constaté par le même procédé expérimental que le radius et le cubitus croissent surtout par l'extrémité inférieure.

La soudure des deux épiphyses d'un même os se faisant à des époques très-rapprochées, n'expliquerait, du reste, qu'une très-minime différence dans l'accroissement des deux extrémités; or, les expériences suivantes vont nous prouver que cette différence est au contraire très-considérable.

EXPÉRIENCE LIV. — *Implantation de clous de plomb dans le milieu de l'humérus, du radius et du cubitus sur plusieurs jeunes lapins. — Inégalité d'accroissement très-marqué pour les extrémités de ces divers os. — Rapport inverse entre les os du bras et de l'avant-bras; l'humérus s'accroissant principalement par en haut, le radius et le cubitus par en bas.* — **Humérus.** — Le 3 octobre 1859, nous enfonçâmes dans les deux humérus d'un jeune lapin de deux à trois mois un clou de plomb placé à égale distance de l'extrémité supérieure et de l'extrémité inférieure. L'humérus avait 50 millimètres, le clou fut donc enfoncé à 25 millimètres de chaque extrémité. L'animal fut sacrifié le 15 septembre suivant, c'est-à-dire onze mois et demi après. Nous trouvâmes alors chaque humérus dans l'état suivant : Le clou s'était parfaitement maintenu dans la diaphyse de l'os. La tête était recouverte par une couche très-mince de substance osseuse, à travers laquelle on la distinguait parfaitement, une fois le périoste enlevé. Cette couche osseuse raclée avec un scalpel, on aperçut le métal à nu.

L'accroissement consécutif de l'os s'était fait presque complétement du côté de l'extrémité supérieure. L'humérus avait atteint une longueur de 76 millimètres; mais le clou, au lieu de se trouver à 38 millimètres de chaque extrémité, était à 28 millimètres de l'extrémité inférieure, et à 48 de l'extrémité supérieure. L'os avait donc gagné 3 millimètres seulement du côté du coude, et 23 du côté de l'épaule; ce qui revient à dire qu'il s'était accru sept fois plus vers son extrémité supérieure. Les deux humérus présentaient exactement le même accroissement.

Dans d'autres expériences, nous avons obtenu des résultats semblables; l'excès d'accroissement s'est toujours fait dans le même sens. Il était nécessairement d'autant plus prononcé, que l'animal avait été opéré plus jeune, et était resté plus longtemps en expérience. Un lapin d'un mois, dont l'humérus avait 44 millimètres, nous présenta, deux mois et demi plus tard, l'accroissement suivant : L'os avait atteint 70 millimètres, et le clou que nous avions placé à égale distance de ses deux extrémités se trouvait beaucoup plus rapproché de l'extrémité inférieure. Il en était à 28 millimètres, tandis qu'il se trouvait éloigné de 42 millimètres de l'extrémité supérieure.

Sur un autre sujet opéré à peu près dans les mêmes conditions, de la même taille et de la même portée, nous avons trouvé 28 millimètres pour la distance de l'extrémité inférieure, et 43 pour la supérieure. De sorte que l'humérus s'était accru de 6 millimètres seulement par en bas, pendant qu'il s'augmentait de 21 millimètres par en haut.

Radius et cubitus. — Sur un lapin dont le radius avait 36 millimètres, nous plaçâmes un clou de plomb à égale distance des deux extrémités. Quand l'os eut acquis 60 millimètres (deux mois après), le clou était à 23 millimètres de l'extrémité supérieure, et à 37 de l'inférieure, de sorte qu'il avait gagné 5 millimètres par en haut, pendant qu'il s'était accru de 19 millimètres par en bas.

Sur un autre lapin d'un mois et demi à deux mois, laissé en expérience pendant vingt-deux jours, nous trouvâmes, pour une longueur de 41 millimètres, 24 au-dessous du clou, 17 au-dessus.

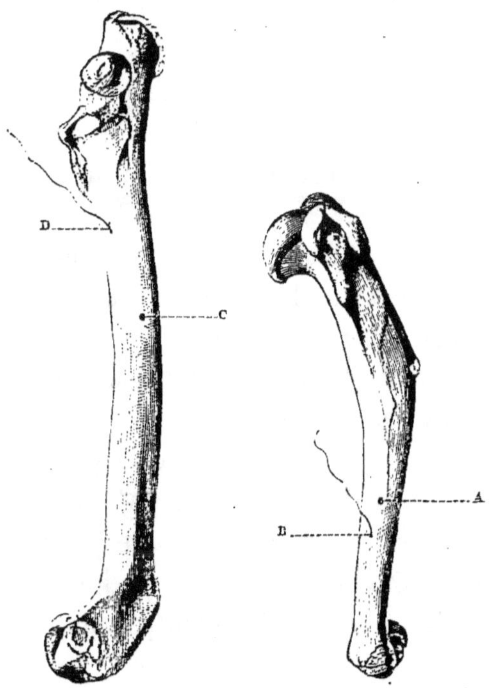

Fig. 23.

Cette figure représente un fémur et un humérus de lapin. Sur chacun de ces os on a planté un clou à la partie moyenne. L'os a grandi après l'expérience, et le clou ne se trouve plus au milieu. On voit que l'humérus s'est agrandi par en haut et le fémur par en bas. Pour comparer l'accroissement de l'humérus à celui du radius et du cubitus, et celui du fémur à celui du tibia, rapprocher cette figure de la figure 24.

A. Clou planté au milieu de l'humérus. — B. Fil de fer introduit dans le trou nourricier et en montrant la direction.

C. Clou planté au milieu du fémur. — D. Fil de fer introduit dans le trou nourricier et en montrant la direction.

Quant au cubitus, l'accroissement s'est fait dans le même sens, c'est-à-dire principalement vers l'extrémité inférieure.

Un lapin dont le cubitus avait 41 millimètres à un mois fut opéré comme les précédents, et sacrifié sept semaines après. L'os avait atteint 78 millimètres, qui se répartissaient de la manière suivante : 31 au-dessus du clou, 47 au-dessous. Il avait donc gagné 10 millimètres à son extrémité supérieure, et 27 à son extrémité inférieure, c'est-à-dire qu'il s'était accru trois fois plus par en haut que par en bas.

Sur un autre sujet opéré dans les mêmes conditions, nous trouvâmes, au bout de vingt-quatre jours, 28 millimètres pour la portion au-dessous du clou, et 22 pour la portion au-dessus. L'os avait 41 millimètres au moment de l'opération; chaque extrémité s'était ainsi accrue dans la même proportion que dans le cas précédent.

Ces diverses expériences démontrent déjà que, dans un membre, le développement se fait en sens inverse pour chacun de ses deux principaux segments. Au membre antérieur, il se fait principalement en haut pour l'humérus, principalement en bas pour le radius et le cubitus. Les chiffres que nous avons rapportés plus haut nous indiquent, en moyenne, un accroissement cinq fois plus actif vers l'extrémité éloignée du coude que vers celle qui contribue à former cette articulation. Nous allons voir maintenant que les os du membre postérieur ne se ressemblent pas plus sous le rapport de l'accroissement que ceux du membre antérieur. Ils sont entre eux dans un rapport inverse; et contrairement à ce que nous venons de voir pour le membre thoracique, c'est l'extrémité la plus éloignée de l'articulation intermédiaire qui présente le moins d'accroissement.

Expérience LV. — *Implantation de clous de plomb dans le milieu du fémur et du tibia de plusieurs jeunes lapins.* — *Rapport inverse entre ces deux os, le fémur s'accroissant plus par son extrémité inférieure, et le tibia par son extrémité supérieure.* — **Fémur.** — Sur un lapin de deux à trois mois, nous enfonçâmes deux clous, un au milieu de chaque fémur. Le fémur avait 68 millimètres au moment de l'opération, et dix mois plus tard il en avait 91 du point le plus élevé de la tête au point le plus inférieur du condyle interne.

Il s'était donc accru de 23 millimètres, répartis de la manière suivante : sur le fémur droit, le clou était à 39 millimètres de l'extrémité supérieure et à 52 de l'extrémité inférieure. A gauche, nous avons trouvé 41 millimètres pour la moitié supérieure, et 50 pour l'inférieure. Cette légère différence s'explique par la difficulté de placer des clous dans des points rigoureusement identiques. Mais en négligeant cette différence d'un millimètre et en prenant la moyenne entre ces deux mensurations, nous avons 40 pour la moitié supérieure et 51 pour l'inférieure. On voit que celle-ci avait gagné 17 millimètres sur 23, tandis que celle-là n'en avait gagné que 6. Dans d'autres expériences, nous avons trouvé de 3 à 11 millimètres en faveur de l'extrémité inférieure : les animaux avaient vécu de 20 à 110 jours après l'opération. Le rapport entre les deux extrémités était toujours le même; l'accroissement par en bas se trouvait au moins deux fois plus actif que l'ac-

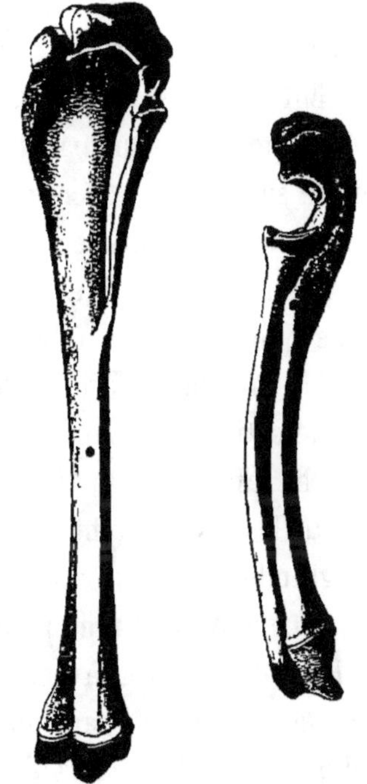

FIG. 24.

Cette figure montre un tibia et un cubitus sur lesquels un clou de plomb a été implanté à la partie moyenne. On voit que le tibia s'est accru plus par en haut que par en bas, contrairement au cubitus, qui s'est presque exclusivement accru par en bas. Sur nos autres pièces la différence est moins grande entre les deux extrémités du cubitus. La proportion n'est pas exactement la même pendant toute la période d'accroissement; mais l'excès d'accroissement se fait toujours du côté que nous indiquons.

croissement par en haut : c'est-à-dire que pour 1 millimètre de substance osseuse ajouté à la tête, on en trouvait plus de 2 à l'extrémité inférieure.

Tibia. — Pour le tibia, c'est un rapport inverse ; l'extrémité supérieure s'est toujours plus développée que l'inférieure. Nous ne parlerons pas du péroné d'une manière spéciale, car, confondu avec le tibia dans sa moitié inférieure, il doit nécessairement se développer dans le même sens que ce dernier os.

Un lapin mis en expérience le 17 octobre fut sacrifié le 15 décembre. Au moment de l'opération, le tibia avait 58 millimètres ; deux mois plus tard, il avait atteint 94, et s'était, par conséquent, accru de 36. Ces 36 millimètres s'étaient répartis, 23 à l'extrémité supérieure, 13 à l'extrémité inférieure. L'allongement était donc presque deux fois plus considérable en haut qu'en bas. Sur d'autres tibias laissés en expérience de vingt à cinquante jours, la proportion s'est trouvée la même, c'est-à-dire que pour un millimètre d'accroissement par en bas, il y avait presque 2 millimètres par en haut.

Par ces expériences, on voit que, sur le lapin, l'inégalité d'accroissement entre les deux épiphyses d'un même os est plus prononcée au membre supérieur qu'au membre inférieur. Au membre supérieur, l'accroissement qui s'opère par l'extrémité supérieure de l'humérus et par les extrémités inférieures du radius et du cubitus, est au moins cinq fois plus considérable que celui qui a lieu par les extrémités du coude ; tandis qu'au membre inférieur, les extrémités du genou n'ont guère qu'une activité double de celle de l'extrémité supérieure du fémur et inférieure du tibia réunies. La proportion varie, du reste, sur les divers animaux. Chez le chien, la différence est aussi grande pour les extrémités du membre supérieur, mais elle est moins marquée pour le membre inférieur. Chez le poulet, le fémur s'accroît à peu près autant par en haut que par en bas, mais le tibia beaucoup plus par en haut ; de sorte qu'en définitive, c'est toujours du côté du genou que se fait le plus grand accroissement. Aussi, malgré ces variations, y a-t-il toujours entre le coude et le genou l'opposition que nous avons signalée comme fondamentale.

2° Rapport de l'inégalité d'accroissement avec l'ordre de soudure
des épiphyses.

Nous avons déjà fait remarquer que la soudure plus ou moins précoce ne pouvait pas expliquer l'inégalité d'accroissement, cette inégalité s'observant surtout dans les premiers temps de la vie, bien avant qu'aucune épiphyse soit soudée. Mais il n'en existe pas moins un rapport constant entre ces deux faits : c'est du côté où l'épiphyse se soude la dernière, que l'accroissement est le plus prononcé. Il faut faire observer seulement que ce rapport n'est pas un rapport de causalité; ces faits ne sont pas sous la dépendance l'un de l'autre. Ils sont tous deux l'expression d'un fait plus général, dont la cause vraie nous échappe ; ils sont tous deux le résultat de la distribution inégale des matériaux d'accroissement.

La soudure de l'épiphyse s'opère dès que la prolifération physiologique du cartilage est épuisée; elle indique la fin de son développement; elle est un résultat et non une cause. Il ne faut donc pas l'invoquer pour expliquer l'inégalité d'accrois-sement.

3° Rapport de l'inégalité d'accroissement avec la direction des trous
nourriciers de l'os.

A. Bérard (1) a signalé chez l'homme un rapport constant entre la direction des trous nourriciers et l'ordre de soudure des épiphyses. Il est arrivé alors à formuler cette proposition : *Des deux extrémités d'un os long, c'est toujours celle vers laquelle se dirige le conduit nourricier qui se soude la première avec le corps de l'os.* Ainsi, pour les os du membre supérieur, c'est l'extrémité qui regarde le coude dont l'épiphyse se soude la

____

(1) *Archives générales de médecine,* 1837.

première, et pour le membre inférieur, c'est au contraire l'extrémité qui regarde le genou dont l'épiphyse se soude la dernière.

Or, cette formule ressemble tellement à celle que nous avons trouvée pour l'accroissement en hauteur, qu'on pourrait considérer celle-ci comme calquée sur celle-là. Mais une simple observation prouvera immédiatement que la proposition de Bérard ne peut pas s'appliquer à l'accroissement des os. Chez le lapin, les trous nourriciers du fémur et de l'humérus se dirigent en bas, et cependant le sens de l'accroissement est inverse dans les deux os. S'il y avait un rapport constant et nécessaire entre ces deux faits, l'excès d'accroissement et la direction du trou nourricier; si l'un était sous la dépendance de l'autre; si telle extrémité prenait plus d'accroissement parce que le trou nourricier se dirige en sens inverse, il faudrait qu'au membre postérieur le trou du fémur se dirigeât en haut et celui du tibia en bas, c'est-à-dire du côté où l'accroissement est le moins actif. Mais c'est le contraire que démontre l'observation, pour le fémur, du moins (1).

La proposition de Bérard repose donc sur une simple coïncidence chez l'homme; elle peut, en outre, conduire à des interprétations erronées sur le rôle des vaisseaux dans l'ossification. Cette proposition semble impliquer, en effet, une théorie

---

(1) Voici quelques exemples pour démontrer qu'il n'y a rien de constant dans la direction du trou nourricier :

Chez le porc, nous avons trouvé le trou nourricier du fémur se dirigeant en bas, en sens inverse de ce qu'on observe chez l'homme.

Chez le cheval, celui du radius se dirige en bas, celui du fémur ordinairement en haut, quelquefois transversalement et quelquefois en bas. Sur l'os métatarsien, il se dirige en bas, vers l'épiphyse, contrairement à ce qu'on observe sur les métatarsiens et métacarpiens de l'homme.

Sur plusieurs ruminants (axis, chèvre, cerf), le trou nourricier du fémur se dirige en bas.

Sur tous ces animaux, les trous qui ont une direction analogue à ceux de

analogue à celle de Haller pour la formation de l'os. Haller considérait l'ossification comme liée à la présence des artères ; il la croyait due aux battements dont ces vaisseaux sont animés. D'après cette théorie, plus les artères sont nombreuses et volumineuses dans un os, plus l'ossification doit être rapide. Donc, du côté où se dirige l'artère nourricière, l'ossification du cartilage de conjugaison sera activée et l'épiphyse plus tôt soudée. Ne pensant pas qu'il soit besoin aujourd'hui de combattre la théorie de Haller, nous n'y insisterons pas plus longtemps.

Ce que nous reprochons surtout à la théorie de Bérard, c'est de considérer la soudure des épiphyses comme un signe de la plus grande activité de la nutrition.

Il semble dans cette hypothèse que la rapidité de l'ossification indique une vitalité plus grande, tandis que, d'après les considérations exposées plus haut, la soudure plus prompte d'une épiphyse est l'indice d'une nutrition épuisée.

Quoi qu'il en soit, la proposition de Bérard indique chez l'homme un rapport analogue à celui que nous avons trouvé par l'expérimentation chez les animaux ; elle pouvait faire pressentir un certain degré d'inégalité dans l'accroissement des extrémités des os longs, mais elle ne pouvait par elle-même nous conduire au fait le plus important, c'est-à-dire à l'inégalité d'accroissement qui se prononce dès les premiers temps de la vie.

l'homme sont bien les plus nombreux, mais les exceptions que nous avons signalées sont assez importantes pour rompre la relation qu'on a crue nécessaire entre la direction du trou nourricier et l'ordre de soudure des épiphyses.

Nous ajouterons encore une observation. La direction du trou nourricier n'est pas toujours la même sur les os semblables d'un même animal. Nous avons vu, dans la collection de Chauveau, deux fémurs appartenant au même bœuf. Sur l'un, le trou nourricier se dirigeait en bas ; sur l'autre, il se dirigeait en haut.

4° Démonstration de l'inégalité d'accroissement par l'épaisseur inégale
de la couche chondroïde du cartilage de conjugaison.

Avant nos expériences, Broca (1) était arrivé par l'induction
anatomique à admettre l'inégalité d'accroissement des deux
extrémités d'un os long. Se fondant sur l'inégalité d'épaisseur
de la couche chondroïde qui se trouve sur les limites de la
diaphyse et du cartilage de conjugaison, il admit que l'activité de l'ossification est proportionnelle à l'épaisseur de cette
couche. Nous croyons cette proposition très-juste, d'une manière
générale. La couche chondroïde n'est autre que la couche de
prolifération du cartilage, c'est-à-dire la couche qui prépare
les matériaux immédiats de l'ossification ; et bien qu'elle ne
puisse fournir que des données approximatives, elle est, à défaut
de l'expérimentation directe, un des meilleurs moyens d'apprécier l'accroissement des os chez l'homme.

Pour prouver que l'induction tirée de l'épaisseur du tissu

(1) *Bulletins de la Société anatomique*, 1852. — L'étude de l'accroissement
des os sains conduisit Broca à admettre :

« 1° Que le tissu chondroïde existe partout où une diaphyse osseuse
s'accroît aux dépens d'une masse cartilagineuse adjacente ;

» 2° Que le tissu chondroïde forme une couche visible à l'œil nu partout
où l'accroissement de la diaphyse s'effectue actuellement avec rapidité, et
que l'épaisseur de cette couche est proportionnelle à l'activité de l'accroissement local....

» Par conséquent, en attendant mieux, il y a un moyen d'apprécier indirectement, et seulement d'une manière relative, l'activité du travail de
l'accroissement sur les divers points du squelette. Ce moyen consiste à étudier
la couche chondroïde normale, à l'époque de son apparition sur chaque
épiphyse, et l'épaisseur qu'elle présente, à un moment donné. Cette étude
se rattache directement à celle du rachitisme. Les lésions les plus caractéristiques du rachitisme débutent, en effet, précisément dans les points où
existent les couches chondroïdes normales au moment de l'invasion du mal,
et elles s'y produisent avec une rapidité proportionnelle à l'épaisseur
qu'offrent alors ces couches chondroïdes. »

chondroïde était légitime, Broca eut l'idée de mesurer l'accroissement relatif des deux extrémités des os longs, par la situation du trou nourricier aux divers âges. Il vit alors que les résultats de ces deux procédés de vérification se confirmaient mutuellement.

Au fémur, par exemple, la distance qui sépare le trou nourricier de l'extrémité inférieure, en représentant par 100 la longueur totale de la diaphyse, s'est trouvée de 33 à l'époque de la naissance et de 56 à cinq ans (1).

Quelles que soient les variations physiologiques de la hauteur du trou nourricier, ces mensurations appliquées aux divers os, et combinées avec les notions fournies par l'examen de la couche chondroïde, ont donné des résultats qui concordent sur presque tous les points avec ceux que nous a fait connaître l'expérimentation. Le péroné seul fait exception. D'après Broca, cet os doit croître plus par son extrémité inférieure que par son extrémité supérieure. La couche chondroïde est, en effet, généralement plus épaisse en bas qu'en haut; mais comment concilier cet accroissement inverse entre deux os parallèles et solidement unis? comment expliquer que le tibia croisse surtout par en haut pendant que le péroné croîtrait surtout par en bas? Chez le lapin, le tibia et le péroné étant confondus dans leur moitié inférieure, il n'y avait pas possibilité d'expérimenter sur cet animal. Mais nous avons mis un point de repère

(1) Un moyen de s'assurer de la valeur de ces calculs, c'est de comparer sur un lapin les résultats obtenus par l'implantation des clous métalliques au milieu de l'os, avec les résultats fournis par le déplacement du trou nourricier. Ces résultats n'ont pas été identiques, mais ils se sont assez approchés pour que nous considérions les chiffres indiqués par Broca comme représentant approximativement l'accroissement des os de l'homme. Cet observateur avait d'abord considéré le tibia comme s'accroissant également par ses deux extrémités, mais de nouvelles recherches lui ont fait admettre que l'extrémité supérieure l'emporte sur l'inférieure. (*Anat. pathol.* de Lebert, 1861.)

fixe (anneau métallique) au milieu du péroné des jeunes chats, et nous avons trouvé, comme pour le tibia, un accroissement un peu plus fort pour l'extrémité supérieure. En remarquant, d'autre part, que le plus grand accroissement a lieu, pour tous les os que nous avons examinés, du côté de l'épiphyse qui se soude la dernière, nous croyons pouvoir faire rentrer le péroné dans la loi générale. Quoi qu'il en soit, du reste, de nos explications, le doute qui peut persister sur l'accroissement du péroné chez l'homme (1) ne détruit pas l'opposition que nous voulons établir entre le coude et le genou, puisque le péroné ne prend pas part à cette dernière articulation.

En poursuivant le même problème et en cherchant à faire concorder les résultats de l'expérimentation par la garance chez les animaux, avec l'observation anatomo-pathologique chez l'homme, Humphry fit remarquer que les extrémités qui s'accroissent le plus chez les animaux correspondent aux extrémités les plus larges chez l'homme, à celles qui contiennent à un moment donné plus de substance cartilagineuse, c'est-à-dire plus de matériaux d'accroissement (2).

(1) A défaut de l'expérimentation, qui ne peut pas être employée chez l'homme, on devra mettre à profit les cas de fracture diaphysaire avec déplacement qui peuvent se produire dans la première enfance; la saillie d'un des fragments constituera un point de repère fixe qui permettra d'apprécier l'accroissement ultérieur de chaque extrémité. Relativement au péroné, en particulier, la variabilité des trous nourriciers empêche de se servir de leur mensuration pour résoudre cette difficulté. Ils sont irréguliers par leur nombre et leur situation.

(2) Humphry a cherché à expliquer la direction des trous nourriciers par le mode d'accroissement de l'os. D'après cet auteur, l'obliquité du trou, loin de pouvoir être considérée comme une cause, serait un effet de l'inégalité d'accroissement. Elle s'expliquerait par l'accroissement interstitiel du périoste, qui, en se produisant dans le sens de l'extrémité où se fait surtout la croissance de l'os, entraînerait de ce côté l'ouverture du trou nourricier. Le périoste glisserait alors, pour ainsi dire, sur le tissu osseux, et déplacerait constamment l'ouverture du trou nourricier, de manière à donner toujours

Pour toutes ces raisons que viendront corroborer les faits cliniques exposés plus loin, nous admettons que l'accroissement des os longs des membres se fait chez l'homme comme chez les animaux, et nous pouvons alors établir les propositions suivantes :

Au membre supérieur, pour les os du bras et de l'avant-bras, c'est l'extrémité concourant à former le coude qui s'accroît le moins.

Au membre inférieur, pour les os de la cuisse et de la jambe, c'est l'extrémité qui concourt à former le genou qui s'accroît le plus.

Les deux segments principaux d'un même membre se trouvent par cela même dans un rapport inverse entre eux ; les os du membre supérieur sont aussi dans un rapport inverse relativement aux os analogues du membre inférieur.

5° Applications chirurgicales de la loi d'accroissement aux résections
et aux amputations.

Ce qui ressort immédiatement des précédentes propositions, c'est la gravité inégale, au point de vue de l'accroissement ultérieur du membre, des résections pratiquées sur les extrémités articulaires. La résection du coude, pratiquée chez les enfants, exposera bien moins à l'arrêt du développement du membre qu'une opération pareille pratiquée sur le genou. Dans le premier cas, on n'enlève que des extrémités osseuses qui contribuent pour une faible part à l'accroissement du membre supérieur, tandis que, dans le second, on resèque les

---

à son canal la même obliquité. Mais cette théorie pèche d'abord par un point : le trou nourricier se trouve, dans la plupart des os, sur la moitié de la diaphyse, qui grandit le moins ; le développement du périoste de l'autre moitié ne peut donc pas avoir d'action sur lui. On peut ensuite objecter ce que nous avons déjà dit relativement à la direction analogue des trous nourriciers du fémur et de l'humérus chez le lapin.

extrémités les plus actives au point de vue de l'accroissement du membre inférieur.

C'est là peut-être la plus sérieuse objection qu'on puisse adresser à la résection du genou pratiquée dans l'enfance. La résection du coude, au contraire, réunit en sa faveur toutes sortes d'avantages.

Les résections de l'épaule et du poignet arrêteront toujours, d'une manière très-sensible, l'accroissement du membre supérieur. Les résections de la hanche et du cou-de-pied seront, à ce point de vue, moins graves que celles du genou.

Ce n'est pas seulement par le raisonnement que nous admettons cette gravité de certaines résections. L'observation clinique a déjà démontré que les résections du genou sont suivies d'un arrêt de développement énorme, et nous verrons plus loin, dans la deuxième partie, par nos propres observations, combien les résections du coude et de l'épaule sont différentes à ce point de vue (voyez 2ᵉ part., chap. VI). Nous avons fait quelques expériences comparatives sur le chien, et nous avons vu que, toutes proportions gardées, l'arrêt de développement du membre était plus considérable après l'ablation des os du coude qu'après celle des os du genou. Nous avons choisi de très-jeunes chiens pour mieux apprécier la différence.

Expérience LVI. — *Résection totale du coude et du genou faite comparativement sur deux très-jeunes chiens. — Arrêt de développement du membre plus prononcé après la résection du genou.* — On pratiqua sur un chien de huit jours la résection complète des extrémités osseuses formant le coude, et qui étaient tout à fait cartilagineuses; on enleva le périoste et les ligaments articulaires; la section de l'os porta au delà de l'extrémité renflée, afin d'enlever les éléments de l'accroissement en longueur.

On fit la même opération au genou sur un jeune chien de douze jours, afin de pouvoir comparer l'arrêt de développement des membres supérieur et inférieur.

La cicatrisation de la plaie fut très-prompte, mais les membres opérés restèrent complétement inutiles; il ne se reproduisit pas d'articulation; l'avant-bras et la jambe restèrent pendants.

Au bout de trois mois et demi, on tua les deux chiens, et l'on trouva un arrêt d'accroissement très-considérable sur les deux sujets. Le défaut de fonctionnement des membres le fait comprendre ; mais l'arrêt d'accroissement était bien plus marqué encore pour le membre inférieur que pour le membre supérieur.

Le membre inférieur avait éprouvé un arrêt de développement d'un cinquième, tandis qu'au membre supérieur l'arrêt de développement était d'un treizième seulement.

La longueur totale des os du membre supérieur était de 138 millimètres, celle des os du membre sain était de 148 : différence, 10 millimètres.

La longueur totale des os du membre inférieur réséqué était de 139 millimètres ; pour le membre sain nous trouvons 173 millimètres : différence, 34 millimètres.

Relativement aux amputations, on s'est souvent demandé quel est l'accroissement que doivent subir les moignons des jeunes sujets après une amputation. Cette question fut discutée à la Société de chirurgie en 1858 (1). On signala toutes les circonstances qui peuvent influencer cet accroissement, hormis celle que nos expériences nous font considérer comme la plus importante, c'est-à-dire la persistance ou l'absence de l'extrémité d'élection pour l'accroissement physiologique de l'os. Or, l'induction anatomique d'une part, et l'expérimentation directe, de l'autre, nous ont appris que l'accroissement ultérieur du moignon varie selon les différents segments du membre.

Après une amputation du bras dans la continuité, le moignon s'accroît considérablement, puisque l'extrémité qui reste est celle qui contribue normalement pour la plus grande part à l'accroissement de l'os. Après une amputation de l'avant-bras dans la continuité, le moignon s'accroît à peine, parce qu'on a enlevé par l'opération les extrémités d'élection.

Au membre inférieur, c'est l'inverse qu'on observe ; la loi d'accroissement nous l'explique.

Nous avons pratiqué des amputations sur les divers segments

(1) *Bulletin de la Société de chirurgie,* 1859.

des membres; l'os était scié à sa partie moyenne, et il était facile, au bout de deux ou trois mois, d'apprécier l'accroissement absolu et relatif de l'os, en le comparant à celui du côté sain. Voici une de nos expériences.

Expérience LVII. — *Amputations comparatives du bras et de l'avant-bras chez de jeunes lapins. — Accroissement beaucoup plus considérable du moignon après l'amputation du bras qu'après celle de l'avant-bras. — Déplacement du cubitus en arrière et saillie du radius en avant après l'amputation de l'avant-bras.* — Sur deux jeunes lapins de cinq semaines, nous pratiquâmes une amputation dans la continuité : à l'avant-bras, sur l'un; au bras, sur l'autre. Les os furent sciés à leur partie moyenne. Le radius avait 30 millimètres, d'où 15 pour la moitié laissée en place. L'humérus avait 43 millimètres, d'où 21,5 pour la moitié conservée.

Les lapins furent tués au bout de trois mois, et nous constatâmes l'accroissement suivant. La moitié du radius amputé s'était accrue seulement de 9 millimètres; mais le radius du côté sain avait plus que doublé, il mesurait 66 millimètres. La moitié étant 33, et le radius amputé ne mesurant que 22, il y avait eu pour cette partie un arrêt d'accroissement de 11 millimètres.

Dans le même temps, la moitié de l'humérus amputé sur l'autre lapin avait grandi dans une proportion bien plus forte. Cette moitié, qui mesurait 21,5 au moment de l'opération, avait, deux mois plus tard, 42 millimètres, c'est-à-dire le double, et au moment où l'animal a été sacrifié 45 millimètres. L'humérus entier du côté sain n'avait atteint que 74; c'est-à-dire qu'en ajoutant au moignon les 21,5 retranchés, on avait la longueur totale de l'humérus sain, moins 8 millimètres; tandis que pour le radius, en ajoutant la longueur de la portion retranchée, on trouve un déficit de 33 millimètres.

Une particularité à noter pour l'explication de la forme des moignons, c'est que l'extrémité sectionnée du radius n'est pas sur le même niveau que celle du cubitus; celui-ci a été tiré en arrière par le triceps, tandis que le radius a été retenu par l'humérus. Ce déplacement consécutif s'observe aussi chez l'homme.

A la jambe, on observe aussi un déplacement du péroné : cet os remonte jusqu'au niveau du tibia; il le dépasse, même dans certains cas, attiré en haut par le biceps, tandis que le tibia est retenu par le fémur.

Humphry est arrivé à des résultats semblables. Expérimentant sur les lapins et les cochons, il a vu que la persistance ou l'absence de l'extrémité d'élection pour l'accroissement physiologique, expliquait le degré de l'accroissement du moignon.

Dans le chapitre suivant, nous compléterons ce que nous avons à dire sur cet intéressant sujet.

6° L'extrémité d'élection pour l'accroissement est aussi l'extrémité d'élection pour les lésions hyperplasiques.

Si, dans chacun des grands os des membres, il y a une extrémité d'élection pour l'accroissement, l'observation pathologique nous montre également qu'il y a une extrémité plus spécialement disposée à être envahie par les altérations morbides.

L'extrémité où se fait le plus grand accroissement est aussi celle qui, dans le jeune âge, est le plus sujette aux lésions spontanées, aux inflammations, et surtout aux productions hyperplasiques.

Plus la nutrition est active dans un point, plus les néoplasmes paraissent avoir de tendance à s'y développer. Les médullomes, les enchondromes, les exostoses, sont surtout fréquents à l'extrémité inférieure du radius et du cubitus et à l'extrémité supérieure de l'humérus, pour le membre supérieur; on les observe très-rarement au coude. Au membre inférieur, on les trouve plus fréquemment aux extrémités constituant l'articulation du genou, qu'aux extrémités supérieure du fémur et inférieure du tibia ou du péroné.

En réunissant seulement les faits que nous avons pu observer personnellement depuis quelques années, nous arrivons, pour les lésions néoplasiques des os en général, à la confirmation du rapport que nous indiquons ici. Très-fréquentes aux extrémités osseuses qui forment le genou, ces lésions sont exceptionnelles au coude : un seul cas à l'extrémité inférieure de l'humérus. Dix aux extrémités inférieure du fémur et supérieure du tibia réunies. Quatre à l'extrémité inférieure du radius ou du cubitus; point à l'extrémité supérieure de ces os.

Au tibia, la différence est moins sensible entre les deux extrémités ; car chez l'homme l'excès d'accroissement qui se fait à l'extrémité supérieure du tibia n'est pas aussi prononcé que celui qui s'opère à l'extrémité inférieure du radius et du cubitus.

L'extrémité d'élection pour l'accroissement est aussi l'extrémité d'élection pour les lésions rachitiques (Broca), et pour certaines inflammations osseuses survenant spontanément chez les jeunes sujets. La forme d'ostéite que nous désignons sous le nom de *juxta-épiphysaire,* à cause de la partie de l'os qui est attaquée, s'observe plus spécialement aux extrémités supérieure du tibia, inférieure du fémur, inférieure du radius, inférieure du tibia, etc. Cette affection est souvent symétrique, et survient pendant la période de croissance; elle se déclare généralement, comme les affections hyperplasiques, sur les régions osseuses où l'activité formatrice se trouve le plus développée.

Soulier (*Thèses* de Paris, 1864 : *Du parallélisme parfait entre le développement du squelette et celui de certaines exostoses*) a, dans ces derniers temps, appelé l'attention sur les exostoses survenant chez les jeunes sujets pendant la période d'accroissement, et se présentant souvent par paires symétriques, une sur chaque membre. Il les a désignées sous le nom d'*exostoses ostéogéniques*, en les rattachant à une plus grande activité de la formation du tissu osseux au voisinage des épiphyses. Il a vu, ce que nous avions déjà indiqué pour tous les néoplasmes en général, que ces exostoses sont plus fréquentes sur les extrémités qui prennent la plus grande part à l'accroissement des os : à l'extrémité supérieure du tibia, et inférieure du fémur, par exemple. Il a aussi très-bien indiqué une particularité du développement de ces exostoses; elles sont de plus en plus distantes de l'épiphyse; celle-ci s'éloignant toujours du centre de l'os, à mesure que le squelette s'accroît, et les exostoses restant fixées sur la diaphyse.

En 1864, Uffelmann, de Göttingue, a publié dans *Deutsche Klinik* un travail sur l'accroissement des os (*Das Längenwachsthum der Röhrenknochen, in specie die Frage, ob dasselbe mit durch Intussusception geschehe, oder nicht*). Il combat l'accroissement interstitiel que Wolkmann et Kölliker avaient admis, et se rallie à la théorie de Duhamel et de Flourens. Il a aussi constaté par l'expérimentation l'inégalité d'accroissement des deux extrémités des os longs.

CHAPITRE XIII

INFLUENCE DE L'IRRITATION ET DE L'ABLATION DES DIVERSES PARTIES D'UN OS SUR SON ACCROISSEMENT.

Sommaire. — Causes générales de l'hypertrophie, de l'arrêt de développement et de l'atrophie des os. — Influence de l'immobilité et de la paralysie. — Des perturbations de l'accroissement produites par les lésions traumatiques ne détruisant pas d'une manière permanente la continuité de l'os. — Irritation spontanée ou traumatique du périoste et du tissu osseux; développement inégal des os parallèles; luxation spontanée de ces os. — Des diverses lésions du cartilage de conjugaison au point de vue de l'accroissement des os en longueur. — Influence des fractures et des décollements épiphysaires sur l'accroissement. — Influence des arthrites et des ankyloses. — Influence des diverses mutilations sur l'accroissement des os; ablation du cartilage diarthrodial, de l'épiphyse, du cartilage de conjugaison, des portions juxta-épiphysaires ou centrales de la diaphyse. — Effets de l'ablation de ces diverses portions sur l'accroissement des os parallèles dans un même segment de membre. — Influence de l'ablation d'une portion osseuse sur l'accroissement des os situés au-dessus ou au-dessous; allongement atrophique; compensation dans l'accroissement du membre. — De l'accroissement des moignons.

Nous avons eu déjà l'occasion de constater incidemment des perturbations dans l'accroissement des os, à la suite de nos diverses expériences. Tantôt les os étaient augmentés de volume, tantôt leur développement s'arrêtait. Nous devons maintenant chercher à nous rendre compte de ces différences; cette étude complémentaire étant indispensable pour apprécier les résultats définitifs des résections et autres opérations intéressant le squelette des jeunes sujets.

C'est en analysant les effets de l'irritation des divers éléments du tissu osseux et les résultats de leur ablation, que nous pourrons déterminer les conditions de l'hypertrophie ou de l'atrophie des diverses pièces du squelette. Comme dans le chapitre précédent, notre étude portera spécialement sur les os des membres, à cause de l'intérêt tout particulier qu'offrent, au point de vue chirurgical, les mutilations qu'on peut leur faire subir.

§ I. — Causes générales de l'hypertrophie, de l'arrêt de développement et de l'atrophie des os (1).

La cause la plus fréquente de l'hypertrophie d'un os est l'inflammation survenant sur cet os pendant la période d'accroissement du squelette. Chez l'homme, on l'observe très-souvent à la suite des ostéites spontanées, terminées par nécrose de la partie primitivement affectée. Mais, d'autres fois, une inflammation produit un résultat contraire. Tout dépend de la partie de l'organe sur laquelle elle se déclare.

L'hypertrophie est le résultat d'une suractivité dans la prolifération des tissus qui, à l'état normal, fournissent les matériaux d'accroissement de l'os, c'est-à-dire du périoste et du cartilage de conjugaison. Mais ces deux tissus répondent d'une manière toute différente aux causes irritantes, comme nous l'avons déjà indiqué aux chapitres III et V. L'activité formatrice du périoste est surexcitée par les irritations directes et indirectes ; le cartilage de conjugaison, au contraire, n'est efficacement excité que par des causes agissant médiatement sur lui. Si l'on irrite directement son tissu, on arrête la prolifération de ses éléments ; on active, au contraire, cette prolifération, si l'on fait porter l'irritation sur les parties voisines, si l'on irrite le tissu cartilagineux par l'intermédiaire de la moelle ou du périoste.

C'est pour cela que chez l'homme, après les ostéites spontanées, on constate tantôt un allongement, tantôt un raccourcissement de l'os. L'expérimentation nous permet d'expliquer

---

(1) Il est essentiel de ne pas confondre *arrêt de développement* et *atrophie*. L'atrophie ne doit s'appliquer qu'à la disparition des éléments anatomiques, à la diminution d'un os déjà formé ; l'arrêt de développement s'applique au défaut de formation. Ces expressions sont, du reste, assez claires par elles-mêmes.

ces différences, et de faire cesser toute contradiction entre les faits d'observation. En provoquant une suppuration dans l'intérieur du canal médullaire d'un os long, on augmente le volume de cet os; en la faisant naître, au contraire, tout à fait au voisinage du cartilage de conjugaison, on provoque un arrêt de développement. Une fracture avec plaie de la diaphyse, quoique incomplétement réduite, amènera l'hypertrophie; un décollement épiphysaire, malgré une réduction très-exacte, laissera un certain raccourcissement du membre, surtout si la plaie a suppuré.

Sur un jeune homme atteint d'ostéites multiples, nous avons constaté un fémur raccourci d'un centimètre, et un tibia allongé de 35 millimètres. L'explication se trouvait dans le siége de l'ostéite : sur le premier os, la lésion se trouvait juste au niveau du cartilage de conjugaison inférieur; sur le second, l'ostéite était exclusivement diaphysaire.

On observe, dans quelques cas pathologiques, l'hypertrophie de tous les os et de tous les tissus d'un membre. Ces faits sont actuellement inexplicables. L'abord d'une plus grande quantité de sang par paralysie des nerfs vaso-moteurs ne joue aucun rôle efficace (voy. page 230). Le plus souvent, ces altérations sont congénitales ou surviennent peu de temps après la naissance.

L'arrêt de développement d'un os dépend, ou de la destruction des tissus qui doivent pourvoir à son accroissement, ou d'un ralentissement général dans leur évolution. Les lésions nerveuses produisent ce dernier résultat, non pas directement, mais consécutivement, à la suite de la perturbation générale de la nutrition du membre.

Ces deux causes d'arrêt de développement produisent des effets tout différents. Quand un os ne s'accroît plus par la destruction d'un cartilage de conjugaison, par exemple, l'arrêt de développement est borné à l'extrémité correspondant à ce cartilage; le reste de l'organe suit son accroissement normal; il y a même une hypertrophie en épaisseur. Quand l'arrêt de développement est le résultat d'une paralysie, il porte sur l'ensemble de l'organe.

A la suite des paralysies atrophiques de l'enfance, les os restent plus courts; et l'on peut observer chez certains sujets des arrêts de développement très-considérables : 10 centimètres et plus pour le membre inférieur. Il en est de même après les sections de tous les nerfs d'un membre.

Toute cause qui condamne le membre à une immobilité prolongée produit le même résultat. Le fonctionnement du membre est un stimulus nécessaire à l'accroissement de son squelette. Après une mutilation ou une résection, l'accroissement est notablement ralenti, si le membre ne fonctionne plus.

L'immobilité ne produit pas ce résultat immédiatement; son premier effet est, au contraire, un léger degré d'allongement du membre. C'est seulement lorsqu'elle a amené des troubles de nutrition dans tous les tissus, que le squelette s'arrête dans son accroissement, et reste en retard sur le membre sain qui continue à fonctionner et à se nourrir. Le léger degré d'allongement du membre que nous signalons ici n'est pas constant, probablement parce que les troubles de nutrition commencent immédiatement; mais nous l'avons observé une fois chez l'homme et très-fréquemment chez les animaux sur lesquels nous avons expérimenté et dont nous citerons bientôt les observations. On constate, dans ces cas-là, une plus grande longueur de l'os, mais un arrêt de développement en épaisseur; l'os s'est allongé en restant plus mince. C'est ce que nous désignerons sous le nom d'*allongement atrophique* (voy. p. 403).

L'atrophie des os doit être étudiée à un double point de vue :

ou il y a diminution de volume de l'organe, ou bien il y a seulement diminution de la substance osseuse, le volume étant conservé (1).

La diminution de volume se produit sur les os qui ne fonctionnent plus, mais elle ne s'observe, pour les os longs du moins, que dans le sens de l'épaisseur; la longueur de l'os ne change pas; ses saillies et ses tubérosités s'effacent seulement plus ou moins, et encore le fait est-il très-rare et nié par quelques auteurs, Cruveilhier entre autres (2). Chez les jeunes sujets cependant, l'arrêt de développement nous paraît pouvoir être suivi, dans quelques cas pathologiques, d'une véritable atrophie en tous sens, si le membre ne peut plus fonctionner.

Sur les os plats, elle est moins contestable. Au crâne, à l'épaule, l'os s'amincit sans diminuer dans sa longueur ou sa largeur (3). Mais sur des membres paralysés depuis longues années chez les adultes, on peut ne pas trouver le moindre changement dans la forme des os.

Quant à l'atrophie du tissu osseux, sans changement de la forme extérieure, c'est-à-dire à sa raréfaction, elle est très-

---

(1) La même distinction peut être faite à propos de l'arrêt de développement. Dans le rachistisme, le volume de l'os n'a pas cessé d'augmenter, et cependant l'évolution du tissu osseux est arrêtée.

(2) *Anat. pathol.*, t. III, p. 190 : « Les os atrophiés ne diminuent pas de volume. »

(3) Larrey cite un cas d'atrophie de l'omoplate, après l'ablation du bras par un boulet. A l'autopsie, faite vingt ans après, on constate l'état suivant : « D'abord la tête de l'humérus étant restée en place, le scapulum et la » clavicule se sont atrophiés à un tel point, que l'épaisseur du premier os » a été réduite à celle d'une feuille de papier, et que la clavicule a à peine » la grosseur de celle d'un enfant; la portion compacte de la tête de » l'humérus a été absorbée, et sa forme sphérique n'existe que par une » membrane fibreuse molle et flexible appartenant à la capsule articulaire. » (*Clinique chirurgicale*, tome V.) — L'âge du blessé n'est pas indiqué, mais il s'agissait probablement d'un jeune soldat.

fréquente. Elle est produite par la vieillesse, par l'immobilité, par une alimentation insuffisante (1), etc.

Les deux premières lésions, l'hypertrophie et l'arrêt de développement, sont les deux plus importantes à étudier. Dans les lésions traumatiques, elles s'accompagnent souvent, se compensent ou se neutralisent, et par cela même rendent difficile l'analyse de certains cas complexes.

§ II. — Perturbations dans l'accroissement produites par les lésions traumatiques ne détruisant pas d'une manière permanente la continuité de l'os.

La conservation ou le rétablissement de l'intégrité de la longueur de l'os a la plus grande importance au point de vue de son accroissement ultérieur. C'est dans ces cas qu'on observe les phénomènes hypertrophiques en longueur et en largeur. Après les diverses mutilations, la partie restante subit toujours un arrêt de développement plus ou moins sensible, et répond d'une manière moins constante aux causes irritantes qui produisent l'hypertrophie.

(1) Alphonse Milne Edwards, étudiant l'influence du régime sur la nutrition des os, est arrivé aux résultats suivants :

« Les oiseaux nourris avec des aliments privés de sels calcaires présentent un tissu osseux aussi riche en matières inorganiques que si ou les laisse dans leurs conditions normales d'alimentation. Le volume des os est seul amoindri. Donc le tissu osseux se résorbe de toutes pièces; et ce n'est pas seulement le carbonate et le phosphate de chaux qui sont enlevés, l'osséine accompagne ces sels et disparaît aussi rapidement qu'eux.

» Après trois mois et demi, les os des oiseaux mis en expérience présentaient un volume beaucoup moindre que d'ordinaire; à l'état frais, ils pesaient près d'un tiers moins que ceux du pigeon laissé dans les conditions ordinaires d'alimentation. » (*Expériences sur la nutrition des os*, dans *Annales des sciences naturelles*, 1861.)

1° De l'irritation spontanée ou traumatique du périoste et du tissu osseux, au point de vue de l'accroissement des os. — Développement inégal des os parallèles. — Luxations spontanées de ces os.

Nous avons déjà signalé le fait curieux de l'allongement des os longs que nous avions dépouillés de leur périoste sur la plus grande longueur de leur diaphyse. Cet accroissement n'est explicable que par l'irritation communiquée à tous les éléments de l'os par la dénudation. L'os dénudé sur tout le pourtour de la diaphyse reste généralement plus grêle à ce niveau; il s'épaissit au contraire, s'il n'est dénudé que sur une face.

Chez le lapin, nous avons obtenu, par ces simples dénudations, des allongements du tibia, de 2, 3 et 5 millimètres dans l'espace de trois mois. L'excès d'accroissement de l'os dénudé varie nécessairement selon l'activité plus grande de la croissance au moment de l'expérience, et selon le temps qu'elle a duré; 3 et 5 millimètres obtenus en trois mois représentent une longueur très-considérable pour le tibia d'un lapin. Si cette hypertrophie continuait, il y aurait entre les deux membres une disproportion énorme, mais elle s'arrête bientôt; elle n'est le résultat que d'une irritation passagère produite par l'opération.

Une irritation longtemps continuée ne produit pas, du reste, un accroissement indéfini. On ne peut pas maîtriser facilement cette irritation, et la maintenir au degré nécessaire pour activer la prolifération du cartilage de conjugaison. Si l'irritation est trop intense; si elle se rapproche trop de la couche de prolifération du cartilage, elle trouble au contraire son accroissement.

Les clous que nous avons implantés dans la diaphyse des os longs sur les chiens et les lapins ne produisaient, en général, aucun effet sur l'accroissement en longueur de l'os; ils étaient parfaitement tolérés. Dans quelques cas cependant, la multiplicité de ces corps étrangers fait augmenter sensiblement la longueur et l'épaisseur de la diaphyse; on constate des signes d'ostéite générale. C'est, du reste, par ce moyen qu'agissent toutes les causes traumatiques qui produisent l'allongement des os.

Chez l'homme, l'hypertrophie des os en longueur et en épaisseur, après une nécrose spontanée de la diaphyse, est la règle. Nous avons constaté des allongements du tibia et du fémur de 3, 4 et 5 centimètres, produits par cette cause. Lorsqu'il existe un séquestre central de la diaphyse, entretenant une ostéite chronique et permettant cependant les usages du membre, on observe presque constamment un allongement notable. Le degré de l'irritation communiquée au cartilage de conjugaison rend compte du degré d'allongement.

Les faits cliniques qui paraissent contradictoires sont ceux qui se rapportent à des ostéites juxta-épiphysaires. Il y a, pour des lésions en apparence de même siége, tantôt un allongement, tantôt un développement normal, tantôt un arrêt d'accroissement. Mais, en réalité, ces lésions ne sont pas identiques; le cartilage est intact dans les uns, et se trouve directement influencé dans les autres.

L'influence de l'irritation est souvent contre-balancée par l'immobilité, qui, à la longue, produit une atrophie de tout le membre. L'arrêt de développement porte sur les os qui sont au-dessous ou au-dessus de l'os irrité; il y a, par cela même, une certaine compensation entre l'accroissement des deux membres semblables; mais, pour que cet arrêt se produise, il faut que la lésion soit ancienne et la nutrition profondément troublée.

L'hypertrophie par irritation du tissu osseux produit des effets divers sur les os parallèles, lorsqu'elle porte sur un segment de membre à deux os solidement liés ensemble, comme à la jambe et à l'avant-bras.

Deux cas peuvent se présenter : ou bien l'os parallèle suit, dans son allongement, l'os directement irrité ; ou bien il reste stationnaire, et il se produit alors, dans la forme et les rapports des deux os, des modifications intéressantes à signaler.

L'irritation se propage de l'un à l'autre par les tissus intermédiaires. A la suite d'une ostéite diaphysaire du tibia, on voit souvent les deux os de la jambe se développer également ; le péroné, indirectement irrité, suit le tibia dans son développement, et la forme du membre n'est pas changée.

Quand l'irritation reste limitée au tibia, cet os s'hypertrophie seul, et le péroné, comme Parise (1) nous paraît l'avoir signalé le premier, se luxe sur le tibia. Parise avait observé cette luxation à l'extrémité supérieure. Outre ce déplacement, qui ne nous paraît pas très-rare, nous avons constaté une lésion analogue à l'extrémité inférieure. Le tibia, s'étant allongé par cette extrémité, avait dépassé le péroné en bas, et le pied avait exécuté sur son axe un mouvement de rotation en dehors. Le malade marchait sur le bord interne. Une fois nous avons vu le péroné allongé, sous l'influence d'une ostéite de toute la diaphyse ; il dépassait en haut et en bas ses limites naturelles relativement au tibia, mais il n'y avait pas déviation sensible du pied (2).

Ces luxations spontanées par excès d'allongement sont aussi

(1) *Mémoire sur les luxations produites par allongement des os* (*Journal de chirurgie* de Malgaigne, 1854). L'extrémité supérieure du péroné, ne pouvant suivre l'allongement du tibia, abandonne la facette articulaire avec laquelle elle s'articule normalement.

(2) Cette inégalité d'accroissement nous paraît très-fréquente ; sur les membres qui ont eu des ostéites chroniques suppurées à l'une des régions juxta-épiphysaires, pendant la période de croissance, il est rare qu'il n'y ait pas quelques changements dans la situation des os parallèles.

produites par l'arrêt de développement d'un des os. Le péroné se luxe habituellement en haut après les résections du corps du tibia non suivies de reproduction de la partie enlevée. Les os parallèles sont toujours jusqu'à un certain point solidaires, dans les ostéites spontanées de l'homme; l'arrêt de développement de l'un gêne plus ou moins le développement de l'autre. C'est surtout après les diverses mutilations, comme nous le verrons bientôt, qu'il se produit des changements notables dans la forme et la courbure de l'os non altéré. On peut, expérimentalement, produire les lésions les plus variées, en retranchant ou en sectionnant le cartilage de conjugaison.

2° Des diverses lésions du cartilage de conjugaison au point de vue
de l'accroissement des os en longueur.

On croit généralement que c'est par soudure précoce des épiphyses que les lésions des cartilages de conjugaison arrêtent l'accroissement des membres; ce n'est point là une erreur, mais ce n'est qu'une partie de la vérité. Cette idée est connexe de celle que nous avons combattue dans le chapitre précédent, à propos de l'inégalité d'accroissement des extrémités des os longs. On aurait pu croire que cette inégalité est due à la soudure plus ou moins tardive des épiphyses, mais nos expériences nous ont prouvé que cette inégalité commence dès les premiers temps de la vie, et se continue pendant toute la période de croissance. D'autre part, la soudure précoce d'une épiphyse mettant un obstacle absolu à l'accroissement ultérieur de l'os, on a été conduit à rechercher dans ce processus pathologique la cause de l'arrêt d'accroissement des os enflammés. Nous l'avions admis nous-même d'après cette idée théorique; mais l'expérimentation nous a montré que c'est par un trouble de nutrition autre que l'ossification précoce, que le cartilage de conjugaison cesse de fournir des matériaux d'accroissement.

Il est très-difficile de faire ossifier le cartilage de conjugaison chez les jeunes animaux. Sur des lapins et sur des chats, nous l'avons dilacéré, traversé par de nombreuses piqûres faites au moyen d'un poinçon, sans nuire immédiatement à l'accroissement de l'os. Au bout de six à huit jours, la masse cartilagineuse est augmentée, et elle reste pendant quelque temps plus volumineuse, parce que les cellules qui devraient normalement s'ossifier, persistent à l'état de cartilage. Il se passe ici ce qu'on observe dans les lésions rachitiques. En examinant les cartilages ainsi irrités, on constate les modifications suivantes. A l'œil nu, le cartilage paraît plus épais, moins uniformément opalin ; au microscope, on reconnaît les traces de la dilacération. Les divisions produites par le passage du poinçon ne sont pas soudées ; elles sont indiquées par des espaces remplis d'un tissu pâle, granuleux, fibroïde, contenant quelques noyaux allongés. Plus tard, trois ou quatre mois après la dilacération, nous avons constaté un léger raccourcissement de l'os ; l'extrémité dilacérée était plus volumineuse que celle du côté sain ; la soudure de son cartilage était plus avancée.

Quand la lésion est plus considérable, lorsque le tissu du cartilage est désorganisé, lorsqu'on a pratiqué sur toute son étendue une incision transversale ou longitudinale, on observe un arrêt d'accroissement de l'os, proportionné, du reste, à la part que prend normalement le cartilage à l'accroissement de l'organe.

L'accroissement est ralenti, non pas par ossification précoce, mais par arrêt dans la prolifération des cellules cartilagineuses. Nous dirons plus, l'ossification, loin d'être accélérée, est retardée sur toute la partie du cartilage intéressée par la plaie. Cette plaie se réunit par un tissu fibreux, et qui reste fibreux pendant que les couches correspondantes du cartilage s'ossifient. Si l'on a ainsi divisé profondément toute l'extrémité supérieure du tibia, on retrouve, plusieurs mois après l'expérience, une cicatrice fibreuse qui se prolonge, même à travers l'épiphyse, jusqu'à une profondeur plus ou moins grande, dans le tissu de la diaphyse.

L'ossification finit cependant par se produire, et les épiphyses ainsi sectionnées sont, en réalité, plutôt soudées que les épiphyses saines. Mais ce que nous voulons établir par ces observations, c'est que l'arrêt d'accroissement est dû d'abord à l'arrêt de la prolifération des cellules cartilagineuses. L'ossification, qui est la fin naturelle du développement du cartilage de conjugaison, ne se produit pas primitivement; elle apparaît seulement comme le dernier terme d'un processus profondément troublé. Et encore ne s'opère-t-elle pas régulièrement comme à l'état normal; elle se fait inégalement sur les différentes couches du cartilage (1).

Nous avons fait de nombreuses expériences sur les incisions des cartilages de conjugaison : tantôt nous introduisions le bistouri par l'articulation; d'autres fois nous incisions de la diaphyse vers le cartilage articulaire, sans pénétrer dans l'articulation. Nous voulions voir si la pénétration de la synovie dans la plaie avait quelque influence sur la cicatrisation. Mais nous n'avons pas pu attribuer un rôle quelconque à la présence de

---

(1) Broca (*Bulletins de la Société anatomique*), Richet (*Traité d'anatomie médico-chirurgicale,* — *Système osseux*), ont signalé chez l'homme différents effets de l'inflammation sur les cartilages de conjugaison. Broca a constaté que tous les points épiphysaires du coude, même celui du radius, qui n'apparaît qu'à sept ans à l'état normal, étaient déjà formés sur un enfant de trois ans, dont le coude était atteint d'arthrite suppurée. Richet a vu l'épiphyse inférieure du fémur complétement soudée sur un jeune homme de dix-huit ans atteint d'ankylose osseuse. L'os était notablement plus court que celui du côté opposé. Nous avons observé plusieurs cas dans lesquels l'arrêt de développement nous avait fait soupçonner sur le vivant une soudure anticipée du cartilage; mais comme dans nos expériences le cartilage persistait encore, sa prolifération avait été seulement arrêtée.

ce liquide. L'arrêt d'accroissement, ou, en d'autres termes, le trouble nutritif du cartilage de conjugaison était proportionnel au désordre produit par la plaie.

Lorsque l'incision était linéaire, produite par une lame étroite, et sans écartement des parties sectionnées, l'arrêt d'accroissement était peu considérable, que la plaie fût articulaire ou non articulaire. Dans le cas contraire, c'est-à-dire lorsqu'il y avait incision profonde avec séparation d'une partie de la tête articulaire, l'arrêt d'accroissement était toujours très-marqué, bien que les parties fussent remises en place. Une excision du cartilage de conjugaison produisait toujours un arrêt d'accroissement très-grand : unilatéral, si l'on avait fait porter l'excision sur un point limité d'un seul des condyles du tibia, par exemple; bilatéral, si la lésion avait été transversale (1). En pareil cas, il y a un raccourcissement d'autant plus prononcé, que l'extrémité lésée prend une plus grande part à l'accroissement; on observe aussi, généralement, un excès d'accroissement en épaisseur, quand le membre continue de fonctionner (voy. fig. 25). Cette hypertrophie accompagnant un arrêt de développement indique que l'arrêt de développement provient d'une cause locale.

(1) Nous avons eu récemment dans notre service à l'Hôtel-Dieu un cas clinique représentant exactement ce qu'on produit chez les animaux en faisant une petite perte de substance sur un des côtés du cartilage de conjugaison du tibia. Il s'agissait d'un jeune homme de quinze ans, présentant une flexion exagérée de la jambe en dehors, produite par une ostéite très-limitée de la portion juxta-épiphysaire. Six ans auparavant, il s'était formé un abcès, qui avait été suivi de l'expulsion d'un petit séquestre. Au moment où nous avons vu le malade, il n'y avait qu'une petite cicatrice en avant de la tête du péroné, au niveau du cartilage de conjugaison. L'accroissement au niveau de ce condyle avait été arrêté, tandis que le cartilage de conjugaison avait continué de fournir des matériaux d'accroissement dans sa moitié interne. De là déjettement de la jambe en dehors et saillie du genou en dedans. C'était l'inverse de la lésion représentée plus bas dans la figure 26.

EXPÉRIENCE LVIII. — *Perte de substance à la partie externe du condyle externe du fémur, enlevant une portion du cartilage de conjugaison.* — *Arrêt considérable de l'accroissement du fémur en longueur; augmentation de l'épaisseur de l'os.* — *Allongement de compensation du tibia.* — Sur un jeune lapin d'un mois, nous fîmes une perte de substance au condyle externe du fémur au niveau du cartilage de conjugaison; nous l'évidâmes à ce niveau en n'enlevant, du reste, que du tissu cartilagineux. Nous ne pénétrâmes pas dans l'articulation du genou. — Opération faite le 21 décembre 1861. Il n'y eut pas de suppuration; le membre se dévia au point que le genou faisait un angle presque droit en dedans et en avant.

Au bout de cinq mois, nous constatâmes l'état suivant : Le fémur est plus épais que celui du côté opposé, mais il est considérablement plus court. Le condyle interne descend plus bas que l'externe; celui-ci paraît remonté et déjeté en arrière. Du sommet du trochanter au point le plus inférieur de la

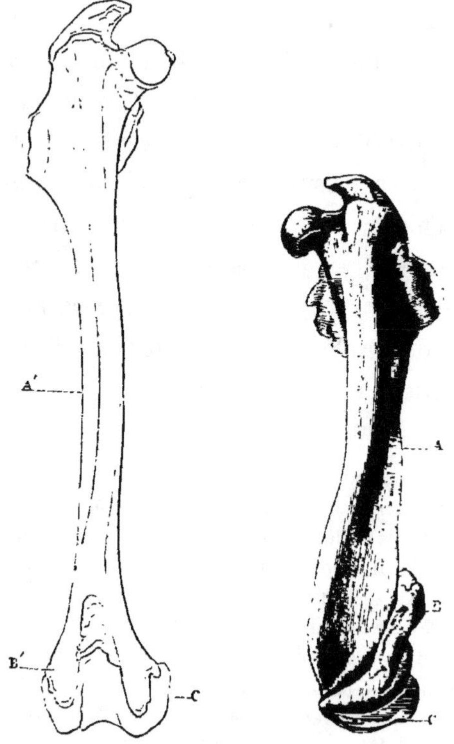

FIG. 25.

Arrêt de développement par excision du cartilage de conjugaison inférieur du fémur.
A. Diaphyse du fémur dont l'extrémité inférieure a été excisée. — A'. Diaphyse du fémur sain. —
B,B'. Condyle externe. — C, C'. Condyle interne.

rainure interne condylienne, le fémur opéré mesure 78 millimètres, le fémur sain 100 ; il y a donc 22 millimètres d'arrêt de développement. Nous avions négligé de mesurer le fémur au moment de l'expérience, mais on voit approximativement que l'accroissement avait été arrêté presque complétement du côté de l'épiphyse inférieure.

Le tibia est plus grêle que celui du côté sain ; il est aussi plus long ; il mesure 118 millimètres, tandis que celui du côté sain a 116.

EXPÉRIENCE LIX. — *Incision de l'épiphyse et du cartilage de conjugaison de l'extrémité supérieure du tibia ; séparation du condyle interne. — Arrêt d'accroissement de l'extrémité supérieure de l'os, portant surtout sur le condyle externe.* — Sur un lapin d'un mois nous séparâmes, par une incision péné-

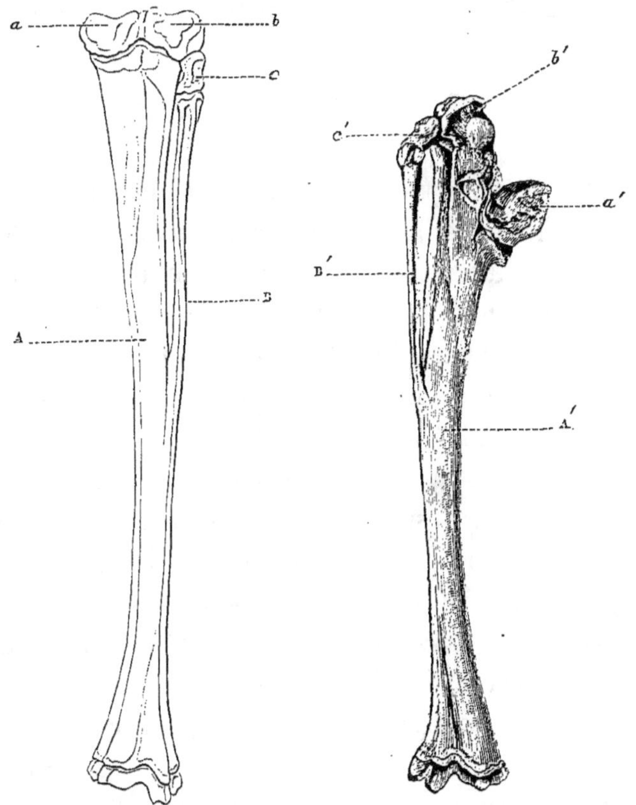

FIG. 26.

Arrêt de développement par incision longitudinale de l'épiphyse et du cartilage de conjugaison. A. Tibia sain. — B. Péroné sain. — A'. Tibia dont le condyle interne a été incisé. — B'. Péroné. — a,a'. Surface condylienne interne. — b,b'. Surface condylienne externe.—c,c'. Épiphyse supérieure du péroné

trant dans l'articulation, une partie du condyle interne du tibia; l'incision détacha ainsi un peu plus du quart de la surface articulaire. — Pas de suppuration. Il résulta de cette expérience un arrêt d'accroissement considérable de l'os, portant surtout sur son extrémité supérieure, et en particulier sur le condyle interne, qui n'a pu suivre le condyle externe dans son accroissement. La soudure de l'épiphyse supérieure a été avancée.

Le péroné, se trouvant alors gêné dans son développement, s'est recourbé ou plutôt plié au niveau de son cartilage de conjugaison, de sorte que son épiphyse est inclinée sur le tibia. Ce qui montre que c'est aux dépens de l'extrémité supérieure de l'os que l'arrêt d'accroissement s'est effectué, c'est que la partie de l'os qui est au-dessous du point de réunion du péroné est à peu près égale pour les deux os. Il y a 56 millimètres pour le côté sain et 54 pour le côté opéré; tandis que la partie supérieure représente, au niveau du condyle interne, 30 pour le côté opéré et 48 pour le côté sain.

3° Influence des fractures sur l'accroissement des os.

Les fractures peuvent exagérer l'accroissement des os comme toutes les autres lésions qui produisent l'ostéite. L'allongement des os fracturés, et maintenus dans un appareil qui assure la réduction, n'est pas sensible chez l'enfant. On constate seulement une augmentation de l'épaisseur de l'os, au moins jusqu'à une certaine distance de la fracture. L'inflammation est évitée par l'immobilité, et l'activité formatrice du cartilage de conjugaison n'est pas surexcitée. Mais après les fractures avec délabrement, c'est-à-dire suivies d'une forte irritation, il y a augmentation du volume de l'organe, et cette augmentation peut aller, comme Baizeau et Herpin l'ont constaté, jusqu'à compenser le raccourcissement produit par le chevauchement des fragments.

D'après nos expériences, il ne faut pas que le chevauchement soit considérable pour que la compensation se produise. Nous avons constaté qu'en irritant de diverses manières le tibia des lapins, on pouvait allonger d'un vingtième ou d'un quinzième au plus l'os irrité. Cet allongement nous paraît donner la limite extrême du chevauchement qui peut être compensé. Ce n'est, du reste, qu'en mesurant séparément les deux fragments, qu'on trouve un chiffre supérieur à celui qui représente la longueur du côté sain, car l'os fracturé reste toujours plus court, pour peu que le chevauchement soit considérable. S'il équivaut à plus d'un quinzième de la longueur de l'os, rien ne pourra probablement le compenser. L'allongement ne se produit qu'au moment où l'os présente des signes d'irritation; il ne se continue pas indéfiniment. La prolifération du cartilage de conjugaison, un instant exagérée, se ralentit bientôt et suit son cours normal.

Un raccourcissement d'un centimètre chez un enfant de six ans, par exemple, soit au fémur, soit au tibia, pourra être effacé par l'allongement compensateur; mais un plus grand raccourcissement serait probablement irréparable.

On devra s'attendre, du reste, à de grandes variations à cet égard, cet allongement étant sous l'influence du plus ou moins d'irritation, c'est-à-dire sous la dépendance de causes qu'il n'est pas en notre pouvoir de maîtriser ni de régler (1).

Au point de vue de l'accroissement, les fractures des jeunes sujets présentent un autre fait intéressant. Les cals vicieux semblent se redresser et les déplacements s'effacent. C'est le même mécanisme que pour le redressement des courbures rachitiques; les nouvelles couches fournies par le cartilage de conjugaison s'accumulent et se dirigent en ligne droite, selon l'axe normal de l'os, pendant qu'au niveau de la courbure, les couches sous-périostales tendent à égaliser les saillies, en les englobant et en remplissant les dépressions. Les pointes

---

(1) Nous n'avons pas eu occasion de vérifier à l'autopsie, sur les enfants, l'allongement des os après les fractures compliquées; mais l'analogie nous fait penser que, malgré la réduction et l'absence de chevauchement, cet allongement doit se faire comme après les ostéites diaphysaires et les nécroses.

en dehors de la gaîne périostique disparaissent peu à peu par résorption.

Les fractures diaphysaires produiront seules ce résultat; les fractures des extrémités nuisent toujours à la prolifération du cartilage de conjugaison, plus encore que les simples décollements épiphysaires que nous allons étudier.

4° Des décollements épiphysaires ou diaphysaires, au point de vue de l'accroissement du membre.

L'expérimentation nous démontre que les décollements du cartilage de conjugaison influent d'une manière variable sur le développement du membre. L'arrêt d'accroissement paraît nul, si la réduction a été faite immédiatement et si l'inflammation a été soigneusement évitée; l'examen des pièces après la dissection des parties molles nous a fait constater cependant une légère diminution de longueur sur les avant-bras, dont nous avions disjoint les épiphyses.

Mais cet arrêt de développement est assez peu marqué pour qu'on puisse le négliger, et admettre comme un fait général l'observation de Foucher et de Goyrand (1) sur le parfait accroissement des membres dont les épiphyses ont été disjointes. Peut-être même la légère différence que nous avons constatée était-elle due à ce que nous incisions préalablement le périoste au niveau du cartilage pour en opérer le décollement.

Une observation que nous avons déjà faite vient, d'ailleurs, nous expliquer pourquoi ces décollements ne sont pas suivis des effets ordinaires des lésions des cartilages de conjugaison. La plaie se cicatrise comme une plaie osseuse, et non comme une plaie cartilagineuse, la séparation se faisant au niveau de

(1) *Bulletin de la Société de chirurgie*, 1856 et 1861.

la couche chondroïde et non au niveau du cartilage lui-même. Le tissu intéressé n'est déjà plus un tissu cartilagineux.

Lorsqu'il y a suppuration ou bien lésion de l'articulation, on observe un arrêt de développement beaucoup plus marqué, et sur l'avant-bras des jeunes lapins nous avons constaté une différence de 3 centimètres entre les deux membres, trois mois après le décollement.

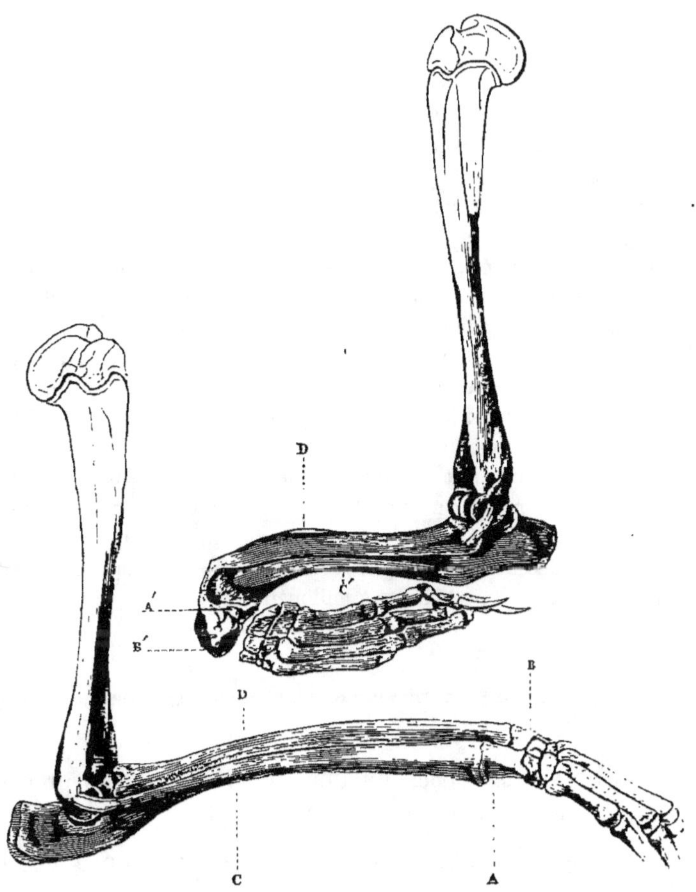

Fig. 27.

Arrêt d'accroissement par décollement épiphysaire non réduit.

D. Radius du côté sain. — C. Cubitus. — D'. Radius du côté où le décollement a été opéré. — C'. Cubitus. — A,A'. Épiphyse inférieure du cubitus. — B,B'. Épiphyse inférieure du radius. — On voit sur cette figure l'allongement de l'humérus du côté du décollement.

Lorsque le décollement n'est pas réduit, il y a un arrêt d'accroissement considérable. La figure 9 (page 224) nous en a fourni un exemple, et nous en rapportons un autre plus démonstratif :

Il y avait eu à la fois décollement épiphysaire et décollement diaphysaire ; du côté du cubitus, le cartilage était resté adhérent à la diaphyse, tandis que celui du radius avait suivi l'épiphyse.

EXPÉRIENCE LX. — *Disjonction des épiphyses inférieures des deux os de l'avant-bras, radius et cubitus; le cartilage de conjugaison du cubitus, étant resté adhérent avec la diaphyse, et celui du radius ayant suivi l'épiphyse. — Arrêt de développement très-marqué du membre.* — Sur un lapin de quatre ou cinq semaines, nous détachâmes les épiphyses inférieures du radius et du cubitus à gauche, en aidant le décollement par une petite incision au périoste. Nous fîmes porter l'incision sur la limite de l'épiphyse au cubitus, et sur la limite de la diaphyse au radius. On n'opéra pas la réduction. Opération faite le 31 décembre 1862. — Pas de suppuration.

Au bout d'un mois, il y avait déjà un raccourcissement d'un centimètre ; la patte était fléchie et repliée contre l'avant-bras. L'animal est tué le 2 avril, et l'on constate entre les deux membres une différence de 28 millimètres.

Les épiphyses, quoique soudées, sont encore distinctes ; celle du radius du moins, qui est unie à la diaphyse par une épaisse traînée osseuse contournée en dehors et en bas. Quant à l'épiphyse du cubitus, on ne la distingue pas nettement ; elle a été atrophiée par la pression du carpe. Les os du métacarpe du côté du décollement sont plus grêles, sans être plus longs que ceux du côté sain ; l'humérus du côté lésé a 4 millimètres de plus. (Voyez fig. 27, p. 395.)

5° Influence des arthrites et des ankyloses sur l'accroissement des os.

Les synovites et les inflammations articulaires proprement dites n'entraînent pas de changements appréciables dans l'accroissement des os. Ce n'est que lorsqu'on a des ostéo-arthrites, c'est-à-dire des ostéites des extrémités articulaires, que l'accroissement est arrêté par l'altération du cartilage de conjugaison. Ce cas rentre alors dans l'étude de l'ostéite. Les ankyloses fibreuses ne nuisent à l'accroissement que par l'immobilité qui produit l'arrêt de développement dans les limites que nous avons indiquées. Les ankyloses osseuses troubleront l'accroissement en raison de cette double cause : immobilité et altération plus ou moins profonde du cartilage de conjugaison. Nos mensurations sur l'homme nous ont donné des résultats très-variables, parce que l'altération du cartilage de conjugaison n'est pas constante ; ce tissu résistant longtemps aux processus phlegmasiques qui se développent autour de lui. Du reste, dans l'analyse de tout cas clinique, il faudra bien distinguer la part relative des divers éléments qui tendent mutuellement à se neutraliser (1).

§ III. — Influence des diverses mutilations sur l'accroissement des os.

Toutes les fois que sur un jeune sujet on retranche une portion de la longueur d'un os, quelle que soit cette portion, un arrêt de développement s'ensuit. C'est là un fait qui nous paraît très-important pour apprécier l'influence des diverses

----

(1) Relativement au siége des ankyloses, la loi d'accroissement reçoit ici une nouvelle confirmation. Les ankyloses par fusion du coude, survenues dans la première enfance, troublent peu l'accroissement du membre ; celles du genou produisent un arrêt de développement considérable. Dernièrement, nous avons pu vérifier cette différence sur un jeune homme de vingt ans, atteint de cette espèce d'ankylose au coude gauche et au genou droit. La lésion des extrémités osseuses, portant sur les os constituant le coude à droite, et sur les os constituant le genou à gauche, avaient amené dans le membre supérieur un arrêt de développement équivalent à un dixième de la longueur totale, tandis que, pour le membre inférieur, l'arrêt de développement était d'un quart. La fusion des os n'était pas complète, mais il n'y avait pas de mouvement volontaire. De nombreuses cicatrices de trajets fistuleux existaient au niveau de la portion épiphysaire ou juxta-épiphysaire. Ils avaient été cautérisés au fer rouge au moment de la maladie.

résections sur l'accroissement des membres, et interpréter d'une manière rationnelle les faits que nous avons déjà exposés en nous occupant de la régénération des os enlevés. Nous allons successivement étudier à ce point de vue les ablations d'os ou les résections, et les amputations des membres. Ici encore la loi d'accroissement nous expliquera les différences que les divers os des membres présentent entre eux.

1° Effet de l'ablation des diverses portions de l'os sur son accroissement.

Nous avons, dans des expériences spéciales, recherché l'effet de l'ablation de la surface articulaire, de l'épiphyse, du cartilage de conjugaison et des portions juxta-épiphysaire et centrale de la diaphyse. Cette question ne nous paraît avoir été jusqu'ici l'objet d'aucune recherche de la part des chirurgiens, malgré l'intérêt qui s'attache à l'accroissement des membres, depuis que les résections sont devenues plus fréquentes chez les jeunes enfants.

a. *Ablation du cartilage diarthrohial.* — D'après les idées théoriques généralement reçues, on ne croirait pas que l'ablation du cartilage diarthrodial, avec une couche très-mince de la substance osseuse de l'épiphyse, arrêtât l'accroissement de l'os. C'est ce qui arrive cependant; non-seulement l'os reste plus court de la hauteur enlevée, mais il ne prend pas un accroissement égal à l'os du côté opposé.

Expérience LXI. — Sur un jeune lapin de trente-cinq jours, nous avons enlevé les cartilages diarthrodiaux du radius et du cubitus, en les coupant tous les deux au même niveau. Il y a eu un peu de suppuration. Au bout de deux mois et demi, la diaphyse du cubitus était en retard de 2 millimètres sur celle du côté sain, celle du radius de 5 millimètres; cette dernière extrémité était contournée en bas. Ce qui explique la différence entre ces deux os, c'est que l'épiphyse du radius était presque complétement soudée.

b. *Ablation de la totalité de l'épiphyse.* — L'ablation de la totalité de l'épiphyse trouble d'une manière beaucoup plus sensible l'accroissement ultérieur de l'os. La prolifération du cartilage de conjugaison, qui est intéressé de plus près, subit un ralentissement plus marqué. C'est encore un fait important à constater pour les résections articulaires. Il démontre qu'il ne suffit pas de laisser le cartilage de conjugaison pour prévenir l'arrêt de développement.

EXPÉRIENCE LXII. — Sur un jeune lapin de six semaines, nous enlevâmes la totalité des épiphyses inférieures du radius et du cubitus en laissant intact le cartilage de conjugaison correspondant. Le cubitus avait alors 41 millimètres ; quatre mois plus tard, le cubitus du côté opéré avait atteint 64 millimètres ; celui du côté sain avait une longueur de 79.

L'os avait aussi éprouvé en quatre mois un arrêt de développement équivalent au quart de sa longueur totale. Le radius avait subi un arrêt de développement proportionnel. Il s'était reformé une tranche osseuse en deçà du cartilage de conjugaison non encore ossifié ; cette tranche osseuse représentait une épiphyse.

c. *Ablation du cartilage de conjugaison.* — Quand on enlève le cartilage de conjugaison totalement, ou à peu près totalement, en le découpant en une rondelle garnie de son périchondre, l'accroissement de l'os s'arrête à ce niveau d'une manière définitive. Si l'on pratique l'expérience sur le radius et le cubitus d'un lapin de deux mois, les os du côté opposé prennent en trois ou quatre mois un accroissement considérable, tandis que le membre opéré ne s'accroît plus, bien qu'au niveau de la ligne épiphysaire on délimite encore les deux portions de l'os. Quand on enlève à la fois les épiphyses et le cartilage de conjugaison, on peut trouver une ankylose osseuse entre le carpe et les os de l'avant-bras.

EXPÉRIENCE LXIII. — Sur deux lapins de deux mois environ, nous avons enlevé en une rondelle les cartilages de conjugaison inférieurs du radius et du cubitus, revêtus de leur périoste. L'accroissement en longueur du membre fut définitivement arrêté par cette opération; les os devinrent seulement plus gros. Un de ces lapins, tué soixante-sept jours après, présenta une différence de 13 millimètres entre les deux membres: le cubitus sain avait 59 millimètres; le cubitus du côté opéré, 46. — Sur l'autre lapin tué longtemps après, le cubitus opéré n'avait que 44 millimètres, et le cubitus sain 62. La distance a été prise de l'olécrâne à la ligne épiphysaire inférieure qui persistait encore; on le reconnaissait très-nettement, surtout chez le premier lapin, bien qu'il fût impossible de séparer l'épiphyse par l'effort des mains.

d. *Ablation de la portion juxta-épiphysaire de la diaphyse.* — L'ablation de la portion juxta-épiphysaire de la diaphyse produit aussi un arrêt d'accroissement supérieur à la longueur d'os enlevée, mais bien moindre que dans le cas où le cartilage lui-même est retranché. Dans le cas précédent, on enlevait les éléments de l'accroissement eux-mêmes; on trouble seulement leur évolution par la soustraction de la portion juxta-épiphysaire.

EXPÉRIENCE LXIV. — L'ablation de 4 millimètres de la portion juxta-épiphysaire du radius et du cubitus fut pratiquée sur deux jeunes lapins de la même portée que les précédents. Les plaies se réunirent aussi par première intention. Le périoste avait été enlevé en même temps que l'os. Sa diminution au bout de trois mois fut de 8 millimètres. La longueur d'os que le cartilage avait continué de fournir faisait avec l'ancienne un angle saillant en avant. Il y avait eu changement de direction par suite de la prédominance d'action des muscles fléchisseurs, qui entraînaient la patte en bas. Le même fait s'observe sur l'homme, à la suite de certaines ostéites juxta-épiphysaires; les nouvelles couches osseuses encore molles se laissent entraîner du côté de la flexion.

e. *Ablation de la partie centrale de la diaphyse.* — Quand on enlève la portion centrale de la diaphyse, on produit également une certaine perturbation dans l'accroissement; presque insensible, si l'on a conservé le périoste et si l'os se reproduit, mais cependant appréciable à la mensuration sur la pièce sèche.

Sur un lapin auquel nous avons enlevé la portion centrale de la diaphyse du cubitus sur une longueur de 18 millimètres, l'os s'est trouvé, malgré la reproduction de la portion enlevée, plus court de 15 dix-millièmes de mètre, au bout de trois mois, que le même os du côté opposé. L'arrêt de développement est d'autant plus appréciable, que la portion enlevée a été plus considérable.

Si l'on retranche la moitié d'un os, du radius par exemple, l'arrêt de développement est plus sensible encore. L'épiphyse restante ne produit pas un allongement de compensation, malgré l'irritation qu'a pu subir l'os par le fait de l'opération; cette irritation reste inféconde au point de vue de la prolifération du cartilage de conjugaison conservé.

Au lieu de prendre une nouvelle activité, il perd son activité physiologique; c'est ce qu'on observe du moins dans la majorité des cas. Une circonstance peut cependant balancer cette influence atrophiante : c'est une irritation accidentelle, continue et persistante (nécrose), portant sur la portion diaphysaire conservée et se communiquant à tout le reste de l'os. La moitié de l'os restante acquiert alors une longueur aussi grande, plus grande même que celle qu'elle atteindrait à l'état normal. Mais c'est là un fait exceptionnel; nous le rencontrerons plus loin dans l'étude des moignons.

2° Effets de l'ablation d'une portion osseuse sur l'accroissement des os parallèles dans un même segment du membre.

L'ablation d'une portion du radius gêne l'accroissement du cubitus; l'ablation d'une portion du tibia entrave l'accroissement du péroné. Il se produit alors dans l'os non intéressé par l'opération un arrêt de développement et des déformations diverses.

Nous avons déjà signalé l'hypertrophie de l'os parallèle dans le cas où le sujet continue à se servir de son membre; nous avons fait remarquer toutefois que cette hypertrophie est loin d'être constante, et qu'elle manque toujours lorsque le membre reste inerte.

Elle a lieu au radius ou au cubitus, lorsque les deux bouts de l'os reséqué se soudent séparément à la diaphyse de l'os restant; la portion intermédiaire s'épaissit alors.

L'os fléchit, du reste, souvent à ce niveau, et se brise, comme nous l'avons fréquemment observé pour le cubitus, après la résection de la diaphyse du radius chez le chien.

Lorsqu'on a enlevé le cartilage de conjugaison du cubitus, ou troublé son évolution par la résection de la portion juxta-épiphysaire de la diaphyse, les fragments se réunissent entre eux, mais l'os cesse de s'accroître plus ou moins complétement.

Le radius, qui a conservé ses moyens d'accroissement et dont les extrémités sont solidement unies à celles du cubitus, est obligé de se développer suivant une courbe plus ou moins prononcée; il s'aplatit en lame de sabre dans le sens trans-versal, et présente l'aspect qu'indique la figure 28. Il forme un arc de cercle dont le cubitus serait la corde.

Dans les cas où l'épiphyse inférieure du radius a été tota-lement enlevée, l'extrémité inférieure du cubitus s'élargit, en s'aplatissant dans le sens transversal; l'épiphyse se dévie de

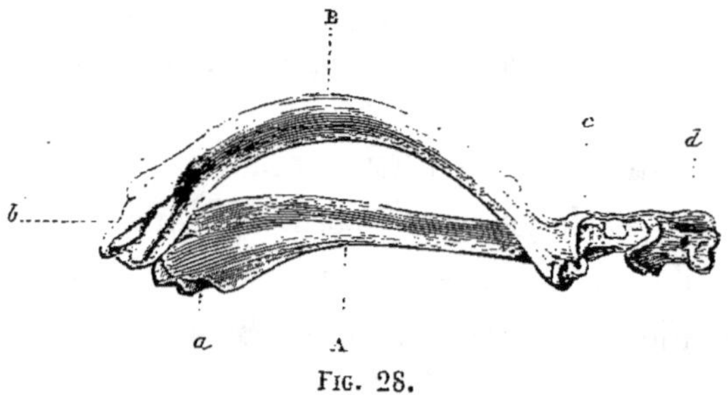

FIG. 28.

Arrêt de développement du cubitus par suite de l'ablation de son cartilage de conjugaison inférieur ; le radius, laissé intact, et fixé par ses extrémités au cubitus, n'a pu s'accroître qu'en se contournant.

A. Cubitus. — B. Radius. — *a, b.* Extrémités inférieures de cet os. — *c, d.* Extrémités supérieures.

manière à offrir au carpe une surface d'articulation sur sa pointe et son bord interne élargis. Les variétés de disposition sont, du reste, très-nombreuses; mais ce qui est constant, c'est la diminution de la masse et de la longueur de l'os voisin, non intéressé par l'opération, lorsque la résection a été faite sur un sujet très-jeune, et que les fonctions du membre ont été profondément troublées. Si le membre continue à agir, l'os restant s'hypertrophie au contraire en épaisseur.

Dans les cas où, après l'ablation de la diaphyse du radius, il y a eu reproduction de l'os, le parallélisme est assez bien conservé entre les deux os, et ils croissent de concert, en subissant l'un et l'autre un arrêt de développement plus ou moins marqué.

Les déviations, du reste, pourraient être prévenues ou modifiées, si les animaux en expérience supportaient des appareils contentifs. Quant à l'arrêt de développement, il varie avec le genre de résection; il est en outre subordonné au fonctionnement ultérieur du membre. L'os reproduit peut jouer, par rapport à l'os parallèle, le même rôle que le cubitus dans la figure 28 (1).

3° Influence de l'ablation d'une portion osseuse sur l'accroissement des os situés au-dessous ou au-dessus. — Allongement atrophique. -- Compensation pour la longueur du membre.

En se reportant aux figures dans lesquelles ont été mis en présence les deux membres supérieurs, sur lesquels nous avions

(1) L'ablation complète du radius gêne moins le développement ultérieur du cubitus que l'ablation isolée de son cartilage de conjugaison inférieur. Le cubitus croît du moins en ligne droite dans le premier cas, mais l'atrophie en épaisseur de l'os est plus prononcée (comparez les figures 11 et 28). Au contraire, quand les bouts du radius sont soudés et son épiphyse ossifiée, le cubitus, qui lui est uni par ses extrémités et qui a conservé son cartilage de conjugaison, est obligé de se contourner autour du radius lui-même. De là des déplacements, non-seulement dans l'articulation radio-carpienne, mais dans l'articulation radio-humérale.

pratiqué des résections du radius, on peut voir que l'humérus du côté opéré est plus long que celui du côté sain (chap. VII).

Cet allongement de l'humérus peut compenser dans une certaine mesure l'arrêt de développement des os de l'avant-bras. Nous l'avons retrouvé sur tous les animaux auxquels nous avons pratiqué des résections des membres, et nous l'avons encore constaté après les amputations de l'avant-bras et de la jambe.

Nous devons nous demander quelle est la signification de ce fait qui n'a pas encore été signalé? Nous ferons remarquer d'abord que l'humérus a acquis plus de longueur, mais en restant plus mince, de sorte que sa masse n'est pas supérieure à celle de l'humérus sain. Il y a eu, pour ainsi dire, distribution différente des matériaux d'accroissement. La suractivité du cartilage de conjugaison est plutôt apparente que réelle. Il y a d'abord un ralentissement de l'action du périoste, c'est-à-dire un arrêt de l'accroissement en épaisseur. L'os allongé est en outre plus droit, moins tordu que l'os sain; la ligne épiphysaire, indiquée par le pourtour du cartilage de conjugaison, est plus droite, moins sinueuse. C'est donc un allongement atrophique, produit par une sorte de détorsion de l'os.

En examinant les autres os qui se trouvent au-dessus d'une partie réséquée ou amputée, nous avons trouvé également l'omoplate plus longue et plus grêle.

Le même allongement se retrouve aussi dans le segment inférieur. Après l'ablation totale de l'humérus chez le chien, nous l'avons observé aux os de l'avant-bras. Le radius et le cubitus du côté opéré avaient 6 millimètres de plus en longueur que ceux du côté sain; ils étaient aussi plus minces. Sur le même animal, les os de la patte étaient plus courts et plus grêles; ils avaient éprouvé un arrêt de développement dans tous les sens, sans compensation, probablement à cause de leur complète immobilité. L'animal soulevait l'avant-bras, mais les doigts n'exécutaient aucun mouvement.

Cherchons maintenant à expliquer cet allongement.

La paralysie par lésion des centres ou des troncs nerveux amène un arrêt de développement, comme les faits cliniques le démontrent ; l'immobilité prolongée, sans lésion nerveuse, produit aussi le même résultat. Sur des membres condamnés à l'immobilité par des cicatrices de brûlure, et en particulier sur une main soudée au bord cubital de l'avant-bras, nous avons constaté un arrêt de développement très-considérable du radius, du cubitus, des os du métacarpe et des phalanges.

Or, comment concilier ce fait avec l'allongement que nous venons de signaler dans les parties situées au-dessous ou au-dessus de la résection, et condamnées à une certaine immobilité par le fait de cette résection elle-même ?

L'immobilité prolongée et complète, produite par une lésion nerveuse ou toute autre cause, arrête dans tous les sens l'accroissement des os ; mais l'immobilité incomplète et temporaire exerce une influence moins fâcheuse. L'accroissement en épaisseur, dû au périoste, est ralenti ; mais l'accroissement en hauteur, dû au cartilage de conjugaison, continue et semble même plus actif.

On a depuis longtemps signalé la croissance rapide des enfants, dans le cours d'une maladie aiguë ; or, bien qu'il y ait le plus souvent, en pareil cas, un accroissement apparent plutôt qu'un accroissement réel, on ne peut pas nier que cette croyance vulgaire ne soit parfaitement fondée. Les os des membres prennent un plus grand développement en longueur, probablement parce qu'ils ne sont plus soumis aux pressions physiologiques de la marche ou de la contraction musculaire. Si la maladie se prolonge, si la nutrition s'altère ou ne se rétablit pas, les symptômes d'atrophie prédominent, et les os subissent un arrêt de développement non-seulement en épaisseur, mais en longueur.

L'exemple de l'avant-bras du chien que nous avons cité (page 275) vient à l'appui de cette explication. Les os de l'avant-bras étaient un peu mobiles sur le bras; ils fonctionnaient incomplétement, il est vrai, mais assez pour résister à l'atrophie. Les os de la patte, au contraire, condamnés à une immobilité presque absolue, ont subi un arrêt d'accroissement en longueur et en épaisseur, comme les membres complétement paralysés.

La rectitude des humérus allongés, leur courbure peu accusée, leurs saillies effacées, nous font regarder l'absence de pression comme une cause efficace de l'augmentation de longueur; lorsque les animaux reprennent bientôt l'usage de leur membre, l'allongement est nul ou insensible.

Nous avons recherché par l'expérimentation si l'allongement des os se produirait dans les cas de paralysie. Nous avons coupé le nerf sciatique à de jeunes chats, et nous avons, au bout de sept jours, sur un sujet opéré trois jours après sa naissance, constaté une plus grande longueur du tibia du côté paralysé.

EXPÉRIENCE LXV. — *Section du nerf sciatique sur de jeunes chats; allongement atrophique ou arrêt de développement en longueur, selon le temps qu'a duré l'expérience.* — Sur un chat de trois jours, et deux autres chats de quarante jours, section du nerf sciatique gauche. Le premier chat est tué au bout de six jours, un des deux autres au bout de treize jours, le dernier au bout de vingt-quatre jours.

Sur le chat le plus jeune et le premier tué, nous constatons un léger allongement du tibia gauche; l'os est plus droit, sa crête moins accentuée. La diaphyse a un demi-millimètre de plus que celle du tibia droit. La longueur de cet os se trouvant de 25 millimètres, la paralysie a produit un accroissement d'un cinquantième de la longueur. A la cuisse, le fémur gauche est moins courbé que le droit. Bien que l'allongement ait été peu considérable et ne se retrouve pas aussi manifestement sur tout le pourtour de l'os, aux diverses hauteurs de la ligne épiphysaire, il est cependant appréciable et contraste avec la diminution de longueur que nous avons observée sur les deux autres animaux.

Sur le second chat, quinze jours après la section, on ne constate pas d'allongement du côté opéré. Il y a égalité en certains points et diminution dans d'autres. La diminution est de près d'un demi-millimètre pour la diaphyse en arrière et sur les côtés.

Sur le troisième chat, l'arrêt de développement est plus considérable. Le tibia est plus droit, plus grêle, sa crête moins accentuée ; il y a une diminution appréciable à la vue, et qui est en certains points d'un millimètre pour toute la hauteur de l'os. La sinuosité de la ligne épiphysaire fait qu'elle n'est pas partout aussi évidente.

Nous nous sommes assuré que dans aucun cas les nerfs ne s'étaient régénérés. (Voyez la *Note additionnelle*, à la fin de la première partie.)

Quelque faibles que soient les différences de longueur, elles nous paraissent importantes au point de vue de l'allongement atrophique. Elles nous montrent qu'il y a eu un allongement temporaire des os paralysés, mais que cet allongement est bientôt remplacé par une diminution de longueur. L'absence de pression nous paraît la cause la plus probable du phénomène. Nous avons examiné au microscope la couche de prolifération du cartilage de conjugaison, pour voir si les séries longitudinales des cellules forment des groupes plus allongés du côté paralysé, mais nous n'avons pas constaté de différence bien marquée ; c'est un point à vérifier par l'observation ultérieure.

Nous ne nous dissimulons pas les objections qu'on peut faire à notre explication, mais nous n'avons pu en trouver de meilleure. Quoi qu'il en soit, le fait existe ; il s'observe toujours dans les conditions que nous avons indiquées. Il sera intéressant de le rechercher dans les diverses paralysies de l'enfance.

Nous avons un peu insisté sur cet allongement des os au-dessus ou au-dessous de la résection, car il peut constituer un moyen de compensation pour diminuer l'arrêt de développement produit par l'os directement intéressé.

Si, par ce moyen, un os peut s'augmenter d'un vingtième

ou d'un vingt-cinquième de sa longueur, il contribuera pour une part appréciable à rétablir l'équilibre dans le membre.

Nous n'avons pas eu l'occasion de constater cet allongement compensateur sur l'homme après nos résections ; c'est chez les enfants en bas âge qu'il faudra le chercher. Mais nous avons constaté une fois un allongement du fémur, à la suite d'une nécrose étendue du tibia qui avait arrêté l'évolution de l'os et condamné longtemps le membre à l'immobilité. Le fémur avait un centimètre de plus que le fémur du côté sain. (Voyez *Note additionnelle.*)

4° De l'accroissement des moignons après les amputations.

Lorsqu'on s'occupa de cette question à la Société de chirurgie en 1858, la divergence des opinions qui se firent jour nous donna l'idée de rechercher par l'expérimentation les lois de cet accroissement. G. Humphry fit, de son côté, vers cette époque, des expériences sur le même sujet. Ses résultats concordent avec les nôtres sur les points importants ; nous les avons déjà signalés à propos de la loi d'accroissement.

Le reste d'un membre amputé sur un jeune sujet subit, dans son ensemble, un arrêt de développement, tout en croissant d'après les lois de son développement normal ; nous voulons dire par là que cet accroissement est proportionnel à l'activité physiologique de l'épiphyse conservée. Nous avons vu qu'après l'amputation du bras, l'humérus s'accroît proportionnellement plus que le fémur après l'amputation de la cuisse ; le moignon du bras contient l'épiphyse qui sert le plus à l'accroissement de l'humérus ; le moignon de la cuisse contient au contraire l'épiphyse qui sert le moins à l'accroissement du fémur. Le même antagonisme existe entre l'avant-bras et la jambe. La loi d'accroissement nous explique ces différences que l'expérimentation, faite par Humphry sur les lapins et les cochons, et par nous sur les lapins, confirme parfaitement. Mais ce qu'il faut établir ici, c'est que l'amputation, comme toutes les autres mutilations, produit toujours un certain degré d'atrophie dans l'os du moignon et dans les os du membre situés au-dessus. Pour l'os sectionné, il y a toujours arrêt de développement en longueur et en épaisseur; pour les os situés au-dessus, arrêt de développement en épaisseur, et allongement atrophique plus ou moins marqué, selon le fonctionnement du membre.

Nous avons déjà signalé cette augmentation en longueur de l'humérus, après l'amputation de l'avant-bras; nous avons aussi observé le même fait au fémur, après l'amputation de la jambe. Mais ces os restent plus grêles, plus droits, ils ont leurs saillies et leurs dépressions moins marquées.

Les parties molles s'atrophient à un degré inégal; les muscles dont l'insertion supérieure se fait sur l'os amputé s'atrophient et disparaissent; ceux qui s'insèrent d'une part sur l'os au-dessus, et de l'autre sur l'os amputé, conservent leur action.

Les parties molles ne suivent pas l'os du moignon dans leur accroissement. Voilà pourquoi, quand cet accroissement est considérable, à l'humérus, par exemple, le bout de l'os fait saillie, presse contre la cicatrice, et peut la perforer, lorsqu'elle a été irritée et ramollie par les frottements.

Deux causes peuvent troubler l'accroissement physiologique des moignons : l'ostéite et la nécrose. Si le bout de l'os se nécrose jusqu'à une certaine profondeur, la longueur du moignon se trouve diminuée d'autant par la chute du séquestre. S'il y a au contraire une ostéite ou mieux une ostéomyélite, le bout de l'os subit une hyperostose générale, comme dans les os irrités: il augmente en épaisseur par addition de dépôts sous-périostiques; il augmente en longueur par prolifération exagérée du cartilage de conjugaison. Des stalactites osseuses dues à la section inégale du périoste, à l'ossification de la moelle herniée à travers le canal diaphysaire, peuvent augmenter la longueur de l'os, de même que l'atrophie du bout amputé peut, dans d'autres circonstances, diminuer sa longueur. L'ostéite se présente là avec toutes ses formes et toutes ses terminaisons.

Ces causes peuvent se compenser plus ou moins et se neutraliser, au point de donner à l'os amputé un accroissement égal à la même partie de l'os du côté sain. Mais en analysant les circonstances du fait, on démêlera ce qui revient à chacune des causes mises en jeu. Des effets différents pourront être observés, mais il n'y aura pas contradiction; l'analyse des éléments de l'accroissement, telle qu'on peut la faire d'après les résultats expérimentaux que nous venons d'exposer, fera rentrer chaque cas dans la loi générale.

Humphry (*Deuxième mémoire*) a étudié l'influence des diverses maladies sur l'accroissement des os, et il est arrivé à des résultats qui concordent en général avec les propositions générales que nous avons émises. Il ne cite cependant qu'un seul exemple d'allongement de l'os, et ne s'est pas occupé de déterminer expérimentalement l'influence relative des diverses résections. Il a rassemblé plusieurs cas de résection du genou dans lesquels l'arrêt de développement avait été considérable. Il a examiné un grand nombre de squelettes rachitiques, et constaté l'arrêt de développement imprimé par cette affection sur les divers os du tronc et des membres. Ce mémoire est rempli de faits intéressants.

CHAPITRE XIV

DES GREFFES OSSEUSES.

Sommaire. — Des transplantations périostiques et osseuses au point de vue spécial de la greffe animale. — Du degré de vitalité des os hétérotopiques et de la résorption des tissus transplantés. — Des transplantations périostiques entre animaux d'espèces différentes. — Des transplantations des lambeaux périostiques pris sur des animaux morts depuis un certain temps; influence de la température sur la greffe de ces lambeaux. — De l'irritation des os hétérotopiques, de leurs fractures, et de la retransplantation des lambeaux de périoste déjà adhérents. — Des greffes osseuses proprement dites ou de la transplantation des os entiers et des parties d'os volumineuses garnies de leur périoste et de leur moelle. — Accroissement des os transplantés. — Vascularité des os transplantés. — De la part des divers éléments de l'os dans la greffe. — Importance du périoste. — Greffe des esquilles ou des portions privées du périoste. — Transplantation d'os entre animaux d'espèces différentes. — De certaines greffes osseuses en particulier. — Réimplantation des disques enlevés par le trépan. — Transplantation des portions diaphysaires des os longs pour réparer les pertes de substance du squelette.

Nous n'avons jusqu'ici étudié les transplantations de périoste, de moelle et de cartilage qu'au point de vue de la production artificielle du tissu osseux. Il nous reste maintenant à les envisager au point de vue spécial de la greffe animale, et à nous occuper de la transplantation des os entiers ou des portions osseuses garnies de leur périoste ou de leur moelle.

Cette question est du plus haut intérêt pour les applications chirurgicales: aussi choisirons-nous des animaux assez rapprochés de l'homme pour sujets de nos expériences. C'est ici surtout que les conditions d'espèce sont importantes à préciser: les greffes, sur n'importe quel animal, peuvent nous éclairer sur le mécanisme de l'adhésion et les modifications de certains éléments anatomiques; mais il faut expérimenter sur des animaux supérieurs, si l'on a en vue les applications possibles à la chirurgie.

§ I. — Des transplantations périostiques et médullaires au point de vue de la greffe animale.

Nous avons vu que le périoste transplanté produit du tissu osseux et de véritables os; nous avons reconnu ensuite que dans le périoste, c'est la couche profonde qui fournit immédiatement les matériaux de l'ossification.

Décrivant à part, pour la commodité de la description, cette couche sous le nom de *couche ostéogène,* nous avons fait remarquer qu'elle se continue insensiblement avec la couche superficielle, et que celle-ci peut encore à la longue se transformer en os, mais dans une proportion beaucoup plus faible. En d'autres termes, nous avons vu que les propriétés ostéogéniques du périoste diminuent en allant du dedans au dehors. L'ostéogénie périostique se trouvant par là suffisamment démontrée, il nous faut maintenant savoir ce que deviennent ces os hétérotopiques et quelles sont les modifications qu'ils subissent.

1° De la persistance des os hétérotopiques et de la résorption des tissus transplantés ; périoste ; couche ostéogène dissociée ; moelle.

Nous avons vu souvent chez le lapin, le chien, le chat et d'autres animaux, des lambeaux périostiques ou médullaires se durcir d'abord, prendre même une consistance osseuse, et se résorber ensuite peu à peu. En examinant alors le lieu de la transplantation au bout de trois ou quatre mois, on ne trouvait plus rien, ou bien seulement un petit noyau fibreux en voie de disparaître. Les petits grains osseux ou ostéoïdes développés au moyen de la raclure de la couche ostéogène présentent cette instabilité à un très-haut degré. Ils sont souvent résorbés en peu de jours.

Nous n'avons jamais obtenu de tissu osseux avec les lambeaux médullaires sur le lapin et le poulet; plusieurs fois nous avons cru à une ossification, en sentant le tissu durcir et rouler sous les doigts comme un morceau de cartilage; mais en attendant plus longtemps pour laisser se compléter le processus, nous avons constaté la disparition complète du lambeau.

Si cette disparition était la loi commune des transplantations périostiques, il faudrait renoncer à faire bénéficier la chirurgie du principe de l'ostéoplastie périostique. Il n'en est pas heureusement ainsi, et nous avons pu constater au bout de trois ans, sur un lapin, la persistance d'un anneau osseux que nous avions formé autour des muscles profonds de la jambe en transplantant un lambeau de périoste pris sur la jambe du côté opposé.

Nous n'avons pas fait d'expérience aussi longue sur le chien ni sur le chat, et nous ne pouvons raisonner que par analogie.

D'après l'ensemble des faits que nous avons pu observer, nous pensons qu'il se passe ici ce que nous avons constaté pour le cal. Les tissus ostéoïdes, calcifiés, non complétement ossifiés, se résorbent peu à peu et disparaissent; au contraire, le tissu osseux complétement formé, celui qui arrive à se constituer sur le type physiologique du tissu osseux vrai, résiste indéfiniment.

Nous savons cependant, en physiologie générale, qu'un organe inutile disparaît à la longue; aussi se pourrait-il que les os hétérotopiques, même les plus parfaits au point de vue de la structure, finissent par être résorbés. Mais nous savons, d'autre part, que lorsqu'un organe sert à quelque chose, lorsqu'il est soumis à un stimulus physiologique, il entretient sa nutrition. Voilà pourquoi on peut espérer qu'un os hétérotopique obtenu chez l'homme, pour suppléer à un organe normal absent, trouvera dans ces conditions nouvelles, c'est-à-dire dans le fonctionnement de la partie qu'il est destiné à compléter, de meilleures conditions de stabilité qu'un os développé sous la peau du front d'un chien ou d'un lapin.

Ce qui sauvegarde, du reste, le principe de l'ostéoplastie périostique, c'est que le tissu osseux obtenu par l'enroulement du périoste du tibia résiste mieux que celui que produit la transplantation à distance. Celui qui se produit dans une gaîne périostique pour suppléer un os enlevé, et qui est par cela même soumis au stimulus du fonctionnement physiologique, non-seulement résiste, mais se perfectionne de plus en plus.

2° Des transplantations périostiques entre animaux d'espèces différentes.

Nous avons échangé des lambeaux de périoste entre animaux d'espèces différentes dans plus de soixante expériences, et nous n'avons réussi qu'une fois à obtenir un petit grain osseux, ou du moins d'apparence osseuse.

C'est avec un lambeau de périoste de chien transplanté sous la peau d'un lapin. Dans toutes nos autres expériences sur le chien, le chat, le lapin, le cobaye, le veau, le chevreau, le mouton, le poulet, nous avons échoué. Le lambeau a été résorbé au bout d'un certain temps. Souvent il a occasionné un abcès et a été éliminé avec le pus; d'autres fois il s'est enkysté et a résisté plus ou moins longtemps à l'absorption. Dans beaucoup de cas, quand nous opérions entre sujets d'espèces très-rapprochées, le lambeau a persisté à l'état de membrane fibreuse : il nous a même paru durcir dans deux ou trois cas ; mais au moment où il semblait sur le point de s'ossifier, il a complétement disparu. Il y avait alors probablement une greffe temporaire, une adhésion, et non pas une simple tolérance d'un corps étranger ; dans tous les cas, la greffe est toujours restée inféconde. Aussi, en dehors du fait exceptionnel que nous avons signalé, et que nous n'avons pu reproduire depuis lors (1), n'avons-nous pas obtenu du tissu osseux par ce genre de greffe, quelque rapprochés que fussent les animaux en expérience. Entre lapins de différentes variétés, la greffe périostique n'a offert aucune difficulté.

Dans cette étude des greffes hétéro-périostiques (2), nous avions même dirigé nos recherches dans un but spécial : nous voulions savoir si la greffe serait plus facile d'un animal supérieur à un animal inférieur, ou bien d'un animal peu élevé dans l'échelle des vertébrés à un autre individu plus rapproché de l'homme. Cette question nous paraissait avoir une importance toute spéciale : car si la greffe eût été plus facile ou seulement possible d'un animal inférieur à un animal supérieur, on eût pu se croire autorisé à greffer sur l'homme des lambeaux de périoste d'animaux ; au contraire, cette greffe eût-elle exigé pour réussir que le lambeau fût emprunté à un être supérieur, il eût fallu à priori rejeter absolument toute tentative de ce genre.

Nos expériences nous ont montré que la greffe périostique est aussi difficile dans un cas que dans l'autre ; qu'on transporte le lambeau d'un animal supérieur à un animal inférieur, ou d'un inférieur à un supérieur. Rien n'autorise donc à essayer en chirurgie les greffes hétéro-périostiques.

(1) Nous voulions reproduire ce fait pour essayer de déterminer si l'os nouveau ressemble à l'os du *sujet* ou bien à l'os de l'individu sur lequel a été pris le lambeau. Les circonstances ne nous ont pas mis à même d'étudier cette question dont la solution ne serait possible que pour certains animaux, à cause de la difficulté de différencier le tissu osseux. Dans le cas où nous avons obtenu un petit noyau de tissu d'apparence osseuse, l'examen microscopique ne fut pas fait ; peut-être n'y avait-il que du tissu ostéoïde ! La pièce a été égarée.

(2) *Journal de physiologie* de Brown-Séquard, janvier 1860.

3° De la transplantation des lambeaux périostiques pris sur des animaux morts depuis un certain temps, et de l'influence de la température sur la greffe de ces lambeaux.

Le tissu du périoste est tellement apte à se greffer après sa transplantation dans un nouveau milieu, que nous avons pu obtenir du tissu osseux avec des lambeaux pris sur des lapins morts depuis vingt-cinq heures (1). Les éléments du périoste conservent ainsi leur vitalité caractéristique, malgré la cessation des fonctions générales de l'économie (circulation et innervation).

Une basse température est indispensable pour la conservation de ces propriétés. Quoique ce fait paraisse en désaccord avec certaines traditions et pratiques chirurgicales, il est en harmonie complète avec les faits physiologiques. Au-dessus de 16 degrés, la putréfaction s'opère rapidement dans les tissus organiques ; une température inférieure la retarde, au contraire, d'autant plus qu'elle est plus basse.

Nous avons pu faire descendre la température jusqu'à 2 degrés au-dessous de zéro, sans faire perdre au lambeau ses propriétés ostéogéniques.

Mais en transplantant des morceaux de périoste mis au milieu d'un mélange à — 10 degrés, nous n'avons eu qu'une greffe incomplète ; le lambeau est resté fibreux et a disparu sans s'ossifier. Au dixième jour, dans quelques cas, il avait durci et semblait en voie de s'ossifier ; mais au bout de deux ou trois mois, quand il n'avait pas complétement disparu, nous n'avons trouvé qu'un tissu souple, pâle et presque entièrement atrophié.

En transplantant sur des lapins des lambeaux du périoste, pris sur d'autres lapins dont le cadavre avait été maintenu

______

(1) *Comptes rendus de l'Institut*, 27 mai 1861.

à diverses températures, nous avons obtenu les résultats suivants :

EXPÉRIENCE LXVI. — *Transplantation du périoste d'animaux morts depuis vingt-cinq heures.* — Le 13 décembre 1860, nous plaçâmes sur une fenêtre un lapin tué par la section du bulbe; temps froid et humide, la température ne descendit cependant qu'à — 1 degré pendant la nuit. — Un second lapin fut tenu dans l'appartement, dont la température varia de + 5 à + 10 degrés. — Nous prîmes sur chaque lapin deux lambeaux de périoste, un sur le tibia, l'autre sur le radius, et nous les transplantâmes sous la peau du coude et de l'aine d'un autre lapin. La transplantation fut opérée vingt-cinq heures après la mort et immédiatement après la dissection du lambeau.

Au bout de trois semaines, nous trouvâmes tous les lambeaux ossifiés, mais inégalement. Les lambeaux pris sur le radius n'avaient produit que deux petits grains, inégaux, du reste; le périoste froid avait donné une masse plus considérable. Les lambeaux pris sur le tibia fournirent deux masses plus volumineuses; le lambeau provenant du lapin tenu sur la fenêtre fournit un os ellipsoïde de 13 millimètres de long sur 5 de large et 3 d'épaisseur à son centre; le lambeau provenant du lapin tenu dans l'appartement fournit un os quatre fois moindre, de forme discoïde et de 3 à 5 millimètres dans son plus grand diamètre (1).

Quand on a détaché les lambeaux, il faut les maintenir dans un milieu humide pour leur conserver leurs propriétés : dans un linge mouillé, par exemple; la présence du sang augmente les chances de putréfaction à une température de

---

(1) Toutes nos expériences n'ont pas été aussi heureuses au point de vue de l'ossification des lambeaux pris sur des animaux morts, tant sont nombreuses les circonstances qui peuvent hâter la disparition de la vitalité des tissus. Mais l'avantage a toujours été pour le périoste froid.

Le froid ne conserve jamais intégralement les propriétés ostéogéniques; en transplantant le lambeau de périoste immédiatement après sa séparation, les conditions seront toujours meilleures. Mais dès qu'on ne le transplante pas tout de suite, et surtout quand on attend longtemps, il vaut mieux le soumettre à une température basse qu'à une température élevée. En l'exprimant doucement dans un linge humide, pour le débarrasser des caillots et même du sang contenu dans ses vaisseaux, on le mettra dans les meilleures conditions de conservation. Ce n'est là cependant qu'une opinion en faveur de laquelle nous ne pouvons invoquer d'expérimentations rigoureuses.

+ 16 degrés et au-dessus. Les expériences de Brown-Séquard ayant démontré que le tissu musculaire peut recouvrer sa contractilité plus de treize heures après la mort, par l'injection du sang artériel, il est possible qu'en renouvelant ces injections, on conserve pendant plus longtemps les propriétés du périoste.

Bert a conclu de ses expériences récentes que la vitalité des éléments anatomiques de certains tissus résiste à la température de + 100 degrés. Ayant transplanté des queues de rat blanc, desséchées à cette température, il a constaté qu'elles redevenaient vasculaires; leur moelle se transformait en tissu fibreux.

4° De l'irritation des os hétérotopiques, de leurs fractures, et de la retransplantation des lambeaux de périoste déjà adhérents.

Nous avons vu que l'accroissement des os hétérotopiques est très-limité; n'ayant pas de cartilage de conjugaison, ils ne peuvent plus croître en longueur; leur accroissement en épaisseur est d'un autre côté bientôt arrêté, la prolifération des cellules ossifiables s'épuisant rapidement.

Or, de même que nous avons redonné une nouvelle activité aux éléments du périoste des animaux âgés, en irritant méthodiquement cette membrane, de même nous avons cherché à augmenter l'ossification des lambeaux périostiques, en les irritant avec un poinçon sur la plus grande partie de leur surface. Nous avons ainsi sur un lapin augmenté sensiblement l'épaisseur d'un os hétérotopique déjà formé; dans d'autres cas, au contraire, les frottements répétés, exercés sur un lambeau de périoste en voie de s'ossifier, ont paru faire dévier le processus et hâter la résorption du lambeau. Cette différence des résultats s'explique par la vitalité des lambeaux : un lambeau dont les adhérences sont peu solides et la greffe impar-

faite, ne supportera pas cette irritation traumatique ; les frottements, les piqûres, le feront disparaître plus rapidement.

Au contraire, quand la greffe est parfaite et l'ossification du
lambeau déjà avancée, une irritation modérée augmente la
masse du tissu osseux. Ces résultats varieront selon les conditions du sujet, inappréciables à priori.

C'est surtout sur les os adhérents, c'est-à-dire sur les prolongements osseux obtenus par l'enroulement du périoste, qu'on
rend l'irritation traumatique féconde, au point de vue de la
formation des nouveaux éléments osseux.

En fracturant des ossifications circulaires, produites par
l'enroulement du périoste tibial, nous avons obtenu des cals
solides, réguliers ou exubérants, selon que nous les laissions
se former naturellement ou que nous les irritions de temps à
autre avec un poinçon. Bert (1) a vu des morceaux de crâne
d'embryon grandir après avoir été transplantés dans le péri-
toine ; il attribue cet accroissement à l'excitation produite par
les mouvements de l'intestin.

En retransplantant des lambeaux de périoste déjà greffés,
nous avons vu que la greffe est encore possible ; mais elle
est moins féconde après une seconde transplantation qu'après
une première.

Nous mettons à nu un lambeau déjà transplanté depuis six
ou sept jours ; nous le coupons en deux ; puis, laissant une partie
en place, nous transplantons l'autre dans une nouvelle région.
Cette moitié retransplantée peut contracter de nouvelles adhérences (c'est le cas ordinaire chez le lapin), mais elle produit
un noyau osseux inférieur à celui de la moitié laissée en place.

Ces résultats varieront, du reste, selon les espèces ; plus la
greffe est difficile, plus l'irritation artificielle sera dangereuse.

(1) *Comptes rendus de l'Institut*, 1865.

§ II. — Des greffes osseuses proprement dites, et de la transplantation des os entiers et des fragments osseux garnis de leur périoste et de leur moelle.

Depuis longtemps déjà on avait réimplanté, dans l'ouverture du crâne, les pièces osseuses circulaires enlevées par le trépan ; on l'avait même fait sur l'homme : mais on se demandait s'il s'était opéré une greffe véritable, et s'il ne se produisait pas, en pareil cas, l'absorption de la partie replacée, puis consécutivement un dépôt de matière osseuse nouvelle.

C'est là du moins la réflexion que fait Wagner sur les faits de Merrem, Wiessmann, Walther, Klencke, Heine, qui lui paraissaient incertains. Flourens (1) réussit sur des cochons d'Inde à faire revivre la partie réimplantée, et fit jouer au périoste un rôle essentiel dans le mécanisme de l'adhésion.

Pour nous mettre à l'abri des objections qu'on adressait aux expériences de nos prédécesseurs, nous transplantâmes, dès 1858 (2), des os entiers sous la peau ou dans d'autres régions étrangères à l'ossification, et nous pûmes nous convaincre que la greffe est bien réelle. Nous avons admis sa réalité en nous fondant sur les deux faits suivants : la vascularité des os transplantés, et la formation de couches osseuses nouvelles sur leur périphérie, c'est-à-dire la continuation de leur accroissement en épaisseur. Quant au mécanisme de la greffe, nous avons reconnu qu'elle s'opère par l'intermédiaire du périoste, la substance osseuse proprement dite ne pouvant reprendre vie qu'à la faveur des éléments cellulaires mous qui l'entourent. Notre interprétation a été contestée par Wolf, de Berlin (3).

(1) *Comptes rendus de l'Institut*, 8 août 1859.
(2) *Comptes rendus de l'Institut*, 28 février 1859.
(3) *Die Osteoplastik in ihren Beziehungen zur Chirurgie und Physiologie* (*Archiv für klinische Chirurgie* de Langenbeck, 1863).

Cet observateur, ayant répété nos expériences, n'a pas eu les mêmes résultats que nous; il n'a pas constaté, sur les os transplantés, les signes de vitalité et d'accroissement que nous avions considérés comme décisifs. Cette objection, à laquelle nous allons répondre par l'exposé de nos expériences, tombe immédiatement devant le fait de la croissance des queues de rat transplantées. Bert (1) a démontré que ces organes croissent aussi bien après la transplantation qu'à l'état normal. Le fait de la greffe osseuse est donc incontestable d'une manière générale. Voyons les cas particuliers empruntés à des animaux plus rapprochés de l'homme; ici, nous l'avons déjà dit, la considération de l'espèce est de la plus haute importance.

1° Transplantations d'os complets; accroissement des os transplantés.

C'est chez le lapin que nous avons surtout fait nos expériences; nous n'avons pas, du reste, réussi à greffer des os entiers chez le chien (2). Ce qui frappe tout d'abord quand on examine des os transplantés depuis un certain temps, et dont la greffe a réussi, c'est leur accroissement en épaisseur, dû au dépôt d'une nouvelle couche osseuse sous-périostique.

Cette couche se trouve généralement inégale; elle est interrompue là où le périoste a été dilacéré, soit accidentellement, soit intentionnellement. Sur des métatarsiens de jeune lapin, au bout d'un ou deux mois, elle est très-évidente. Elle augmente très-notablement l'épaisseur de l'os, et, au micros-

(1) *De la greffe animale*, 1863, thèse de Paris; *Journal de l'anatomie et de la physiologie* de Robin, 1864; *Comptes rendus de l'Institut*, 1865.

(2) Nous ne regardons pas cette greffe comme impossible; tout nous fait croire, au contraire, qu'on réussira en prenant les précautions nécessaires pour éviter la suppuration. Chez les très-jeunes chiens, les os ont été résorbés. Nous n'avons pas multiplié nos expériences, parce que nos observations sur le lapin nous permettront de donner une théorie générale de la greffe osseuse.

cope, elle nous a présenté non-seulement un tissu calcifié, mais des ostéoplastes très-manifestes. Cette couche est blanche, compacte, tranche sur la couleur de l'os ancien, qui est plus ou moins rosée, surtout lorsqu'il s'agit de jeunes animaux. La moelle est vasculaire, mais généralement plus pâle qu'à l'état normal; les cartilages articulaires sont dépolis. Quant au cartilage de conjugaison, il n'a pas proliféré; il est devenu friable, facile à détacher de l'os : il subit peu à peu la régression granulo-graisseuse.

Aussi l'os ne s'accroît-il pas en longueur; deux ou trois fois seulement nous avons constaté un léger accroissement, mais en revoyant nos pièces un peu desséchées, il nous a paru que cet accroissement était dû autant à un gonflement du cartilage qu'à une augmentation réelle de la longueur de l'os. Nous avons déjà constaté des différences au point de vue de la transplantation entre le cartilage et le périoste, et nous les retrouvons ici : le périoste continue à produire du tissu osseux; le cartilage ne s'ossifie pas ou bien il s'ossifie d'une manière incomplète. Chez les rats blancs, dont s'est servi Bert dans ses expériences, l'accroissement par les cartilages continue. On doit donc s'attendre à des résultats variables dans la transplantation, selon l'espèce de l'animal en expérience.

2° De la vascularité des os transplantés, et des signes qui permettent
d'affirmer la réalité de la greffe.

La vascularité des os transplantés est le second caractère que nous avions admis comme indiquant la réalité de la greffe. Nous avions fait pénétrer une injection de vermillon dans la moelle centrale d'un humérus pris sur un jeune lapin et transplanté sous la peau d'un autre animal de même espèce, et nous avions conclu à la vitalité de l'os. La présence des vaisseaux est en effet un caractère incontestable de vitalité, mais il faut faire une distinction essentielle. Il faut distinguer les vaisseaux propres d'un tissu, des houppes vasculaires que lui envoient les tissus voisins. Dans la nécrose, un séquestre mort peut être pénétré plus ou moins profondément par les vaisseaux des bourgeons médullaires qui l'entourent, mais ces vaisseaux ne lui appartiennent pas en propre. Malgré ces vaisseaux d'emprunt, le tissu de ce séquestre sera blanc, jaunâtre ou gris. Au contraire, dans les cas où le tissu osseux est vivant, il a une couleur rosée, et il la conserve malgré l'ablation de la moelle et le lavage sous un filet d'eau. Si donc une injection pénètre dans un os transplanté, de manière à couvrir d'arborisations son périoste et sa moelle, on devra considérer l'os comme vivant; mais s'il n'y a qu'un ou deux petits vaisseaux qui le pénètrent incomplétement, il faudra chercher des signes plus certains de la vie du tissu.

Les vaisseaux, d'ailleurs, s'observent dans ces cas de greffe temporaire et incomplète dont nous avons déjà parlé, c'est-à-dire dans les cas où le lambeau greffé est simplement toléré et disparaît peu à peu, au bout d'un certain temps. La présence des vaisseaux, loin d'assurer la vitalité du lambeau, ne fait que hâter sa résorption.

Pour toutes ces raisons, nous attachons moins d'importance à la vascularité de l'os qu'à la formation de substance osseuse sous le périoste ou dans la moelle. La production des ostéoplastes est le signe le plus incontestable de l'activité du tissu transplanté; c'est le signe non-seulement de la résistance à la destruction, mais du développement progressif des éléments anatomiques.

Ces réflexions nous font voir, du reste, qu'il y a plusieurs degrés dans la greffe animale.

Quand un tissu vivant est transplanté et qu'il n'est pas

éliminé par la suppuration, deux cas peuvent se présenter : ou bien il s'enkyste en s'isolant par une membrane plus ou moins épaisse ; ou bien il s'unit aux tissus voisins par des adhérences cellulo-vasculaires. Dans le premier cas, la greffe ne peut pas être mise en question ; le tissu subit la décomposition graisseuse ; il disparaît ou résiste à la résorption, selon sa nature chimique. Dans le second cas, le tissu peut éprouver des modifications diverses : ou bien il subit immédiatement des altérations régressives, tout en se laissant pénétrer par de nouveaux vaisseaux ; ou bien il contracte des adhérences vasculaires, et continue à vivre dans son nouveau milieu, en conservant seulement les propriétés qu'il avait déjà ; ou bien enfin il s'accroît, végète et subit des modifications progressives. Ces trois cas marquent trois degrés dans la greffe animale : altération régressive, résistance à la destruction, modifications progressives. Nous les trouvons tous les trois dans la greffe osseuse ; ils existent simultanément dans la plupart des greffes d'os entiers ; une partie du tissu se résorbe, une autre résiste, une autre progresse.

Mais ce qu'il est important d'établir, c'est que la greffe féconde au point de vue de l'ossification, la greffe complète, peut exister dans certaines conditions données.

3° De la part des divers éléments de l'os dans la greffe osseuse ; importance du périoste : greffe des esquilles ou des portions osseuses privées de périoste.

Comme dans la réparation des plaies osseuses, ce sont les éléments cellulaires mous de l'os qui sont les agents de la greffe. La substance osseuse proprement dite est inactive ; privée du périoste qui l'entoure et de la moelle qu'elle contient, elle ne peut pas être greffée.

Le périoste joue le principal rôle dans les greffes osseuses :

on peut dire que c'est par son intermédiaire que la greffe s'opère. Les os dépouillés de leur périoste ne peuvent être greffés que chez les jeunes animaux (chien, lapin), et encore disparaissent-ils par résorption au bout d'un certain temps.

Quand on a transplanté un os entier, ou une portion d'os garnie de son périoste et de sa moelle, il arrive quelquefois que le périoste seul se greffe ; le cylindre osseux se nécrose, se détache, est éliminé, et l'on trouve cependant dans le lieu de la transplantation la gaîne périostique ossifiée. Par sa surface externe, elle a adhéré aux tissus voisins, et s'est ensuite séparée de l'os ancien nécrosé.

Constatons encore une fois ici l'influence de l'âge ; plus le tissu osseux est jeune et contient d'éléments mous, aptes à proliférer, mieux il se greffe. La moelle rose des jeunes sujets est plus favorable que la moelle grasse des adultes.

En réimplantant chez de jeunes chiens (voy. page 360) des fragments de côtes dépouillés de leur périoste, nous avons constaté que ces parties avaient pu se greffer par l'intermédiaire de leur moelle. Le tissu osseux de la portion transplantée était devenu plus vasculaire ; il était rosé, avait tout à fait les caractères du tissu osseux vivant. A un bout seulement, une portion restée blanche, lisse et nullement vasculaire, quoique encore adhérente au reste du fragment, tranchait sur la portion vivante.

L'examen de ces deux portions du même fragment nous explique le double mécanisme de la disparition du tissu osseux greffé. Les parties osseuses vivantes disparaissent par le mécanisme de la médullisation, c'est-à-dire par la transformation du tissu osseux en moelle ; les parties mortes se résorbent à la longue par une dissolution purement chimique. C'est ce que nous avons déjà vu pour l'absorption des séquestres (voyez chapitre V).

La portion vivante, d'abord raréfiée et même complétement médullisée, peut se réossifier ensuite, par le même mécanisme qui change une ostéite raréfiante en ostéite condensante. La portion morte n'est qu'un corps étranger qui résiste plus ou moins à la dissolution chimique, qui peut subir une infiltration granulo-graisseuse, c'est-à-dire une modification régressive de ses éléments; mais cette modification régressive n'est pas un signe de vie, c'est une altération cadavérique des éléments anatomiques placés dans un milieu vivant.

Les esquilles peuvent séjourner longtemps au milieu de la substance osseuse nouvelle, dans les cas de fracture comminutive (1). Si, malgré leur isolement complet de l'os et des parties molles environnantes, elles sont encore recouvertes de périoste ou adhérentes à la moelle, c'est une vraie greffe qui se produit; elles se médullisent alors secondairement et se confondent avec le reste de l'os. Même pour des fragments de substance compacte, la greffe peut s'opérer au moyen du tissu médullaire des canalicules de Havers.

Lorsque ces esquilles ne se greffent pas, elles sont tolérées plus ou moins longtemps; mais alors une inflammation sur-

(1) D'après Breschet et Villermé (*Journal de physiologie expérimentale*, et Malgaigne, *Traité des fractures*, p. 129), les esquilles entièrement libres de toute communication organique, quand elles ont un certain volume, sont expulsées à la suite d'accidents inflammatoires. Au contraire, celles qui sont très-petites peuvent séjourner au milieu des tissus. Au bout d'un mois, chez les chiens, pas d'altération. Au bout de deux mois, surfaces rugueuses et bords amincis. A quatre mois, épaisseur diminuée dans tous les points; l'esquille était amincie ou filiforme. Ces différentes esquilles étaient toujours entourées d'un tissu rouge, mollasse, essentiellement vasculaire et très-facile à injecter. — D'après ces signes, on ne peut affirmer si ces esquilles s'étaient greffées; la raréfaction intérieure et la coloration rosée pouvaient seules trancher la question. La greffe est probable cependant; mais, d'autre part, n'oublions pas que si le pus est incapable de dissoudre les séquestres, les bourgeons charnus vasculaires exercent une action plus manifeste sur un os mort.

vient tôt ou tard; un abcès se forme et l'esquille est expulsée:
c'est ainsi que des fragments d'os peuvent être éliminés chez
l'homme plusieurs années après une fracture. Ils sont alors
quelquefois vascularisés dans une certaine étendue, et présentent sur ce point l'aspect d'un os raréfié. Ce changement dans
sa structure indique que l'esquille a repris vie ; mais comme
il n'y a eu qu'une greffe incomplète, la médullisation n'a pu
faire disparaître qu'une partie de son tissu. (Voy. obs. LVI.)

4° Transplantation des os ou des portions d'os sur des animaux d'espèces
différentes.

La difficulté de la greffe périostique entre animaux d'espèces
différentes doit déjà nous faire prévoir des obstacles encore
plus grands pour la greffe osseuse proprement dite. Le périoste,
agent principal de la greffe, ne pouvant pas se greffer seul en
pareil cas, sera dans des conditions plus défavorables encore,
lorsqu'il sera adhérent à des tissus qui, par eux-mêmes, n'ont
que peu de tendance à se souder aux tissus voisins.

Nous avons fait de nombreux échanges d'os entre animaux
d'espèces différentes, et nous n'avons jamais réussi. L'os transplanté a résisté plus ou moins longtemps à la résorption, quand
il n'a pas été l'occasion d'un abcès immédiat, mais il a toujours
fini par disparaître (1). Bert n'a pas été plus heureux que nous.
Brown-Séquard (2) ayant transplanté une queue de chat sur
la crête d'un coq, vit cependant la circulation se rétablir

(1) Nous n'avons jamais rien observé de semblable aux faits de Baronio.
Cet expérimentateur aurait greffé l'aile d'un serin sur la crête d'un coq;
un charlatan aurait même longtemps montré dans les foires ce curieux
objet (voyez Hunter, *OEuvres complètes*, t. I). Des queues de chat, des phalanges de chat ou de chien, que nous avons transplantées dans la crête des
coqs ou sur le crâne des pigeons, se sont toujours desséchées.

(2) *Journal de la physiologie* de Brown-Séquard, 1860.

momentanément dans l'organe transplanté. Au huitième jour, une piqûre faite à la queue en fit sourdre une gouttelette de sang. Mais ici les os n'étaient pas dépouillés des parties molles, et le fait rentre dans l'étude générale de la greffe animale, sur laquelle nous ne pouvons nous étendre.

§ III. — De quelques greffes osseuses en particulier. — Réparation des pertes de substance du squelette par la transplantation de nouvelles portions d'os.

Nous savons comment se comportent les os entiers et les éléments isolés du système osseux ; nous allons exposer maintenant quelques-uns des résultats que nous avons obtenus avec des portions d'os garnies de leur périoste et de leur moelle, et mises en contact avec d'autres portions du squelette. Nous ne parlerons pas de la réapplication des parties osseuses, tenant encore par un pont périostique ou cutanéo-périostique ; le cas rentre dans la réunion des plaies osseuses proprement dites, puisque les nouveaux vaisseaux de la partie transplantée ne lui viendront pas exclusivement du dehors.

1° Réapplication des disques osseux enlevés par la trépanation.

C'est la greffe osseuse la plus anciennement essayée ; on a même voulu l'introduire dans la chirurgie humaine, mais nous verrons en temps et lieu que cette opération, sans utilité réelle, est pleine de dangers. Étudions seulement le processus de la greffe et ses conditions de succès.

EXPÉRIENCE LXVII. — *Trépanation au niveau de la suture pariétale ; réapplication du disque osseux enlevé : greffe de la portion transplantée ; accidents cérébraux chroniques dus à une méningo-encéphalite consécutive.* — Sur un chien adulte, nous enlevâmes par le trépan un disque osseux à la voûte du crâne, un peu à droite de la suture médiane, à la région pariétale ; le sinus fut ouvert, et malgré le replacement immédiat de la rondelle osseuse, il y eut une hémorrhagie qui s'arrêta d'elle-même, une fois la respiration bien rétablie. Opération faite le 21 mars 1865. — Légère suppuration.

La plaie fut bientôt cicatrisée ; mais à partir de l'opération, les allures et le caractère du chien avaient changé. Il était devenu tout à fait doux, et sa sensibilité s'était émoussée au point qu'il se prêta sans peine à quelques expériences qu'on eut à lui faire ultérieurement. — A l'examen de la pièce le 5 mai, on trouva la réunion de la peau parfaite, ainsi que celle des tissus avoisinant directement la rondelle. Celle-ci mise à nu, on voit qu'une partie du rebord de la table externe est sur le point de se séparer ; cette partie est blanche, non vasculaire, consistante comme l'os normal. Le reste de la rondelle est solidement adhérent, mais son tissu propre semble un peu plus raréfié qu'au moment de la transplantation. La circonférence de la rondelle est unie à la circonférence de l'ouverture crânienne par un tissu fibroïde rouge, vasculaire ; en un point cependant, il y a déjà des adhérences osseuses ou ostéoïdes. La rondelle est adhérente à la dure-mère, et la dure-mère est elle-même adhérente au cerveau ; la substance grise est ramollie.

Le point le plus important à signaler sous le rapport de la greffe, c'est que la rondelle s'est épaissie par l'addition de couches osseuses sous-périostales. Le péricrâne avait été conservé avec soin au niveau de la rondelle ; il était cependant un peu froissé sur les bords par la couronne du trépan, et c'est ce qui explique pourquoi une partie du rebord n'avait pu reprendre vie. Pendant l'opération, le crâne n'avait pas été percé par la pyramide, il restait la table interne : nous signalons cette particularité, pour montrer que la méningo-encéphalite n'était pas due à cet accident de l'opération. C'est le seul cas, du reste, où nous ayons observé cette complication.

Une chose est frappante dans cette observation, c'est que l'adhésion a eu lieu absolument comme s'il se fût agi d'une simple solution de continuité. On voit en effet que la réunion s'est faite par des tissus mous en voie de s'ossifier ; il y a des dépôts osseux sous-périostiques sur la rondelle et sur les bords de l'ouverture ; le tissu de la rondelle est, en certains points, médullisé, comme le tissu de toute plaie osseuse dans sa première période. Cette raréfaction, peu marquée ici, il est vrai, mais réelle, est un phénomène vital ; elle est, nous ne saurions trop le répéter, bien différente de la résorption d'un tissu mort ; elle est due à l'élargissement des canalicules de Havers, et elle se retrouve également sur le pourtour osseux de l'ouverture crânienne qui ne peut pas être soupçonné d'avoir perdu sa vitalité.

C'est cette raréfaction du tissu par médullisation qui a probablement fait mettre en doute la réalité de la greffe dans les cas de Merrem, Walther, etc.

La portion transplantée peut être résorbée, en effet, par le mécanisme que nous venons d'indiquer; elle peut être remplacée ensuite par un tissu osseux nouveau; mais si une réossification s'effectue plus tard, c'est par le tissu médullaire propre de la partie greffée, et non par des bourgeons venant des tissus voisins.

2° Réimplantation de la portion diaphysaire des os longs.

Bien que le fait ait été déjà tenté sur l'homme par Percy, les expérimentateurs n'ont guère recherché s'il est possible de l'obtenir chez les animaux. Voici le résultat d'une expérience faite sur un lapin de huit mois. Nous avions transplanté de gauche à droite, et *vice versâ*, un morceau de la diaphyse du radius; la greffe a réussi complétement d'un côté, et très-incomplétement de l'autre. La comparaison des deux résultats nous démontrera la valeur des théories exposées plus haut. Nous avons fait représenter les pièces dans la planche VII.

EXPÉRIENCE LXVIII. — *Échange de deux fragments de la diaphyse du radius; transplantation à gauche du morceau pris sur le radius droit, et vice versâ. — Réunion immédiate et parfaite à droite.— A gauche, suppuration et greffe incomplète; le périoste du fragment osseux s'est seul greffé.* —Le 8 avril 1860, sur un lapin de huit mois, nous fîmes une résection de la diaphyse des deux radius sur une longueur de 13 millimètres; nous réimplantâmes à gauche, à la place de l'os enlevé, le fragment du radius droit, et à droite le morceau enlevé sur le radius gauche. Le lapin fut maintenu pendant huit jours dans une caisse, et puis mis dans une pièce assez étroite où il se livrait cependant à de violents ébats.

Le 24 avril, la réunion de la plaie est parfaite à droite. A gauche, il y a de l'empâtement ; le membre a un volume triple au niveau de l'os transplanté et de l'extrémité inférieure du radius. L'abcès ne se fit jour que plus tard.

L'animal fut sacrifié six ou huit mois après (date exacte manquant dans notre cahier d'expérience).

Examen du radius droit. — Après avoir dépouillé l'os de son périoste, on voit vers son extrémité inférieure des couches osseuses uniformément unies, qui trahissent par leur relief les limites du morceau transplanté. La surface de l'os est, du reste, partout unie ; en un seul point, le rebord de la circonférence inférieure du morceau transplanté fait hernie à travers ces couches osseuses nouvelles, probablement parce que le périoste en avait été séparé à ce niveau au moment de l'opération.

La continuité de l'os est ainsi parfaitement rétablie ; l'os transplanté paraît faire corps avec l'ancien. Pour nous en assurer, nous pratiquons une coupe longitudinale et nous constatons ce qui suit :

Le morceau transplanté se reconnaît à la coupe comme les bouts de l'os d'une ancienne fracture au milieu d'un cal. Il est blanc (la coupe a été faite plusieurs mois après la mort de l'animal), compacte, quoiqu'un peu plus raréfié peut-être que la substance compacte du radius d'un lapin de seize mois. Il est rempli de moelle à l'intérieur, et ses extrémités sont englobées à l'intérieur et à l'extérieur dans du tissu spongieux nouveau. Il n'est pas exactement dans l'axe du radius, son extrémité inférieure fait un peu saillie en haut. Aussi le canal médullaire du radius est-il interrompu au niveau des extrémités de l'os transplanté ; il y a ainsi dans tout le radius trois cavités médullaires communiquant ensemble seulement par quelques pertuis vasculaires. La substance osseuse nouvelle sous-périostique, quoique moins compacte que l'ancienne, lui est intimement unie et se confond presque avec elle. Au-dessous de la partie transplantée, le vide qui le sépare du cubitus est rempli par du tissu spongieux. Ainsi maintenue, la partie greffée fait corps avec l'os ancien, comme les fragments osseux font corps avec le cal lui-même.

Il est probable que si nous avions eu un sujet plus jeune, la médullisation aurait modifié plus profondément l'aspect du morceau transplanté. En examinant des coupes au microscope, nous avons vu que la couche périphérique d'origine périostale est formée par du tissu osseux parfait.

Examen du radius gauche. — Malgré la suppuration continuelle de ce membre pendant plusieurs mois, l'os transplanté se trouve exactement à la place où nous l'avions mis. Il est retenu là par un cercle osseux de nouvelle formation qui l'embrasse à son centre comme une cuirasse, et qui le fixe solidement au cubitus et à la partie supérieure du radius.

Cette cuirasse osseuse, due à l'ossification du périoste, est très-intimement unie à l'os transplanté, dont les extrémités, surtout l'extrémité inférieure, baignaient dans le pus. Ces parties, baignant dans le pus, dépouillées de périoste, sont blanches et compactes, comme au moment de la transplantation. La greffe a donc été ici seulement périostique et non osseuse.

Les extrémités inférieures du radius ou du cubitus ont été le siége d'une ostéite intense, provoquée par l'opération, entretenue par la présence du séquestre et les mouvements de l'animal. Elles sont déformées, creusées intérieurement (le cubitus surtout), et constituées par une série de jetées osseuses irrégulières qui leur donnent un aspect tout différent de l'état normal. On voit, par ces détails, la différence des parties osseuses mortes et vivantes en présence d'un foyer de suppuration : les parties vivantes se modifient, les parties mortes ne sont pas altérées par le pus.

Cette observation nous paraît démontrer à elle seule la plupart des propositions que nous avons émises dans ce chapitre : la réalité de la greffe osseuse, le rôle du périoste et l'utilité de cette membrane, même dans les cas où le tissu osseux lui-même ne se greffe pas. Le fait est d'autant plus intéressant, qu'il a été obtenu sur un lapin parvenu à l'âge où le tissu osseux n'a déjà plus la même facilité de réparation que dans les premiers mois de la vie.

Nous verrons plus tard quelles conséquences on peut en tirer pour la chirurgie.

Nos premières conclusions relativement à la greffe osseuse ont été contredites par Wolf, dans l'important mémoire qu'il a consacré à l'ostéoplastie (*Archiv für Chirurgie* de Langenbeck, 1863). Ayant reproduit nos diverses expériences, il n'a pas pu constater l'accroissement en épaisseur de l'os greffé; il a nié l'ossification du périoste périphérique ; il a rencontré seulement la calcification et l'épaississement des tissus conjonctifs environnants.

Quant à la pénétration de l'injection, il n'en tient pas grand compte, et considère les nouveaux vaisseaux comme pouvant être dus aux tissus voisins. Nous nous sommes déjà expliqué sur ce point, et nous croyons inutile d'y revenir, parce que la croissance des queues de rat, démontrée par les expériences de Bert, nous paraît résoudre la question. Le mémoire de Wolf est très-bien fait et remarquable à divers titres ; nous avons constaté plusieurs fois tous les résultats qu'il décrit, mais nous rangeons ces faits parmi ceux où la greffe a été incomplète ou a échoué : c'est pour cette raison que nous n'en avons pas donné de relation détaillée dans les divers mémoires que nous avons publiés sur la question.

Tout en refusant d'admettre nos conclusions, Wolf ne nie pas la possibilité de la greffe. Il l'a constatée, au contraire, sur un pigeon après avoir séparé et replacé un morceau du rebord orbitaire. Il nourrit le pigeon avec la garance, et constata que la portion transplantée était colorée en rouge et réunie au pourtour de l'ouverture par le moyen d'une substance osseuse nouvelle également colorée. L'action de la garance vient ici donner un supplément de preuves; mais elle ne nous paraît pas nécessaire pour affirmer la réalité de la greffe, qui ressort assez clairement et de nos expériences de 1858 et des dernières que nous avons exposées.

Wolf avait essayé d'entourer d'une lamelle ou d'un anneau métalliques la couche externe de l'os transplanté; il voulait, par là, démêler l'origine des ossifications et calcifications périphériques; mais l'introduction de ce corps étranger était une nouvelle cause de suppuration et par suite un nouvel obstacle à la greffe; aussi ne faut-il pas s'étonner de son insuccès.

Bagdanowski, en 1860 (*Petersburger medicin. Zeitschr.*), a transplanté sur huit chiens des fragments de diaphyse du radius et du cubitus. L'os transplanté ne s'est pas greffé, mais autour de la substance osseuse il s'est formé, dans certains cas, une capsule ostéo-fibreuse qui se continuait avec les bords de l'os ancien.

Aux expériences antérieures de Merrem, de Wiessmann, de Heine, de Flourens, que nous avons déjà rappelées, nous devons ajouter celles de Middeldorpf. Cet expérimentateur ayant introduit des morceaux de radius de pigeon dans la cavité abdominale d'un autre pigeon, vit l'os transplanté subir la dégénérescence graisseuse, après s'être entouré d'une capsule cellulo-fibreuse isolante (*Günsburg's Zeitschrift für klin. Med.*, 1852). Jouck fit des expériences analogues (*De mutationibus ossium in animalium abdomina immissorum. — Diss. inaug.* Berolini, 1853). Voyez Wolf, *loc. cit.*

Nous renvoyons aux mémoires de Bert et à ses dernières communications à l'Institut (*Comptes rendus*, 1865), pour l'étude générale de cette importante question de la greffe animale. On y verra combien est grande la résistance vitale des éléments anatomiques qui constituent la queue des rats blancs. Des températures très-basses et très-élevées n'empêchent pas la moelle de subir la transformation fibreuse. Les os perdent cependant la faculté de s'accroître, et la greffe se réduit pour certains éléments à une résistance plus ou moins grande à la résorption. Mais ce qui ressort de ces expériences c'est que certains éléments anatomiques (la moelle, en particulier) ne meurent pas, et subissent des processus actifs, malgré des températures extrêmes. C'est là le fait inattendu que ces expériences ont démontré. (Voyez le rapport de Claude Bernard, *Gazette des hôpitaux*, 16 mars 1866.)

Tout récemment (avril 1866) Goujon a communiqué à la Société de biologie le résultat d'une expérience qui démontre que la moelle transplantée peut produire des éléments osseux. Nos propres expériences ne nous avaient pas permis de constater ce résultat; nous n'avions probablement pas saisi le

moment favorable. En voulant attendre le perfectionnement de l'ossification
alors que nous avions senti le lambeau durcir sous la peau et rouler sous le
doigt comme un morceau de cartilage, nous n'avons pu constater que la résorption du tissu greffé. Nous avons considéré, du reste, la moelle comme le
tissu le plus propre, après le périoste, à s'ossifier sur place, et le résultat de
l'expérience de Goujon ne fait que démontrer plus directement ses propriétés
ostéogéniques Nos expériences nous font penser seulement que cette ossification est très-peu stable; elle ne peut pas être comparée par sa fréquence et
sa quantité à celle que produit un lambeau périostique d'égale dimension.
Ici, du reste, la considération de l'espèce nous paraît très-importante pour
le succès de la greffe.

EXPLICATION DES PLANCHES.

TOME I.

PLANCHE I. — Fig. 1. Ossification d'un lambeau de périoste crânien (chat).

a, Os nouveau développé sous la peau et moulé sur la convexité du crâne. Il est uni au reste du périoste crânien en *b*. Ce qu'il y a à faire remarquer, c'est que le pédicule *b* ne s'est pas ossifié ; l'os nouveau est mobile sur le crâne.

Fig. 2. Ossification d'un lambeau du périoste tibial (chien).

a, Large traînée osseuse embrassant les muscles profonds de la jambe, commençant en *b* par une saillie épaisse, adhérente au tibia, et diminuant graduellement d'épaisseur et de largeur ; *c*, muscles profonds de la jambe.

PLANCHE II. — Os hétérotopique obtenu sous la peau du front par la transplantation d'un lambeau du périoste pris sur le tibia du même sujet (lapin).

PLANCHE III. — Fig. 1. Os hétérotopique obtenu par la transplantation d'un lambeau du périoste pris sur le tibia (poulet).

a, Os globuleux développé dans la crête ; *b*, *b*, Loge dans laquelle il s'est développé.

Fig. 2. Grains osseux obtenus par la transplantation des éléments dissociés de la couche ostéogène du périoste (lapin). — *a*, Grain dans lequel des ostéoplastes ont été constatés.

PLANCHE IV. Fig. 1. Structure du tissu osseux obtenu par le déplacement des lambeaux périostiques.

A, Substance osseuse nouvelle. — *a*, *a*, *a*, Groupes d'ostéoplastes en voie de formation, plus serrés que dans la substance osseuse ancienne ; *b*, *b*, *b*, espaces médullaires se canaliculant de plus en plus, de manière à former plus tard des canaux de Havers : leur direction est généralement perpendiculaire à la direction des canaux de la substance ancienne.

B, Substance osseuse ancienne. — *a'*, *a'*, Ostéoplastes ; *b'*, *b'*, canaux de Havers.

Fig. 2. Formation des couches osseuses à l'intérieur du canal médullaire. — Pièce prise sur un dindon soumis pendant un mois au régime garancé. Durant ce régime, il ne s'est pas déposé du tissu osseux nouveau sous le périoste au point que représente la coupe ; la substance nouvelle s'est formée à l'intérieur du canal médullaire et à l'intérieur des canaux de Havers. La substance osseuse ancienne n'est pas colorée. Ce n'est qu'en ce point limité de la diaphyse que cette couche d'origine médullaire s'observe. Sur la plus grande étendue de l'os se trouvent, au contraire, des couches sous-périostales nouvelles et pas de couches intra-médullaires. — Cette couche intra-médullaire est toute récente ; elle a été formée dans les derniers vingt jours. Un dindon de même nichée, et soumis antérieurement au même régime, ne présentait pas de coloration rouge au même niveau.

EXPLICATION DES PLANCHES.

PLANCHE V. — Fig. 1. Radius enlevé (chien). — *A*, Diaphyse. — Surface du cartilage de conjugaison : l'épiphyse est restée en place ; *b*. épiphyse supérieure.

Fig. 2. Radius reproduit vu dans ses rapports avec le cubitus et l'humérus. — *A'*, Diaphyse de l'os reproduit ; *C'*, épiphyse inférieure qui est presque complétement soudée ; *B'*, cubitus ; *D'*, humérus.

Fig. 3. Mêmes os du côté opposé, — *A''*, Radius ; *B''*, cubitus ; *C''*, épiphyse inférieure du radius non soudée ; *D''*, humérus.

PLANCHE VI. — Fig. 1. Résection totale du coude chez le chien.

A, Portions enlevées. — *a'*, Condyle externe de l'humérus ; *b'*, trochlée humérale ; *c'*, olécrâne ; *d'*, extrémité supérieure du radius ; *e'*, limite de la section de l'humérus. On voit que dans cette opération on a retranché non-seulement les tubérosités humérales, mais une grande longueur de la diaphyse.

B, Articulation reproduite. — *a*, Condyle interne ; *b*, condyle externe. Entre les deux condyles, on voit une trochlée très-profonde dans laquelle s'implantent quelques trousseaux fibreux ; *c*, olécrâne ; *d*, radius ; *e*, limite de la portion osseuse nouvelle qui est moins longue que la portion enlevée ; *f*, prolongement osseux dans la substance du tendon du triceps ; *g*, ligament latéral interne.

Fig. 2. *A*, Portions enlevées. — *a'*, *b'*, condyles du fémur ; *d'*, niveau de la section de l'os qui a été faite dans le corps de l'os, bien au-dessus du cartilage de conjugaison, comme dans la résection du coude représentée par la figure 1 ; *c'*, extrémité supérieure du tibia comprenant toute l'épiphyse et la partie renflée de la diaphyse. La pièce est vue par le côté interne. Le péroné se trouve par cela même caché ; il a été coupé au même niveau que le tibia.

B, Articulation reproduite. — *a*, Condyle externe renflé et très-distinct ; *b*, condyle interne très-distinct également, mais horizontalement étalé. Ces deux condyles donnent insertion aux tendons du muscle jumeau *g* : ces tendons, avant de s'insérer sur les condyles du fémur, présentent chacun un renflement dans lequel se trouve un os sésamoïde distinct ; *d*, limite de la portion osseuse nouvelle ; *e*, rotule soulevée par le tendon rotulien au moyen d'un crochet : *c*, extrémité supérieure du tibia amincie transversalement ; *f*, péroné dont l'extrémité supérieure se perd au milieu des trousseaux fibreux très-forts, incomplétement indiqués dans le dessin en *h*, et qui se trouvent à la partie postérieure de l'articulation.

PLANCHE VII. — Fig. 1. Omoplate enlevée sur un jeune chien. L'os a été complétement enlevé ; il n'est resté que le cartilage marginal. — *a*, Épine de l'omoplate ; *b*, cavité glénoïde enlevée avec son cartilage diarthrodial ; *c*, fosse sous-épineuse ; *d*, fosse sus-épineuse.

Fig. 2. Omoplate reproduite. — *a'*, Épine de l'omoplate, très-forte, saillante et très-épaisse ; *b'*, cavité glénoïde revêtue d'une couche chondroïde, lisse comme du cartilage, mais ne contenant pas des éléments cartilagineux ; *c'*, fosse sous-épineuse ; *d'*, fosse sus-épineuse présentant en *e'* un vide comblé par une mince lamelle fibreuse ; le bord supérieur de l'omoplate entoure presque complétement cet espace fibreux ; il ne rejoint pas cependant complétement le col : ce col est très-large et très-épais ; *g'*, attache du muscle triceps en arrière et au-dessous de la cavité glénoïde.

Le bord postérieur présente encore le cartilage marginal qui n'est pas ossifié. Il tient à l'os nouveau comme un cartilage normal ; mais la prolifération de ces cellules a été troublée, de sorte que l'accroissement de l'os en longueur a été ralenti.

Fig. 3, 4, et 5. Greffes osseuses. Transplantation d'un fragment de la diaphyse du radius de gauche à droite, et *vice versâ*.

Fig. 3. Membre droit ; greffe complète. — *a*, Portion transplantée, remise à la place d'une égale portion enlevée. La réunion s'est faite sans suppuration ni nécrose. Les bords correspondants de l'os sont réunis par une couche osseuse continue, d'origine périostique ; *b*, extrémité inférieure du radius : les épiphyses de ces os sont déjà soudées.

Fig. 4. Coupe de la partie greffée. — *a'*, Cavité médullaire persistante dans la partie greffée ; elle est oblitérée à ses deux extrémités par un bouchon osseux de nouvelle formation dû à l'ossification de la moelle ; *b'*, cavité médullaire distincte de l'extrémité inférieure du radius ; il y a ainsi dans l'os trois cavités médullaires communiquant seulement par les lacunes du bouchon de tissu spongieux qui clôt la cavité médullaire de la partie transplantée ; *a' b'*, extrémité inférieure du cubitus ; *t'*, substance compacte de la partie transplantée englobée dans du tissu spongieux qui lui adhère intimement ; *o'* bouchon antérieur de la cavité médullaire de la portion transplantée ; *s'*, médullisation de l'extrémité postérieure du bout inférieur du radius, indiquant un commencement de résorption des couches osseuses anciennes. Il est probable qu'à la longue toutes les parties intermédiaires se seraient résorbées, comme le cal médullaire dans les fractures.

Fig. 5. Greffe incomplète ; le périoste seul s'est greffé. — *a'', a''*, Extrémités de la portion transplantée, baignant dans la suppuration, blanches, sans traces de vascularisation, nécrosées en un mot, mais non encore séparées du surtout osseux dû à l'ossification du périoste périphérique. Il est probable que les deux bouts ont été dénudés de leur périoste au moment de l'opération. Il n'y a que le périoste de la partie moyenne qui ait continué de vivre ; il s'est ossifié sous forme d'une enveloppe périphérique maintenant en place la portion osseuse transplantée. Ce qu'il y a de remarquable, c'est la déformation et l'altération profonde des bouts inférieurs du radius *b''* et du cubitus *a'' b''*. Nous ne savons si quelques séquestres se sont séparés dans le cours de l'expérience ; c'est assez probable. Dans tous les cas, il y a eu une périostite exostosante avec jetées osseuses irrégulières et amas de pus dans le centre de la partie tuméfiée. La portion greffée n'a subi aucune perte de substance ; la destruction de la plupart de ses vaisseaux a ralenti la médullisation qui aurait pu plus tard séparer le mort du vif.

EXPLICATION DES PLANCHES.

TOME II.

Planche VIII. — Régénération de la moitié supérieure de l'humérus et reconstitution de
l'articulation scapulo-humérale après une résection sous-périostée.

a, a, a, Cicatrice résultant de l'opération. Le bras opéré est plus court que l'autre
parce qu'il a cessé de grandir et non pas parce qu'il s'est raccourci après l'opération ; *b,* encoche produite par un ancien cautère. Sur la poitrine (région ster-
nale) et à la région malaire droite se voient des cicatrices de lésions osseuses
anciennes. La forme du coude n'est pas normale ; il y a une subluxation de la
cupule du radius en arrière ; mais les mouvements n'en sont pas sensiblement
gênés.

Planche IX. — Fig. 1. — Nerf radial comprimé dans un cal à la suite d'une fracture de
l'humérus avec plaie, et dégagé par une opération chirurgicale (figure schématique).

A, Corps de l'humérus ; *B,* renflement du cal dans lequel le nerf radial était comprimé. — *a,* renflement gangliforme au-dessus de l'étranglement ; *b,* rétrécis-
sement au niveau de l'étranglement ; *c,* petit filet nerveux qui servit de conducteur pendant l'opération pour aller à la recherche du tronc nerveux entouré de
toutes parts par du tissu osseux.

Fig. 2. Rhinoplastie périostique. Les figures représentent le sujet avant et après
l'opération ; elles ont été dessinées sur des photographies faites elles-mêmes
d'après des moules de plâtre.

A, Aspect du malade avant l'opération. La portion cartilagineuse et saillante du nez
est détruite et la figure labourée de cicatrices ; *B,* résultat de l'opération. Dans
cette opération le reste du squelette du nez a été dédoublé, et un des os propres
du nez a été abaissé avec le lambeau périostéo-cutané pour être placé au-dessous
de l'autre. C'est sur ce sujet que nous avons constaté un an après l'opération
une lamelle osseuse de nouvelle formation au niveau du lambeau périostique. Le
visage a été moulé trois mois après l'opération.

NOTE ADDITIONNELLE

(Voyez Chap. XIII, p. 406).

Au moment où nous mettions sous presse la relation de l'expérience LXV, sur l'allongement atrophique des os, quelques doutes nous furent suggérés par l'examen d'autres résultats expérimentaux que nous avions déjà obtenus. Nous refîmes alors l'expérience sur quatre jeunes chats. Le nerf sciatique ayant été coupé, les animaux furent sacrifiés à divers intervalles, et nous pûmes constater un léger allongement du tibia du côté paralysé. Nous n'avons pas eu de différences plus accusées que dans les expériences rapportées dans le cours de l'ouvrage; mais elles ont été suffisantes pour nous faire maintenir nos conclusions.

Depuis lors, nous avons cherché à constater chez l'homme cet allongement atrophique, mais nous n'avons pas trouvé de cas favorables. Il faudrait rencontrer des paralysies traumatiques chez les très-jeunes enfants, ou bien avoir l'occasion d'examiner des sujets de cet âge après la résection d'un des os importants du membre.

FIN DU TOME PREMIER.

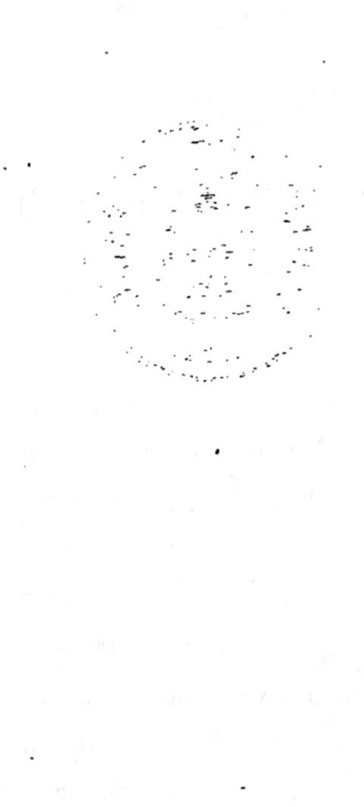

TABLE DES MATIÈRES

DU TOME PREMIER.

FIN DE LA TABLE DES MATIÈRES DU TOME PREMIER.

Paris. — Imprimerie de E. MARTINET, rue Mignon, 2.

9 782014 041361